国家卫生健康委员会"十三五"规划教材
全 国 高 等 学 校 教 材
供基础、临床、预防、口腔医学类专业用

病理学

Pathology

第**9**版

U0284670

主　审　李玉林

主　编　步　宏　李一雷

副主编　来茂德　王娅兰　王国平　陶仪声

人民卫生出版社
PEOPLE'S MEDICAL PUBLISHING HOUSE

图书在版编目（CIP）数据

病理学/步宏,李一雷主编.—9 版.—北京:人民卫生出版社,2018

全国高等学校五年制本科临床医学专业第九轮规划教材

ISBN 978-7-117-26438-9

Ⅰ.①病… Ⅱ.①步…②李… Ⅲ.①病理学-医学院校-教材 Ⅳ.①R36

中国版本图书馆 CIP 数据核字（2018）第 098970 号

| 人卫智网 | www.ipmph.com | 医学教育、学术、考试、健康，购书智慧智能综合服务平台 |
| 人卫官网 | www.pmph.com | 人卫官方资讯发布平台 |

病　理　学
第 9 版

主　　编：步　宏　李一雷
出版发行：人民卫生出版社（中继线 010-59780011）
地　　址：北京市朝阳区潘家园南里 19 号
邮　　编：100021
E - mail：pmph @ pmph.com
购书热线：010-59787592　010-59787584　010-65264830
印　　刷：北京盛通印刷股份有限公司
经　　销：新华书店
开　　本：850×1168　1/16　印张：26
字　　数：769 千字
版　　次：1979 年 7 月第 1 版　　2018 年 7 月第 9 版
　　　　　2023 年 10 月第 9 版第 12 次印刷（总第 85 次印刷）
标准书号：ISBN 978-7-117-26438-9
定　　价：88.00 元
打击盗版举报电话：010-59787491　E-mail：WQ @ pmph.com
（凡属印装质量问题请与本社市场营销中心联系退换）

编 委

融合教材阅读使用说明

> **融合教材介绍**：本套教材以融合教材形式出版，即融合纸书内容与数字服务的教材，每本教材均配有特色的数字内容，读者阅读纸书的同时可以通过扫描书中二维码阅读线上数字内容。
>
> 《病理学》(第9版)融合教材配有以下数字资源：
>
>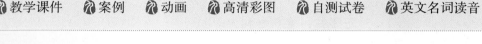
>
> 🎋教学课件　🎋案例　🎋动画　🎋高清彩图　🎋自测试卷　🎋英文名词读音

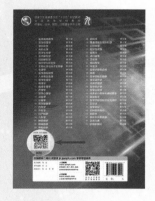

❶ 扫描教材封底圆形图标中的二维码，打开激活平台。

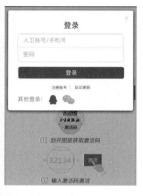

❷ 注册或使用已有人卫账号登录，输入刮开的激活码。

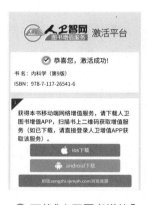

❸ 下载"人卫图书增值"APP，也可登录 zengzhi.ipmph.com 浏览。

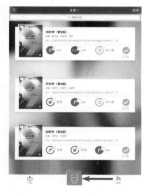

❹ 使用 APP"扫码"功能，扫描教材中二维码可快速查看数字内容。

配套教材(共计 56 种)

全套教材书目

全套教材书目

《病理学》(第 9 版)配套教材

《病理学学习指导与习题集》　主编：李一雷、李连宏

《病理学实习指导》(第 2 版)　主编：李玉林、王医术

读者信息反馈方式

欢迎登录"人卫 e 教"平台官网"medu.pmph.com"，在首页注册登录后，即可通过输入书名、书号或主编姓名等关键字，查询我社已出版教材，并可对该教材进行读者反馈、图书纠错、撰写书评以及分享资源等。

　　党的十九大报告明确提出,实施健康中国战略。 没有合格医疗人才,就没有全民健康。 推进健康中国建设要把培养好医药卫生人才作为重要基础工程。 我们必须以习近平新时代中国特色社会主义思想为指引,按照十九大报告要求,把教育事业放在优先发展的位置,加快实现教育现代化,办好人民满意的医学教育,培养大批优秀的医药卫生人才。

　　着眼于面向 2030 年医学教育改革与健康中国建设,2017 年 7 月,教育部、国家卫生和计划生育委员会、国家中医药管理局联合召开了全国医学教育改革发展工作会议。 之后,国务院办公厅颁布了《国务院办公厅关于深化医教协同进一步推进医学教育改革与发展的意见》(国办发〔2017〕63 号)。 这次改革聚焦健康中国战略,突出问题导向,系统谋划发展,医教协同推进,以"服务需求、提高质量"为核心,确定了"两更加、一基本"的改革目标,即:到 2030 年,具有中国特色的标准化、规范化医学人才培养体系更加健全,医学教育改革与发展的政策环境更加完善,医学人才队伍基本满足健康中国建设需要,绘就了今后一个时期医学教育改革发展的宏伟蓝图,作出了具有全局性、战略性、引领性的重大改革部署。

　　教材是学校教育教学的基本依据,是解决培养什么样的人、如何培养人以及为谁培养人这一根本问题的重要载体,直接关系到党的教育方针的有效落实和教育目标的全面实现。 要培养高素质的优秀医药卫生人才,必须出版高质量、高水平的优秀精品教材。 一直以来,教育部高度重视医学教材编制工作,要求以教材建设为抓手,大力推动医学课程和教学方法改革。

　　改革开放四十年来,具有中国特色的全国高等学校五年制本科临床医学专业规划教材经历了九轮传承、创新和发展。 在教育部、国家卫生和计划生育委员会的共同推动下,以裘法祖、吴阶平、吴孟超、陈灏珠等院士为代表的我国几代著名院士、专家、医学家、教育家,以高度的责任感和敬业精神参与了本套教材的创建和每一轮教材的修订工作。 教材从无到有、从少到多、从多到精,不断丰富、完善与创新,逐步形成了课程门类齐全、学科系统优化、内容衔接合理、结构体系科学的立体化优秀精品教材格局,创建了中国特色医学教育教材建设模式,推动了我国高等医学本科教育的改革和发展,走出了一条适合中国医学教育和卫生健康事业发展实际的中国特色医药学教材建设发展道路。

　　在深化医教协同、进一步推进医学教育改革与发展的时代要求与背景下,我们启动了第九轮全国高等学校五年制本科临床医学专业规划教材的修订工作。 教材修订过程中,坚持以习近平新时代中国特色社会主义思想为指引,贯彻党的十九大精神,落实"优先发展教育事业""实施健康中国战略"及"落实立德树人根本任务,发展素质教育"的战略部署要求,更加突出医德教育与人文素质教育,将医德教育贯穿于医学教育全过程,同时强调"多临床、早临床、反复临床"的理念,强化临床实践教学,着力培养医德高尚、医术精湛的临床医生。

　　我们高兴地看到,这套教材在编写宗旨上,不忘医学教育人才培养的初心,坚持质量第一、立德树人;在编写内容上,牢牢把握医学教育改革发展新形势和新要求,坚持与时俱进、力求创新;在编写形式上,聚力"互联网+"医学教育的数字化创新发展,充分运用 AR、VR、人工智能等新技术,在传统纸质教材的基础上融合实操性更强的数字内容,推动传统课堂教学迈向数字教学与移动学习的新时代。 为进一步加强医学生临床实践能力培养,整套教材还配有相应的实践指导教材,内容丰富,图文并茂,具有较强的科学性和实践指导价值。

　　我们希望,这套教材的修订出版,能够进一步启发和指导高校不断深化医学教育改革,推进医教协同,为培养高质量医学人才、服务人民群众健康乃至推动健康中国建设作出积极贡献。

2018 年 2 月

全国高等学校五年制本科临床医学专业
第九轮　规划教材修订说明

全国高等学校五年制本科临床医学专业国家卫生健康委员会规划教材自1978年第一轮出版至今已有40年的历史。几十年来，在教育部、国家卫生健康委员会的领导和支持下，以裘法祖、吴阶平、吴孟超、陈灏珠等院士为代表的我国几代德高望重、有丰富的临床和教学经验、有高度责任感和敬业精神的国内外著名院士、专家、医学家、教育家参与了本套教材的创建和每一轮教材的修订工作，使我国的五年制本科临床医学教材从无到有，从少到多，从多到精，不断丰富、完善与创新，形成了课程门类齐全、学科系统优化、内容衔接合理、结构体系科学的由规划教材、配套教材、网络增值服务、数字出版等组成的立体化教材格局。这套教材为我国千百万医学生的培养和成才提供了根本保障，为我国培养了一代又一代高水平、高素质的合格医学人才，为推动我国医疗卫生事业的改革和发展做出了历史性巨大贡献，并通过教材的创新建设和高质量发展，推动了我国高等医学本科教育的改革和发展，促进了我国医药学相关学科或领域的教材建设和教育发展，走出了一条适合中国医药学教育和卫生事业发展实际的具有中国特色医药学教材建设和发展的道路，创建了中国特色医药学教育教材建设模式。老一辈医学教育家和科学家们亲切地称这套教材是中国医学教育的"干细胞"教材。

本套第九轮教材修订启动之时，正是我国进一步深化医教协同之际，更是我国医疗卫生体制改革和医学教育改革全方位深入推进之时。在全国医学教育改革发展工作会议上，李克强总理亲自批示"人才是卫生与健康事业的第一资源，医教协同推进医学教育改革发展，对于加强医学人才队伍建设、更好保障人民群众健康具有重要意义"，并着重强调，要办好人民满意的医学教育，加大改革创新力度，奋力推动建设健康中国。

教材建设是事关未来的战略工程、基础工程，教材体现国家意志。人民卫生出版社紧紧抓住医学教育综合改革的历史发展机遇期，以全国高等学校五年制本科临床医学专业第九轮规划教材全面启动为契机，以规划教材创新建设，全面推进国家级规划教材建设工作，服务于医改和教改。第九轮教材的修订原则，是积极贯彻落实国务院办公厅关于深化医教协同、进一步推进医学教育改革与发展的意见，努力优化人才培养结构，坚持以需求为导向，构建发展以"5+3"模式为主体的临床医学人才培养体系；强化临床实践教学，切实落实好"早临床、多临床、反复临床"的要求，提高医学生的临床实践能力。

在全国医学教育综合改革精神鼓舞下和老一辈医学家奉献精神的感召下，全国一大批临床教学、科研、医疗第一线的中青年专家、学者、教授继承和发扬了老一辈的优秀传统，以严谨治学的科学态度和无私奉献的敬业精神，积极参与第九轮教材的修订和建设工作，紧密结合五年制临床医学专业培养目标、高等医学教育教学改革的需要和医药卫生行业人才的需求，借鉴国内外医学教育教学的经验和成果，不断创新编写思路和编写模式，不断完善表达形式和内容，不断提升编写水平和质量，已逐渐将每一部教材打造成了学科精品教材，使第九轮全套教材更加成熟、完善和科学，从而构建了适合以"5+3"为主体的医学教育综合改革需要、满足卓越临床医师培养需求的教材体系和优化、系统、科学、经典的五年制本科临床医学专业课程体系。

其修订和编写特点如下：

1．教材编写修订工作是在国家卫生健康委员会、教育部的领导和支持下，由全国高等医药教材建设研究学组规划，临床医学专业教材评审委员会审定，院士专家把关，全国各医学院校知名专家教授编写，人民卫生出版社高质量出版。

2．教材编写修订工作是根据教育部培养目标、国家卫生健康委员会行业要求、社会用人需求，在全国进行科学调研的基础上，借鉴国内外医学人才培养模式和教材建设经验，充分研究论证本专业人才素质要求、学科体系构成、课程体系设计和教材体系规划后，科学进行的。

3．在教材修订工作中，进一步贯彻党的十九大精神，将"落实立德树人根本任务，发展素质教育"的战略部署要求，贯穿教材编写全过程。 全套教材在专业内容中渗透医学人文的温度与情怀，通过案例与病例融合基础与临床相关知识，通过总结和汲取前八轮教材的编写经验与成果，充分体现教材的科学性、权威性、代表性和适用性。

4．教材编写修订工作着力进行课程体系的优化改革和教材体系的建设创新——科学整合课程、淡化学科意识、实现整体优化、注重系统科学、保证点面结合。 继续坚持"三基、五性、三特定"的教材编写原则，以确保教材质量。

5．为配合教学改革的需要，减轻学生负担，精炼文字压缩字数，注重提高内容质量。 根据学科需要，继续沿用大16开国际开本、双色或彩色印刷，充分拓展侧边留白的笔记和展示功能，提升学生阅读的体验性与学习的便利性。

6．为满足教学资源的多样化，实现教材系列化、立体化建设，进一步丰富了理论教材中的数字资源内容与类型，创新在教材移动端融入 AR、VR、人工智能等新技术，为课堂学习带来身临其境的感受；每种教材均配有2套模拟试卷，线上实时答题与判卷，帮助学生复习和巩固重点知识。同时，根据实际需求进一步优化了实验指导与习题集类配套教材的品种，方便老师教学和学生自主学习。

第九轮教材共有53种，均为**国家卫生健康委员会"十三五"规划教材**。 全套教材将于2018年6月出版发行，数字内容也将同步上线。 教育部副部长林蕙青同志亲自为本套教材撰写序言，并对通过修订教材启发和指导高校不断深化医学教育改革、进一步推进医教协同，为培养高质量医学人才、服务人民群众健康乃至推动健康中国建设寄予厚望。 希望全国广大院校在使用过程中能够多提供宝贵意见，反馈使用信息，以逐步修改和完善教材内容，提高教材质量，为第十轮教材的修订工作建言献策。

全国高等学校五年制本科临床医学专业第九轮规划教材
教材目录

序号	书名	版次	主编			副主编				
1.	医用高等数学	第7版	秦 侠	吕 丹		李 林	王桂杰	刘春扬		
2.	医学物理学	第9版	王 磊	冀 敏		李晓春	吴 杰			
3.	基础化学	第9版	李雪华	陈朝军		尚京川	刘 君	籍雪平		
4.	有机化学	第9版	陆 阳			罗美明	李柱来	李发胜		
5.	医学生物学	第9版	傅松滨			杨保胜	邱广蓉			
6.	系统解剖学	第9版	丁文龙	刘学政		孙晋浩	李洪鹏	欧阳宏伟	阿地力江·伊明	
7.	局部解剖学	第9版	崔慧先	李瑞锡		张绍祥	钱亦华	张雅芳	张卫光	
8.	组织学与胚胎学	第9版	李继承	曾园山		周 莉	周国民	邵淑娟		
9.	生物化学与分子生物学	第9版	周春燕	药立波		方定志	汤其群	高国全	吕社民	
10.	生理学	第9版	王庭槐			罗自强	沈霖霖	管又飞	武宇明	
11.	医学微生物学	第9版	李 凡	徐志凯		黄 敏	郭晓奎	彭宜红		
12.	人体寄生虫学	第9版	诸欣平	苏 川		吴忠道	李朝品	刘文ља	程彦斌	
13.	医学免疫学	第7版	曹雪涛			姚 智	熊思东	司传平	于益芝	
14.	病理学	第9版	步 宏	李一雷		来茂德	王娅兰	王国平	陶仪声	
15.	病理生理学	第9版	王建枝	钱睿哲		吴立玲	孙连坤	李文斌	姜志胜	
16.	药理学	第9版	杨宝峰	陈建国		臧伟进	魏敏杰			
17.	医学心理学	第7版	姚树桥	杨艳杰		潘 芳	汤艳清	张 宁		
18.	法医学	第7版	王保捷	侯一平		丛 斌	沈忆文	陈 腾		
19.	诊断学	第9版	万学红	卢雪峰		刘成玉	胡申江	杨 炯	周汉建	
20.	医学影像学	第8版	徐 克	龚启勇	韩 萍	于春水	王 滨	文 戈	高剑波	王绍武
21.	内科学	第9版	葛均波	徐永健	王 辰	唐承薇	肖海鹏	王建安	曾小峰	
22.	外科学	第9版	陈孝平	汪建平	赵继宗	秦新裕	刘玉村	张英泽	李宗芳	
23.	妇产科学	第9版	谢 幸	孔北华	段 涛	林仲秋	狄 文	马 丁	曹云霞	漆洪波
24.	儿科学	第9版	王卫平	孙 锟	常立文	申昆玲	李 秋	杜立中	母得志	
25.	神经病学	第8版	贾建平	陈生弟		崔丽英	王 伟	谢 鹏	罗本燕	楚 兰
26.	精神病学	第8版	郝 伟	陆 林		李 涛	刘金同	赵旭东	王高华	
27.	传染病学	第9版	李兰娟	任 红		高志良	宁 琴	李用国		

序号	书名	版次	主编	副主编				
28.	眼科学	第9版	杨培增 范先群	孙兴怀 刘奕志 赵桂秋 原慧萍				
29.	耳鼻咽喉头颈外科学	第9版	孙 虹 张 罗	迟放鲁 刘 争 刘世喜 文卫平				
30.	口腔科学	第9版	张志愿	周学东 郭传瑸 程 斌				
31.	皮肤性病学	第9版	张学军 郑 捷	陆洪光 高兴华 何 黎 崔 勇				
32.	核医学	第9版	王荣福 安 锐	李亚明 李 林 田 梅 石洪成				
33.	流行病学	第9版	沈洪兵 齐秀英	叶冬青 许能锋 赵亚双				
34.	卫生学	第9版	朱启星	牛 侨 吴小南 张正东 姚应水				
35.	预防医学	第7版	傅 华	段广才 黄国伟 王培玉 洪 峰				
36.	中医学	第9版	陈金水	范 恒 徐 巍 金 红 李 锋				
37.	医学计算机应用	第6版	袁同山 阳小华	卜宪庚 张筠莉 时松和 娄 岩				
38.	体育	第6版	裴海泓	程 鹏 孙 晓				
39.	医学细胞生物学	第6版	陈誉华 陈志南	刘 佳 范礼斌 朱海英				
40.	医学遗传学	第7版	左 伋	顾鸣敏 张咸宁 韩 骅				
41.	临床药理学	第6版	李 俊	刘克辛 袁 洪 杜智敏 闫素英				
42.	医学统计学	第7版	李 康 贺 佳	杨土保 马 骏 王 彤				
43.	医学伦理学	第5版	王明旭 赵明杰	边 林 曹永福				
44.	临床流行病学与循证医学	第5版	刘续宝 孙业桓	时景璞 王小钦 徐佩茹				
45.	康复医学	第6版	黄晓琳 燕铁斌	王宁华 岳寿伟 吴 毅 敖丽娟				
46.	医学文献检索与论文写作	第5版	郭继军	马 路 张 帆 胡德华 韩玲革				
47.	卫生法	第5版	汪建荣	田 侃 王安富				
48.	医学导论	第5版	马建辉 闻德亮	曹德品 董 健 郭永松				
49.	全科医学概论	第5版	于晓松 路孝琴	胡传来 江孙芳 王永晨 王 敏				
50.	麻醉学	第4版	李文志 姚尚龙	郭曲练 邓小明 喻 田				
51.	急诊与灾难医学	第3版	沈 洪 刘中民	周荣斌 于凯江 何 庆				
52.	医患沟通	第2版	王锦帆 尹 梅	唐宏宇 陈卫昌 康德智 张瑞宏				
53.	肿瘤学概论	第2版	赫 捷	张清媛 李 薇 周云峰 王伟林 刘云鹏 赵新汉				

第七届全国高等学校五年制本科临床医学专业
教材评审委员会名单

顾　问

吴孟超　王德炳　刘德培　刘允怡

主 任 委 员

陈灏珠　钟南山　杨宝峰

副主任委员（以姓氏笔画为序）

王　辰　王卫平　丛　斌　冯友梅　李兰娟　步　宏

汪建平　张志愿　陈孝平　陈志南　陈国强　郑树森

郎景和　赵玉沛　赵继宗　柯　杨　桂永浩　曹雪涛

葛均波　赫　捷

委　员（以姓氏笔画为序）

马存根　王　滨　王省良　文历阳　孔北华　邓小明

白　波　吕　帆　刘吉成　刘学政　李　凡　李玉林

吴在德　吴肇汉　何延政　余艳红　沈洪兵　陆再英

赵　杰　赵劲民　胡翊群　南登崑　药立波　柏树令

闻德亮　姜志胜　姚　智　曹云霞　崔慧先　曾因明

颜　虹

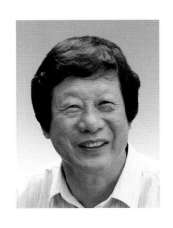

李玉林

　　男，本教材第 6、7、8 版主编，教授，国家级教学名师，从事病理学的教学、科研、临床诊断及人才培养 40 余年，对我国病理学的进步与发展作出了突出贡献。 李玉林教授所带领的病理学系是国家级优秀教学团队，所讲授的病理学课程先后被评为国家精品课程、国家精品资源共享课程、国家精品在线开放课程。 除本教材外，李玉林教授还是国家推荐的研究生用书《分子病理学》主编，国家规划的数字教材《病理学》主编。 其中《病理学》12 年间 38 次印刷，累计发行逾 250 万册，覆盖全国 96% 以上的高等医药类院校，相继获吉林省教学成果特等奖、国家教学成果二等奖。 2016 年被遴选为中国大百科全书第三版《病理学》分支的主编。 作为研究生导师，截至 2018 年已毕业博士研究生 62 名，硕士研究生 54 名。

　　李玉林教授所从事的研究领域为 "肿瘤间质病理学" 和 "干细胞组织工程学"。 他主持国家 "863" "973" 和国家自然科学基金重点项目等 12 项；发表系列论文 342 篇，其中在 *Hepatology*、*PNAS* 等国际著名杂志发表论文 86 篇，最高影响因子 11.65，累计他引已超过 1300 次；获发明专利 12 项，1 项为国际专利；作为负责人完成的 "人毛囊间充质干细胞的获取及其在再生医学中的应用" 成果，2009 年获中华医学科技奖一等奖，2011 年获国家科技进步二等奖。

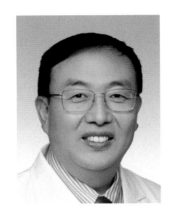

步　宏

　　男，1958 年生于四川省成都市。 四川大学华西医院病理科教授、病理研究室主任。 曾任四川大学副校长。 现兼任中华医学会病理学分会主任委员，中国抗癌协会肿瘤病理专业委员会主任委员，国务院学位委员会学科评议组成员，国家自然科学基金委员会专家委员会委员，原卫生部全国病理质控中心专家委员会副主任委员，原卫生部全国肿瘤规范化诊疗专家委员会委员。 担任《美国外科病理学杂志中文版》《中华病理学杂志》《临床与实验病理学杂志》《诊断病理学杂志》等期刊的主编、副主编。

　　从事病理学临床诊断、教学和科研工作 36 年，是国家级精品课程《病理学》的主讲教师，曾担任国家精品教材和"十一五""十二五"规划教材主编。 长于乳腺病理及分子病理学诊断和研究。 作为负责人和主研人员，近年获国家重点研发计划项目、国家"973"计划项目、国家自然科学基金重大项目、国家自然科学基金面上项目、教育部博士点基金等 10 余项资助，以第一作者和通讯作者已发表 SCI 收录论文 100 余篇。 获国家教学成果二等奖和四川省科技进步一等奖及二等奖多项。 获全国百篇优秀博士论文指导教师奖、全国优秀科技工作者荣誉称号等。

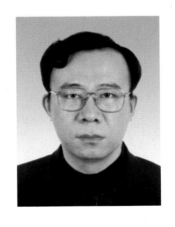

李一雷

　　男，1964 年 4 月出生，病理学博士，吉林大学病理学系教授。

　　1987 年毕业于北京医科大学，从事医学教育、病理学科研、教学工作 31 年。 病理学国家级精品课程、慕课课程主要负责人之一。 主要从事肿瘤间质病理生物学与干细胞组织工程学研究。 为全国统编七年制病理学教材编委、全国统编五年制病理学教材（第 6、7、8 版）编委、全国统编研究生分子病理学教材副主编、全国统编成人教育病理学教材编委。 因病理学系列教材建设的理论与实践获国家教学成果二等奖。

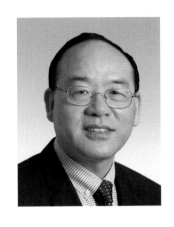

来茂德

男，1960 年 6 月生。 医学博士，德国科学院院士，浙江省特级专家，教授，主任医师，博士生导师。 中国药科大学校长。 曾任浙江医科大学和浙江大学副校长、中华医学会病理学会主任委员、中国医师协会病理医师分会副会长等职。 现任中国药学会副理事长、中华医学会病理学分会名誉主任委员。

从事教育工作 30 余年，主编《病理学》本科、研究生和病理医师晋升考试用书。 获全国优秀教师，国家教委霍英东高校优秀青年教师奖等荣誉称号。 主要从事大肠癌病理学研究，获得省部级科研成果奖和国家教育成果奖多项。 2014—2017 年连续入选 Elsevier 中国高被引学者。

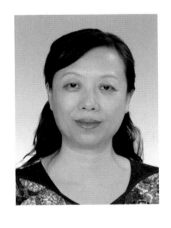

王娅兰

女，1962 年 6 月生于四川省泸州市。 教授，博士生导师。 现任中华医学会病理学分会委员，中国抗癌协会肿瘤病理专委会委员，中国女医师协会病理专委会副主任委员，重庆市病理专委会副主任委员，中华医学会病理学分会消化疾病学组（筹）委员，《中华病理学杂志》编委，重庆医科大学病理教研室（病理诊断中心）主任。

从事病理学教学、诊断及科研 30 余年。 主要从事消化道肿瘤病理研究。 负责主持了国家和重庆市自然科学基金及省部级科研项目 20 余项、省部级等各级教改项目近 10 项的研究，获重庆市教学成果奖 1 项。 主编或参编教材、专著 20 余部。

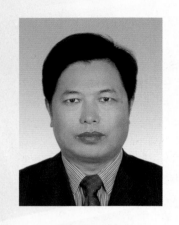

王国平

男，1963 年 11 月生于湖北鄂州市。 现任华中科技大学同济医学院病理学系主任，武汉同济医院病理研究所所长兼病理科主任，国家级重点学科（病理学）学科带头人，国家级临床重点专科（病理科）项目负责人，中国研究型医院学会病理专业委员会副主委，中华医学会病理学分会常委。

从事教学工作至今 30 年。 主编了《临床病理诊断指南》，主持了《外科病理学》的再版工作，主译了《KOSS 诊断细胞学及其组织病理学基础》，作为副主编参加了八年制和五年制国家规划教材《病理学》的编写工作，近年来主持了多项国家级科研项目，取得了较好的研究成果。

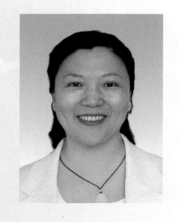

陶仪声

女，1965 年 1 月生于上海。 教授、主任医师。 蚌埠医学院院长。 现任中华医学会病理学分会委员，安徽省医学会副会长，安徽省病理学分会副主任委员。 担任《临床与实验病理学杂志》常务编委。

从事病理学教学、科研及临床工作 30 余年。 主要从事肿瘤的分子病理学研究，曾获得国家自然科学基金、安徽省自然科学基金项目多项，发表论文 100 余篇，获省部级科技进步二等奖。 主编、副主编国家级规划教材多部；主持承担国家级、省部级教学改革项目 10 余项，获得省部级教学成果奖一等奖、二等奖多项，获全国优秀教师、安徽省教学名师等荣誉称号。

　　这本《病理学》教材作为国家级规划教材先前已经历了八次再版，本次是在中国高等医学院校临床医学专业教材评审委员会的统一领导和规划下进行的第九次修订。这本教材在武忠弼教授、杨光华教授和李玉林教授的领导下，一大批病理学前辈和专家无私奉献，已凝练成为一本精品教材，培养和造就了数百万优秀医生。

　　本次修订我们继续坚持"三基"（基本理论、基本知识、基本技能）、"三特定"（特定对象、特定要求、特定限制）和"五性"（思想性、科学性、启发性、先进性、实用性）的编写宗旨，这是老一辈病理学家留给我们的宝贵经验，一直在指导着我国病理学教材的建设。

　　本次修订是在李玉林教授主编的《病理学》第8版的基础上进行的，现在呈现在大家面前的《病理学》第9版，蕴藏了前八版各位主编、编委和更多同行的辛劳和智慧，这里一并表示感谢。除了两位主编外，本书的各位副主编也承担了各章节的审阅把关，并提出了许多很好的建议和意见。来茂德教授审阅了第三章、第六章、第七章；王娅兰教授审阅了第十章、第十二章、第十四章、第十五章、第十八章；王国平教授审阅了第一章、第四章、第五章、第八章；陶仪声教授审阅了第九章、第十一章、第十三章、第十六章、第十七章。魏兵教授兼作编写秘书承担了修订整理统稿的大量工作。博士研究生杨李波、申梦佳和蒲天婕也担任了大量的文稿核对等工作。陈坚、赵婷婷、孙港灵、彭晓婧、欧学进、周大为同学为我们绘制了一批优秀的插图，在此表示感谢。

　　本次修订我们增加了遗传性疾病和儿童疾病一章，还将第八版中的传染病和寄生虫病两个章节整合为感染性疾病一章，并加强了感染性疾病概述的内容。本书同时推出了两本配套教材，一本是李一雷教授主编的《病理学学习指导与习题集》，一本是李玉林教授主编的《病理学实习指导》。

　　教材编写是一项十分严肃和认真的工作。本书22位编委竭尽全力，互相配合，但限于时间及我们的水平和能力，本次修订一定会存在许多不尽如人意之处，敬请各位读者和同道提出批评和建议。

步　宏　李一雷

2018 年 5 月

目 录

第三章　局部血液循环障碍　　45

第四章　炎症　　65

第七章　环境和营养性疾病　　　　　134

第八章　遗传性疾病和儿童疾病　　　　　143

第九章　心血管系统疾病 ◎○ **153**

第十四章　生殖系统和乳腺疾病　　280

第十五章　内分泌系统疾病　　299

第十六章　神经系统疾病　314

本书测试卷

绪　　论

病理学（pathology）是研究疾病的病因（etiology）、发病机制（pathogenesis）、病理变化（pathological change）、结局和转归的医学基础学科。病理学学习的目的是通过对上述内容的了解来认识和掌握疾病本质和发生发展的规律，为疾病的诊治和预防提供理论基础。在临床医学实践中，病理学又是许多疾病的诊断并为其治疗提供依据的最可靠方法，因此病理学也是临床医学的重要学科之一。

一、病理学的内容和任务

病理学全书共设十八章，第一至第八章为病理学总论，第九至第十七章为病理学各论。第十八章为疾病的病理学诊断和研究方法。总论所研究和阐述的细胞和组织的适应与损伤、损伤的修复、局部血液循环障碍、炎症、肿瘤等基本病理变化，为各种不同疾病发生发展的共同规律。而各论则是在总论学习的基础上，研究和阐述各种不同疾病的特殊规律，例如肝炎、肾炎、肺炎、肠炎等。由于各器官本身在功能、代谢和形态结构上的不同，其病因、发病机制、病变特点、转归以及相关临床表现和采取的防治措施各有不同，构成了每一个疾病的特殊规律。认识疾病的共同规律有利于认识疾病的特殊规律，反之亦然。因此，病理学总论和各论之间有着十分密切的内在联系，学习时应互相参考，不可偏废。除研究疾病的病理变化外，探讨其病因、发病机制、好发部位、结局和转归及其相应的临床病理联系也是病理学的重要内容。此外在第十八章中，简要介绍了疾病的病理学诊断和研究方法的常用技术，如组织化学和免疫组织化学等技术的原理及应用，还用较大篇幅介绍了以形态学为基础的分子病理学技术的原理和进展，不仅进一步丰富了病理学的教学内容，而且为后续的临床实践和科学研究提供了重要参考。

二、病理学在医学中的地位

在医学教育中，病理学是基础医学和临床医学的桥梁。因为其学习必须以解剖学、组织胚胎学、生理学、生物化学、细胞生物学、分子生物学、微生物学、寄生虫学和免疫学等为基础，同时其本身又是以后学习临床医学各门课程的基础。病理学也是一门高度实践性的学科，课程的学习一般有理论课、实习课、临床病理讨论（clinical pathological conference，CPC）和见习尸体剖验等学习形式。对医学生来说，学习病理学要特别注意形态与功能、局部与整体、病理变化与临床病理联系之间的有机联系。

在医疗工作中，活体组织检查是迄今诊断疾病最可靠的方法。细胞学检查在发现早期肿瘤等方面具有重要作用。对不幸去世的病人进行尸体剖验能对其诊断和死因作出最权威的终极回答，也是提高临床诊断和医疗水平的最重要方法。虽然医学实验室检测、内镜检查、影像学诊断等技术突飞猛进，在疾病的发现和定位上起着重要的作用，但很多疾病，仍然有赖于病理学检查才能作出最终诊断。

在科学研究中，病理学是重要的研究领域。心、脑血管疾病及恶性肿瘤等重大疾病的科学研究，无一不涉及病理学内容。应用蛋白质和核酸等分子生物学技术研究疾病发生发展过程的分子病理学已是一个新兴的分支学科。临床病理数据和资料,包括大体标本、石蜡包埋组织和切片的积累,不仅是医学科学研究不可或缺的材料,也是病理学教学和病理专科医师培养的资料来源。

总之,病理学在医学教育、临床诊疗和科学研究上都扮演着极其重要的角色,加拿大籍著名医生和医学教育家 Sir William Osler(1849—1919)曾写道"As is our pathology,so is our medicine"(病理学为医学之本)。

三、病理学诊断和研究的方法

病理学分为人体病理学(human pathology)和实验病理学(experimental pathology)两部分。前者通过尸体解剖(autopsy)、活体组织检查,或称外科病理学(surgical pathology)和细胞学(cytology)检查所获得的材料对疾病作出最后诊断;后者则以疾病的动物模型或在体外培养的细胞、组织或器官为材料进行医学研究。

病理学诊断和研究的研究方法可分为以下两类:

(一)人体病理学的诊断和研究方法

1. **尸体剖检(autopsy)**　简称尸检,即对死者的遗体进行病理解剖和后续的病理学检查,是病理学的基本研究方法之一。尸检的作用在于:①确定诊断,查明死因,协助临床总结在诊断和治疗过程中的经验和教训,以不断提高诊治水平;②发现和确诊某些新的疾病、传染病、地方病、流行病等,为卫生防疫部门采取防治措施提供依据;③积累各种疾病的人体病理材料,作为深入研究和防治这些疾病的基础的同时,也为病理学教学收集各种疾病的病理标本。目前我国的尸检率还不高,而且有进一步下降的趋势,十分不利于我国病理学和整个医学科学的发展,亟待立法和大力宣传尸检的意义。

2. **活体组织检查(biopsy)**　简称活检,即用局部切取、钳取、粗针穿刺和搔刮等手术方法,从活体内获取病变组织进行病理诊断。其意义在于:①由于组织新鲜,固定后能较好保存病变的原貌,有利于及时、准确地对疾病作出病理学诊断,可作为指导治疗和判断预后的依据;②必要时还可在手术进行中做冷冻切片快速诊断,协助临床医生选择最佳的手术治疗方案;③在疾病治疗过程中,定期活检可动态了解病变的发展和判断疗效;④还可采用如免疫组织化学、电镜观察、基因检测和组织培养等研究方法对疾病进行更深入的认识和诊断。目前,活体组织检查已不局限于组织形态的变化,而更多基于对病变组织和整个机体的分子变化的认识。

3. **细胞学检查**　通过采集病变处的细胞,涂片染色后进行诊断。细胞的来源可以是运用各种采集器在口腔、食管、鼻咽部以及女性生殖道等病变部位直接采集脱落的细胞;也可以是自然分泌物(如痰、乳腺溢液、前列腺液)、体液(如胸腹腔积液、心包积液和脑脊液)及排泄物(如尿)中的细胞;还可以是通过内镜或用细针穿刺(fine needle aspiration,FNA)病变部位(如前列腺、肝、肾、胰、乳腺、甲状腺、淋巴结等)采集的细胞。细胞学检查除用于疾病诊断,还可用于体检普查。此法设备简单,操作简便,患者痛苦少而易于接受,但其诊断的可靠性不能等同于活体组织检查。此外,细胞学检查还可用于对激素水平的测定(如阴道脱落细胞涂片)及为细胞培养和分子诊断学提供标本。

(二)实验病理学研究方法

1. **动物实验(animal experiment)**　运用动物实验的方法,可在适宜动物身上复制出某些人类疾病的动物模型(animal model)。通过疾病复制过程可以研究疾病的病因学、发病学、病理变化及疾病的转归。其优点在于可根据需要,对之进行任何方式的观察研究,或与人体疾病进行对照研究。此外,还可进行一些不能在人体上做的研究,如致癌剂的致癌作用和癌变过程的研究及某些生物因子的致病作用等。这种方法可弥补人体病理学研究所受到的制约,但应注意的是动物和人体之间毕竟存在一定的物种上的差异,不能把动物实验结果不加分析地直接套用于人体,仅可作为研究人体疾病的参考。

2. **组织和细胞培养(tissue and cell culture)**　将某种组织或单细胞用适宜的培养基在体外培养,可研究在各种因子作用下细胞、组织病变的发生和发展及外来因素的影响。例如在病毒感染和其他致癌因素的作用下,细胞如何发生恶性转化;在恶性转化的基础上发生哪些分子生物学和细胞遗传学改变;在不同因素作用下能否阻断恶性转化的发生或使其逆转;免疫因子、射线和抗癌药物等对癌细胞生长的影响等,都是对肿瘤研究十分重要的课题。近年来通过体外培养建立了不少人体和动物肿瘤的细胞系,对研究肿瘤细胞的分子生物学特性起到了重要作用。这种研究方法的优点是周期短、见效快、节省开支,体外实验条件容易控制,可以避免体内复杂因素的干扰。缺点是孤立的体外环境与复杂的体内整体环境有很大的不同,故不能将体外研究结果与体内过程简单地等同看待。

四、病理学的发展

人类无论是个体还是群体,自其诞生之日起始终与疾病共存,这从考古学家挖掘的具有病变的史前人类的骨骼化石上可找到足够的证据。当然这仅仅是肉眼所见到的形态变化。直到 1761 年意大利的 Morgani(1682—1771)医生通过 700 多例尸体解剖,并详细记录了病变器官的肉眼变化之后,认为不同的疾病都是由相应器官的病变引起的,提出了器官病理学(organ pathology)的概念,由此奠定了医学及病理学发展的基础。在一个世纪之后的 19 世纪中叶,随着显微镜的发明和使用,人们可以应用光学显微镜来研究正常和病变细胞的形态变化。于是,德国病理学家 Virchow(1821—1902)创立了细胞病理学(cytopathology),其巨著在 1858 年出版,直到今天其理论和技术仍在对医学科学的发展产生影响。此后,经过近一个半世纪的探索,逐渐形成并完善了今天的病理学学科体系,如用肉眼观察病变器官的大体变化,被称为大体所见或解剖病理学(anatomical pathology);借助于显微镜所进行的组织学或细胞学研究,被称为组织病理学(histopathology)或细胞病理学(cytopathology);用电子显微镜技术观察病变细胞的超微结构变化被称为超微结构病理学(ultrastructural pathology)。

近 30 余年来,免疫学、细胞生物学、分子生物学、细胞遗传学的进展以及免疫组织化学、流式细胞术、图像分析技术和分子生物学等理论和技术的应用,极大地推动了传统病理学的发展。特别是学科间的互相渗透,使病理学出现了许多新的分支学科,如免疫病理学(immunopathology)、分子病理学(molecular pathology)、遗传病理学(genetic pathology)和计量病理学(quantitative pathology)等,使得对疾病的研究从器官、组织、细胞和亚细胞水平深入到分子水平;并使形态学观察结果从定位、定性走向定量,更具客观性、重复性和可比性。

随着分子病理学理论和技术的日臻完善,诊断分子病理学又成为近年来临床病理的最热门领域。就大多数疾病而言,不管是先天性还是获得性,均具有一定的遗传学基础。通过分子手段检测人染色体上基因的改变,以此确立的遗传性疾病的诊断是最可靠的。在感染性疾病的分子诊断中,不仅可检出正在生长的病原体,也能检出潜伏的病原微生物。肿瘤大部分都有遗传学基础,与遗传性疾病类似,诊断分子病理学对那些以基因改变为病因的肿瘤而言是最准确的,是分子靶向治疗的基础。在组织器官移植领域内,诊断分子病理学至少可用于以下五个方面:组织抗原匹配;免疫抑制患者中出现的威胁生命的感染的快速检测;在骨髓移植中还可以用于自体移植前确保有效地清除肿瘤组织,显示移植物在体内过程的踪迹,监视疾病复发。

今天,随着 4G 网络时代的到来,借助图像数字化以及数字存储传输技术的发展,将病理学切片转化为切片数字化图像(whole slide images,WSI)进行数据存储已成为现实。WSI 又称数字切片(digital slides)或虚拟切片(virtual slides),使用者可以不通过显微镜而直接在个人的计算机上进行 WSI 的阅片、教学、科学研究、远程诊断及疑难病例的会诊,被称为数字病理学(digital pathology)。人工智能技术在病理学中的研究和应用更已成为今天的一个热点。

对疾病的观察和研究还从个体向群体和社会发展,并与环境结合,出现了地理病理学、社会病理学等新的分支。这些发展大大加深了对疾病本质的认识,同时也为许多疾病的防治开辟了新的途径和发展空间。随着人类基因组计划的完成和后基因组计划的开展,病理学这门古老的学科必定以全新的面貌展示在世人的面前。

我国的现代病理学始建于 20 世纪初。半个多世纪以来,我国现代病理学家如胡正祥、徐诵明、梁伯强、谷镜研、侯宝璋、林振纲、秦光煜、江晴芬、李佩林、吴在东、杨述祖、杨简、刘永等为我国病理学的学科建设、人才培养、科学研究,呕心沥血,艰苦创业,功勋卓著。在教学和教材建设方面,从第一部病理学教材在我国的问世,到全国统编教材、规划教材体系的形成,以及特色鲜明风格各异的多种版本教材并存的今天,我们不会忘记胡正详、梁伯强、谷镜研、武忠弼、杨光华等先驱和老一代病理学家,他们从无到有地编著了具有我国特色的病理学教科书和参考书,并不断修订和完善,使病理学教学有所依据和更加规范化,特别是他们的名家风范、人格魅力一直在激励着病理学后继人才的茁壮成长;在病理诊断方面,他们大力推进尸体剖验、活体组织检查和细胞学检查的开展,并确立了病理学在临床医学的地位;在科研方面,结合我国实际,对长期危害我国人民健康和生命的传染病、地方病、寄生虫病、恶性肿瘤以及心脑血管疾病等进行了广泛深入的研究,取得了丰硕的成果;在人才培养方面,通过多种形式,为我国培养造就了一大批病理学工作者,其中不少已成为我国病理学界的骨干和学术带头人,为我国病理学事业的发展作出了巨大贡献。

我国是幅员广阔、人口和民族众多的大国,在疾病谱和疾病的种类上都具有自己的特点。开展好人体病理学和实验病理学的研究,对我国医学科学的发展和疾病的防治,具有极为重要的意义,同时也是对世界医学的贡献。处理好人体病理学和实验病理学既分工又合作的关系,使二者加强联系,相得益彰。同时要打破病理学与其他学科的界限,密切关注相邻新兴学科的发展,学习和汲取它们的先进成果,来创造性地丰富病理学的研究方法和内容。只有这样才能使我国病理学研究的某些领域达到或赶超世界先进水平,这也是我国当代病理学工作者的责任和任务。

（步宏　李一雷）

第一章 细胞和组织的适应与损伤

正常细胞和组织可以对体内外环境变化等刺激，作出不同的代谢、功能和形态的反应性调整。在生理性负荷过多或过少时，或遇到轻度持续的病理性刺激时，细胞、组织和器官可表现为适应性变化。若上述刺激超过了细胞、组织和器官的耐受与适应能力，则会出现代谢、功能和形态的损伤性变化。细胞的轻度损伤大部分是可逆的，但严重者可导致细胞不可逆性损伤——细胞死亡。正常细胞、适应细胞、可逆性损伤细胞和不可逆性损伤细胞在形态学上是一个连续变化的过程（图1-1），在一定条件下可以相互转化，其界限有时不甚清楚。一种具体的刺激引起的是适应还是可逆性损伤或不可逆性损伤，不仅由刺激的性质和强度决定，还与受累细胞的易感性、分化、血供、营养及以往的状态有关。适应性变化与损伤性变化是大多数疾病发生发展过程中的基础性病理变化。

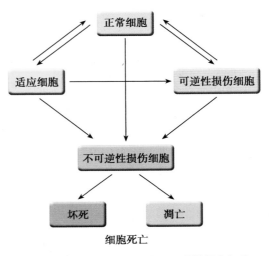

图1-1 正常细胞、适应细胞、可逆性损伤细胞、不可逆性损伤细胞和细胞死亡间的关系

第一节　适　应

细胞和由其构成的组织、器官对于内、外环境中的持续性刺激和各种有害因子而产生的非损伤性应答反应，称为适应（adaptation）。适应包括功能代谢和形态结构两方面，其目的在于避免细胞和组

织受损,在一定程度上反映了机体的调整应答能力。适应在形态学上一般表现为萎缩、肥大、增生和化生,涉及细胞数目、细胞体积或细胞分化的改变(图 1-2)。适应性反应的机制,包括细胞特殊的受体功能上调或下调,细胞或者是合成新的蛋白质,或由合成一种蛋白质向合成另一种蛋白质转换,或某种原有蛋白质产生过多。因此,细胞和组织的适应性反应能够发生在以下任何一个环节,如基因表达及其调控,与受体结合的信号转导,蛋白质的转录、运送和输出等。

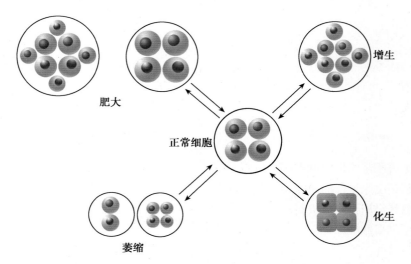

图 1-2　细胞和组织的适应

适应实质上是细胞生长和分化受到调整的结果,可以认为它们是介于正常与损伤之间的一种状态。细胞通过一系列适应性改变,在内外环境变化中达到代谢、功能和形态结构上新的平衡。一般而言,病因去除后,大多数适应细胞可逐步恢复正常。

一、萎缩

萎缩(atrophy)是指已发育正常的细胞、组织或器官的体积缩小。萎缩时细胞合成代谢降低,能量需求减少,原有功能下降。组织与器官的萎缩,除了实质细胞内物质丧失而致体积缩小外,还可以伴有实质细胞数量的减少。组织器官的未曾发育或发育不全不属于萎缩范畴。

(一)萎缩的类型

萎缩分为生理性萎缩和病理性萎缩两类。

1. **生理性萎缩(physiological atrophy)**　见于胸腺青春期萎缩和生殖系统中卵巢、子宫及睾丸的更年期后萎缩等。大部分生理性萎缩时,细胞数量减少是通过细胞凋亡实现的。

2. **病理性萎缩(pathological atrophy)**　按其发生原因分为:

(1)营养不良性萎缩(atrophy due to inadequate nutrition):可因蛋白质摄入不足、消耗过多和血液供应不足引起,分为:①全身营养不良性萎缩,如糖尿病、结核病及肿瘤等慢性消耗性疾病时,由于长期营养不良引起全身肌肉萎缩,称为恶病质;②局部营养不良性萎缩,如脑动脉粥样硬化后,血管壁增厚、管腔变窄,脑组织缺乏足够血液供应引起脑萎缩。萎缩的细胞、组织和器官通过调节细胞体积、数量和功能,以适应降低的血液供应和营养补给。

(2)压迫性萎缩(atrophy due to pressure):因组织与器官长期受压所致,其机制是受压组织和细胞缺氧、缺血。例如肝、脑、肺肿瘤推挤压迫,可致邻近正常组织萎缩;尿路梗阻时肾盂积水,压迫周围肾组织,引起肾皮质、髓质萎缩(图 1-3);右心功能不全时,肝小叶中央静脉及其周围血窦淤血,也会引起邻近肝细胞因受压而萎缩。

(3)失用性萎缩(atrophy due to decreased workload):可因器官组织长期工作负荷减少和功能代谢

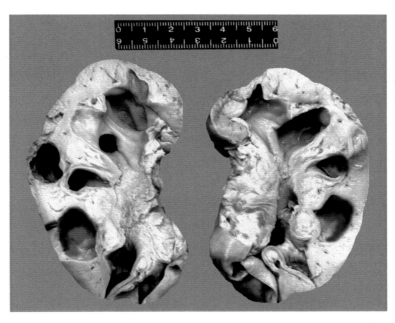

图 1-3　**肾压迫性萎缩**
肾盂积水、扩张,肾实质受压萎缩

低下所致,如四肢骨折后久卧不动,可引起患肢肌肉萎缩和骨质疏松。随着肢体重新正常活动,相应骨骼肌细胞会恢复正常大小和功能。

（4）去神经性萎缩(atrophy due to loss of innervation)：因运动神经元或轴突损害引起效应器萎缩,如脑或脊髓神经损伤可致肌肉萎缩。其机制是神经对肌肉运动调节丧失,加之活动减少和骨骼肌细胞分解代谢加速。

（5）内分泌性萎缩(atrophy due to loss of endocrine stimulation)：由于内分泌腺功能下降引起靶器官细胞萎缩,如下丘脑-腺垂体缺血坏死等,可引起促肾上腺皮质激素释放减少,导致肾上腺皮质萎缩；垂体前叶功能减退时,甲状腺、肾上腺和性腺等都可萎缩。此外,肿瘤细胞也会发生萎缩,如给予雌激素治疗,前列腺癌细胞可以萎缩。

（6）老化和损伤性萎缩(atrophy due to aging and injury)：神经细胞和心肌细胞的萎缩,是大脑和心脏发生老化的常见原因。此外,病毒和细菌引起的慢性炎症,也是细胞、组织或器官萎缩的常见原因,如慢性胃炎时胃黏膜萎缩和慢性肠炎时小肠黏膜绒毛萎缩。细胞凋亡也可引起组织器官萎缩,如阿尔茨海默病(Alzheimer disease,AD)的大脑萎缩,就是因大量神经细胞凋亡所致。

临床上,某种萎缩可由多种因素所致。如骨折后肌肉的萎缩,就可能是神经性、营养性、失用性,甚至是压迫性(在用石膏固定过紧时)等诸因素共同作用的结果；而心、脑等的老年性萎缩,则兼有生理性萎缩和病理性萎缩性质。

（二）萎缩的病理变化

萎缩的细胞、组织和器官体积减小,重量减轻,色泽变深。心肌细胞和肝细胞等萎缩细胞胞质内可出现脂褐素颗粒。脂褐素是细胞内未被彻底消化的、富含磷脂的膜包被的细胞器残体。萎缩细胞蛋白质合成减少、分解增加,细胞器大量退化。萎缩的细胞、组织和器官功能大多下降,并通过减少细胞体积、数量和降低功能代谢,使之与营养、激素、生长因子的刺激及神经递质的调节之间达成了新的平衡。去除病因后,轻度病理性萎缩的细胞有可能恢复常态,但持续性萎缩的细胞最终可死亡(凋亡)。

二、肥大

由于功能增加,合成代谢旺盛,使细胞、组织或器官体积增大,称为肥大(hypertrophy)。组织和器官的肥大通常是由于实质细胞的体积增大所致,但也可伴有实质细胞数量的增加。

(一) 肥大的类型

在性质上,肥大可分为生理性肥大和病理性肥大两种。在原因上,肥大若因器官和组织功能负荷过重所致,称为代偿性肥大(compensatory hypertrophy)或功能性肥大;若因内分泌激素过多作用于效应器所致,称为内分泌性肥大(endocrine hypertrophy)或激素性肥大。

1. 生理性肥大

(1)代偿性肥大:如生理状态下,举重运动员上肢骨骼肌的增粗肥大。需求旺盛、负荷增加是最常见的原因。

(2)内分泌性肥大:妊娠期由于雌、孕激素及其受体作用,子宫平滑肌细胞肥大,同时伴细胞数量增多,子宫从平时壁厚0.4cm、重量100g,可肥大至壁厚5cm、重量1000g。

2. 病理性肥大

(1)代偿性肥大:高血压时心脏后负荷增加,或左室部分心肌坏死后健康心肌功能代偿,都可引起左室心肌等肥大(图1-4、图1-5)。器官肥大也可以是同类器官缺如或功能丧失后的反应,如一侧肾脏切除或一侧肾动脉闭塞失去肾功能,对侧肾脏通过肥大来实现代偿。

(2)内分泌性肥大:甲状腺功能亢进时,甲状腺素分泌增多,引起甲状腺滤泡上皮细胞肥大;垂体嗜碱性细胞腺瘤促肾上腺激素分泌增多,导致肾上腺皮质细胞肥大。

(二) 肥大的病理变化

肥大的细胞体积增大,细胞核肥大深染,肥大组织与器官体积均匀增大。肥大的细胞内许多细胞原癌基因活化,导致DNA含量和细胞器(如微丝、线粒体、内质网、高尔基复合体及溶酶体等)数量增多,结构蛋白合成活跃,细胞功能增强。但细胞肥大产生的功能代偿作用是有限度的。如心肌过度肥大时,心肌细胞的血液供应相对缺乏;心肌细胞中产生的正常收缩蛋白,也会因胚胎性基因的激活,转变为产生收缩效率较差的幼稚收缩蛋白;部分心肌纤维收缩成分甚至会溶解和消失,形成可逆性损伤;最终导致心肌整体负荷过重,诱发功能不全(失代偿)。

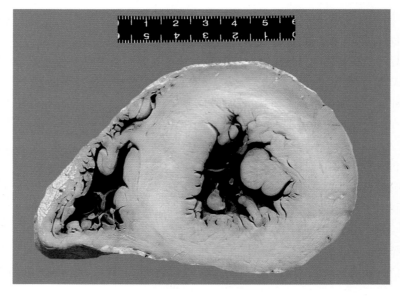

图1-4　心脏向心性肥大
心脏横断面,示左心室壁及室间隔增厚,乳头肌显著增粗,左心室腔相对较小

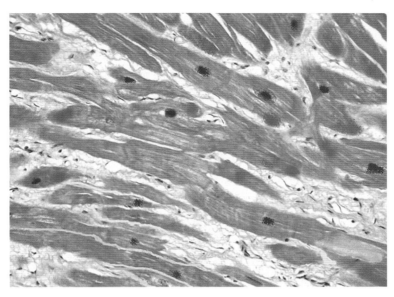

图1-5　心肌肥大
部分心肌细胞变粗,细胞核不规则且深染,呈代偿性肥大状态

　　某些病理情况下,在实质细胞萎缩的同时,间质脂肪细胞却可以增生,以维持组织、器官的原有体积,甚至造成组织和器官的体积增大,此时称为假性肥大。

三、增生

　　细胞有丝分裂活跃而致组织或器官内细胞数目增多的现象,称为增生(hyperplasia),常导致组织或器官的体积增大和功能活跃。增生多因细胞受到过多激素刺激以及生长因子与受体过度表达所致,也与细胞凋亡被抑制有关,通常受到增殖基因、凋亡基因、激素和各种肽类生长因子及其受体的精细调控。

(一)　增生的类型

　　增生根据其性质,可分为生理性增生和病理性增生两种。根据其原因,可分为代偿性增生(compensatory hyperplasia)(或称功能性增生)和内分泌性增生(endocrine hyperplasia)(或称激素性增生)两种。

　　1. 生理性增生

　　(1)代偿性增生:如部分肝脏被切除后残存肝细胞的增生;高海拔地区空气氧含量低,机体骨髓红细胞前体细胞和外周血红细胞代偿增多。

　　(2)内分泌性增生:如正常女性青春期乳房小叶腺上皮以及月经周期中子宫内膜腺体的增生。

　　2. 病理性增生

　　(1)代偿性增生:在组织损伤后的创伤愈合过程中,成纤维细胞和毛细血管内皮细胞因受到损伤处增多的生长因子刺激而发生增生;慢性炎症或长期暴露于理化因素,也常引起组织细胞,特别是皮肤和某些脏器被覆细胞的增生。

　　(2)内分泌性增生:病理性增生最常见的原因是激素过多或生长因子过多。如雌激素绝对或相对增加,会引起子宫内膜腺体增生过长,由此导致功能性子宫出血。

　　增生也是间质的重要适应性反应。如上述成纤维细胞和毛细血管内皮细胞通过增生达到修复目的;炎症及肿瘤间质纤维细胞的增生,则是机体抗炎、抗肿瘤机制的重要组织学与细胞学表现。实质细胞和间质细胞同时增生的情况也不少见,如雄激素代谢产物双氢睾酮可使男性前列腺腺体和间质纤维组织增生;雌激素分泌过多导致女性乳腺末梢导管和腺泡上皮及间质纤维组织增生。

（二）增生的病理变化

增生时细胞数量增多,细胞和细胞核形态正常或稍增大。细胞增生可为弥漫性或局限性,分别表现为增生的组织、器官均匀弥漫性增大;或者在组织器官中形成单发或多发性增生结节。大部分病理性(如炎症时)的细胞增生,通常会因有关引发因素的去除而停止。若细胞增生过度失去控制,则可能演变成为肿瘤性增生。

（三）增生与肥大的关系

虽然肥大和增生是两种不同的病理过程,但引起细胞、组织和器官肥大与增生的原因往往十分类同,因此两者常相伴存在。如细胞有丝分裂阻滞在 G_2 期,会出现肥大多倍体细胞但不分裂;如细胞顺利由 G_0 期依序进入后续时相,则完成分裂增殖进程。对于细胞分裂增殖能力活跃的组织器官,如子宫、乳腺等,其肥大可以是细胞体积增大(肥大)和细胞数目增多(增生)的共同结果。但对于细胞分裂增殖能力较低的心肌、骨骼肌等,其组织器官的肥大仅因细胞肥大所致。

四、化生

一种分化成熟的细胞类型被另一种分化成熟的细胞类型所取代的过程,称为化生(metaplasia),通常只出现在分裂增殖能力较活跃的细胞类型中。化生并不是由原来的成熟细胞直接转变所致,而是该处具有分裂增殖和多向分化能力的干细胞或结缔组织中的未分化间充质细胞(undifferentiated mesenchymal cells)发生转分化(transdifferentiation)的结果,本质上是环境因素引起细胞某些基因活化或受到抑制而重编程化(reprogramming)表达的产物,是组织、细胞成分分化和生长调节改变的形态学表现。这一过程可能要通过特定表观遗传学改变来实现。

（一）化生的类型

化生有多种类型,通常发生在同源性细胞之间,即上皮细胞之间或间叶细胞之间,一般是由特异性较低的细胞类型来取代特异性较高的细胞类型。上皮组织的化生在原因消除后或可恢复,但间叶组织的化生则大多不可逆。

1. 上皮组织的化生

（1）鳞状上皮的化生:被覆上皮组织的化生以鳞状上皮化生(简称鳞化)最为常见。如吸烟者支气管假复层纤毛柱状上皮易发生鳞状上皮化生(图1-6);涎腺、胰腺、肾盂、膀胱和肝胆发生结石或维生素 A 缺乏时,被覆柱状上皮、立方上皮或尿路上皮都可化生为鳞状上皮。

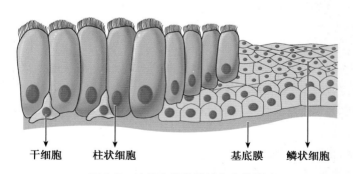

干细胞   柱状细胞   基底膜   鳞状细胞

图1-6   柱状上皮的鳞状上皮化生
柱状上皮细胞中的干细胞分裂增殖,分化形成复层鳞状上皮细胞

（2）柱状上皮的化生:腺上皮组织的化生也较常见。慢性胃炎时,胃黏膜上皮转变为含有帕内特(Paneth)细胞或杯状细胞的小肠或大肠黏膜上皮组织,称为肠上皮化生(简称肠化);若胃窦、胃体部腺体由幽门腺所取代,则称为假幽门腺化生。慢性反流性食管炎时,食管下段鳞状上皮也可化生为胃型或肠型柱状上皮。慢性子宫颈炎时,宫颈鳞状上皮被子宫颈管黏膜柱状上皮取代,形成肉眼所见的子宫颈糜烂。

2. 间叶组织的化生　间叶组织中幼稚的成纤维细胞在损伤后,可转变为成骨细胞或成软骨细胞,称为骨或软骨化生。这类化生多见于骨化性肌炎等受损软组织,也见于某些肿瘤的间质。

（二）化生的意义

化生的生物学意义利弊兼有。例如呼吸道黏膜柱状上皮化生为鳞状上皮后,由于细胞层次增多变厚,可强化局部抵御外界刺激的能力。但因鳞状上皮表面不具有柱状上皮的纤毛结构,故而减弱了黏膜自净能力。此外,如果引起化生的因素持续存在,则可能引起细胞恶性变。例如,支气管鳞状上皮化生和胃黏膜肠上皮化生,分别与肺鳞状细胞癌和胃腺癌的发生有一定关系;慢性反流性食管炎柱状上皮化生,则是某些食管腺癌的组织学来源。就这个意义而言,某些化生属于与多步骤肿瘤细胞演进相关的癌前病变。

（三）上皮-间质转化

上皮-间质转化(epithelial-mesenchymal transition,EMT)主要指上皮细胞通过特定程序转化为具有间质细胞表型的生物学过程,在胚胎发育、组织重建、慢性炎症、肿瘤生长转移和多种纤维化疾病中发挥重要作用。

上皮细胞转化为间质细胞的特征是逐渐丧失上皮细胞表型,如 E-钙黏蛋白和细胞骨架角蛋白表达减少;获得间质细胞表型,如波形蛋白、纤维连接蛋白、N-钙黏蛋白表达增多。上皮性恶性肿瘤发生EMT 时,上皮细胞极性和与基底膜连接丧失,迁移、侵袭能力增强,使肿瘤细胞更易向周围组织浸润性生长,更易随血流运行至远隔部位形成转移灶。酪氨酸激酶受体信号通路、整合素信号通路、Wnt信号通路、NF-κB 信号通路和转化生长因子 β 信号通路等,可能参与 EMT 的调控。

第二节　细胞和组织损伤的原因和机制

当机体内外环境改变超过组织和细胞的适应能力后,可引起受损细胞和细胞间质发生物质代谢、组织化学、超微结构乃至光镜和肉眼可见的异常变化,称为损伤(injury)。损伤的方式和结果,不仅取决于引起损伤因素的性质、持续时间和强度,也取决于受损细胞的种类、所处状态、适应性和遗传性等。

一、细胞和组织损伤的原因

凡能引起疾病发生的原因,大致也是引起细胞组织损伤的原因,可分为生物性、理化性和营养性等外界致病因素,免疫、神经内分泌、遗传变异、先天性及年龄性别等机体内部因素,以及社会、心理、精神、行为和医源性等社会心理因素等若干大类。

（一）缺氧

缺血、缺氧是导致细胞和组织损伤的常见原因之一。由于心肺功能衰竭使动脉血氧合不足,或贫血和一氧化碳中毒使血液携氧能力下降,或血管阻塞使血液供应量下降,均可导致细胞和组织内氧气及营养供给减少,引起细胞和组织结构破坏及功能丧失。

（二）生物性因素

生物性因素是细胞损伤的最常见原因,包括各种病原生物,如细菌、病毒、立克次体、支原体、螺旋体、真菌、原虫和蠕虫等。病原生物侵入机体生长繁殖,造成机械性损伤,诱发变态反应,释放内、外毒素或分泌某些酶,都可能损害细胞和组织的结构与功能。

（三）物理性因素

当环境中各种物理性因素超过机体生理耐受时,便可致细胞损伤。例如高温、高辐射可导致中暑、烫伤或辐射损伤,寒冷导致冻伤,强大电流冲击造成电击伤,机械力破坏可引起创伤、骨折等。

（四）化学性因素

化学性因素包括外源性物质,如强酸、强碱、铅、汞等无机毒物,有机磷、氰化物等有机毒物,蛇毒、蕈毒等生物毒素;内源性物质,如细胞坏死的分解产物、尿素、自由基等某些代谢产物等,都可以引起细胞的损伤性变化。药物、卫生制剂等既可治疗和预防某些细胞损伤,也可对细胞产生毒副作用。

(五) 营养失衡

营养物质摄入不足或过多,都可致机体产生相应病变。如维生素 D、蛋白质和碘的缺乏,分别导致佝偻病、营养不良和地方性甲状腺肿;铁、锌、硒等微量元素的缺乏,引起红细胞和脑细胞发育障碍;长期摄入高热量、高脂肪,则是肥胖、肝脂肪变和动脉粥样硬化的重要原因。

(六) 神经内分泌因素

原发性高血压和溃疡病的发生与迷走神经长期过度兴奋有关;甲状腺功能亢进时,机体细胞和组织对感染、中毒的敏感性增加;糖尿病胰岛素分泌不足,使全身尤其是皮下组织易伴发细菌感染。

(七) 免疫因素

机体组织细胞对某些抗原刺激反应过度时,可引起变态反应或超敏反应,如支气管哮喘和过敏性休克;自身抗原可引起组织损伤,如系统性红斑狼疮、类风湿关节炎等;免疫缺陷病如艾滋病,可引起淋巴细胞破坏和免疫功能受损。

(八) 遗传性缺陷

遗传在损伤中的作用主要体现在两方面:一是基因突变或染色体畸变,直接引起子代遗传病,如先天愚型、血友病、急性溶血性贫血(蚕豆病)等;二是遗传物质缺陷,使子代产生容易诱发某些疾病的倾向(遗传易感性)。

(九) 社会心理因素

冠状动脉粥样硬化性心脏病(简称"冠心病")、原发性高血压、消化性溃疡甚至某些肿瘤,都与社会心理因素有极其密切的关系,称为心身疾病(psychosomatic disease)。对医务工作者来说,还要防止因卫生服务不当引起的医源性伤害,如医院获得性感染、药源性损伤等。

二、细胞和组织损伤的机制

细胞损伤的发生机制,主要体现在细胞膜和线粒体的损伤、活性氧类物质和胞质内游离钙的增多、缺血缺氧、化学毒害和遗传物质变异等几方面。它们互相作用或互为因果,导致细胞损伤的发生与发展。

(一) 细胞膜的损伤

机械力的直接作用、酶性溶解、缺血缺氧、活性氧类物质、细菌毒素、补体成分、离子泵和离子通道的化学损伤等,都可破坏细胞膜性结构的通透性和完整性,影响细胞膜的信息和物质交换、免疫应答、细胞分裂与分化等功能。早期表现为选择性膜通透性丧失,最终导致明显的细胞膜结构损伤。细胞膜功能的严重紊乱和线粒体膜功能的不能恢复,是细胞不可逆性损伤的特征。细胞膜损伤的重要机制,涉及自由基的形成和继发的脂质过氧化反应,从而导致进行性膜磷脂减少。磷脂降解产物堆积并产生细胞毒性。细胞膜与细胞骨架分离,使细胞不能维持原有细胞正常形态和功能。

形态学上,细胞膜相结构损伤使细胞和线粒体、内质网等细胞器发生肿胀,细胞表面微绒毛消失,并有小泡形成。细胞膜以及细胞器膜脂质变性,呈螺旋状或同心圆状卷曲,形成髓鞘样结构(myelin figures)。溶酶体膜破损,释放大量酸性水解酶,导致细胞溶解。细胞坏死大多是从细胞膜通透性功能紊乱开始,以细胞膜完整性丧失为终结,因此细胞膜破坏常常是细胞损伤特别是细胞早期不可逆性损伤的关键环节(图 1-7)。

(二) 线粒体的损伤

线粒体是细胞内氧化磷酸化和 ATP 产生的主要场所,还参与细胞生长分化、信息传递和细胞凋亡等过程。线粒体损伤后,线粒体发生肿胀、空泡化,线粒体嵴变短、稀疏甚至消失,基质内出现含钙无定形致密体。线粒体 ATP 生成下降、消耗增多,致使细胞膜钠泵和钙泵功能障碍,跨膜转运蛋白和脂质合成下降,磷脂脱酰基及再酰基化停滞。线粒体损伤常伴有线粒体细胞色素 C 向胞质中的渗透,

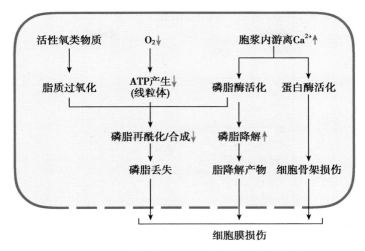

图 1-7　细胞膜损伤和胞质内游离钙损伤的机制

其可启动细胞凋亡。当 ATP 能量供应减少 5% ~ 10% 时,便会对细胞产生明显的损伤效应。线粒体氧化磷酸化中止后,细胞产生酸中毒,最终导致细胞坏死。线粒体损伤是细胞不可逆性损伤的重要早期标志。

（三）活性氧类物质的损伤

活性氧类物质(activated oxygen species,AOS),又称反应性氧类物质,包括处于自由基状态的氧(如超氧自由基 O_2^-、羟自由基 OH·)、次氯酸自由基 OCl_3·、一氧化氮自由基 NO·,以及不属于自由基的过氧化氢 H_2O_2 等。自由基(free radicals)是原子最外层偶数电子失去一个电子后形成的基团,具有强氧化活性,可被铁和铜离子激活。AOS 可以是细胞正常代谢的内源性产物,也可由外源性因素产生,极易与周围分子反应释放出能量,并促使周围分子产生毒性自由基,形成链式放大反应,进一步引起细胞损伤。

细胞内同时存在生成 AOS 的体系和拮抗其生成的抗氧化剂体系。正常小量生成的 AOS,会被超氧化物歧化酶、谷胱甘肽过氧化物酶、过氧化氢酶及维生素 E 等细胞内外抗氧化剂清除。在缺血缺氧、细胞吞噬、化学性放射性损伤、炎症以及老化等过程中,细胞内 AOS 生成增多,通过生物膜脂质过氧化、非过氧化线粒体损伤、DNA 损伤和蛋白质交联等几个靶作用点,改变脂质、蛋白质、核酸及碳水化合物分子构型,引起膜相结构脂质双层稳定性下降,DNA 单链破坏与断裂,促进含硫蛋白质相互交联,并可直接导致多肽破裂成碎片。AOS 的强氧化作用是细胞损伤的基本环节(图 1-8)。

（四）胞质内游离钙的损伤

细胞中的磷脂、蛋白质、ATP 和 DNA 等,会被胞质内磷脂酶、蛋白酶、ATP 酶和核酸酶等降解,此过程需要游离钙的活化。正常时,细胞内游离钙与细胞内钙转运蛋白结合,贮存于内质网、线粒体等处钙库内。细胞膜 ATP 钙泵和钙离子通道,参与胞质内低游离钙浓度的调节。细胞缺氧、中毒时,ATP 减少,Ca^{2+} 交换蛋白直接或间接被激活,细胞膜对钙通透性增高,钙从细胞内泵出减少,钙离子内流净增加,加之线粒体和内质网快速释放钙,导致细胞内游离钙增多(细胞内钙超载),促进上述酶类活化而损伤细胞。细胞内钙浓度,往往与细胞结构特别是线粒体的功能损伤程度呈正相关。细胞内高游离钙是许多因素损伤细胞的终末环节,并且是细胞死亡最终生物化学和形态学变化的潜在介导者(见图 1-7)。

（五）缺血缺氧的损伤

局部细胞组织的动脉血液供应不足,称为缺血(ischemia)。缺血可引起营养物质和氧供应障碍,前者称为营养不良,后者称为缺氧。缺氧(hypoxia)是指细胞不能获得足够的氧,或是氧利用障碍。按其原因可分为:①低张性缺氧,空气中氧分压低或气道外呼吸障碍;②血液性缺氧,血红蛋白质和量

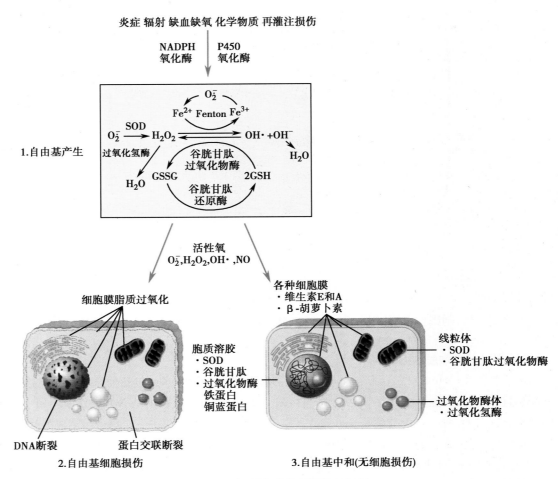

图1-8　活性氧类物质损伤的机制

O_2:氧分子;O_2^-:超氧自由基;OH·:羟自由基;OH^-:羟阴离子;SOD:超氧化物歧化酶;GSH:还原谷胱甘肽;
GSSG:氧化谷胱甘肽;NADPH:还原型烟酰胺腺嘌呤二核苷酸磷酸

的异常;③循环性缺氧,心肺功能衰竭或局部性缺血;④组织性缺氧,线粒体生物氧化特别是氧化磷酸化等内呼吸功能障碍等。从这个意义讲,缺血是缺氧的原因之一。

　　细胞缺血、缺氧会导致线粒体氧化磷酸化受抑,ATP形成减少,磷酸果糖激酶和磷酸化酶活化。细胞膜钠-钾泵、钙泵功能低下,细胞内钠、钙离子蓄积,并伴水分子的增加。此后胞质内蛋白质合成和脂肪运出障碍,无氧糖酵解增强,细胞酸中毒,溶酶体膜破裂,DNA链受损,核染色质凝集。缺血、缺氧还使活性氧类物质增多,引起脂质崩解,细胞骨架破坏。血流阻断是缺血、缺氧最常见的诱因。通常缺血对组织的损伤比缺氧更迅速而严重,这是因为缺氧后细胞内无氧酵解尚能进行,而缺血时无氧酵解也中止。轻度短暂缺氧,可使细胞水肿和脂肪变;轻度持续缺氧,可导致细胞凋亡;重度持续缺氧,可引发细胞坏死。在一些情况下,缺血后血流的恢复会引起存活组织的过氧化,反而更加剧组织损伤,称为缺血再灌注损伤,常见于心肌梗死和脑梗死后。缺血、缺氧是细胞损伤最常见和最重要的中心环节,其发生机制见图1-9。

（六）化学性损伤

　　许多化学物质包括药物,都可造成细胞损伤。化学性损伤可为全身性或局部性,前者如氯化物中毒,后者如接触强酸强碱对皮肤黏膜的损伤。一些化学物质的作用还有器官特异性,如CCl_4引起的肝损伤。化学性损伤的途径有:①化学物本身具有直接细胞毒作用。例如氰化物能迅速封闭线粒体的细胞色素氧化酶系统,导致猝死;氯化汞中毒时,汞与细胞膜含硫蛋白结合,损害ATP酶依赖性膜转运功能;化学性抗肿瘤药物和抗生素,也可通过类似的直接作用伤及细胞。②代谢产物对靶细胞的细

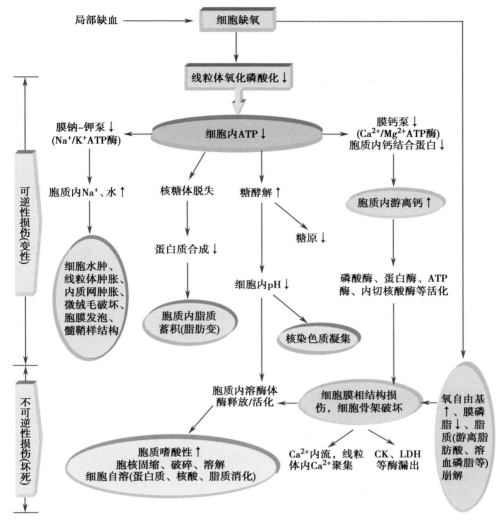

图1-9　缺血、缺氧引起细胞损伤的机制

胞毒作用。肝、肾、骨髓和心肌常是毒性代谢产物的靶器官,细胞色素P450复合功能酶在此代谢过程中起重要作用。如CCl₄本身并无活性,其在肝细胞被转化为毒性的·CCl₃自由基后,便引起滑面内质网肿胀,脂肪代谢障碍。③诱发过敏反应等免疫损伤。如青霉素引发Ⅰ型变态反应。④诱发DNA损伤(见遗传变异)。化学物质和药物的剂量、作用时间、吸收蓄积和代谢排出的部位以及代谢速率的个体差异等,分别影响化学性损伤的程度、速度与部位。

（七）遗传变异

遗传变异损伤可能是先天遗传或胚胎发生期获得,也可为出生后获得。化学物质和药物、病毒、射线等,均可损伤核内DNA,诱发基因突变和染色体畸变,使细胞发生遗传变异（genetic variation）。通过引起:①结构蛋白合成低下,细胞缺乏生命必需的蛋白质;②阻止重要功能细胞核分裂;③合成异常生长调节蛋白;④引发先天性或后天性酶合成障碍等环节,使细胞因缺乏生命必需的代谢机制而发生死亡。

第三节　细胞可逆性损伤

细胞可逆性损伤（reversible injury）的形态学变化称变性（degeneration）,是指细胞或细胞间质受损伤后,由于代谢障碍,使细胞内或细胞间质内出现异常物质或正常物质异常蓄积的现象,通常伴有细胞功能低下。造成蓄积的原因是这些正常或异常物质的产生过多或产生速度过快,细胞组织缺乏相应的代谢、清除或转运利用机制,而使其聚积在细胞器、细胞质、细胞核或细胞间质中。去除病因后,细胞水肿、脂肪变等大多数此类损伤可恢复正常,因此是非致死性、可逆性损伤。

所有有害因素都是首先在分子水平发挥作用的。能够辨别出细胞适应、可逆性损伤或不可逆性损伤等形态学变化的时间长短,取决于细胞病变性质和观察方法的敏感度。但总的来说,受影响的细胞先呈现生化代谢变化,继而出现组织化学和超微结构变化(例如缺血后数分钟至数十分钟),然后再出现光镜下和肉眼可见的形态学变化(例如缺血后数小时至数日)。较轻度的损伤在原因消除后大多可恢复正常,通常称为可逆性损伤。严重的细胞损伤是不可逆的,直接或最终导致细胞死亡。

一、细胞水肿

细胞水肿(cellular swelling)或称水变性(hydropic degeneration),常是细胞损伤中最早出现的改变,起因于细胞容积和胞质离子浓度调节机制的功能下降。

1. **细胞水肿的机制**　细胞水肿时因线粒体受损,ATP 生成减少,细胞膜 Na^+-K^+ 泵功能障碍,导致细胞内钠离子积聚,吸引大量水分子进入细胞,以维持细胞内外离子等渗。之后,无机磷酸盐、乳酸和嘌呤核苷酸等代谢产物蓄积,增加渗透压负荷,进一步加重细胞水肿。凡是能引起细胞液体和离子内稳态变化的损害,都可导致细胞水肿,常见于缺血、缺氧、感染、中毒时肝、肾、心等器官的实质细胞。

2. **细胞水肿的病理变化**　病变初期,细胞线粒体和内质网等细胞器变得肿胀,形成光镜下细胞质内的红染细颗粒状物。若水钠进一步积聚,则细胞肿大明显,细胞基质高度疏松呈空泡状,细胞核也可肿胀,胞质膜表面出现囊泡,微绒毛变形消失,其极期称为气球样变,如病毒性肝炎时(图 1-10)。有时细胞水肿的改变不易在光镜下识别,而整个器官的改变却可能较明显。肉眼观察受累器官体积增大,边缘圆钝,包膜紧张,切面外翻,颜色变淡。

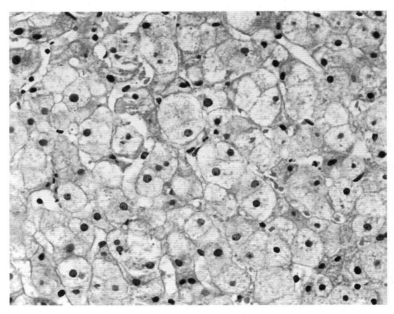

图 1-10　**肝细胞水肿**
肝细胞明显肿胀,胞质淡染,部分肝细胞肿胀如气球样(气球样变)

二、脂肪变

甘油三酯蓄积于非脂肪细胞的细胞质中,称为脂肪变(fatty change 或 steatosis),多发生于肝细胞、心肌细胞、肾小管上皮细胞和骨骼肌细胞等,与感染、酗酒、中毒、缺氧、营养不良、糖尿病及肥胖等有关。

1. **脂肪变的病理变化**　轻度脂肪变,肉眼观受累器官可无明显变化。随着病变的加重,脂肪变的器官体积增大,淡黄色,边缘圆钝,切面呈油腻感。电镜下,细胞质内脂肪成分聚成有膜包绕的脂质小体,进而融合成脂滴。光镜下见脂肪变的细胞质中出现大小不等的球形脂滴,大者可充满整个细胞而将胞核挤至一侧。在石蜡切片中,因脂肪被有机溶剂溶解,故脂滴呈空泡状(图 1-11)。在冷冻切片中,应用苏丹Ⅲ、苏丹Ⅳ等特殊染色,可将脂肪与其他物质区别开来。

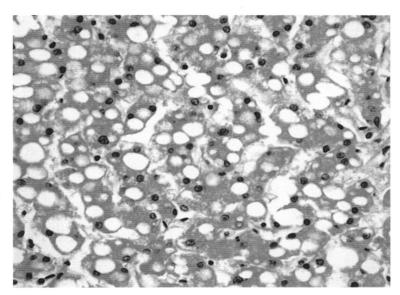

图 1-11　**肝细胞脂肪变**
肝细胞质中见大小不等的空泡,为脂滴;部分细胞核偏向细胞的一侧

肝细胞是脂肪代谢的重要场所,最常发生脂肪变,但轻度肝脂肪变通常并不引起肝脏明显形态变化和功能障碍。脂肪变在肝小叶内的分布与病因有一定关系。如慢性肝淤血时,小叶中央区缺氧较重,故脂肪变首先发生于小叶中央区;磷中毒时,小叶周边带肝细胞对磷中毒更为敏感,故以小叶周边带肝细胞受累为著;严重中毒和传染病时,脂肪变则常累及全部肝细胞。显著弥漫性肝脂肪变称为脂肪肝,重度肝脂肪变可进展为肝坏死和肝硬化。

慢性酒精中毒或缺氧可引起心肌脂肪变,常累及左心室内膜下和乳头肌部位。脂肪变心肌呈黄色,与正常心肌的暗红色相间,形成黄红色斑纹,称为虎斑心。有时心外膜增生的脂肪组织可沿间质伸入心肌细胞间,称为心肌脂肪浸润(fatty infiltration),又称脂肪心,并非心肌细胞脂肪变性。心肌因伸入脂肪组织的挤压而萎缩,病变常以右心室为明显,特别是心尖区为重。心肌脂肪浸润多见于高度肥胖者或饮啤酒过度者。大多无明显的症状,重度心肌脂肪浸润可致心脏破裂,引发猝死。

肾小管上皮细胞也可发生脂肪变,光镜下脂滴主要位于肾近曲小管细胞基底部,为过量重吸收的原尿中的脂蛋白,严重者可累及肾远曲小管细胞。

2. **脂肪变的机制**　肝细胞脂肪变的机制大致如下:①肝细胞质内脂肪酸增多:如高脂饮食或营养不良时,体内脂肪组织分解,过多的游离脂肪酸经血液入肝;或因缺氧致肝细胞乳酸大量转化为脂肪酸;或因氧化障碍使脂肪酸利用下降,脂肪酸相对增多。②甘油三酯合成过多:如大量饮酒可改变线粒体和滑面内质网的功能,促进 α-磷酸甘油合成新的甘油三酯。③脂蛋白、载脂蛋白减少:缺血、缺氧、中毒或营养不良时,肝细胞中脂蛋白、载脂蛋白合成减少,细胞输出脂肪受阻而堆积于细胞内。

此外,当动脉粥样硬化或高脂血症时,可在某些非脂肪细胞如巨噬细胞和平滑肌细胞胞质中充有过量的胆固醇和胆固醇酯,可视为特殊类型的细胞内脂质蓄积。此类巨噬细胞显著增多并聚集在皮下组织时,称为黄色瘤。

三、玻璃样变

细胞内或间质中出现半透明状蛋白质蓄积,称为玻璃样变,或称透明变(hyaline degeneration),HE 染色呈嗜伊红均质状。玻璃样变是一组形态学上物理性状相同,但其化学成分、发生机制各异的病变。

1. 玻璃样变的机制　玻璃样变产生的机制可能是由于蛋白质合成的先天遗传障碍或蛋白质折叠的后天缺陷,使一些蛋白质的氨基酸序列和三级结构发生变异,导致变性胶原蛋白、血浆蛋白和免疫球蛋白等的蓄积。

2. 玻璃样变的病理变化　根据病变部位,玻璃样变可分为:

(1)细胞内玻璃样变:通常为均质红染的圆形小体,位于细胞质内。如肾小管上皮细胞具有吞饮作用的小泡,重吸收原尿中的蛋白质,与溶酶体融合,形成玻璃样小滴;浆细胞胞质粗面内质网中免疫球蛋白蓄积,形成 Rusell 小体;酒精性肝病时,肝细胞胞质中细胞中间丝前角蛋白变性,形成 Mallory 小体。

(2)纤维结缔组织玻璃样变:见于生理性和病理性结缔组织增生,为纤维组织老化的表现。其特点是胶原蛋白交联、变性、融合,胶原纤维增粗变宽,其间少有血管和纤维细胞。肉眼呈灰白色,质韧、半透明。见于萎缩的子宫和乳腺间质、瘢痕组织、动脉粥样硬化纤维斑块及各种坏死组织的机化等。

(3)细小动脉壁玻璃样变:又称细小动脉硬化(arteriolosclerosis),常见于缓进型高血压和糖尿病的肾、脑、脾等脏器的细小动脉壁(图 1-12),因血浆蛋白质渗入和基底膜代谢物质沉积,使细小动脉管壁增厚,管腔狭窄,血压升高,受累脏器局部缺血。玻璃样变的细小动脉壁弹性减弱,脆性增加,易继发扩张、破裂和出血。

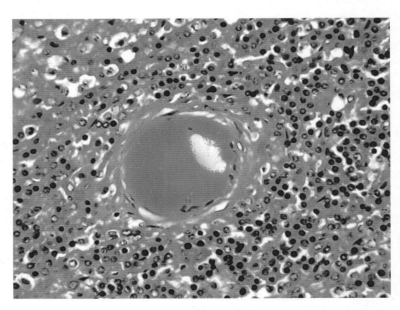

图 1-12　脾中央动脉玻璃样变
原发性高血压时,脾中央动脉管壁增厚,管腔相对狭小,动脉壁内见红染、均质的玻璃样变物质

四、淀粉样变

淀粉样变(amyloid change)是细胞间质内淀粉样蛋白质和黏多糖复合物蓄积,因具有淀粉染色特

征而得名。淀粉样变也是一类形态学和特殊染色相近,但化学结构和产生机制不同的病变。

1. 淀粉样变的机制　　淀粉样蛋白成分来自于免疫球蛋白轻链、肽类激素、降钙素前体蛋白和血清淀粉样 A 蛋白等。淀粉样蛋白的新生多肽链由核糖体合成,可分为 α 链或 β 链。因机体不含消化大分子的 β-折叠结构的酶,故 β-淀粉样蛋白及其前体物质易积存在组织之中。

2. 淀粉样变的病理变化　　淀粉样变物质主要沉积于细胞间质、小血管基膜下或沿网状纤维支架分布。HE 染色其镜下特点为淡红色均质状物,并显示淀粉样呈色反应:刚果红染色为橘红色,遇碘则为棕褐色,再加稀硫酸便呈蓝色。

淀粉样变可为局部性或全身性。局部性淀粉样变发生于皮肤、结膜、舌、喉和肺等处,也可见于阿尔茨海默病的脑组织及霍奇金病、多发性骨髓瘤、甲状腺髓样癌等肿瘤的间质内。全身性淀粉样变可分为原发性和继发性两类,前者主要来源于血清 α-免疫球蛋白轻链,累及肝、肾、脾和心等多个器官;后者来源不明,主要成分为肝脏合成的非免疫球蛋白(淀粉样相关蛋白),见于老年人和结核病等慢性炎症及某些肿瘤的间质中。

五、黏液样变

细胞间质内黏多糖(葡萄糖胺聚糖、透明质酸等)和蛋白质的蓄积,称为黏液样变(mucoid degeneration),常见于间叶组织肿瘤、动脉粥样硬化斑块、风湿病灶和营养不良的骨髓和脂肪组织等。其镜下特点是在疏松的间质内,有多突起的星芒状纤维细胞,散在于灰蓝色黏液基质中。甲状腺功能低下时,透明质酸酶活性受抑,含有透明质酸的黏液样物质及水分在皮肤及皮下蓄积,形成特征性的黏液水肿(myxedema)。

六、病理性色素沉着

正常人体内有含铁血黄素、脂褐素、黑色素及胆红素等多种内源性色素;炭尘、煤尘和文身色素等外源性色素有时也会进入体内。病理情况下,上述某些色素会增多并积聚于细胞内外,称为病理性色素沉着(pathological pigmentation)。

1. 含铁血黄素(hemosiderin)　　是巨噬细胞吞噬、降解红细胞血红蛋白所产生的铁蛋白微粒聚集体,系 Fe^{3+} 与蛋白质结合而成。镜下呈金黄色或褐色颗粒(图 1-13),可被普鲁士蓝染成蓝色。含

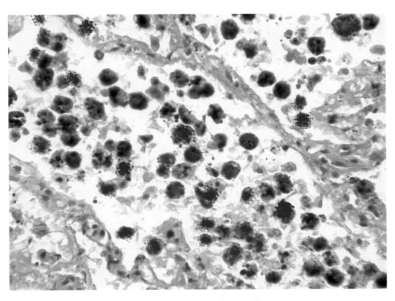

图 1-13　含铁血黄素沉着

慢性肺淤血时,肺泡腔内大量巨噬细胞吞噬降解红细胞,胞质内形成众多
金黄色或褐色的含铁血黄素颗粒

铁血黄素的存在,表明有红细胞的破坏和全身性或局限性含铁物质的剩余。巨噬细胞破裂后,此色素亦可见于细胞外。生理情况下,肝、脾、淋巴结和骨髓内可有少量含铁血黄素形成。病理情况下,如陈旧性出血和溶血性疾病时,细胞组织中含铁血黄素蓄积。

2. 脂褐素(lipofuscin) 是细胞自噬溶酶体内未被消化的细胞器碎片残体,镜下为黄褐色微细颗粒状,其成分是磷脂和蛋白质的混合物,源于自由基催化细胞膜相结构不饱和脂肪酸的过氧化作用。正常时,附睾管上皮细胞、睾丸间质细胞和神经节细胞胞质内可含有少量脂褐素。在老年人和营养耗竭性患者,萎缩的心肌细胞及肝细胞核周围出现大量脂褐素,是细胞以往受到自由基脂质过氧化损伤的标志,故又有消耗性色素之称。当多数细胞含有脂褐素时,常伴更明显的器官萎缩。

3. 黑色素(melanin) 是黑色素细胞质中的黑褐色细颗粒,由酪氨酸氧化经左旋多巴聚合而产生,其生成受到垂体 ACTH(促肾上腺皮质激素)和 MSH(黑色素细胞刺激素)的促进。除黑色素细胞外,黑色素还可聚集于皮肤基底部的角质细胞及真皮的巨噬细胞内。某些慢性炎症及色素痣、黑色素瘤、基底细胞癌时,黑色素可局部性增多。肾上腺皮质功能低下的 Addison 病患者,可出现全身性皮肤、黏膜的黑色素沉着。

4. 胆红素(bilirubin) 是胆管中的主要色素,主要为血液中红细胞衰老破坏后的产物,它也来源于血红蛋白,但不含铁。此色素在胞质中呈粗糙、金色的颗粒状。血中胆红素增高时,患者出现皮肤黏膜黄染。

七、病理性钙化

骨和牙齿之外的组织中固态钙盐沉积,称为病理性钙化(pathological calcification),其可位于细胞内或细胞外。病理性钙化是许多疾病常见的伴随病变,钙盐的主要成分是磷酸钙和碳酸钙及少量铁、镁或其他矿物质。

1. 病理性钙化的类型 有两种形式的病理性钙化:

(1)营养不良性钙化:若钙盐沉积于坏死或即将坏死的组织或异物中,称为营养不良性钙化(dystrophic calcification),此时体内钙磷代谢正常。见于结核病、血栓、动脉粥样硬化斑块、心脏瓣膜病变及瘢痕组织等(图 1-14),可能与局部碱性磷酸酶增多有关。

(2)转移性钙化:由于全身钙磷代谢失调(高血钙)而致钙盐沉积于正常组织内,称为转移性钙

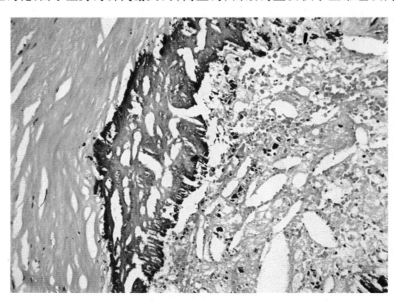

图 1-14 **动脉壁营养不良性钙化**
低倍镜下,动脉壁发生动脉粥样硬化,继发营养不良性钙化,呈蓝色颗粒状的钙盐沉积

化(metastatic calcification)。主要见于甲状旁腺功能亢进、维生素 D 摄入过多、肾衰及某些骨肿瘤,常发生在血管及肾、肺和胃的间质组织。

2. 病理性钙化的病理变化 病理性钙化在显微镜下呈蓝色颗粒状至片块状,肉眼呈细小颗粒或团块,触之有沙砾感或硬石感。大片病理性钙化,可导致组织和器官变形、硬化和功能障碍。病理性钙化的另一形式是在胆囊、肾盂、膀胱、输尿管和胰腺等部位,形成由碳酸钙和胆固醇等构成的结石。

综上所述,不同的正常或异常物质在细胞内或细胞间质中蓄积会引起不同类型的可逆性损伤,几种常见可逆性损伤的特征总结如表 1-1。

表 1-1 常见可逆性损伤的特征

类型	蓄积物质	病变部位
细胞水肿	水和 Na^+ 蓄积	细胞内
脂肪变	甘油三酯蓄积	细胞内
玻璃样变	某些变性的血浆蛋白、胶原蛋白、免疫球蛋白等蓄积	细胞内、细胞间质
淀粉样变	淀粉样蛋白质和黏多糖复合物蓄积	细胞间质
黏液样变	黏多糖类物质和蛋白质蓄积	细胞间质
病理性色素沉着	含铁血黄素、脂褐素、黑色素等沉着	细胞内、细胞间质
病理性钙化	磷酸钙、碳酸钙沉积	细胞间质、细胞内

第四节 细胞死亡

当细胞发生致死性代谢、结构和功能障碍,便可引起细胞不可逆性损伤(irreversible injury),即细胞死亡。细胞死亡是涉及所有细胞的最重要的生理病理变化,主要有两种类型:一是凋亡,二是坏死。凋亡主要见于细胞的生理性死亡,但也见于某些病理过程中,坏死则为细胞病理性死亡的主要形式,两者各自具有相对不同的发生机制、生理病理学意义、形态学和生化学特点。细胞经由何种方式死亡,一方面有赖于外来刺激的种类、强度、持续时间及受累细胞 ATP 缺失的程度,另一方面也受制于细胞内基因程序性表达状况等。

一、坏死

坏死(necrosis)是以酶溶性变化为特点的活体内局部组织中细胞的死亡。坏死可因致病因素较强直接导致,但大多由可逆性损伤发展而来,其基本表现是细胞肿胀、细胞器崩解和蛋白质变性。炎症时,坏死细胞及周围渗出的中性粒细胞释放溶酶体酶,可促进坏死的进一步发生和局部实质细胞溶解,因此坏死常同时累及多个细胞。

(一) 坏死的基本病变

1. 细胞核的变化 细胞核的变化是细胞坏死的主要形态学标志,主要有三种形式。

(1) 核固缩(pyknosis):细胞核染色质 DNA 浓聚、皱缩,使核体积减小,嗜碱性增强,提示 DNA 转录合成停止。

(2) 核碎裂(karyorrhexis):由于核染色质崩解和核膜破裂,细胞核发生碎裂,使核物质分散于胞质中,亦可由核固缩裂解成碎片而来。

(3) 核溶解(karyolysis):非特异性 DNA 酶和蛋白酶激活,分解核 DNA 和核蛋白,核染色质嗜碱性下降,死亡细胞核在 1~2 天内将会完全消失。

核固缩、核碎裂、核溶解的发生不一定是循序渐进的过程,它们各自的形态特点和变化转归见图 1-15。不同病变及不同类型细胞死亡时,核的变化也有所区别。

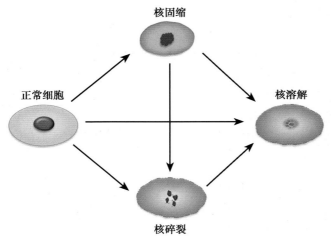

图 1-15   坏死时细胞核的变化

2. **细胞质的变化**   除细胞核的变化外,由于核糖体减少丧失、胞质变性蛋白质增多、糖原颗粒减少等原因,使坏死细胞胞质嗜酸性增强。线粒体内质网肿胀形成空泡、线粒体基质无定形钙致密物堆积、溶酶体释放酸性水解酶溶解细胞成分等,是细胞坏死时细胞质的主要超微结构变化。

3. **间质的变化**   间质细胞对于损伤的耐受性大于实质细胞,因此间质细胞出现损伤的时间要迟于实质细胞。间质细胞坏死后细胞外基质也逐渐崩解液化,最后融合成片状模糊的无结构物质。

由于坏死时细胞膜通透性增加,细胞内具有组织特异性的乳酸脱氢酶、琥珀酸脱氢酶、肌酸激酶、谷草转氨酶、谷丙转氨酶、淀粉酶及其同工酶等被释放入血,造成细胞内相应酶活性降低和血清中相应酶水平增高,分别可作为临床诊断某些细胞(如肝、心肌、胰)坏死的参考指标。细胞内和血清中酶活性的变化在坏死初发时即可检出,要早于超微结构的变化至少几小时,因此有助于细胞损伤的早期诊断。

(二)坏死的类型

由于酶的分解作用或蛋白质变性所占地位的不同,坏死组织会出现不同的形态学变化,通常分为凝固性坏死、液化性坏死和纤维素样坏死三个基本类型。此外,还有干酪样坏死、脂肪坏死和坏疽等一些特殊类型的坏死。组织坏死后颜色苍白,失去弹性,正常感觉和运动功能丧失,血管无搏动,切割无新鲜血液流出,临床上谓之失活组织,应予及时切除。

1. **凝固性坏死**   蛋白质变性凝固且溶酶体酶水解作用较弱时,坏死区呈灰黄、干燥、质实状态,称为凝固性坏死(coagulative necrosis)。凝固性坏死最为常见,多见于心、肝、肾和脾等实质器官,常因缺血缺氧、细菌毒素、化学腐蚀剂作用引起。此种坏死与健康组织间界限多较明显,镜下特点为细胞微细结构消失,而组织结构轮廓仍可保存,坏死区周围形成充血、出血和炎症反应带(图 1-16)。组织结构基本轮廓可保持数天的原因,可能是坏死导致的持续性酸中毒,使坏死细胞的结构蛋白和酶蛋白变性,延缓了蛋白质的分解过程。

2. **液化性坏死**   由于坏死组织中可凝固的蛋白质少,或坏死细胞自身及浸润的中性粒细胞等释放大量水解酶,或组织富含水分和磷脂,则细胞组织坏死后易发生溶解液化,称为液化性坏死(liquefactive necrosis)。见于细菌或某些真菌感染引起的脓肿、缺血缺氧引起的脑软化,以及由细胞水肿发展而来的溶解性坏死(lytic necrosis)等。镜下特点为死亡细胞完全被消化,局部组织快速被溶解。

3. **纤维素样坏死**   纤维素样坏死(fibrinoid necrosis),旧称纤维素样变性,是结缔组织及小血管壁常见的坏死形式。病变部位形成细丝状、颗粒状或小条块状无结构物质,由于其与纤维素染色性质相似,故名纤维素样坏死。见于某些变态反应性疾病,如风湿病、结节性多动脉炎、新月体性肾小球肾炎,以及急进型高血压和胃溃疡底部小血管等,其发生机制与抗原-抗体复合物引发的胶原纤维肿胀崩解、结缔组织免疫球蛋白沉积或血浆纤维蛋白渗出变性有关。

4. **干酪样坏死**   在结核病时,因病灶中含脂质较多,坏死区呈黄色,状似干酪,称为干酪样坏死(caseous necrosis)。镜下为无结构颗粒状红染物,不见坏死部位原有组织结构的残影,甚至不见核碎屑,是坏死更为彻底的特殊类型凝固性坏死。由于坏死灶内含有抑制水解酶活性的物质,干酪样坏死物不易发生溶解也不易被吸收。干酪样坏死也偶见于某些梗死、肿瘤和结核样麻风等。

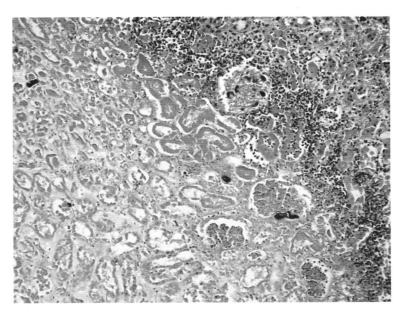

图 1-16　**肾凝固性坏死**
低倍镜下,凝固性坏死区肾小管、肾小球等肾组织结构轮廓尚可辨认,但肾
小管上皮细胞和肾小球细胞微细结构消失。本图右上区可见炎症反应带
和正常肾皮质结构

5. **脂肪坏死**　急性胰腺炎时细胞释放胰酶分解脂肪酸,乳房创伤时脂肪细胞破裂,可分别引起酶解性或创伤性脂肪坏死(fat necrosis),也属液化性坏死范畴。脂肪坏死后,释出的脂肪酸和钙离子结合,形成肉眼可见的灰白色钙皂。

6. **坏疽**　坏疽(gangrene)是指局部组织大块坏死并继发腐败菌感染,分为干性、湿性和气性等类型,前两者多为继发于血液循环障碍引起的缺血坏死。

（1）干性坏疽(dry gangrene):常见于动脉阻塞但静脉回流尚通畅的四肢末端,因水分散失较多,故坏死区干燥皱缩呈黑色(系红细胞血红蛋白中 Fe^{2+} 和腐败组织中 H_2S 结合形成硫化亚铁的色泽),与正常组织界限清楚,腐败变化较轻(图 1-17)。

（2）湿性坏疽(moist gangrene):多发生于与外界相通的内脏,如肺、肠、子宫、阑尾及胆囊等,也可发生于动脉阻塞及静脉回流受阻的肢体。坏死区水分较多,腐败菌易于繁殖,故肿胀呈蓝绿色,且与周围正常组织界限不清。

（3）气性坏疽(gas gangrene):也属湿性坏疽,系深达肌肉的开放性创伤,合并产气荚膜杆菌等厌氧菌感染。除发生坏死外,还产生大量气体,使坏死区按之有捻发感。

湿性坏疽和气性坏疽常伴全身中毒症状。在坏死类型上,干性坏疽多为凝固性坏死,而湿性坏疽则可为凝固性坏死和液化性坏死的混合物。

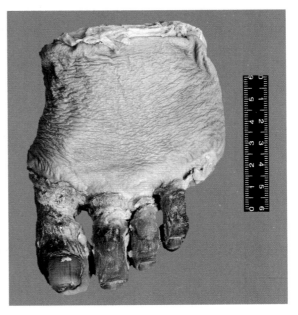

图 1-17　**足干性坏疽**
干性坏疽累及脚趾,呈黑色,干枯,与周围组织边界清楚,为血栓闭塞性脉管炎引起的缺血性坏死,小趾已脱落缺失

（三）坏死的结局

1. 溶解吸收　坏死细胞及周围中性粒细胞释放水解酶,使坏死组织溶解液化,由淋巴管或血管吸收;不能吸收的碎片,则由巨噬细胞吞噬清除。坏死液化范围较大时,可形成囊腔。坏死细胞溶解后,可引发周围组织急性炎症反应。

2. 分离排出　坏死灶较大不易被完全溶解吸收时,表皮黏膜的坏死物可被分离,形成组织缺损。皮肤、黏膜浅表的组织缺损称为糜烂(erosion),较深的组织缺损称为溃疡(ulcer)。组织坏死后形成的只开口于皮肤黏膜表面的深在性盲管,称为窦道(sinus)。连接两个内脏器官或从内脏器官通向体表的通道样缺损,称为瘘管(fistula)。肺、肾等内脏坏死物液化后,经支气管、输尿管等自然管道排出,所残留的空腔称为空洞(cavity)。

3. 机化与包裹　新生肉芽组织长入并取代坏死组织、血栓、脓液、异物等的过程,称为机化(organization)。如坏死组织等太大,肉芽组织难以向中心部完全长入或吸收,则由周围增生的肉芽组织将其包围,称为包裹(encapsulation)。机化和包裹的肉芽组织最终都可形成纤维瘢痕。

4. 钙化　坏死细胞和细胞碎片若未被及时清除,则日后易吸引钙盐和其他矿物质沉积,引起营养不良性钙化。

（四）坏死的影响

坏死对机体的影响与下列因素有关:

1. 坏死细胞的生理重要性,例如心、脑组织的坏死后果严重。

2. 坏死细胞的数量,如广泛的肝细胞坏死,可致机体死亡。

3. 坏死细胞周围同类细胞的再生情况,如肝、表皮等易于再生的细胞,坏死组织的结构功能容易恢复,而神经细胞、心肌细胞等坏死后则无法再生。

4. 坏死器官的储备代偿能力,如肾、肺等成对器官,储备代偿能力较强。

二、凋亡

凋亡(apoptosis)是活体内局部组织中单个细胞程序性细胞死亡(programmed cell death)的表现形式,是由体内外因素触发细胞内预存的死亡程序而导致的细胞主动性死亡方式,在形态和生化特征上都有别于坏死(表1-2、图1-18)。凋亡在生物胚胎发生发育、成熟细胞新旧交替、激素依赖性生理退化、萎缩、老化、炎症以及自身免疫病和肿瘤发生进展中,都发挥不可替代的重要作用,并非仅是细胞损伤的产物。

表1-2　凋亡与坏死的比较

	凋　亡	坏　死
机制	基因调控的程序化(programmed)细胞死亡,主动进行(自杀性)	意外事故性(accident)细胞死亡,被动进行(他杀性)
诱因	生理性或轻微病理性刺激因子诱导发生,如生长因子的缺乏	病理性刺激因子诱导发生,如严重缺氧、感染、中毒等
死亡范围	多为散在的单个细胞	常为集聚的多个细胞
形态特征	细胞固缩,核染色质边集,细胞膜及细胞器膜完整,膜可发泡成芽,形成凋亡小体	细胞肿胀,核染色质絮状或边集,细胞膜及细胞器膜溶解破裂,溶酶体酶释放使细胞自溶
生化特征	耗能的主动过程,依赖ATP,有新蛋白合成,凋亡早期DNA规律降解为180～200bp片段,琼脂凝胶电泳呈特征性梯状带	不耗能的被动过程,不依赖ATP,无新蛋白合成,DNA降解不规律,片段大小不一,琼脂凝胶电泳通常不呈梯状带
周围反应	不引起周围组织炎症反应和修复再生,但凋亡小体可被邻近实质细胞和巨噬细胞吞噬	引起周围组织炎症反应和修复再生

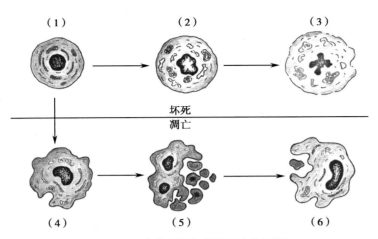

（1）　　　　　　　　（2）　　　　　　　　（3）

坏死

凋亡

（4）　　　　　　　　（5）　　　　　　　　（6）

图 1-18　细胞坏死与细胞凋亡的区别

（1）正常细胞；（2）细胞和细胞器肿胀，核染色质边集；（3）细胞膜、细胞器膜和核膜破裂、崩解、自溶；（4）细胞和细胞器皱缩，胞质致密，核染色质边集；（5）胞质分叶状突起并形成多个凋亡小体，并与胞体分离；（6）邻近巨噬细胞等包裹、吞噬凋亡小体。图中（2）～（3）为坏死过程，（4）～（6）为凋亡过程

1. 凋亡的形态学和生物化学特征　凋亡的形态学特征（图 1-19）表现为：①细胞皱缩：胞质致密，水分减少，胞质呈高度嗜酸性，单个凋亡细胞与周围的细胞分离。②染色质凝聚：核染色质浓集成致密团块（固缩），或集结排列于核膜内面（边集），之后胞核裂解成碎片（碎裂）。③凋亡小体形成：细胞膜内陷或胞质生出芽突并脱落，形成含核碎片和（或）细胞器成分的膜包被凋亡小体（apoptosis body）。凋亡小体是细胞凋亡的重要形态学标志，可被巨噬细胞和相邻其他实质细胞吞噬、降解。④质膜完整：凋亡细胞因其质膜完整，阻止了与其他细胞分子间的识别，故既不引起周围炎症反应，也不诱发周围细胞的增生修复。病毒性肝炎时肝细胞内的嗜酸性小体，即是肝细胞凋亡的体现。

凋亡过程的生化特征是含半胱氨酸的天冬氨酸蛋白酶（caspases，凋亡蛋白酶）、Ca^{2+}/Mg^{2+}依赖的核酸内切酶（endonuclease）及需钙蛋白酶（calpain）等的活化。凋亡蛋白酶在正常细胞内多以酶原形

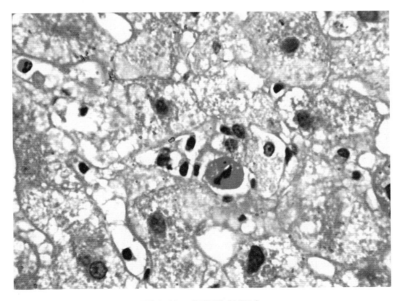

图 1-19　肝细胞的凋亡

高倍镜下视野中央见单个肝细胞凋亡，与邻近细胞分离，胞质嗜酸性明显增强，细胞固缩，凋亡小体形成

式存在,活化后可裂解很多重要的细胞蛋白,破坏细胞骨架和核骨架;继而激活限制性核酸内切酶,早期出现180~200bp的DNA降解片段,琼脂凝胶电泳呈现相对特征性的梯状带(DNA ladder)。其中凋亡蛋白酶和核酸内切酶是凋亡程序的主要执行者。

2. 凋亡的机制   细胞凋亡分为信号传递、中央调控和结构改变三个阶段,前两者为起始阶段,后者为执行阶段。信号传递经由外源性(死亡受体启动)通路,细胞表面 TNF-α 受体和相关蛋白 Fas(CD95)与 Fas 配体(Fas-L)结合,将凋亡信号导入细胞。中央调控经由内源性(线粒体)通路,受到线粒体通透性改变和促凋亡分子如细胞色素 C 胞质释放的激活。结构改变阶段是在前两者的基础上,凋亡蛋白酶进一步激活酶促级联反应,出现凋亡小体等形态学改变。

影响凋亡的因素包括抑制因素和诱导因素,前者有生长因子、细胞基质、性甾体激素和某些病毒蛋白等,后者有生长因子缺乏、糖皮质激素、自由基及电离辐射等。参与凋亡过程的相关基因有几十种,其中 *Bad*、*Bax*、*Bak*、*p53* 等基因有促进凋亡作用,*Bcl-2*、*Bcl-XL*、*Bcl-AL* 等基因有抑制凋亡作用。*c-myc* 等基因可能具有双向调节作用,生长因子充足时促进细胞增殖,生长因子缺乏时引起细胞凋亡。

3. 凋亡与疾病   凋亡不足或凋亡过度都可以引起人类疾病。

凋亡不足或缺乏可以使相关细胞寿命延长,引起疾病。如肿瘤和自身免疫性疾病。辐射或化疗药物可引起细胞 DNA 的损伤,这种损伤诱发 p53 蛋白的表达增加。p53 蛋白增加使细胞停滞在 G₁ 期,进行 DNA 修复。假如 DNA 损伤太大不能修复,则 p53 诱导细胞凋亡。如果 *p53* 基因突变或丢失,不能诱导凋亡,细胞就存活,最终这种有 DNA 损伤的细胞就发生恶性转化,肿瘤形成。T 细胞上的 FasL 结合到相同淋巴细胞或邻近淋巴细胞上的 Fas,这种结合就可以导致识别自身抗原的淋巴细胞的死亡。假如 *Fas* 或 *FasL* 的基因突变,就可以导致人的自身免疫性疾病。

凋亡过度也可以引起人类疾病。如神经变性性疾病,缺血性损伤和病毒感染的细胞。神经变性性疾病如帕金森病、亨廷顿舞蹈症、阿尔茨海默病等都伴有大量神经细胞的凋亡,其可能的机制是蛋白折叠异常引起。内质网中的伴侣蛋白控制新合成蛋白的正常折叠,一些异常折叠的蛋白质一般通过泛素化途径、蛋白酶体降解。一些原因,如基因突变,异常应急反应等可以引起异常折叠蛋白质的增加,正常时可以引起一系列反应来处理这些增加的异常蛋白,如伴侣蛋白合成增加,异常折叠蛋白的降解增加或者蛋白质的翻译减慢,从而减少细胞内异常折叠蛋白。假如保护性机制不足,细胞内异常折叠蛋白蓄积,细胞就发生凋亡。葡萄糖和氧的缺乏可以导致异常折叠蛋白的蓄积,导致细胞的损伤或凋亡。细胞毒性 T 淋巴细胞可以识别受感染宿主细胞表面的非己抗原,一旦细胞毒性 T 细胞活化,就可以分泌穿孔素(perforin)而引起细胞凋亡。

需要指出的是,在细胞死亡的诱发机制、形态学表现和生物化学特征上,坏死与凋亡也有一些相似之处。如核固缩、核碎裂和核染色质的边集除了是细胞坏死的表现外,均也见于凋亡过程;凋亡时琼脂凝胶电泳的梯状带特征,有时也可在坏死细胞中见到。因此有学者提出了坏死性凋亡(necroptosis)和细胞焦亡(pyroptosis)的概念。

坏死性凋亡其形态学类似坏死,发生机制类似凋亡,由死亡程序活化引起。凋亡由 caspase8 活化引起,坏死性凋亡与 caspase8 无关,由受体相关激酶 1 和 3(receptor associated kinase 1 and 3)形成复合物并活化信号通路引起。

细胞焦亡发生于病原体感染细胞,由 caspase1 活化,激活 IL-1,从而引起感染细胞的死亡。其形态发生更像坏死,如细胞肿胀、膜通透性增加,炎症介质释放等改变。

此外,细胞死亡也可由细胞自噬(autophagy)引起。自噬是指细胞粗面内质网无核糖体区域膜或溶酶体膜突出、自吞(engulfing)、包裹细胞内物质形成自噬体(自噬小泡),再与溶酶体融合形成自噬溶酶体,以降解所包裹的内容物。生理状态下,细胞通过自噬清除消化受损、变性、衰老和失去功能的细胞、细胞器及各种生物大分子,实现细胞内物质的再循环利用,为细胞重建和再生提供原料。病理状态下,自噬既可以抵御病原体的入侵,又可保护细胞免受毒物的损伤。自噬过多或过少都可引起细胞死亡,在机体的免疫、感染、炎症、心血管疾病、神经变性疾病及肿瘤等的发生发展中发挥重要作用。

自噬和凋亡拥有类似的刺激因素和调节蛋白,但诱发阈值和门槛不同,自噬也可通过诱导凋亡引起细胞死亡。

第五节 细 胞 老 化

细胞老化(cellular aging)是细胞随生物体年龄增长而发生的退行性变化,是生物个体老化的基础。生物个体及其细胞均须经历生长、发育、老化及死亡等阶段,老化是生命发展的必然。应该说,任何细胞从诞生之时起,老化过程就已开始。

一、细胞老化的特征

细胞老化具有以下几个特征:①普遍性:所有的细胞、组织、器官和机体都会在不同程度上出现老化改变。②进行性或不可逆性:随着时间的推移,老化不断进行性地发展。③内因性:不是由于外伤、事故等外因的直接作用,而是细胞内在基因决定性的衰退。④有害性:老化时,细胞代谢、适应及代偿等多种功能低下,且缺乏恢复能力,进而导致老年病的产生,机体其他疾病患病率和死亡率也逐渐增加。

二、细胞老化的形态学

老化细胞的结构蛋白、酶蛋白和受体蛋白合成减少,摄取营养和修复染色体损伤的能力下降。形态学表现为细胞体积缩小,水分减少,细胞及细胞核变形,线粒体、高尔基体数量减少,并扭曲或呈囊泡状,胞质色素(如脂褐素)沉着。由此导致器官重量减轻,间质增生硬化,功能代谢降低,储备功能不足。

三、细胞老化的机制

细胞老化的机制尚不十分清楚,主要有遗传程序学说和错误积累学说两种。

(一)遗传程序学说

遗传程序学说认为,细胞的老化是由机体遗传因素决定的,即细胞的生长、发育、成熟和老化,都是细胞基因库中既定基因按事先安排好的程序,依次表达完成的,最终的老化死亡是遗传信息耗竭的结果。如体外培养的人成纤维细胞经约50次分裂后便自行停止分裂,同卵双生子"同生共死"现象等,都很支持这种学说。有研究显示,控制细胞分裂次数的机制与细胞内染色体末端的端粒结构有关。

端粒(telomere)为真核细胞染色体末端的特殊结构,由非转录短片段DNA(在人类为TTAGGG)的多次重复序列及一些结合蛋白组成。端粒具有使染色体末端免于融合和退化的功能,在染色体的稳定、复制、保护和控制细胞生长及寿命等诸方面发挥重要作用,并与细胞凋亡和细胞永生化密切相关。体细胞染色体末端的端粒会随着每次的细胞分裂而逐渐缩短,这是由于复制DNA的DNA聚合酶不能将线性染色体末端的DNA完全复制,因而导致端粒片段丢失。通常细胞每分裂一次,端粒将缩短50~200个核苷酸,直至细胞衰老不再分裂。因此,明显缩短的端粒是细胞老化的信号。

端粒酶(telomerase)为一种能使已缩短的端粒再延长的反转录酶,是由RNA和蛋白质组成的核糖核蛋白复合物。它可以自身RNA为模板合成端粒片段,并将其连接于染色体末端,恢复和稳定染色体末端的端粒长度。绝大多数分化成熟的体细胞,不表现有端粒酶活性。在需要长期复制的生殖细胞和干细胞中,细胞分裂后缩短的端粒可被细胞内有活性的端粒酶所恢复,并保持在一定长度(图1-20)。更有意义的发现是在永生化的癌细胞中,端粒酶也表现出明显的活性,这就给以控制端粒酶活性为靶点的肿瘤治疗学研究带来新的希望。

端粒和端粒酶学说可以解释大多数分化成熟体细胞的老化过程,但对那些细胞分裂增殖能力低

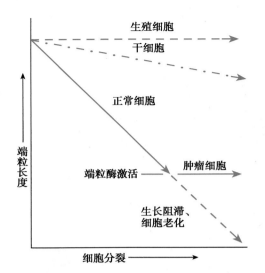

图 1-20　端粒、端粒酶活性与细胞增殖能力
正常体细胞无端粒酶活性,端粒长度随分裂次数增多而缩短,直至细胞老化、增长停止。生殖细胞、干细胞均有端粒酶活性,但只有生殖细胞有足够的端粒酶活性维持稳定的端粒长度。肿瘤细胞由于"端粒时钟"的关闭激活了端粒酶使细胞表现为永生化的肿瘤细胞,而此时的"端粒时钟"在正常体细胞中起着限制细胞分裂增殖的作用

下的神经细胞和心肌细胞等,则可能还有其他的老化机制。此外,在低等生物,退化基因 *clk-1* 和机械传感基因 *daf-2* 能改变细胞发育过程的生长速率和时间,也起着遗传控制老化的作用,但它们在高等哺乳类动物的作用还有待证实。

(二)错误积累学说

除了细胞遗传的程序性机制外,细胞寿命的长短也取决于代谢作用损伤和损伤后分子反应之间的平衡。细胞分裂时,由于自由基等有害物质的损害,可诱导脂质过氧化反应,使线粒体等的细胞器膜流动性、通透性和完整性受损,DNA 断裂突变,其修复和复制过程因之发生错误。当 DNA 错误复制后,具有细胞周期 G_1 期检测纠错功能的 *p53* 基因被激活,其蛋白产物诱导细胞周期蛋白依赖性激酶抑制物(cyclin-dependent kinase inhibitor, CKI) *p21* 和 *p16* 等基因转录增强。p21 和 p16 等蛋白与相应的细胞周期蛋白依赖性激酶(cyclin-dependent kinase, CDK)和细胞周期蛋白(cyclin)复合物结合,可抑制 CDK 的活性。p16 增多还使成视网膜细胞瘤基因(Rb 基因)去磷酸化而被激活,从多个环节进一步阻碍细胞进入分裂状态。有证据表明随着年龄增长,干细胞中 *p16* 等基因蛋白表达增加,干细胞自身逐渐丧失自我更新能力。

同时,随着错误的积累,生成异常蛋白质,原有蛋白多肽和酶的功能丧失,最终导致细胞老化。

此外,随个体年龄增长,T、B 淋巴细胞减少,NK 细胞活性下降,细胞因子活性减低,免疫识别功能紊乱,一方面导致不能清除外来病原体及肿瘤细胞等自身异物,另一方面导致自身免疫病发生。神经内分泌失调也是衰老的重要特征之一。下丘脑-垂体-肾上腺系统在衰老时起重要作用,衰老时神经元也不同程度丧失,儿茶酚胺等神经递质释放减少,性激素等产生降低,激素受体功能下降。

综上所述,细胞老化的机制既包括基因程序性因素的决定,也包括细胞内外环境中有害因素积累的影响。当机体细胞的老化能按照遗传规定的速度依序进行,便可达到应有的自然寿限(自然老化)。如果有害因素妨碍了细胞的代谢功能,则老化进程加快(早老)。因此可以说,在遗传安排的决定性背景下,细胞代谢障碍是细胞产生老化的促发因素。

(来茂德　步宏)

第二章　损伤的修复

损伤造成机体部分细胞和组织丧失后,机体对所形成缺损进行修补恢复的过程,称为修复(repair),修复后可完全或部分恢复原组织的结构和功能。参与修复过程的主要成分包括细胞外基质和各种细胞。修复过程可概括为两种不同的形式:①由损伤周围的同种细胞来修复,称为再生(regeneration)。机体是由几百种终末分化的不同表型细胞组成。然而,其保持了通过补充死亡细胞重建自身和通过招募和激活修复或再生损伤组织的细胞愈合自身的潜能。如果完全恢复了原组织的结构及功能,则称为完全再生。②由纤维结缔组织来修复,称为纤维性修复,以后形成瘢痕,故也称瘢痕修复。在多数情况下,由于有多种组织发生损伤,故上述两种修复过程常同时存在。在组织损伤和修复过程中,常有炎症反应。

第一节　再　　生

再生可分为生理性再生及病理性再生。生理性再生是指在生理过程中,有些细胞、组织不断老化、消耗,由新生的同种细胞不断补充,以保持原有的结构和功能的再生。例如,表皮的表层角化细胞经常脱落,而表皮的基底细胞不断地增生、分化,予以补充;消化道黏膜上皮1~2天就更新一次;子宫内膜周期性脱落,又由基底部细胞增生加以恢复;红细胞寿命平均为120天,白细胞的寿命长短不一,短的如中性粒细胞,只存活1~3天,因此需不断地从淋巴造血器官输出大量新生的细胞进行补充。同时,现在理论认为再生需要一定数量自我更新的干细胞(stem cell)或具有分化和复制潜能的前体细胞。其中,成体干细胞在再生过程中发挥重要作用。这些成体干细胞存在于骨髓和特定组织中,在相应组织发生损伤后,通过动员原位或骨髓中的成体干细胞完成组织修复。本节乃指病理状态下细胞、组织缺损后发生的再生,即病理性再生。

一、细胞周期和不同类型细胞的再生潜能

细胞周期(cell cycle)由间期(interphase)和分裂期(mitotic phase,M 期)构成。间期又可分为 G_1 期(DNA 合成前期)、S 期(DNA 合成期)和 G_2 期(分裂前期)。不同种类的细胞,其细胞周期的时程长短不同,在单位时间里可进入细胞周期进行增殖的细胞数也不相同,因此具有不同的再生能力。一

般而言,低等动物比高等动物的细胞或组织再生能力强。就个体而言,幼稚组织比高分化组织再生能力强;平时易受损伤的组织及生理状态下经常更新的组织有较强的再生能力。按再生能力的强弱,可将人体细胞分为三类。

1. **不稳定细胞（labile cells）**　又称持续分裂细胞(continuously dividing cell)。这类细胞总在不断地增殖,以代替衰亡或破坏的细胞,如表皮细胞、呼吸道和消化道黏膜被覆细胞、男性及女性生殖器官管腔的被覆细胞、淋巴及造血细胞、间皮细胞等。这些细胞的再生能力相当强,由其构成的组织超过1.5%的细胞处于分裂期。干细胞(stem cell)的存在是这类组织不断更新的必要条件,干细胞在每次分裂后,子代之一继续保持干细胞的特性,另一个子代细胞则分化为相应的成熟细胞,表皮的基底细胞和胃肠道黏膜的隐窝细胞即为典型的成体干细胞。

2. **稳定细胞（stable cells）**　又称静止细胞(quiescent cell)。在生理情况下,这类细胞增殖现象不明显,在细胞增殖周期中处于静止期(G_0),但受到组织损伤的刺激时,则进入DNA合成前期(G_1),表现出较强的再生能力。这类细胞包括各种腺体或腺样器官的实质细胞,如胰、涎腺、内分泌腺、汗腺、皮脂腺和肾小管的上皮细胞等,由其构成的组织处于分裂期的细胞低于1.5%。此类组织中的内分泌腺和上皮无干细胞存在。目前认为,器官的再生能力是由其复制潜能决定的,而不是处于分裂期的细胞数量,如肝脏,处于分裂期的细胞数量低于1/15 000,但在切除70%后,仍可快速再生。

3. **永久性细胞（permanent cells）**　又称非分裂细胞(nondividing cell)。属于这类细胞的有神经细胞、骨骼肌细胞及心肌细胞。不论中枢神经细胞及周围神经的神经节细胞,在出生后都不能分裂增生,一旦遭受破坏则成为永久性缺失,但这不包括神经纤维。在神经细胞存活的前提下,受损的神经纤维有着活跃的再生能力。

二、干细胞及其在再生中的作用

干细胞是个体发育过程中产生的具有无限或较长时间自我更新和多向分化能力的一类细胞。干细胞具有以下特点:①干细胞能无限地增殖分裂;②具有处于静止状态的能力;③缺少细胞系标记物;④干细胞可通过非对称分裂,使得一个子细胞不可逆的走向分化的终端成为功能专一的分化细胞,另一个保持亲代的特征,仍作为干细胞保留下来。根据来源和个体发育过程中出现的先后次序不同,干细胞可分为胚胎干细胞(embryonic stem cell)和成体干细胞(adult stem cell)。胚胎干细胞是指起源于着床前胚胎内细胞群的全能干细胞,具有向三个胚层分化的能力,可以分化为成体所有类型的成熟细胞。成体干细胞是指存在于各组织器官中具有自我更新和一定分化潜能的不成熟细胞。以下简要介绍两种类型的干细胞以及其在细胞再生和组织修复中的作用。

（一）胚胎干细胞

胚胎干细胞是在人胚胎发育早期——囊胚(受精后5~7天)中未分化的细胞。囊胚含有约140个细胞,外表是一层扁平细胞,称滋养层,可发育成胚胎的支持组织如胎盘等。中心的腔称囊胚腔,腔内一侧的细胞群,称内细胞群,这些未分化细胞可进一步分裂、分化、发育成个体。因而这些细胞被认为具有全能性。当内细胞群在培养皿中培养时,我们称之为胚胎干细胞(图2-1)。

胚胎干细胞研究的意义:①首先是它们拥有类似胚胎的全能分化性,可以从单个的受精卵发育成完整的个体,利用其作为材料和干细胞研究方法最终阐明人类正常胚胎的发生发育、非正常胚胎的出现(通过改变细胞系的靶基因)等的复杂调控机制;②人胚胎干细胞的分离及体外培养的成功,对生物医学领域的一系列重大研究,如致畸致瘤实验、组织移植、细胞治疗和基因治疗等都将产生重要影响;③胚胎干细胞最激动人心的潜在应用是用来修复甚至替换丧失功能的组织和器官。因为它具有发育分化为所有类型组织细胞的能力,任何涉及丧失正常细胞的疾病,如神经变性疾病(帕金森病、亨廷顿舞蹈症、阿尔茨海默病等)、糖尿病、心肌梗死等都可以从干细胞移植中获益。

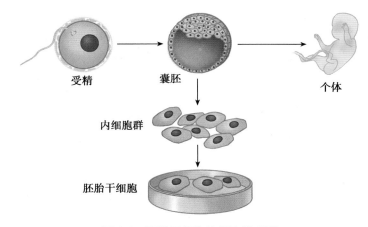

图 2-1　胚胎干细胞的提取模式图

（二）成体干细胞

成体干细胞普遍存在并定位于特定的微环境中,目前面临的问题是如何寻找和分离各种组织特异性干细胞。微环境中存在一系列生长因子或配体,与干细胞相互作用,调节成体干细胞的更新和分化。

机体内多种分化成熟的组织中存在成体干细胞,如造血干细胞、表皮干细胞、间充质干细胞、肌肉干细胞、肝脏干细胞、神经干细胞等。现已发现,部分组织中的成体干细胞不仅可以向本身组织进行分化,也可以向无关组织类型的成熟细胞进行分化,称之为转分化(trans-differentiation)。这些转分化的分子机制一旦被阐明,就有望利用患者自身健康组织的干细胞,诱导分化成可替代病变组织功能的细胞来治疗各种疾病。这样既克服了由于异体细胞移植而引起的免疫排斥,又避免了胚胎干细胞来源不足以及相应的社会伦理问题。人们渴望从自体中分离出成体干细胞,在体外定向诱导分化为靶组织细胞并保持增殖能力,将这些细胞回输人体内,从而达到长期治疗的目的。因此横向分化的发现在干细胞研究中具有革命性意义,它为干细胞生物工程在临床治疗中的广泛应用奠定了基础。

（三）干细胞在组织修复与细胞再生中的作用

当组织损伤后,骨髓内的干细胞和组织内的干细胞都可以进入损伤部位,进一步分化成熟来修复受损组织的结构和功能。以下将简单讨论干细胞在骨髓组织、肝脏、脑、肌肉和表皮损伤中的作用(表2-1)。

表 2-1　人类成体干细胞及其主要分化方向

细胞类型	分布	主要分化方向
造血干细胞	骨髓,外周血	骨髓和血液淋巴造血细胞
间充质干细胞	骨髓,外周血	骨,软骨,腱,脂肪组织,肌组织,骨髓间质,肝细胞,神经细胞
神经干细胞	室管膜细胞,中枢神经系统的星形胶质细胞	神经元,星形胶质细胞,少突胶质细胞
肝脏干细胞	胆管内或近胆管	肝细胞,胆管细胞,之后产生卵圆形细胞
胰脏干细胞	胰岛,巢蛋白阳性细胞,卵圆形细胞,胆管细胞	β 细胞
骨骼肌干细胞/卫星细胞	肌纤维	骨骼肌纤维
皮肤干细胞	表皮基底层,毛囊膨大区	表皮,毛囊
肺上皮干细胞	器官基底部和黏液分泌细胞,细支气管细胞,Ⅱ型肺泡细胞	黏液细胞,纤毛细胞,Ⅰ型Ⅱ型肺泡细胞
肠上皮干细胞	每个隐窝周围的上皮细胞	潘氏细胞,刷状缘肠上皮细胞,分泌黏液的杯状细胞,肠绒毛内分泌细胞

1. 骨髓组织　骨髓组织内有两类干细胞,即造血干细胞和骨髓间充质干细胞。前者是体内各种血细胞的唯一来源,它主要存在于骨髓、外周血、脐带血中。骨髓中干细胞的基本特征是具有自我维持和自我更新能力,即干细胞通过不对称性的有丝分裂,不断产生大量祖细胞并使其保持不分化状态。骨髓中干细胞的另一个特点是具有可塑性,可以分化为肝脏、肌肉及神经组织的细胞,一定条件下肌肉干细胞、神经干细胞还可以分化为间充质干细胞,参与相应组织的修复。

在临床治疗中,造血干细胞应用较早,造血干细胞移植,就是应用超大剂量化疗和放疗以最大限度杀灭患者体内的白血病细胞,同时全面摧毁其免疫和造血功能,然后将正常人造血干细胞输入患者体内,重建造血和免疫功能,达到治疗疾病的目的。除了可以治疗急性白血病和慢性白血病外,造血干细胞移植也可以用于治疗重型再生障碍性贫血、地中海贫血、恶性淋巴瘤、多发性骨髓瘤等血液系统疾病以及小细胞肺癌、乳腺癌、睾丸癌、卵巢癌、神经母细胞瘤等多种实体肿瘤。对急性白血病无供体者,也可以在治疗完全缓解后采取自身造血干细胞用于移植,称自体造血干细胞移植。

间充质干细胞(mesenchymal stem cell,MSC)是骨髓另一种成体干细胞,具有干细胞的共性。最近研究发现人的骨骼肌、脂肪、骨膜、脐血、外周血中也存在 MSC,与造血干细胞有相同的作用。由于它具有向骨、软骨、脂肪、肌肉及肌腱等组织分化的潜能,因而利用它进行组织工程学研究有如下优势:①取材方便且对机体无害。间充质干细胞可取自自体骨髓,简单的骨髓穿刺即可获得。②由于间充质干细胞取自自体,由它诱导而来的组织在进行移植时不存在组织配型及免疫排斥问题。③由于间充质干细胞分化的组织类型广泛,理论上能分化为所有的间质组织类型,如分化为骨、软骨或肌肉、肌腱,在治疗创伤性疾病中具有应用价值(图 2-2);分化为心肌组织,可构建人工心脏;分化为真皮组织,则在烧伤治疗中有广泛的应用前景。

2. 脑　20 世纪 90 年代初,研究者在脑组织中分离出能够不断分裂增殖,具有多分化潜能的细胞群落,提出了神经干细胞的概念。脑内的神经干细胞是多能干细胞,它可以进一步分化为脑内三种类型细胞——神经元、星形胶质细胞和少突胶质细胞。依据其体外培养时对丝裂原反应性的不同,分为 EGF 反应型细胞和 FGF-2 反应型细胞,前者多分化为胶质细胞,后者多分化为神经元表型祖细胞。细胞因子对其分化起重要作用,在人工干预下,睫状神经营养因子(CNTF)可使其向星形胶质细胞分化;而胰岛素样生长因子 1(IGF-1)、血小板源性生长因子(PDGF)和维 A 酸等可促进神经干细胞向神经表型分化。此外,神经干细胞注射到脑内不同区域,分化为神经细胞的种类也不尽相同,说明了细胞外微环境对其分化的影响。

神经干细胞的分化能力不仅仅局限于神经系统,在适当的微环境中神经干细胞具有向其他组织细胞多向分化的能力。如 TGF-β 可诱导神经干细胞分化为平滑肌细胞。如果把神经干细胞植入骨髓,它们可分化为血细胞,而移入肌肉则可产生出肌细胞。

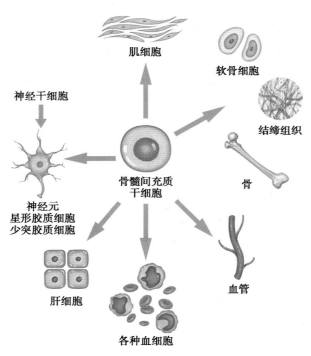

图 2-2　骨髓间充质干细胞分化模式图

总之,干细胞在促进组织修复和细胞再生中应用,进而完美地修复或替代因疾病、意外事故或遗传因素所造成的组织、器官伤残已不再只是设想。干细胞及其衍生物组织器官的临床应用,必将极大地推动生命科学和医学的进步,给人类带来全新的医疗理念和医疗手段。

通过人工手段可以将已分化的体细胞诱导重编程为多能干细胞(iPs),是近年来干细胞研究领域令人瞩目的一项新的干细胞制造技术。与胚胎干细胞(ES)不同,诱导多能干细胞(iPs)的制造不需要毁损胚胎,因而不会涉及更多的伦理学问题。iPs的出现不仅为体细胞重编程去分化机制的研究注入了新的活力,而且为疾病发生发展相关机制研究与特异的细胞治疗,特别是再生医学带来新的途径。

三、组织再生的机制和过程

是否能通过再生来修复组织的损伤,取决于损伤组织的类型和损伤的程度。

(一) 上皮组织的再生

1. **被覆上皮再生**　鳞状上皮缺损时,由创缘或底部的基底层细胞分裂增生,以及组织干细胞的分化增殖,向缺损中心迁移,先形成单层上皮,以后增生分化为鳞状上皮。黏膜,如胃肠黏膜的上皮缺损后,同样也由邻近的基底部细胞分裂增生和组织干细胞分化增殖来修补。新生的上皮细胞起初为立方形,以后增高变为柱状细胞。

2. **腺上皮再生**　腺上皮虽有较强的再生能力,但再生的情况依损伤的状态而异:如果有腺上皮的缺损而腺体的基底膜未被破坏,可由残存细胞分裂补充,完全恢复原来腺体结构;如腺体构造(包括基底膜)完全被破坏,则难以再生。构造比较简单的腺体如子宫内膜腺、肠腺等可从残留部细胞再生。肝细胞有活跃的再生能力,肝再生可分为三种情况:①肝在部分切除后,通过肝细胞分裂增生,短期内就能使肝脏恢复原来的大小;②肝细胞坏死时,不论范围大小,只要肝小叶网状支架完整,从肝小叶周边区再生的肝细胞可沿支架延伸,恢复正常结构;③肝细胞坏死较广泛,肝小叶网状支架塌陷,网状纤维转化为胶原纤维,或者由于肝细胞反复坏死及炎症刺激,纤维组织大量增生,形成肝小叶内间隔,此时再生肝细胞难以恢复原来小叶结构,成为结构紊乱的肝细胞团,例如肝硬化时的再生结节。目前已确认在肝脏的赫令管,即肝实质细胞和胆管系统结合部位存在干细胞,具有分化成胆管上皮细胞和肝细胞的双向潜能。在肝功能衰竭、肝癌、慢性肝炎和肝硬化时,可见此种细胞明显增生,参与损伤肝脏的修复。

(二) 纤维组织的再生

在损伤的刺激下,受损处的成纤维细胞进行分裂、增生。成纤维细胞可由静止状态的纤维细胞转变而来,或由未分化的间叶细胞分化而来。幼稚的成纤维细胞胞体大,两端常有突起,突起亦可呈星状,胞质略呈嗜碱性。电镜下,胞质内有丰富的粗面内质网及核蛋白体,说明其合成蛋白的功能很活跃。胞核体积大,染色淡,有1~2个核仁。当成纤维细胞停止分裂后,开始合成并分泌前胶原蛋白,在细胞周围形成胶原纤维,细胞逐渐成熟,变成长梭形,胞质越来越少,核越来越深染,成为纤维细胞。

(三) 软骨组织和骨组织的再生

软骨再生起始于软骨膜的增生,这些增生的幼稚细胞形似成纤维细胞,以后逐渐变为软骨母细胞,并形成软骨基质,细胞被埋在软骨陷窝内而变为静止的软骨细胞。软骨再生能力弱,软骨组织缺损较大时由纤维组织参与修补。

骨组织再生能力强,骨折后可完全修复(参见本章第三节)。

(四) 血管的再生

1. **毛细血管的再生**　毛细血管的再生过程又称为血管形成,是以生芽(budding)方式来完成的。首先在蛋白分解酶作用下基底膜分解,该处内皮细胞分裂增生形成突起的幼芽,随着内皮细胞向前移动及后续细胞的增生而形成一条细胞索,数小时后便可出现管腔,形成新生的毛细血管,进而彼此吻合构成毛细血管网(图2-3)。增生的内皮细胞分化成熟时还分泌Ⅳ型胶原、层粘连蛋白和纤维连接蛋白,形成基底膜的基板。周边的成纤维细胞分泌Ⅲ型胶原及基质,组成基底膜的网板,本身则成为血管外膜细胞,至此毛细血管的构筑遂告完成。新生的毛细血管基底膜不完整,内皮细胞间空隙较大,故通透性较高。为适应功能的需要,这些毛细血管还会不断改建,有些管壁增厚发展为小动脉、小

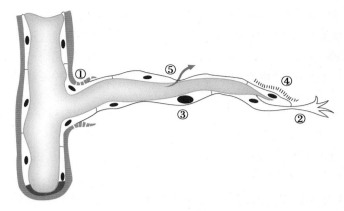

图2-3 毛细血管再生模式图
①基底膜溶解;②细胞移动和趋化;③细胞增生;④细胞管腔形成、成熟及生长抑制;⑤细胞间通透性增加

坏时,肌原纤维仅部分发生坏死,此时中性粒细胞及巨噬细胞进入该部吞噬清除坏死物质,残存部分肌细胞分裂,产生肌浆,分化出肌原纤维,从而恢复正常横纹肌的结构;如果肌纤维完全断开,断端肌浆增多,也可有肌原纤维的新生,使断端膨大如花蕾样。但这时肌纤维断端不能直接连接,而靠纤维瘢痕愈合。愈合后的肌纤维仍可以收缩,加强锻炼后可以恢复功能;如果整个肌纤维(包括肌膜)均被破坏,则难以再生,此时结缔组织增生连接,形成瘢痕修复。平滑肌也有一定的分裂再生能力,前面已提到小动脉的再生中就有平滑肌的再生,但是断开的肠管或是较大血管经手术吻合后,断处的平滑肌主要是通过纤维瘢痕连接。

心肌再生能力极弱,破坏后一般都是瘢痕修复。

(六) 神经组织的再生

脑及脊髓内的神经细胞破坏后不能再生,由神经胶质细胞及其纤维修补,形成胶质瘢痕。外周神经受损时,如果与其相连的神经细胞仍然存活,则可完全再生。首先,断处远侧端的神经纤维髓鞘及轴突崩解,并被吸收;近侧端的数个 Ranvier 节神经纤维也发生同样变化。然后由两端的神经鞘细胞增生形成带状的合体细胞,将断端连接。近端轴突以每天约 1mm 的速度逐渐向远端生长,穿过神经鞘细胞带,最后达到末梢鞘细胞,鞘细胞产生髓磷脂将轴索包绕形成髓鞘(图2-4)。此再生过程常需数月以上才能完成。若断离的两端相隔太远,或者两端之间有瘢痕或其他组织阻隔,或者因截肢失去远端,再生轴突均不能到达远端,而与增生的结缔组织混杂在一起,卷曲成团,成为创伤性神经瘤,可发生顽固性疼痛。

静脉,其平滑肌等成分可能由血管外未分化间叶细胞分化而来。

2. 大血管的修复 大血管离断后需手术吻合,吻合处两侧内皮细胞分裂增生,互相连接,恢复原来内膜结构。但离断的肌层不易完全再生,而由结缔组织增生连接,形成瘢痕修复。

(五) 肌组织的再生

肌组织的再生能力很弱。横纹肌的再生依肌膜是否存在及肌纤维是否完全断裂而有所不同。横纹肌细胞是一个多核的长细胞,长可达 4cm,核可多达数十乃至数百个。损伤不太重而肌膜未被破

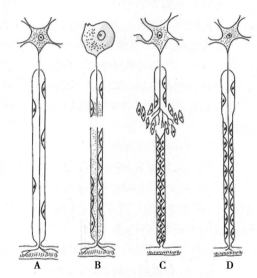

图2-4 神经纤维再生模式图
A. 正常神经纤维;B. 神经纤维断离,远端及近端的一部分髓鞘及轴突崩解;C. 神经膜细胞增生,轴突生长;D. 神经轴突达末端,多余部分消失

四、细胞再生的影响因素

细胞死亡和各种因素引起的细胞损伤,皆可刺激细胞增殖。作为再生的关键环节,细胞的增殖在很大程度上受细胞外微环境和各种化学因子的调控。过量的刺激因子或抑制因子缺乏,均可导致细胞增生和肿瘤的失控性生长。细胞的生长可通过缩短细胞周期来完成,但最重要的因素是使静止细胞重新进入细胞周期。

（一）细胞外基质在细胞再生过程中的作用

细胞外基质（extracellular matrix，ECM）在任何组织都占有相当比例，它的主要作用是把细胞连接在一起，借以支撑和维持组织的生理结构和功能。近年来的研究证明，尽管不稳定细胞和稳定细胞都具有完全的再生能力，但再生的细胞能否重新构建为正常组织结构尚依赖 ECM 的调控，因为后者在调节细胞的生物学行为方面发挥更为主动和复杂的作用。它可影响细胞的形态、分化、迁移、增殖和生物学功能。由其提供的信息可以调控胚胎发育、组织重建与修复、创伤愈合、纤维化及肿瘤的侵袭等。其主要成分如下。

1. **胶原蛋白**　胶原蛋白（collagen）是动物体内最常见的一种蛋白，为所有多细胞生物提供细胞外支架。胶原蛋白由三条具有 gly-x-y 重复序列的多肽 α 链构成三螺旋结构。约 30 条 α 链形成了至少 14 种不同的胶原蛋白。Ⅰ、Ⅱ、Ⅲ型胶原为间质性或纤维性胶原蛋白，体内含量最为丰富。Ⅳ、Ⅴ、Ⅵ型胶原为非纤维性（或无定形）胶原蛋白，存在于间质和基底膜内。

胶原蛋白的前体在核糖体内合成后，α 链要经过一系列酶的修饰，包括脯氨酸和赖氨酸残基的羟基化，从而使胶原蛋白富含羟化脯氨酸（10%）。胶原前肽的羟基化需要维生素 C，这也可以解释为何维生素 C 缺乏（坏血病）时可引起创伤愈合不良。α 链经过修饰后，前胶原链形成三螺旋结构。在此阶段，前胶原分子仍为可溶性并含有 N-末端和 C-末端前肽。在分泌过程中或稍后，前胶原肽酶切掉末端前肽链，促进原纤维的形成（常称为原胶原）。在原纤维形成过程中伴随着由细胞外赖氨酰氧化酶催化的特异赖氨酸及羟化赖氨酸残基的氧化，从而导致邻近 α 链间的交联，形成稳定的胶原特有的排列结构。正是这种交联结构决定了胶原蛋白的张力强度。

2. **弹力蛋白（elastin）**　各种组织，如血管、皮肤、子宫和肺组织在结构上需要弹性以发挥功能。虽然张力强度是由胶原蛋白提供的，但这些组织的回缩能力则由弹力纤维来完成。这些纤维可延长数倍并在张力消失后回缩至其原长度。在形态上，弹力纤维包括一个中轴，其周围由微丝形成的网状结构围绕。中轴由分子量为 70kD 的弹力蛋白构成。在大血管壁（如主动脉）、子宫、皮肤和韧带中存在大量弹力蛋白。和胶原蛋白相似，弹力蛋白一级结构中三分之一为甘氨酸，富含脯氨酸和丙氨酸；和胶原蛋白不同的是，弹力蛋白只含极少的羟化脯氨酸并且无羟化赖氨酸残基。成熟的弹力蛋白含有交联结构以调节其弹性。

3. **黏附性糖蛋白和整合素**　黏附性糖蛋白（adhesive glycoproteins）和整合素（integrins）在结构上并不相同，但其共同特性为其既能与其他细胞外基质结合，又能与特异性的细胞表面蛋白结合。这样，它们就把不同的细胞外基质、细胞外基质与细胞之间联系起来。

（1）纤维粘连蛋白（fibronectin）：纤维粘连蛋白是一种多功能的黏附蛋白，其主要作用是能使细胞与各种基质成分发生粘连。分子量为接近 450kD 的大分子糖蛋白。可由成纤维细胞、单核细胞、内皮细胞及其他细胞产生。纤维粘连蛋白与细胞黏附、细胞伸展和细胞迁移直接相关。另外，纤维粘连蛋白还可增强某些细胞如毛细血管内皮细胞对生长因子增殖作用的敏感性。

（2）层粘连蛋白（laminin）：层粘连蛋白是基底膜中含量最为丰富的大分子糖蛋白（分子量约为820kD），为三个不同的亚单位共价结合形成的交叉状结构并跨越基底膜。层粘连蛋白一方面可与细胞表面的特异性受体结合，另一方面也可与基质成分如Ⅳ型胶原和硫酸肝素结合，还可介导细胞与结缔组织基质黏附。在体外细胞培养中，它可改变各种细胞的生长、存活、形态、分化和运动。若在培养的内皮细胞中加入 FGF，则层粘连蛋白可引起内皮细胞有序排列，然后形成毛细血管管腔，这是血管生成的关键步骤。层粘连蛋白和纤维粘连蛋白与许多细胞外基质成分相似，与整合素受体家族成员具有结合能力。

（3）整合素：整合素是细胞表面受体的主要家族。对细胞和细胞外基质的黏附起介导作用。其特殊类型在白细胞黏附过程中还可诱导细胞与细胞间的相互作用。整合素在体内表达广泛，大多数细胞表面都可表达一种以上的整合素，在多种生命活动中发挥关键作用。例如，由于整合素具有黏附作用，使其成为白细胞游出、血小板凝集、发育过程和创伤愈合中的关键因素。另外，某些细胞只有通过黏附才能发生增殖,若通过整合素介导的细胞与细胞外基质黏附发生障碍则可导致细胞凋亡。

4. 基质细胞蛋白　基质细胞蛋白(matricellular proteins)是一类新命名的分泌性蛋白,可与基质蛋白、细胞表面受体及能作用于细胞表面的其他分子(如生长因子、细胞因子或蛋白水解酶)相互作用。虽然其功能表现为多样性,但都具有影响细胞-基质相互作用的能力。这一家族包括:

(1)富含半胱氨酸的酸性分泌蛋白(secreted protein acidic and rich in cysteine,SPARC):亦称骨连接素(osteonectin),可促进损伤后发生的组织重建,其本身又是一个血管生成抑制剂。

(2)血栓黏合素(thrombospondin):为具有多种功能的蛋白家族。其一部分成员与SPARC相似,也可抑制血管生成。

(3)骨桥蛋白(osteopontin):可介导白细胞迁移。

(4)细胞黏合素(tenascin)家族,为多聚体大分子蛋白,与细胞黏附的调控有关。

5. 蛋白多糖和透明质酸素　蛋白多糖(proteoglycans)和透明质酸素(hyaluronan)构成了细胞外基质的另一重要成分。其结构包括核心蛋白及与核心蛋白相连接的多糖或多个多糖聚合形成的氨基多糖(glycosaminoglycan)。蛋白多糖明显表现出多样性,某种细胞外基质可含有几种不同的核心蛋白,而每一种核心蛋白又可含有不同的氨基多糖。最常见的一些蛋白多糖包括硫酸肝素(heparan sulfate)、硫酸软骨素(chondroitin sulfate)和硫酸皮肤素(dermatan sulfate)。它们在调控结缔组织的结构和通透性中具有多重作用。

透明质酸素是大分子蛋白多糖复合物的骨架,与调节细胞增殖和迁移的细胞表面受体有关。透明质酸素可结合大量的水分子形成高度水合的凝胶,使多种类型的结缔组织,尤其是关节软骨,具有膨胀压、抗压、反弹及润滑的能力。透明质酸素亦存在于发生迁移和增殖细胞周围的细胞外基质中,抑制细胞间的黏附并促进细胞迁移。

损伤修复过程中,ECM经代谢调整,其成分也会有所改变,如Ⅲ型胶原减少而Ⅰ型胶原增多,使组织修复能力增强。然而实质脏器慢性炎症时,该脏器的某些间叶来源细胞(如肝脏的贮脂细胞,肺泡隔间叶细胞)可增生、激活、转化为成纤维细胞,最终引起ECM过度增多和沉积,器官发生纤维化、硬化。

(二) 生长因子

当细胞受到损伤因素的刺激后,可释放多种生长因子(growth factor),刺激同类细胞或同一胚层发育来的细胞增生,促进修复过程。尽管有许多化学介质都可影响细胞的再生与分化,但以多肽类生长因子最为关键,它们除刺激细胞的增殖外,还参与损伤组织的重建。有些生长因子可作用于多种类型的细胞,而有些生长因子只作用于特定的靶细胞。生长因子同样也在细胞移动、收缩和分化中发挥作用。其中较为重要者简述如下。

1. 血小板源性生长因子(platelet derived growth factor,PDGF)　来源于血小板的α颗粒,能引起成纤维细胞、平滑肌细胞和单核细胞的增生和游走,并能促进胶质细胞增生。

2. 成纤维细胞生长因子(fibroblast growth factor,FGF)　生物活性十分广泛,几乎可刺激所有间叶细胞,但主要作用于内皮细胞,特别在毛细血管的新生过程中,能使内皮细胞分裂并诱导其产生蛋白溶解酶,后者溶解基膜,便于内皮细胞穿越生芽。

3. 表皮生长因子(epidermal growth factor,EGF)　是从颌下腺分离出的一种6kD多肽。对上皮细胞、成纤维细胞、胶质细胞及平滑肌细胞都有促进增殖的作用。

4. 转化生长因子(transforming growth factor,TGF)　许多细胞都分泌TGF。TGF-α的氨基酸序列有33%~44%与EGF同源,可与EGF受体结合,故与EGF有相同作用。TGF-β由血小板、巨噬细胞、内皮细胞等产生,它对成纤维细胞和平滑肌细胞增生的作用依其浓度而异:低浓度诱导PDGF合成、分泌,为间接分裂原;高浓度抑制PDGF受体表达,使其生长受到抑制。此外TGF-β还促进成纤维细胞趋化,产生胶原和纤维连接蛋白,抑制胶原降解,促进纤维化发生。

5. **血管内皮生长因子（vascular endothelial growth factor，VEGF）**　最初从肿瘤组织中分离提纯,对肿瘤血管的形成有促进作用。也可促进正常胚胎的发育、创伤愈合及慢性炎症时的血管增生。VEGF 还可明显增加血管的通透性,进而促进血浆蛋白在细胞基质中沉积,为成纤维细胞和血管内皮细胞长入提供临时基质。由于仅内皮细胞存在 VEGF 受体,故 VEGF 对其他细胞增生的促进作用都是间接的。

6. **具有刺激生长作用的其他细胞因子（cytokines）**　白介素-1（IL-1）和肿瘤坏死因子（TNF）能刺激成纤维细胞的增殖及胶原合成,TNF 还能刺激血管再生。

此外还有许多细胞因子和生长因子,如造血细胞集落刺激因子、神经生长因子、IL-2（T 细胞生长因子）等,对相应细胞的再生都有促进作用,在此不再赘述。

在损伤部位,多肽生长因子与细胞膜上相应受体结合,并激活该受体使其具有内源性激酶活性。后者使大量底物发生磷酸化,当然这些底物是参与信号转导和第二信使生成的。通过激酶的扩大效应激活核转录因子,启动 DNA 合成,最终引起细胞分裂。如前所述,在体内,细胞的增殖又受周期蛋白（cyclin）家族调控,当周期蛋白与周期蛋白依赖性激酶（cycline-dependent kinase，CDK）形成复合物时,涉及细胞分裂的有关蛋白质的磷酸化将受到抑制,细胞分裂的相关蛋白质的磷酸化将受到抑制,进而抑制了细胞的分裂。可见机体存在着刺激增生与抑制增生两种机制,两者处于动态平衡,如刺激增生机制增强或抑制增生机制减弱,则促进增生,反之增生受到抑制。

（三）抑素与接触抑制

与生长因子相比,对抑素（chalone）的了解甚少。抑素具有组织特异性,似乎任何组织都可以产生一种抑素抑制本身的增殖。例如已分化的表皮细胞丧失时,抑素分泌终止,基底细胞分裂增生,直到增生分化的细胞达到足够数量或抑素达到足够浓度为止。前面提到的 TGF-β 虽然对某些间叶细胞增殖起促进作用,但对上皮细胞则是一种抑素。此外 IFN-α,前列腺素 E_2 和肝素在组织培养中对成纤维细胞及平滑肌细胞的增生都有抑素样作用。

皮肤创伤,缺损部周围上皮细胞分裂增生迁移,将创面覆盖而相互接触时,或部分切除后的肝脏,当肝细胞增生使肝脏达到原有大小时,细胞停止生长,不致堆积起来。这种现象称为接触抑制（contact inhibition）。细胞缝隙连接（可能还有桥粒）也许参与接触抑制的调控。

另外,在对血管生成的研究中已发现多种具有抑制血管内皮细胞生长的因子,如血管抑素（angiostatin）、内皮抑素（endostatin）和血小板反应蛋白1（thrombospondin 1）等。

细胞生长和分化涉及多种信号之间的整合及相互作用。某些信号来于多肽类生长因子、细胞因子和生长抑制因子。另一些则来自于细胞外基质的组成成分,并通过整合素依赖性信号转导系统进行传递。虽然某一信号转导系统可被其特异类型的受体所激活,但还存在信号转导系统之间的相互作用,从而使信号整合以调节细胞增殖及细胞的其他生物学行为。

第二节　纤维性修复

组织结构的破坏,包括实质细胞与间质细胞的损伤,常发生在伴有坏死的炎症中,并且是慢性炎症的特征。此时,即使是损伤器官的实质细胞具有再生能力,其修复也不能单独由实质细胞的再生来完成,因此这种修复首先通过肉芽组织增生,溶解、吸收损伤局部的坏死组织及其他异物,并填补组织缺损,以后肉芽组织转化成以胶原纤维为主的瘢痕组织,修复便告完成。

一、肉芽组织的形态及作用

（一）肉芽组织的成分及形态

肉芽组织（granulation tissue）由新生薄壁的毛细血管以及增生的成纤维细胞构成,并伴有炎细胞浸润,肉眼表现为鲜红色,颗粒状,柔软湿润,形似鲜嫩的肉芽故而得名。

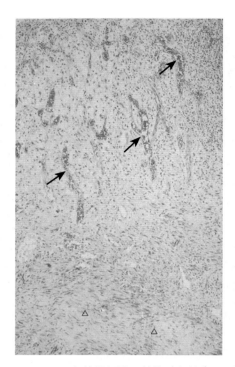

图2-5　肉芽组织镜下结构（低倍）
显微镜下所示肉芽组织结构，可见多量新生的毛细血管（↑），而组织深部毛细血管数量减少，可见大量成纤维细胞及纤维胶原（△）

镜下可见大量由内皮细胞增生形成的实性细胞索及扩张的毛细血管，对着创面垂直生长，并以小动脉为轴心，在周围形成袢状弯曲的毛细血管网。新生毛细血管的内皮细胞核体积较大，呈椭圆形，向腔内突出。在此种毛细血管的周围有许多新生的成纤维细胞，此外常有大量渗出液及炎细胞（图2-5、图2-6）。炎细胞中常以巨噬细胞为主，也有多少不等的中性粒细胞及淋巴细胞。巨噬细胞能分泌PDGF、FGF、TGF-β、IL-1及TNF，加上创面凝血时血小板释放的PDGF，进一步刺激成纤维细胞及毛细血管增生。巨噬细胞及中性粒细胞能吞噬细菌及组织碎片，这些细胞破坏后释放出各种蛋白水解酶，能分解坏死组织及纤维蛋白。

肉芽组织中一些成纤维细胞的胞质中含有肌细丝，此种细胞除有成纤维细胞的功能外，尚有平滑肌细胞的收缩功能，因此应称其为肌成纤维细胞（myofibroblast）。成纤维细胞产生基质及胶原。早期基质较多，以后则胶原越来越多。

（二）肉芽组织的作用及结局

肉芽组织在组织损伤修复过程中有以下重要作用：①抗感染保护创面；②填补创口及其他组织缺损；③机化或包裹坏死、血栓、炎性渗出物及其他异物。

肉芽组织在组织损伤后2~3天内即可出现，自下向上（如体表创口）或从周围向中心（如组织内坏死）生长推进，填补创口或机化异物。随着时间的推移（如1~2周），肉芽组织按其生长的先后顺序，逐渐成熟。其主要形态标志为：间质的水分逐渐吸收减少；炎细胞减少并逐渐消失；部分毛细血管管腔闭塞、数目减少，按正常功能的需要少数毛细血管管壁增厚，改建为小动脉和小静脉；成纤维细胞产生越来越多的胶原纤维，同时成纤维细胞数目逐渐减少、胞核变细长而深染，变为纤维细胞（图2-7）。时间再长，胶原纤维量更多，而且发生玻璃样变性，细胞和毛细血管成分更

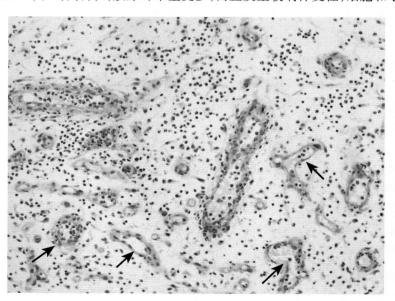

图2-6　新生毛细血管和炎细胞
显微镜所示肉芽组织局部结构，可见大量新生毛细血管（↑），毛细血管间可见成纤维细胞及炎细胞浸润

少。至此,肉芽组织成熟为纤维结缔组织,并且逐渐转化为老化阶段的瘢痕组织。

二、瘢痕组织的形态及作用

瘢痕(scar)组织是指肉芽组织经改建成熟形成的纤维结缔组织。此时组织由大量平行或交错分布的胶原纤维束组成。纤维束往往呈均质性红染即玻璃样变。纤维细胞很稀少,核细长而深染,组织内血管减少。大体上局部呈收缩状态,颜色苍白或灰白半透明,质硬韧并缺乏弹性。瘢痕组织的作用及对机体的影响可概括为两个方面。

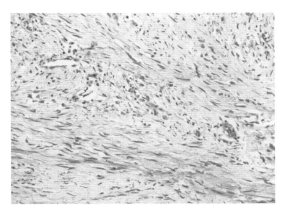

图2-7　纤维细胞和胶原纤维

显微镜所示肉芽组织局部结构,可见大量胶原纤维,其间可见梭形的成纤维细胞,毛细血管较少

1. **瘢痕组织的形成对机体有利的一面**　①它能把损伤的创口或其他缺损长期地填补并连接起来,可使组织器官保持完整性;②由于瘢痕组织含大量胶原纤维,虽然没有正常皮肤的抗拉力强,但比肉芽组织的抗拉力要强得多,因而这种填补及连接也是相当牢固的,可使组织器官保持其坚固性。如果胶原形成不足或承受力大而持久,加之瘢痕缺乏弹性,故可造成瘢痕膨出,在腹壁可形成疝,在心壁可形成室壁瘤。

2. **瘢痕组织的形成对机体不利或有害的一面**　①瘢痕收缩。特别是发生于关节附近和重要器官的瘢痕,常常引起关节挛缩或活动受限,如十二指肠溃疡瘢痕可引起幽门梗阻。关于瘢痕收缩的机制可能是由于其中的水分丧失或含有肌成纤维细胞所致。②瘢痕性粘连。特别是在器官之间或器官与体腔壁之间发生的纤维性粘连,常常不同程度地影响其功能。器官内广泛损伤导致广泛纤维化玻璃样变,可发生器官硬化。③瘢痕组织增生过度,又称肥大性瘢痕。如果这种肥大性瘢痕突出于皮肤表面并向周围不规则地扩延,称为瘢痕疙瘩(keloid)(临床上又常称为"蟹足肿")。其发生机制不清,一般认为与体质有关;也有人认为,可能与瘢痕中缺血缺氧,促使其中的肥大细胞分泌生长因子,使肉芽组织增长过度有关。

瘢痕组织内的胶原纤维在胶原酶的作用下,可以逐渐地分解、吸收,从而使瘢痕缩小、软化。胶原酶主要来自成纤维细胞、中性粒细胞和巨噬细胞等细胞。因此,要解决瘢痕收缩和器官硬化等的关键是在细胞生长调控和细胞外基质等分子病理水平上,阐明如何调控肉芽组织中胶原的合成和分泌以及如何加速瘢痕中胶原的分解与吸收。

三、肉芽组织和瘢痕组织的形成过程及机制

肉芽组织在组织损伤后2~3天内即可出现,最初是成纤维细胞和血管内皮细胞的增殖,随着时间的推移,逐渐形成纤维性瘢痕,这一过程包括:①血管生成;②成纤维细胞增殖和迁移;③细胞外基质成分的积聚和纤维组织的重建。

(一) 血管生成的过程

从发生学和组织学观点出发,把广义的血管新生(neovascularization)分为两种类型,其中一种见于发生初期,由内皮细胞前期细胞(endothelial progenitor cell,EPC)或者血管母细胞(angioblast)形成新的血管,叫作血管形成(vasculogenesis);另外一种是由组织中既存的成熟血管的内皮细胞发生增殖和游走,形成小的血管,称为血管生成(angiogenesis)。

血管生成包括一系列步骤(见图2-3):①原有血管基底膜降解并引起毛细血管芽的形成和细胞迁移;②内皮细胞向刺激方向迁移;③位于迁移细胞后面的内皮细胞增殖和发育成熟。后者包括生长停止、形成毛细血管管腔和内皮细胞外侧出现新的细胞成分。在毛细血管外出现周细胞。在较大的血管外出现平滑肌细胞以支撑管腔,维持内皮细胞和周细胞的功能。

所有这些步骤均由生长因子、细胞和细胞外基质间的相互作用所调控。

1. **生长因子和受体**　尽管许多生长因子均具有促进血管生成活性,但多数实验结果表明,VEGF和血管生成素(angiopoietin)在血管形成中发挥特殊作用。多种间叶细胞均能分泌生长因子,但具有酪氨酸激酶活性的受体则主要存在于内皮。在血管发育的早期,VEGF与血管内皮细胞上的VEGF受体之一 VEGF-R2 结合,介导内皮细胞增殖和迁移,然后,VEGF与另一个受体(VEGF-R1)结合并引起毛细血管管腔形成。进一步的血管新生则依赖于血管生成素(Ang1 和 Ang2)的调控,Ang1 与内皮细胞上的称为 Tie2 的受体相互作用,使内皮细胞外侧出现新的细胞,这种新的细胞除维持新生血管的稳定外,Ang1 和 Tie2 的相互作用还可促进血管的成熟,使其从简单的内皮细胞构成的管腔,成为更精细的血管结构并维持内皮细胞处于静止状态。

在发育成熟组织的生理性血管新生(如子宫内膜增殖)和病理性血管新生(如慢性炎症、创伤愈合、肿瘤、视网膜病变和早熟等)过程中,VEGF作用最为重要。VEGF的表达可由一些细胞因子和生长因子如 TGF-β、PDGF、TGF-α 等诱导,而更令人关注的是,缺氧也是引起VEGF高表达的重要介导因子(表2-2)。其他一些生长因子,如 bFGF、DPGF、TGF-β 及其相应受体在血管发育成熟和重构中也发挥重要作用。

表 2-2　与创伤愈合有关的生长因子

对单核细胞具有趋化性	PDGF,FGF,TGF-β
成纤维细胞迁移	PDGF,EGF,FGF,TGF-β,TNF
成纤维细胞增殖	PDGF,EGF,FGF,TNF
血管生成	VEGF,Ang,FGF
胶原合成	TGF-β,PDGF,TNF
分泌胶原酶	PDGF,FGF,EGF,TNF,TGF-β 抑制物

2. **细胞外基质**　血管生成的关键环节是内皮细胞的运动和直接迁移。这些过程由几类蛋白调控,包括①整合素,特别是 $\alpha_v\beta_3$,它对新生血管的形成和稳定尤为重要;②基质-细胞蛋白,包括血栓黏合素 1(thrombospondin 1)、SPARC 和细胞黏合素 C,它们表达异常可导致细胞与基质的相互作用失衡,从而促进血管新生;③蛋白水解酶,如前所述的纤溶酶原激活剂和基质金属蛋白酶,它们在内皮细胞迁移过程中发挥重要作用。另外,这些蛋白酶水解细胞外基质所产生的水解片段也对血管生成起调节作用。如内皮抑素(endostatin)为一种特殊类型的胶原小片段,可抑制内皮细胞增殖和血管形成。

（二）纤维化

在富含新生血管和疏松细胞外基质的肉芽组织内发生纤维化的过程是:①损伤部位的成纤维细胞迁移和增殖;②细胞外基质的积聚。

1. **成纤维细胞增殖**　肉芽组织富含新生血管。VEGF除可促进血管生成外还能增加血管的通透性。血管通透性的增高导致血浆蛋白如纤维蛋白原和血浆纤维连接蛋白在细胞外基质中积聚,为生长中的成纤维细胞和内皮细胞提供临时基质。多种生长因子可启动成纤维细胞向损伤部位的迁移及随之发生的增殖,包括 TGF-β、PDGF、EGF、FGF 和促纤维化性细胞因子如 IL-1 和 TNF-α。这些生长因子来源于血小板和各种炎细胞以及活化的内皮细胞。在肉芽组织中,巨噬细胞除是清除细胞外碎片、纤维蛋白和其他外源性物质的重要细胞外,还对 TGF-β、PDGF 和 bFGF 的表达有正反馈调节作用,因而促进成纤维细胞的迁移和增殖。若有适当的趋化性刺激,肥大细胞、嗜酸性粒细胞和淋巴细胞数量也相应增加。每种细胞皆可直接或间接地调节成纤维细胞的迁移和增殖。TGF-β 因其在纤维组织积聚中发挥多种作用,所以认为是引起感染性纤维化的最重要的生长因子。肉芽组织中大多数细胞都可产生 TGF-β,引起成纤维细胞迁移和增殖、胶原和纤维粘连蛋白合成增加、降低金属蛋白酶对细胞外基质的降解作用。TGF-β 对单核细胞具有趋化性并引起血管生成。例如,在许多人和实验性动物的慢性纤维化性疾病中,证明其组织中 TGF-β 的表达明显增强。

2. 细胞外基质积聚 在修复过程中,增生的成纤维细胞和内皮细胞的数量逐渐减少。成纤维细胞开始合成更多的细胞外基质并在细胞外积聚。纤维性胶原是修复部位结缔组织的主要成分,对创伤愈合过程中张力的形成尤为重要。胶原的合成早在 3～5 天即开始出现,并根据创口的大小可持续数周。许多调节成纤维细胞增殖的生长因子同样可刺激细胞外基质的合成(见表 2-2)。

如上所述的几类因子,包括生长因子(PDGF、FGF、TGF-β)和细胞因子(IL-1、IL-4)皆可促进胶原合成,而这些因子在创伤愈合时又由白细胞和成纤维细胞所分泌。然而,胶原的积聚不仅与胶原合成的增加有关,还与胶原降解抑制有关。最后,肉芽组织转变为含有梭形成纤维细胞、致密胶原、弹性纤维和其他细胞外基质成分的瘢痕。在瘢痕成熟过程中,血管逐渐退化,最终由富含血管的肉芽组织演变为苍白、血管稀少的瘢痕。

(三) 组织重构

肉芽组织转变为瘢痕的过程也包括细胞外基质的结构改变过程。一些能刺激胶原和其他结缔组织分子合成的生长因子,还有调节金属蛋白酶的合成与激活的作用,而金属蛋白酶是降解细胞外基质成分的关键酶。细胞外基质合成与降解的最终结果不仅导致了结缔组织的重构,而且又是慢性炎症和创伤愈合的重要特征。

胶原和其他细胞外基质成分的降解可由锌离子依赖性的基质金属蛋白酶家族来完成。中性粒细胞弹性蛋白酶、组织蛋白酶 G、激肽、纤溶酶及前文提到的蛋白水解酶虽可降解细胞外基质成分,但它们为丝氨酸蛋白水解酶,而非金属蛋白酶。金属蛋白酶家族包括:①间质胶原酶,降解 Ⅰ、Ⅱ、Ⅲ 型纤维性胶原;②明胶酶(又称Ⅳ型胶原酶),降解明胶及纤维粘连蛋白;③基质溶素(stromelysin),降解蛋白多糖、层粘连蛋白、纤维粘连蛋白和无定形胶原;④膜型金属蛋白酶。金属蛋白酶可由成纤维细胞、巨噬细胞、中性粒细胞、滑膜细胞和一些上皮细胞等多种细胞分泌,并由生长因子(PDGF、FGF)、细胞因子(IL-1、TNF-α)及吞噬作用和物理作用等刺激因素所诱导。TGF-β 和类固醇在生理条件下有抑制胶原酶降解胶原的作用,切断三螺旋结构成为大小不等的两个片段,然后再由其他蛋白水解酶继续降解。这一过程若无控制的进行对机体是有害的,但在组织内金属蛋白酶是以无活性的酶原形式分泌的,并需要化学刺激如次氯酸和蛋白酶(纤溶酶)才能活化。活化型金属蛋白酶可由特异性金属蛋白酶组织抑制剂(TIMP)家族快速抑制,大多数间质细胞可分泌 TIMP,从而有效地控制降解过程。可见创伤愈合过程中胶原酶及其抑制剂活性在受到严密调控的同时,也成为损伤部位清除坏死物质和结缔组织重构的必要条件。

第三节 创 伤 愈 合

创伤愈合(wound healing)是指机体遭受外力作用,皮肤等组织出现离断或缺损后的愈复过程,是包括各种组织的再生和肉芽组织增生、瘢痕形成的复杂组合。创伤愈合包括细胞的迁移、细胞外基质重构和细胞增殖三个基本过程。表现出各种过程的协同作用。

一、皮肤创伤愈合

(一) 皮肤创伤愈合的基本过程

最轻度的创伤仅限于皮肤表皮层,可通过上皮再生愈合。稍重者有皮肤和皮下组织断裂,并出现伤口;严重的创伤可有肌肉、肌腱、神经的断裂及骨折。损伤部位的固有组织细胞以及血小板和嗜碱性粒细胞在损伤发生后释放修复介质,从而启动细胞的迁移。这些介质的作用包括:①调节血管渗透性;②降低受损组织级联反应;③启动修复级联反应。以皮肤手术切口为例,叙述创伤愈合的基本过程如下：

1. 伤口的早期变化　伤口局部有不同程度的组织坏死和血管断裂出血,数小时内便出现炎症反应,表现为充血、浆液渗出及白细胞游出,故局部红肿。早期白细胞浸润以中性粒细胞为主,3 天后转为巨噬细胞为主。伤口中的血液和渗出液中的纤维蛋白原很快凝固形成凝块,有的凝块表面干燥形成痂皮,凝块及痂皮起着保护伤口的作用。

2. 伤口收缩　2~3 日后边缘的整层皮肤及皮下组织向中心移动,于是伤口迅速缩小,直到 14 天左右停止。伤口收缩的意义在于缩小创面。不过在各种具体情况下,伤口缩小的程度因伤口部位、伤口大小及形状而不同。伤口收缩是由伤口边缘新生的肌成纤维细胞的牵拉作用引起的,而与胶原无关。因为伤口收缩的时间正好是肌成纤维细胞增生的时间。

3. 肉芽组织增生和瘢痕形成　大约从第 3 天开始从伤口底部及边缘长出肉芽组织填平伤口。毛细血管以每日延长 0.1~0.6mm 的速度增长。其方向大都垂直于创面,并呈袢状弯曲。肉芽组织中没有神经,故无感觉。第 5~6 天起成纤维细胞产生胶原纤维,其后一周胶原纤维形成甚为活跃,以后逐渐缓慢下来。随着胶原纤维越来越多,出现瘢痕形成过程,大约在伤后一个月瘢痕完全形成。可能由于局部张力的作用,瘢痕中的胶原纤维最终与皮肤表面平行。

4. 表皮及其他组织再生　创伤发生 24 小时内,伤口边缘及募集的表皮干细胞在凝块下面向伤口中心迁移,并增生、分化成为鳞状上皮。健康的肉芽组织对表皮再生十分重要,因为它可提供上皮再生所需的营养及生长因子。如果肉芽组织长时间不能将伤口填平并形成瘢痕,则上皮再生将延缓;在另一种情况下,由于异物及感染等刺激而过度生长的肉芽组织(exuberant granulation),高出于皮肤表面,也会阻止表皮再生,因此临床常需将其切除。若伤口过大(一般认为直径超过 20cm 时),则再生表皮很难将伤口完全覆盖,往往需要植皮。

皮肤附属器(毛囊、汗腺及皮脂腺)如遭完全破坏,则不能完全再生,而出现瘢痕修复。肌腱断裂后,初期也是瘢痕修复,但随着功能锻炼而不断改建,胶原纤维可按原来肌腱纤维方向排列,达到完全再生。

（二）创伤愈合的类型

根据损伤程度及有无感染,创伤愈合可分为以下两种类型：

1. 一期愈合（healing by first intention）　见于组织缺损少、创缘整齐、无感染、经黏合或缝合后创面对合严密的伤口。这种伤口只有少量的血凝块,炎症反应轻微,表皮再生在 24~48 小时内便可将伤口覆盖。肉芽组织在第三天就可从伤口边缘长出并很快将伤口填满。5~7 天伤口两侧出现胶原纤维连接,此时切口已可拆线,切口达临床愈合标准,然而肉芽组织中的毛细血管和成纤维细胞仍继续增生,胶原纤维不断积聚,切口可呈鲜红色,甚至可略高出皮肤表面。随着水肿消退,浸润的炎细胞减少,血管改建数量减少,第二周末瘢痕开始"变白"。这个"变白"的过程需数月的时间。一月后覆盖切口的表皮结构已基本正常,纤维结缔组织仍富含细胞,胶原组织不断增多,抗拉力强度在 3 个月达到顶峰,切口数月后形成一条白色线状瘢痕(图 2-8）。

2. 二期愈合（healing by second intention）　见于组织缺损较大、创缘不整、哆开、无法整齐对合,或伴有感染的伤口。这种伤口的愈合和一期愈合比较有以下不同:①由于坏死组织多,或由于感染,继续引起局部组织变性、坏死,炎症反应明显。只有等到感染被控制,坏死组织被清除以后,再生才能开始;②伤口大,伤口收缩明显,从伤口底部及边缘长出多量的肉芽组织将伤口填平;③愈合的时间较长,形成的瘢痕较大(图 2-9）。

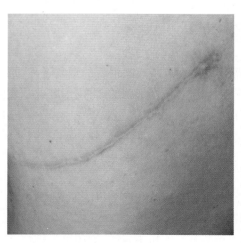

图 2-8　一期愈合形成线状瘢痕

二、骨折愈合

骨折(bone fracture)通常可分为外伤性骨折和病理性骨折两大类。骨的再生能力很强。骨折愈合的好坏,所需的时间与骨折的部位、性质、错位的程度、年龄以及引起骨折的原因等因素有关。一般而言,经过良好复位后的单纯性外伤性骨折,几个月内,便可完全愈合,恢复正常结构和功能。骨折愈合过程可分为以下几个阶段(图2-10)。

1. **血肿形成**　骨组织和骨髓都有丰富的血管,在骨折的两端及其周围伴有大量出血,形成血肿,数小时后血肿发生凝固。与此同时常出现轻度的炎症反应。由于骨折伴有血管断裂,在骨折早期,常可见到骨髓组织的坏死,骨皮质亦可发生坏死,如果坏死灶较小,可被破骨细胞吸收;如果坏死灶较大,可形成游离的死骨片。

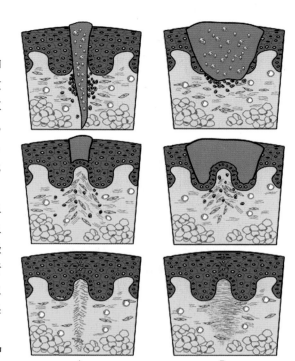

图2-9　创伤愈合模式图
A. 创伤一期愈合模式图;B. 创伤二期愈合模式图

2. **纤维性骨痂形成**　骨折后的2~3天,血肿开始由肉芽组织取代而机化,继而发生纤维化形成纤维性骨痂,或称暂时性骨痂,肉眼及X线检查见骨折局部呈梭形肿胀。约1周,上述增生的肉芽组织及纤维组织可进一步分化,形成透明软骨。透明软骨的形成一般多见于骨外膜的骨痂区,骨髓内骨痂区则少见。

3. **骨性骨痂形成**　上述纤维性骨痂逐渐分化出骨母细胞,并形成类骨组织,以后出现钙盐沉积,类骨组织转变为编织骨(woven bone)。纤维性骨痂中的软骨组织也经软骨化骨过程演变为骨组织,至此形成骨性骨痂。

4. **骨痂改建或再塑**　编织骨由于结构不够致密,骨小梁排列紊乱,故仍达不到正常功能需要。为了适应骨活动时所受应力,编织骨经过进一步改建成为成熟的板层骨,皮质骨和髓腔的正常关系以及骨小梁正常的排列结构也重新恢复。改建是在破骨细胞的骨质吸收及骨母细胞的新骨质形成的协调作用下完成的。

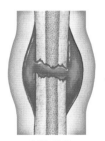 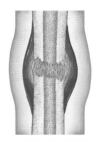 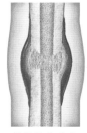 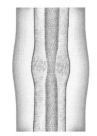

血肿形成　　　　纤维性骨痂形成　　　　骨性骨痂形成　　　　骨痂改建

图2-10　骨折愈合过程模式图

三、影响创伤愈合的因素

损伤的程度、组织的再生能力、伤口有无坏死组织和异物以及有无感染等因素决定修复的方式、愈合的时间及瘢痕的大小。因此,治疗原则应是缩小创面(如对合伤口)、防止再损伤、感染以及促进组织再生。影响再生修复的因素包括全身及局部因素两方面。

（一）全身因素

1. **年龄**　青少年的组织再生能力强、愈合快。老年人则相反，组织再生力差，愈合慢，此与老年人血管硬化，血液供应减少有很大关系。

2. **营养**　严重的蛋白质缺乏，尤其是含硫氨基酸（如甲硫氨酸、胱氨酸）缺乏时，肉芽组织及胶原形成不良，伤口愈合延缓。维生素中以维生素 C 对愈合最重要。这是由于 α-多肽链中的两个主要氨基酸——脯氨酸及赖氨酸，必须经羟化酶羟化，才能形成前胶原分子，而维生素 C 具有催化羟化酶的作用。因此，维生素 C 缺乏时前胶原分子难以形成，从而影响了胶原纤维的形成。在微量元素中锌对创伤愈合有重要作用，手术后伤口愈合迟缓的患者，皮肤中锌的含量大多比愈合良好的患者低，因此补给锌能促进愈合。其作用机制可能与锌是细胞内一些氧化酶的成分有关。

（二）局部因素

1. **感染与异物**　感染对再生修复的妨碍甚大。许多化脓菌产生一些毒素和酶，能引起组织坏死，溶解基质或胶原纤维，加重局部组织损伤，妨碍创伤愈合；伤口感染时，渗出物很多，可增加局部伤口的张力，常使正在愈合的伤口或已缝合的伤口裂开，或者导致感染扩散加重损伤；坏死组织及其他异物，也妨碍愈合并有利于感染。因此，伤口如有感染，或有较多的坏死组织及异物，必然是二期愈合。临床上对于创面较大、已被细菌污染但尚未发生明显感染的伤口，施行清创术以清除坏死组织，异物和细菌，并可在确保没有感染的情况下，缝合创口。这样有可能使本来是二期愈合的伤口，达到一期愈合。

2. **局部血液循环**　局部血液循环一方面保证组织再生所需的氧和营养，另一方面对坏死物质的吸收及控制局部感染也起重要作用。因此，局部血液供应良好时，则再生修复较为理想，相反，如下肢血管有动脉粥样硬化或静脉曲张等病变，使局部血液循环不良时，则该处伤口愈合迟缓。

3. **神经支配**　正常的神经支配对组织再生有一定的作用。例如麻风引起的溃疡不易愈合，是神经受累致使局部神经性营养不良的缘故。自主神经损伤，使局部血液供应发生变化，对再生的影响更为明显。

4. **电离辐射**　能破坏细胞、损伤小血管、抑制组织再生，因此影响创伤的愈合。

（三）影响骨折愈合的因素

凡影响创伤愈合的全身及局部因素对骨折愈合都起作用。此外，尚需强调以下三点。

1. **骨折断端的及时、正确的复位**　完全性骨折由于肌肉的收缩，常常发生错位或有其他组织、异物的嵌塞，可使愈合延迟或不能愈合。及时、正确地复位是为以后骨折完全愈合创造必要的条件。

2. **骨折断端及时、牢靠的固定**　骨折断端即便已经复位，由于肌肉活动仍可错位，因而复位后的及时、牢靠的固定（如打石膏、小夹板或髓腔钢针固定）更显重要，一般要固定到骨性骨痂形成后。

3. **早日进行全身和局部功能锻炼，保持局部良好的血液供应**　由于骨折后常需复位、固定及卧床，虽然有利于局部愈合，但长期卧床，血运不良，又会延迟愈合。局部长期固定不动也会引起骨及肌肉的失用性萎缩、关节强直等不利后果。为此，在不影响局部固定情况下，应尽早离床活动。

骨折愈合障碍者，有时新骨形成过多，形成赘生骨痂，愈合后有明显的骨变形，影响功能的恢复。有时纤维性骨痂不能变成骨性骨痂并出现裂隙，骨折两端仍能活动，形成假关节。

（李一雷　步宏）

第三章　局部血液循环障碍

完善的血液循环为细胞和组织提供氧和营养物,并维持内环境稳定。局部血液循环障碍可导致局部组织甚至器官的充血、水肿、出血、血栓形成、栓塞或梗死的发生。局部血液循环障碍可以是局部因素所致,也可能是全身血液循环障碍的局部表现。

局部血液循环障碍表现为:①血管内成分溢出血管:水分在组织间隙中增加称水肿,水分在体腔内积聚称积液,红细胞溢出血管称出血。②局部组织血管内血液含量异常:动脉血量增加称充血,静脉血量增加称淤血,血管内血量减少称缺血。③血液内出现异常物质:血液有形成分析出或凝固称为血栓形成,血管内出现空气、脂滴、羊水等异常物质阻塞局部血管称为栓塞,由于缺血、栓塞引起的组织坏死称为梗死。局部血液循环障碍及其所引起的病变常常是疾病的基本病理变化。

第一节　充血和淤血

充血(hyperemia)和淤血(congestion)都是指局部组织血管内血液含量的增多,但发生的部位、原因、病变和对机体的影响不同。

一、充血

器官或组织因动脉输入血量的增多,称动脉性充血(arterial hyperemia),一般简称充血,是一种主动过程,表现为局部组织或器官小动脉和毛细血管扩张,血液输入量增加。

(一)常见类型

多种原因可通过神经体液作用,使血管舒张神经兴奋性增高或血管收缩神经兴奋性降低,引起细动脉扩张,血流加快,使微循环动脉血灌注量增多。按发生原因,充血可分为:

1. 生理性充血　指局部组织或器官因生理需要和代谢增强而发生的充血。例如进食后的胃肠道黏膜充血,运动时骨骼肌组织充血,妊娠时子宫充血等。

2. 病理性充血   指各种病理状态下局部组织或器官发生的充血。炎症性充血是较为常见的病理性充血,特别是在炎症反应的早期,由于致炎因子引起的神经轴突反射使血管舒张神经兴奋以及血管活性胺类介质作用,使细动脉扩张充血,局部组织变红和肿胀。

较长时间受压的局部组织或器官当压力突然解除后,细动脉发生反射性扩张引起的充血,称减压后充血。如绷带包扎肢体或腹水压迫腹腔内器官,组织内的血管张力降低,若突然解开绷带或一次性大量抽取腹水,局部压力迅速解除,受压组织内的细动脉发生反射性扩张,导致充血。

（二） 病理变化和后果

由于微循环内血液灌注量增多,动脉性充血的器官和组织体积轻度增大。充血若发生于浅表部位时,由于局部微循环内氧合血红蛋白增多,局部组织颜色鲜红,因代谢增强使局部温度增高。镜下见,局部细动脉及毛细血管扩张充血。动脉性充血常是短暂的血管反应,原因消除后,局部血量恢复正常,通常对机体无不良后果。但在有高血压或动脉粥样硬化等疾病的基础上,由于情绪激动等原因可造成脑血管（如大脑中动脉）充血、破裂,严重时引起出血性脑卒中。

二、淤血

局部组织或器官静脉血液回流受阻,血液淤积于小静脉和毛细血管内,导致血量增加,称静脉性充血（venous hyperemia）,一般简称淤血（congestion）。淤血是一种被动过程,可发生于局部或全身。

（一） 原因

1. 静脉受压   多种原因可压迫静脉引起静脉管腔狭窄或闭塞,血液回流障碍,导致组织或器官淤血。例如,肿瘤压迫局部静脉引起相应组织淤血;妊娠时增大的子宫压迫髂总静脉引起下肢淤血;肠疝嵌顿、肠套叠、肠扭转压迫肠系膜静脉引起肠管淤血;肝硬化时,假小叶内纤维组织增生和假小叶的形成,常压迫肝窦和小叶下静脉,静脉回流受阻,门静脉压升高,导致胃肠道和脾脏淤血。

2. 静脉腔阻塞   静脉血栓形成或侵入静脉内的肿瘤细胞形成瘤栓,可阻塞静脉血液回流,局部出现淤血。例如下肢深静脉血栓形成后,患者会出现患肢的淤血、水肿、疼痛等。组织内静脉有较多的分支,相互联通,可形成侧支循环;只有当较大的静脉干阻塞或多条静脉阻塞,血液不能充分地通过侧支循环时,才会出现淤血。

3. 心力衰竭   心力衰竭时心脏不能排出正常容量的血液进入动脉,心腔内血液滞留,压力增高,阻碍了静脉的回流,造成淤血。二尖瓣或主动脉瓣狭窄和关闭不全、高血压病后期或心肌梗死等引起左心衰竭,肺静脉压增高,造成肺淤血。因慢性支气管炎、支气管扩张症、硅沉着病等疾病引起肺源性心脏病时,右心出现衰竭,导致体循环淤血,常见有肝淤血,严重时脾、肾、胃肠道和下肢也出现淤血。

（二） 病理变化和后果

发生淤血的局部组织和器官常常体积增大、肿胀,重量增加。由于淤血时微循环的动脉血灌注量减少,血液内氧合血红蛋白含量减少而还原血红蛋白含量增加,发生于体表的淤血可见局部皮肤呈紫蓝色,称发绀（cyanosis）。由于局部血流停滞,毛细血管扩张,散热增加,体表温度下降。镜下见细静脉及毛细血管扩张,过多的红细胞积聚。毛细血管淤血导致血管内流体静压升高和缺氧,其通透性增加,水、盐和少量蛋白质可漏出,漏出液潴留在组织内引起淤血性水肿（congestive edema）。漏出液积聚在浆膜腔时称为积液,如胸腔积液（胸水）、腹腔积液（腹水）和心包腔积液等。毛细血管通透性进一步增高或破裂,引起红细胞漏出,形成小灶性出血,称淤血性出血（congestive hemorrhage）。出血灶中的红细胞碎片被吞噬细胞吞噬,血红蛋白被溶酶体酶分解,析出含铁血黄素（hemosiderin）并堆积在吞噬细胞胞质内,这种细胞称含铁血黄素细胞。

淤血的后果取决于器官或组织的部位和类型、淤血的程度和时间长短等因素。短时间的淤血后果轻微。长时间的淤血又称慢性淤血（chronic congestion）,由于局部组织缺氧,营养物质供应不足和代谢中间产物堆积和刺激,导致实质细胞萎缩、变性甚至死亡;间质纤维组织增生,并且组织内网状纤维胶原化,器官逐渐变硬,出现淤血性硬化(congestive sclerosis)。

(三) 重要器官的淤血

临床上常见的重要器官淤血为肺淤血和肝淤血,分述如下,以说明淤血的病变和后果。

1. 肺淤血　由左心衰竭引起,左心腔内压力升高,阻碍肺静脉回流,造成肺淤血。急性肺淤血时肺体积增大,暗红色,切面流出泡沫状红色血性液体。镜下,其特征是肺泡壁毛细血管扩张充血,肺泡壁变厚,可伴肺泡间隔水肿,部分肺泡腔内充满水肿液,可见出血。

慢性肺淤血时,肺泡壁毛细血管扩张充血更为明显,还可见肺泡间隔变厚和纤维化。肺泡腔内除有水肿液及出血外,还可见大量吞噬含铁血黄素颗粒的巨噬细胞,即心衰细胞(heart failure cells)(图3-1)。肺淤血性硬化时质地变硬,呈棕褐色,称为肺褐色硬化(brown induration)。

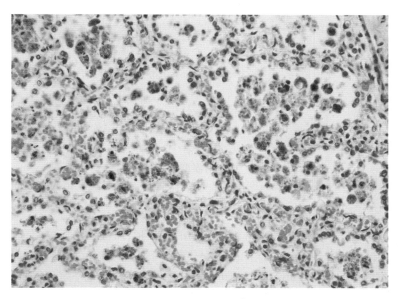

图3-1　**慢性肺淤血**
肺泡壁毛细血管扩张、充血,肺泡腔内除有漏出的红细胞外,还可见吞噬含
铁血黄素的巨噬细胞(心衰细胞)

肺淤血患者临床上表现为气促、发绀等。急性肺淤血发生严重肺水肿,患者咯大量粉红色泡沫痰、面色如土、呼吸困难,有濒死感,可出现心肺功能衰竭,危及生命。

2. 肝淤血　常由右心衰竭引起,肝静脉回流心脏受阻,血液淤积在肝小叶循环的静脉端,致使肝小叶中央静脉及肝窦扩张淤血。急性肝淤血时,肝脏体积增大,呈暗红色。镜下,小叶中央静脉和肝窦扩张,充满红细胞,严重时可有小叶中央肝细胞萎缩、坏死。小叶外围汇管区附近的肝细胞由于靠近肝小动脉,缺氧程度较轻,可仅出现肝脂肪变性。

慢性肝淤血时,肝小叶中央区因严重淤血呈暗红色,两个或多个肝小叶中央淤血区可相连,而肝小叶周边部肝细胞则因脂肪变性呈黄色,致使在肝的切面上出现红(淤血区)、黄(肝脂肪变区)相间的状似槟榔切面的条纹,称为槟榔肝(nutmeg liver)(图3-2)。镜下见

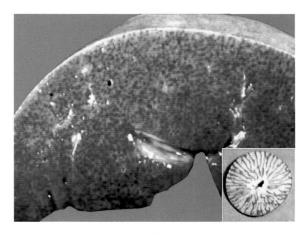

图3-2　**槟榔肝**
肝的切面上出现红(淤血区)与黄(肝脂肪变区)
相间的条纹,状似槟榔切面(见右下角插图)

肝小叶中央肝窦高度扩张淤血、出血,肝细胞萎缩,甚至消失。肝小叶周边部肝细胞脂肪变性(图3-3)。

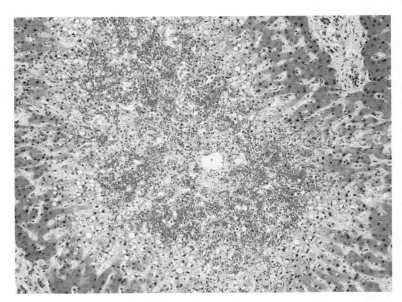

图3-3   慢性肝淤血和脂肪变性
镜下见肝小叶中央肝窦高度扩张淤血,肝细胞脂肪变性,胞质出现小的脂肪空泡

如果长期的严重肝淤血,肝小叶中央肝细胞萎缩消失,网状纤维塌陷后胶原化,肝窦旁的贮脂细胞(Ito cells)增生,合成胶原纤维增多,加上汇管区纤维结缔组织的增生,致使整个肝脏的间质纤维组织增多,形成淤血性肝硬化(congestive liver cirrhosis)。患者临床会出现一定程度的肝功损害的表现。

第二节   出   血

血液从血管或心腔溢出,称为出血(hemorrhage)。毛细血管出血常常发生于慢性淤血;大动脉、大静脉的破裂性出血则常由于血管外伤引起,或由于炎症和肿瘤侵蚀血管壁所引起。根据发生部位不同,出血可分为内出血(指血液溢入体腔或组织内)和外出血(指血液流出体外)。

一、出血的病因和发病机制

出血有生理性出血和病理性出血。前者如月经期的子宫内膜出血;后者多由创伤、血管病变及凝血机制障碍等引起。按血液溢出的机制可分为破裂性出血和漏出性出血。

(一)破裂性出血
破裂性出血乃由心脏或血管壁破裂所致,一般出血量较多。原因有:

1. **血管机械性损伤**   如割伤、刺伤、弹伤等。
2. **血管壁或心脏病变**   如心肌梗死后形成的室壁瘤、主动脉瘤或动脉粥样硬化破裂等。
3. **血管壁周围病变侵蚀**   如恶性肿瘤侵及其周围的血管,结核性病变侵蚀肺空洞壁的血管,消化性溃疡侵蚀溃疡底部的血管等。
4. **静脉破裂**   常见于肝硬化时食管下段静脉曲张,破裂出血。
5. **毛细血管破裂**   此类出血多发生于局部软组织的损伤。

(二)漏出性出血
由于微循环的毛细血管和毛细血管后静脉通透性增高,血液通过扩大的内皮细胞间隙和受损的

基底膜漏出血管外,称为漏出性出血。常见原因为:

1. **血管壁的损害**　这是很常见的出血原因,常由于缺氧、感染、中毒等因素的损害引起。如脑膜炎双球菌败血症、立克次体感染、肾综合征出血热、蛇毒、有机磷中毒等损伤血管壁致通透性增高;维生素 C 缺乏时毛细血管壁脆性和通透性增加;过敏性紫癜时由于免疫复合物沉着于血管壁引起变态反应性血管炎。

2. **血小板减少或功能障碍**　如再生障碍性贫血、白血病、骨髓内广泛性肿瘤转移等均可使血小板生成减少;原发性或继发性血小板减少性紫癜、弥散性血管内凝血(disseminated intravascular coagulation,DIC)使血小板破坏或消耗过多;某些药物在体内诱发免疫反应,所形成的抗原-抗体免疫复合物吸附于血小板表面,使血小板连同免疫复合物被巨噬细胞吞噬;细菌的内毒素及外毒素也有破坏血小板的作用。在血液中血小板数少于 $5\times10^9/L$ 时,即有出血倾向。

3. **凝血因子缺乏**　如凝血因子 Ⅷ(血友病 A)、Ⅸ(血友病 B)、血管性假血友病因子(von Willebrand factor,vWF)、纤维蛋白原、凝血酶原以及 Ⅳ、Ⅴ、Ⅶ、Ⅹ、Ⅺ 等因子的先天性缺乏;肝实质疾患如肝炎、肝硬化、肝癌时,凝血因子Ⅶ、Ⅸ、Ⅹ合成减少;DIC 时凝血因子消耗过多等。

二、出血的病理变化

(一) 内出血

很多部位都可以发生内出血,血液积聚于体腔内称体腔积血,如心包积血、胸腔积血、腹腔积血和关节腔积血。在组织内局限性的大量出血,称为血肿(hematoma),如脑硬膜下血肿、皮下血肿、腹膜后血肿等。少量出血时仅能在显微镜下看到组织内有数量不等的红细胞或含铁血黄素的存在。

(二) 外出血

鼻黏膜出血排出体外称鼻出血;肺结核空洞或支气管扩张出血经口腔排出到体外称为咯血;消化性溃疡或食管静脉曲张出血经口腔排出到体外称为呕血;结肠、胃出血经肛门排出称便血;泌尿道出血经尿排出称为尿血;微小的出血进入皮肤、黏膜、浆膜面形成较小(直径 1~2mm)的出血点称为瘀点(petechiae);而稍微大(直径 3~5mm)的出血称为紫癜(purpura);直径超过 1~2cm 的皮下出血灶称为瘀斑(ecchymosis)。这些局部出血灶的红细胞被降解,由巨噬细胞吞噬,血红蛋白(呈红-蓝色)被酶解转变为胆红素(bilirubin,呈蓝绿色),最后变成棕黄色的含铁血黄素,成为出血灶的特征性颜色改变。在有广泛性出血的患者,由于大量的红细胞崩解,胆红素释出,有时发展为黄疸。

三、出血的后果

缓慢少量的出血,多可自行停止,主要由于局部受损血管发生反射性收缩使破损处缩小,或血管受损处血小板黏集经凝血过程形成血凝块,阻止继续出血。少量局部组织出血或体腔积血,可通过吸收或机化消除;较大的血肿吸收不完全则可机化或纤维包裹。

出血对机体的影响取决于出血的类型、出血量、出血速度和出血部位。破裂性出血若出血过程迅速,在短时间内丧失循环血量20%~25%时,可发生出血性休克。漏出性出血,若出血广泛时,如肝硬化因门静脉高压发生广泛性胃肠道黏膜出血,亦可导致出血性休克。发生在重要器官的出血,即使出血量不多,亦可引起严重的后果,如心脏破裂引起心包内积血,由于心脏压塞,可导致急性心功能不全。脑出血,尤其是脑干出血,因重要的神经中枢受压可致死亡。局部组织或器官的出血,可导致相应的功能障碍,如脑内囊出血引起对侧肢体的偏瘫;视网膜出血可引起视力消退或失明。慢性反复性出血还可引起缺铁性贫血。

第三节　血栓形成

在活体的心脏和血管内血液发生凝固或血液中某些有形成分凝集形成固体质块的过程,称为血栓形成(thrombosis)。所形成的固体质块称为血栓(thrombus)。

血液有凝血系统和抗凝血系统(纤维蛋白溶解系统)。在生理状态下,血液中的凝血因子不断而有限地被激活,产生凝血酶,形成微量的纤维蛋白,沉着于心血管内膜上,但其又不断地被激活的纤维蛋白溶解系统所溶解。同时被激活的凝血因子也不断地被单核巨噬细胞吞噬。上述凝血系统和纤维蛋白溶解系统的动态平衡,既保证了血液潜在的可凝固性,又保证了血液的流体状态。若在某些诱发凝血过程的因素作用下,上述的动态平衡被破坏,触发了凝血过程,便可形成血栓。

一、血栓形成的条件和机制

血栓形成是血液在流动状态由于血小板的活化和凝血因子被激活致血液发生凝固。血栓形成的条件包括:心血管内皮细胞的损伤、血流状态的异常以及血液凝固性增加。

(一)心血管内皮细胞的损伤

心血管内膜的内皮细胞具有抗凝和促凝两种功能特性,在生理情况下,以抗凝作用为主,从而使心血管内血液保持液体状态。

内皮细胞的抗凝作用机制如下:

1. **屏障作用**　完整的内皮细胞把血液中的血小板、凝血因子和有高度促凝作用的内皮下细胞外基质分隔开。

2. **抗血小板黏集作用**　内皮细胞能够合成前列环素(prostacyclin,PGI$_2$)和一氧化氮(nitric oxide,NO),这些物质具有抑制血小板黏集作用;也能分泌二磷酸腺苷酶(ADP酶),降解ADP和抑制血小板凝集。

3. **合成抗凝血酶或凝血因子**　①合成血栓调节蛋白(thrombomodulin),能与血液中凝血酶结合后激活抗凝血因子蛋白C,后者与内皮细胞合成的蛋白S协同作用,灭活凝血因子V和Ⅷ;②合成膜相关肝素样分子,该分子能与抗凝血酶Ⅲ结合,灭活凝血酶、凝血因子X、Ⅸ等;③合成蛋白S,协同灭活凝血因子。

4. **促进纤维蛋白溶解作用**　合成组织型纤维蛋白溶酶原活化因子(tissue type plasminogen activator,t-PA),促使纤维蛋白溶解,以清除沉着于内皮细胞表面的纤维蛋白。

然而,内皮细胞也可通过以下机制促进血液凝固。

1. **激活外源性凝血过程**　内皮细胞损伤时释出组织因子,激活外源性的凝血过程。

2. **辅助血小板黏附**　内皮损伤时释放出vWF,介导血小板与内皮下胶原的黏附。

3. **抑制纤维蛋白溶解**　内皮细胞分泌纤维蛋白溶酶原活化因子的抑制因子(inhibitors of plasminogen activator,PAIs),抑制纤维蛋白溶解。

在正常情况下,完整的内皮细胞主要起抑制血小板黏附和抗凝血作用,但在内皮损伤或被激活时,则引起局部凝血(图3-4)。

心血管内膜的损伤,是血栓形成的最重要和最常见的原因。内皮细胞损伤后,暴露出内皮下的胶原,激活血小板和凝血因子Ⅻ,启动了内源性凝血过程。与此同时,损伤的内皮细胞释放组织因子,激活凝血因子Ⅶ,启动外源性凝血过程。在启动凝血过程中,血小板的活化极为重要,主要表现为以下三种连续的反应:

1. **黏附反应(adhesion)**　血小板黏附于内皮下胶原的过程需要vW因子的参与,该因子将血小板表面的整合素(integrin)、糖蛋白Ib与胶原纤维连接起来,介导血小板的黏附过程。此外,血小板也可直接通过胶原受体与胶原结合。

2. **释放反应(release reaction)**　黏附后,血小板被激活,释放含纤维蛋白原、纤维连接蛋白(fibronectin)、V因子、vW因子、血小板第Ⅳ因子、血小板源性生长因子和转化生长因子等的α颗粒和含ADP、ATP、Ca^{2+}、组胺、5-羟色胺、肾上腺素等的δ颗粒,以及颗粒内的物质,其中Ca^{2+}参与血液凝固的连锁反应过程,而ADP是血小板与血小板间黏集的强有力介质。

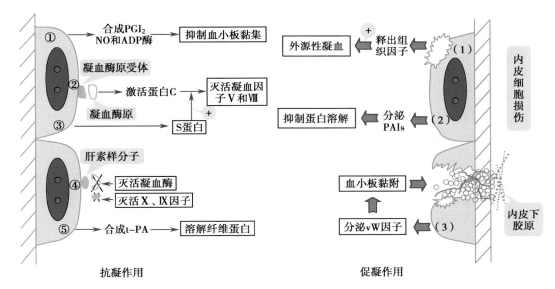

图 3-4 内皮细胞的抗凝和促凝作用

抗凝作用:①合成前列环素(PGI$_2$)、一氧化氮(NO)和分泌二磷酸腺苷酶(ADP 酶);②合成凝血酶调节蛋白;③合成 S 蛋白;④合成膜相关肝素样分子;⑤合成组织型纤维蛋白溶酶原活化因子(t-PA)。促凝作用:(1)释出组织因子;(2)分泌纤维蛋白溶酶原活化因子的抑制因子;(3)释出 vW 因子

3. 黏集反应（aggregation） 在 Ca^{2+}、ADP 和血小板产生的血栓素 A$_2$（thromboxane A$_2$，TXA$_2$）的作用下,血流中血小板不断地黏集,同时又不断地释放 ADP 和血栓素 A$_2$,使更多的血小板彼此黏集成血小板黏集堆。血小板黏集堆在形成初始阶段是可逆的,随着外源性凝血过程激活,凝血酶产生并与血小板表面的受体结合,使血小板黏集堆进一步增大、收缩,变为不可逆性血小板融合团块,凝血酶将纤维蛋白原转变为纤维蛋白,将血小板紧紧地交织在一起,成为血栓形成的起始点。凝血酶是血栓形成的核心成分,因此也成为临床治疗血栓的靶点。

心血管内膜损伤导致血栓形成,多见于风湿性和感染性心内膜炎、心肌梗死区的心内膜、严重动脉粥样硬化斑块溃疡、创伤性或炎症性的动、静脉损伤部位等。缺氧、休克、败血症和细菌内毒素等可引起全身广泛的内皮损伤,激活凝血过程,造成弥散性血管内凝血,在全身微循环内形成血栓。

（二）血流状态的异常

血流状态异常主要指出现血流减慢和血流产生漩涡等改变,有利于血栓的形成。正常血流中,红细胞和白细胞在血流的中轴(轴流),其外是血小板,最外是一层血浆(边流)。血浆将血液的有形成分与血管壁隔开,阻止血小板与内膜接触和激活。当血流减慢或产生漩涡时,血小板可进入边流,增加与内膜的接触机会和黏附内膜的可能性。在血流减慢和产生漩涡时,被激活的凝血因子和凝血酶在局部易达到凝血所需的浓度。用光学显微镜观察时,难以察觉到血流缓慢时内膜的变化,但电子显微镜下,可发现内皮细胞胞质出现空泡甚至溶解,内皮下的胶原被暴露。

静脉比动脉发生血栓多 4 倍,而下肢深静脉和盆腔静脉血栓常发生于心力衰竭、久病和术后卧床患者,也可伴发于大隐静脉曲张的静脉内。静脉血栓多见的原因是:①静脉内静脉瓣膜处的血流不但缓慢,而且出现漩涡,因而静脉血栓形成常以瓣膜处为起始点;②静脉血流有时出现短暂的停滞;③静脉壁较薄,容易受压;④血流通过毛细血管到达静脉后,血液的黏性有所增加。虽然心脏和动脉内的血流快,不易形成血栓,但在二尖瓣狭窄时的左心房、动脉瘤内或血管分支处血流缓慢及出现涡流时,则易并发血栓形成。

（三）血液凝固性增加

血液凝固性增加是指血液中血小板和凝血因子增多,或纤维蛋白溶解系统活性降低,导致血液的高凝状态(blood hypercoagulability)。此状态可见于原发性(遗传性)和继发性(获得性)疾病。

1. 遗传性高凝状态　最常见为第V因子基因突变。患有复发性深静脉血栓形成的患者中,出现第V因子基因突变率高达60%。突变的第V因子基因编码蛋白能抵抗激活的蛋白C对它的降解,蛋白C失去抗凝作用,第V因子容易处于激活状态,因此造成血液高凝状态。遗传性高凝血状态还与抗凝血酶Ⅲ、蛋白C或蛋白S的先天性缺乏有关。

2. 获得性高凝状态　广泛转移的晚期恶性肿瘤,如胰腺癌、肺癌、乳腺癌、前列腺癌和胃癌等,由于癌细胞释放出促凝因子,如组织因子等,致出现多发性、反复发作的血栓性游走性脉管炎(migratory phlebitis)或非细菌性血栓性内膜炎。黏液癌细胞释出的黏液含半胱氨酸蛋白酶,能直接激活X因子,患者血浆凝血因子如V、Ⅶ、Ⅷ因子和纤维蛋白原也常升高,血液常处于高凝状态。出现 DIC 时,血液凝固性的增高是由于一系列因素所诱发的凝血因子激活和组织因子的释放所致。在严重创伤、大面积烧伤、大手术后或产后导致大失血时,血液浓缩,血中纤维蛋白原、凝血酶原及其他凝血因子(Ⅻ、Ⅶ)的含量增多,以及血中补充大量幼稚的血小板,其黏性增加,易于发生黏集而形成血栓。此外,血小板增多以及黏性增加也可见于妊娠期高血压、高脂血症、冠状动脉粥样硬化、吸烟和肥胖症等。

必须强调,上述血栓形成的条件往往是同时存在的。虽然心血管内膜损伤是血栓形成的最重要和最常见的原因,但在不同的状态下,血流缓慢及血液凝固性的增高也可能是重要的因素。

二、血栓形成的过程及血栓的形态

(一)形成过程

在血栓形成的过程中,首先是血小板黏附于内膜损伤后裸露的胶原表面,被胶原激活后发生肿胀变形,随后释出血小板颗粒,再从颗粒中释放出 ADP、血栓素 A₂、5-HT 及血小板第Ⅳ因子等物质,使血流中的血小板不断地在局部黏附,形成可逆的血小板小堆。随着内源及外源性凝血途径启动,变为不可逆的血小板血栓,成为血栓的起始点(图3-5)。

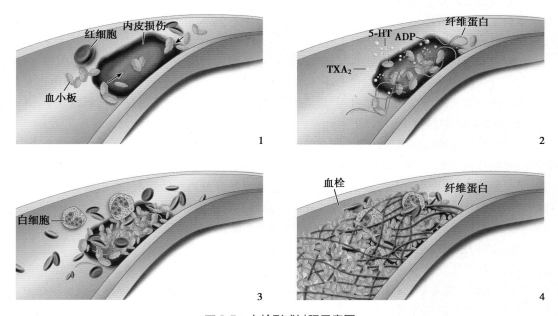

图 3-5　血栓形成过程示意图
1. 血管内皮细胞损伤,暴露内皮下的胶原,血小板与胶原黏附;2. 血小板释放颗粒(含 ADP、5-HT,并合成血栓素 A₂);3. ADP、5-HT、血栓素 A₂ 激活血中血小板,互相黏集,并将纤维蛋白原转变为纤维蛋白,网住白细胞和红细胞;4. 内膜受损处血栓形成

血小板血栓在镜下呈无结构的淡红色,其间可见少量纤维蛋白。电镜下见血小板的轮廓,但颗粒消失。由于不断生成的凝血酶、ADP 和血栓素 A₂ 的协同作用,使血流中的血小板不断激活和黏附于

血小板血栓上,致其不断增大。由于血小板血栓的阻碍,血流在其下游形成漩涡,形成新的血小板小堆。如此反复进行,血小板黏附形成不规则梁索状或珊瑚状突起,称为血小板小梁。在血小板小梁间则由有大量红细胞的纤维蛋白网填充(图3-6)。

血栓形成后的发展、形态和组成以及血栓的大小,取决于血栓发生的部位和局部血流状态。

(二) 类型和形态

血栓类型可分为以下四种:

1. 白色血栓 白色血栓(pale thrombus)常位于血流较快的心瓣膜、心腔内和动脉内,例如在急性风湿性心内膜炎时,在二尖瓣闭锁缘上形成的血栓为白色血栓。在静脉性血栓中,白色血栓位于延续性血栓的起始部,即血栓的头部。肉眼观察白色血栓呈灰白色小结节或赘生物状,表面粗糙、质实,与血管壁紧密黏着不易脱落。镜下主要由血小板及少量纤维蛋白构成,又称血小板血栓或析出性血栓。

2. 混合血栓 静脉血栓在形成血栓头部后,其下游的血流变慢和出现漩涡,导致另一个血小板小梁状的凝集堆形成。在血小板小梁之间的血液发生凝固,纤维蛋白形成网状结构,网内充满大量的红细胞。由

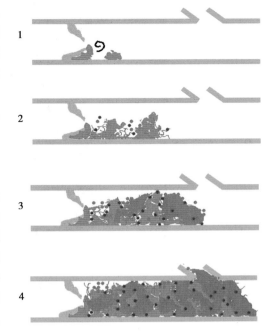

图3-6 静脉内血栓形成示意图
1. 静脉瓣膜内血流形成漩涡,血小板沉积;2. 血小板继续沉积形成小梁,小梁周有白细胞黏附;3. 血小板梁间形成纤维蛋白网,网眼内充满红细胞;4. 血管腔阻塞,局部血流停滞致血液凝固

于这一过程反复交替进行,致使所形成的血栓在肉眼观察时呈灰白色和红褐色层状交替结构,称为层状血栓,即混合血栓(mixed thrombus)(图3-7)。静脉内的延续性血栓的体部为混合血栓,呈粗糙、干燥、圆柱状,与血管壁粘连。有时可辨认出灰白与褐色相间的条纹状结构(图3-8)。发生于心腔内、动脉粥样硬化溃疡部位或动脉瘤内的混合血栓可称为附壁血栓(mural thrombus)。发生于左心房内的血栓,由于心房的收缩和舒张,混合血栓呈球状。镜下混合血栓主要由淡红色无结构的呈分支状或不规则珊瑚状的血小板小梁(肉眼呈灰白色)和充满小梁间纤维蛋白网的红细胞(肉眼呈红色)所构成,血小板小梁边缘可见有中性粒细胞附着,这是由于纤维蛋白崩解对白细胞有趋化作用所致。

3. 红色血栓 红色血栓(red thrombus)主要见于静脉内,当混合血栓逐渐增大并阻塞血管腔时,血栓下游局部血流停止,血液发生凝固,成为延续性血栓的尾部。红色血栓形成过程与血管外凝血过程相同。镜下见在纤维蛋白网眼内充满血细胞,其细胞比例与正常血液相似,绝大多数为红细胞和呈均匀分布的少量白细胞。肉眼上红色血栓呈暗红色,新鲜时湿润,有一定弹性,与血管壁无粘连,与死后血凝块相似。经过一定时间后,由于血栓内的水分被吸收而变得干燥、无弹性、质脆易碎,可脱落形成栓塞。

4. 透明血栓 透明血栓(hyaline thrombus)发生于微循环的血管内,主要在毛细血管,因此只能在显微镜下观察到,又称为微血栓(microthrombus)。透明血栓主要由嗜酸性同质性的纤维蛋白构成,又称为纤维素性血栓(fibrinous thrombus),最常见于DIC。

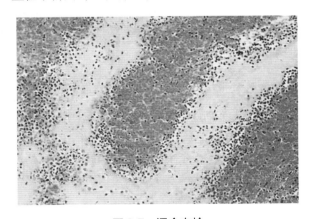

图3-7 混合血栓
血小板凝聚成小梁状,小梁之间血液凝固,充满大量凝固的纤维蛋白和红细胞

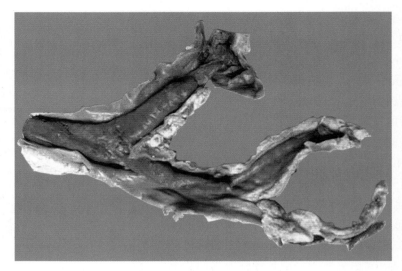

图3-8   静脉内混合血栓

髂静脉内的粗糙、干燥、圆柱状血栓,部分区域仍可辨认出灰白与褐色相间的条纹

三、血栓的结局

（一）软化、溶解和吸收

新形成的血栓内的纤溶酶激活和白细胞崩解释放的溶蛋白酶可使血栓软化并逐渐被溶解。血栓的溶解快慢取决于血栓的大小和新旧程度。小的新鲜血栓可被快速完全溶解;大的血栓多为部分软化,若被血液冲击可形成碎片状或整个脱落,随血流运行到组织器官中,在与血栓大小相应的血管中停留,造成血栓栓塞。

（二）机化和再通

如果纤溶酶系统活性不足,血栓存在时间较长时则发生机化。在血栓形成后的 1～2 天,已开始有内皮细胞、成纤维细胞和肌成纤维细胞从血管壁长入血栓并逐渐取代血栓。由肉芽组织逐渐取代血栓的过程,称为血栓机化。较大的血栓约 2 周便可完全机化,此时血栓与血管壁紧密黏着不再脱落。在血栓机化过程中,由于水分被吸收,血栓干燥收缩或部分溶解而出现裂隙,周围新生的血管内皮细胞长入并被覆于裂隙表面形成新的血管,并相互吻合沟通,使被阻塞的血管部分重建血流,这一过程称为再通(recanalization)(图 3-9)。

（三）钙化

若长时间存在的血栓可发生钙盐沉着,称为钙化(calcification)。血栓钙化后成为静脉石(phlebolith)或动脉石(arteriolith)。机化的血栓,在纤维组织玻璃样变的基础上也可发生钙化。

四、血栓形成对机体的影响

血栓形成对破裂的血管起止血作用,这是对机体有利的一面。如慢性胃溃疡、十二指肠溃疡底部和肺结核性空洞壁的血管,在病变侵蚀前已形成血栓,可避免大出血的可能性。但多数情况下,血栓形成对机体有不同程度的不利影响,这取决于血栓的部位、大小、类型和血管腔阻塞的程度,以及有无侧支循环的建立。

（一）阻塞血管

动脉血管管腔未完全阻塞时,可引起局部器官或组织缺血,实质细胞萎缩。若完全阻塞而又无有效的侧支循环时,则引起梗死。如脑动脉血栓引起脑梗死;心冠状动脉血栓引起心肌梗死;血栓闭塞性脉管炎时引起患肢的梗死,合并腐败菌感染而发生坏疽等。静脉血栓形成发生于浅表静脉时,由于

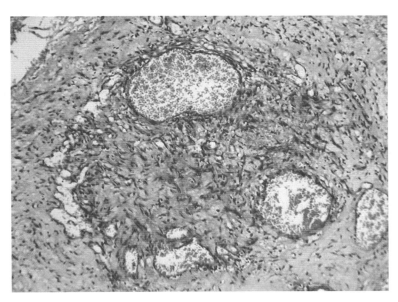

图 3-9　血栓机化和再通
血栓机化,可见再通的血管

有丰富的侧支循环,通常不引起明显的症状;发生于深部静脉时,若未能建立有效的侧支循环,则引起淤血、水肿、出血,甚至坏死(如肠出血性梗死)。

(二) 栓塞

当血栓与血管壁黏着不牢固时,或在血栓软化、碎裂过程中,血栓的整体或部分脱落成为栓子,随血流运行,引起栓塞。深部静脉形成的血栓或在心室、心瓣膜上形成的血栓最容易脱落成为栓子。若栓子内含有细菌,可引起组织的败血性梗死或脓肿形成。

(三) 心瓣膜变形

风湿性心内膜炎和感染性心内膜炎时,心瓣膜上可反复形成血栓,发生机化后可使瓣膜增厚变硬、瓣叶之间粘连,造成瓣膜口狭窄;瓣膜增厚、卷缩,腱索增粗缩短,则引起瓣膜关闭不全。

(四) 广泛性出血

DIC 时微循环内广泛性纤维素性血栓形成可导致广泛性出血。由于严重创伤、大面积烧伤、羊水栓塞、癌肿等原因致使促凝物质释放入血液,启动外源性凝血;或由于感染、缺氧、酸中毒等引起广泛性内皮细胞损伤,启动内源性凝血,引起微血管内广泛性纤维素性血栓形成,主要发生在肺、肾、脑、肝、胃肠、肾上腺和胰腺等器官,导致组织广泛坏死及出血。在纤维蛋白凝固过程中,凝血因子大量消耗,加上纤维素形成后促使血浆素原激活,血液凝固障碍,可引起患者全身广泛性出血和休克,称耗竭性凝血障碍病(consumption coagulopathy)。

第四节　栓　　塞

在循环血液中出现的不溶于血液的异常物质,随血流运行阻塞血管腔的现象称为栓塞(embolism)。阻塞血管的异常物质称为栓子(embolus)。栓子可以是固体、液体或气体。最常见的栓子是脱落的血栓或其节段,其他的栓子包括脂肪滴、空气、羊水和肿瘤细胞团等。

一、栓子的运行途径

栓子一般随血流方向运行(图 3-10),最终停留在口径与其相当的血管并阻断血流。来自不同血管系统的栓子,其运行途径不同。

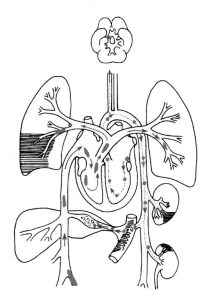

图3-10　栓子运行途径与栓塞模式图
栓子运行途径一般随血流方向运行

1. **静脉系统和右心腔栓子**　来自体静脉系统或右心腔的栓子随血流进入肺动脉主干及其分支,引起肺栓塞。某些体积小而又富于弹性的栓子(如脂肪栓子)可通过肺泡壁毛细血管回流入左心,再进入体循环系统,阻塞动脉小分支。

2. **主动脉系统和左心腔栓子**　来自主动脉系统或左心腔的栓子,随动脉血流运行,阻塞于各器官的小动脉内,常见于脑、脾、肾及四肢的指、趾部等。

3. **门静脉系统栓子**　来自肠系膜静脉等门静脉系统的栓子,可引起肝内门静脉分支的栓塞。

4. **交叉性栓塞（crossed embolism）**　又称反常性栓塞(paradoxical embolism),偶见来自右心腔或腔静脉系统的栓子,在右心腔压力升高的情况下通过先天性房(室)间隔缺损到达左心,再进入体循环系统引起栓塞。罕见有静脉脱落的小血栓经肺动脉未闭的动脉导管进入体循环而引起栓塞。

5. **逆行性栓塞（retrograde embolism）**　极罕见于下腔静脉内血栓,在胸、腹压突然升高(如咳嗽或深呼吸)时,使血栓一时性逆流至肝、肾、髂静脉分支并引起栓塞。

二、栓塞的类型和对机体的影响

栓塞主要分为血栓栓塞、脂肪栓塞、气体栓塞、羊水栓塞四种类型。

（一）血栓栓塞

由血栓或血栓的一部分脱落引起的栓塞称为血栓栓塞(thromboembolism)。血栓栓塞是栓塞最常见的原因,占所有栓塞的99%以上。由于血栓栓子的来源、大小和栓塞部位的不同,对机体的影响也有所不同。

1. **肺动脉栓塞**　造成肺动脉栓塞(pulmonary embolism)的栓子95%以上来自下肢膝以上的深部静脉,特别是腘静脉、股静脉和髂静脉,偶尔可来自盆腔静脉或右心附壁血栓。根据栓子的大小和数量,其引起栓塞的后果不同:①中、小栓子多栓塞肺动脉的小分支:常见于肺下叶,除多发性或短期内多次发生栓塞外,一般不引起严重后果,因为肺有双重血液循环,肺动脉和支气管动脉间有丰富的吻合支,侧支循环可起代偿作用。这些栓子可被溶解而消失或机化。若在栓塞前,肺已有严重的淤血,微循环内压升高,使支气管动脉供血受阻,可引起肺组织的出血性梗死。②大的血栓栓子栓塞肺动脉主干或大分支(图3-11):较长的栓子可同时阻塞于肺动脉主干分叉处,称为骑跨性栓塞(saddle embolism)。患者可突然出现呼吸困难、发绀、休克等症状。严重者可因急性呼吸和循环衰竭死亡(猝死)。③若栓子小且数目多,可广泛地栓塞肺动脉多数小分支,亦可引起右心衰竭猝死。

肺动脉栓塞引起猝死的机制尚未完全清楚。一般认为:①肺动脉主干或大分支栓塞时,肺动脉内阻力急剧增加,造成急性右心衰竭;同时肺缺血缺氧,左心回心血量减少,冠状动脉灌流量不足导致心肌缺血;②动物实验及临床资料表明,肺栓塞刺激迷走神经,通过神经反射引起肺动脉、冠状动脉、支气管动脉和支气管平滑肌的痉挛,致急性右心衰竭和窒息;血栓栓子内血小板释出5-HT及血栓素A_2,亦可引起肺血管的痉挛,故新鲜血栓栓子比陈旧性血栓栓子危害性大。

2. **体循环动脉栓塞**　约80%体循环动脉栓塞的栓子来自左心腔,常见有亚急性感染性心内膜炎时心瓣膜上的赘生物、二尖瓣狭窄时左心房附壁血栓、心肌梗死区心内膜上的附壁血栓,其余见于动脉粥样硬化溃疡或动脉瘤的附壁血栓,罕见有来自腔静脉的栓子,通过房间隔缺损进入左心,发生交叉性栓塞。动脉栓塞的主要部位为下肢、脑、肠、肾和脾。栓塞的后果取决于栓塞的部位和局部的侧

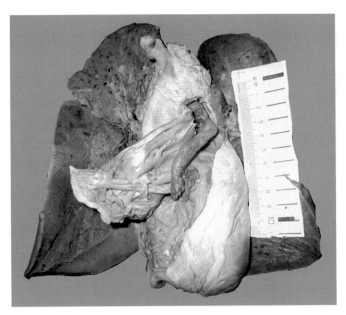

图 3-11　**肺动脉血栓栓塞**

长条状的混合血栓堵塞在肺动脉主干

支循环情况以及组织对缺血的耐受性。当栓塞的动脉缺乏有效的侧支循环时,可引起局部组织的梗死。上肢动脉吻合支丰富,肝脏有肝动脉和门静脉双重供血,故很少发生梗死。

（二）脂肪栓塞

循环血流中出现较大脂肪滴并阻塞小血管,称为脂肪栓塞(fat embolism)。脂肪栓塞的栓子常来源于长骨骨折、脂肪组织严重挫伤和烧伤,这些损伤可导致脂肪细胞破裂和释出脂滴,由破裂的骨髓血管窦状隙或静脉进入血液循环引起脂肪栓塞。脂肪肝时,由于上腹部猛烈挤压、撞击,使肝细胞破裂释放出脂滴进入血流。在非创伤性的疾病如糖尿病、酗酒和慢性胰腺炎血脂过高或精神受强烈刺激,过度紧张使呈悬乳状态的血脂不能保持稳定而游离并互相融合形成脂肪滴。

创伤性脂肪栓塞时,脂肪栓子从静脉入右心腔,再到达肺,直径大于 $20\mu m$ 的脂滴栓子引起肺动脉分支、小动脉或毛细血管的栓塞;直径小于 $20\mu m$ 的脂滴栓子可通过肺泡壁毛细血管经肺静脉至左心达体循环的分支,引起全身多器官的栓塞。最常阻塞脑的血管,引起脑水肿和血管周围点状出血。少量脂肪栓塞组织和器官可无肉眼变化,仅在组织的冷冻切片脂肪染色时可见小血管腔内有脂滴。

发生脂肪栓塞的患者在损伤后 1～3 天内可出现突发性的呼吸急促、呼吸困难和心动过速。从脂滴释出的游离脂肪酸还能引起局部中毒,损伤内皮细胞,出现特征性的瘀斑皮疹,也可能与血小板黏附在脂滴上数量迅速减少有关。脑脂肪栓塞引起的神经症状包括兴奋、烦躁不安、谵妄和昏迷等。

脂肪栓塞的后果取决于栓塞部位及脂滴数量的多少。少量脂滴入血,可被巨噬细胞吞噬吸收,或由血中脂酶分解清除,无不良后果。若大量脂滴(9～20g)短期内进入肺循环,使75%的肺循环面积受阻时,可引起窒息和因急性右心衰竭而死亡。

（三）气体栓塞

大量空气迅速进入血液循环或原溶于血液内的气体迅速游离,形成气泡而阻塞心血管,称为气体栓塞(gas embolism)。前者为空气栓塞(air embolism),后者是在高气压环境急速转到低气压环境的减压过程中发生的气体栓塞,称减压病(decompression sickness)。

1. **空气栓塞**　多由于静脉损伤破裂,外界空气由缺损处进入血流所致。如头颈、胸壁和肺手术或创伤时损伤静脉、使用正压静脉输液以及人工气胸或气腹误伤静脉时,空气可因吸气时静脉腔内负压而被吸引,由损伤口进入静脉。分娩或流产时,由于子宫强烈收缩,可将空气挤入子宫壁破裂的静脉窦内。

空气进入血液循环的后果取决于进入的速度和气体量。少量气体入血,可溶解于血液内,不会发生气体栓塞。若大量气体(多于100ml)迅速进入静脉,随血流到右心后,因心脏搏动,将空气与血液搅拌形成大量血气泡,使血液变成泡沫状充满心腔,阻碍了静脉血的回流和向肺动脉的输出,造成了严重的循环障碍。患者可出现呼吸困难、发绀,致猝死。进入右心的部分气泡,可直接进入肺动脉,阻塞小的肺动脉分支,引起肺小动脉气体栓塞。小气泡亦可经过肺动脉小分支和毛细血管到左心,致使体循环的一些器官栓塞。

空气栓塞动物实验时,发现在肺动脉终末分支内有纤维素凝块,可能是气泡激活血小板,血小板和第Ⅲ因子启动凝血系统致纤维素析出,引起DIC,从而加重栓塞症状和导致死亡。

2. 减压病　又称沉箱病(caisson disease)和潜水员病(diver disease),是气体栓塞的一种。人体从高气压环境迅速进入常压或低气压环境,原来溶于血液、组织液和脂肪组织的气体(包括氧气、二氧化碳和氮气)迅速游离形成气泡。氧和二氧化碳可再溶于体液内被吸收,但氮气在体液内溶解迟缓,致在血液和组织内形成很多微气泡或融合成大气泡,引起气体栓塞,故又称为氮气栓塞。氮气析出时,因气体所在部位不同,患者临床表现也不同。位于皮下时引起皮下气肿(特别是富于脂肪的皮下组织);位于肌肉、肌腱、韧带内引起关节和肌肉疼痛;位于局部血管内引起局部缺血和梗死,常见于股骨头、胫骨和髂骨的无菌性坏死;全身性特别是四肢、肠道等末梢血管阻塞可引起痉挛性疼痛;若短期内大量气泡形成,阻塞了多数血管,特别是阻塞冠状动脉时,可引起严重血液循环障碍甚至迅速死亡。

(四) 羊水栓塞

羊水栓塞(amniotic fluid embolism)是分娩过程中一种罕见严重并发症(1/50 000),死亡率大于80%。在分娩过程中,羊膜破裂、早破或胎盘早期剥离,又逢胎儿阻塞产道时,由于子宫强烈收缩,宫内压增高,可将羊水压入子宫壁破裂的静脉窦内,经血液循环进入肺动脉分支、小动脉及毛细血管内引起羊水栓塞。少量羊水可通过肺的毛细血管经肺静脉达左心,引起体循环器官的小血管栓塞。羊水栓塞的证据是在显微镜下观察到肺小动脉和毛细血管内有羊水的成分,包括角化鳞状上皮、胎毛、胎脂、胎粪和黏液。亦可在母体血液中找到羊水的成分。本病发病急,后果严重,患者常在分娩过程中或分娩后突然出现呼吸困难、发绀、抽搐、休克、昏迷,甚至死亡。

羊水栓塞引起猝死主要与以下机制有关:①羊水中胎儿代谢产物入血引起过敏性休克;②羊水栓子阻塞肺动脉及羊水内含有血管活性物质引起反射性血管痉挛;③羊水具有凝血致活酶的作用引起DIC。

(五) 其他栓塞

肿瘤细胞和胎盘滋养叶细胞均可侵蚀血管,骨折时骨髓细胞可进入血流,这些情况都可引起细胞栓塞;动脉粥样硬化灶中的胆固醇结晶脱落引起动脉系统的栓塞;寄生在门静脉的血吸虫及其虫卵栓塞肝内门静脉小分支;细菌、真菌团和其他异物如子弹(弹片)偶尔可进入血液循环引起栓塞。

第五节　梗　　死

器官或局部组织由于血管阻塞、血流停滞导致缺氧而发生的坏死,称为梗死(infarction)。梗死一般是由于动脉的阻塞而引起的局部组织缺血坏死。静脉阻塞使局部血流停滞造成组织缺氧,也可引起梗死。

一、梗死形成的原因和条件

任何引起血管管腔阻塞,导致局部组织血液循环中断和缺血的原因均可引起梗死。

(一)梗死形成的原因

1. **血栓形成**　血管血栓形成导致动脉血流中断或灌流不足是梗死形成的最常见原因。主要见于冠状动脉、脑动脉粥样硬化合并血栓形成时引起的心肌梗死和脑梗死。伴有血栓形成的脚背动脉闭塞性脉管炎可引起脚部梗死。静脉内血栓形成一般只引起淤血、水肿,但肠系膜静脉血栓形成可引起所属静脉引流肠段的梗死。

2. **动脉栓塞**　多为动脉血栓栓塞,亦可为气体、羊水、脂肪栓塞,常引起脾、肾、肺和脑的梗死。

3. **动脉痉挛**　在严重的冠状动脉粥样硬化或合并硬化灶内出血的基础上,冠状动脉可发生强烈和持续的痉挛,引起心肌梗死。

4. **血管受压闭塞**　如位于血管外的肿瘤压迫血管;肠扭转、肠套叠和嵌顿疝时,肠系膜静脉和动脉受压或血流中断;卵巢囊肿扭转及睾丸扭转致血流供应中断等引起的坏死。

(二)影响梗死形成的因素

血管阻塞后是否造成梗死,与下列因素有关:

1. **器官血供特性**　有双重血液循环的器官,其中一条动脉阻塞,因有另一条动脉可以维持供血,通常不易引起梗死。如肺有肺动脉和支气管动脉供血,肺动脉小分支的血栓栓塞不会引起梗死。肝梗死很少见,是因为肝动脉和门静脉双重供血,肝内门静脉阻塞一般不会发生肝梗死,但肝动脉血栓栓塞,偶尔会造成梗死。前臂和手有平行走向的桡动脉和尺动脉供血,之间有丰富的吻合支,因此前臂和手绝少发生梗死。一些器官动脉的吻合支少,如肾、脾及脑,动脉迅速发生阻塞时,由于不易建立有效的侧支循环,常易发生梗死。

2. **局部组织对缺血的敏感程度**　大脑的少突胶质细胞和神经细胞对缺血缺氧最为敏感,3~4分钟的缺血即引起梗死。心肌细胞对缺血也很敏感,缺血20~30分钟就会死亡。骨骼肌、纤维结缔组织对缺血耐受性最强。严重的贫血或心功能不全,血氧含量降低,可促进梗死的发生。

二、梗死的病变及类型

(一)梗死的形态特征

梗死是局部组织的坏死,其形态因不同组织器官而有所差异。

1. **梗死灶的形状**　取决于发生梗死的器官血管分布方式。多数器官的血管呈锥形分支,如脾、肾、肺等,故梗死灶也呈锥形,切面呈扇面形,或三角形,其尖端位于血管阻塞处,常指向脾门、肾门、肺门,底部为器官的表面;肠系膜血管呈扇形分支和支配某一肠段,故肠梗死灶呈节段形(图3-12);心冠状动脉分支不规则,故心肌梗死灶的形状也不规则,呈地图状。

2. **梗死灶的质地**　取决于坏死的类型。实质器官如心、脾、肾的梗死为凝固性坏死。新鲜时,由于组织崩解,局部胶体渗透压升高而吸收水分,使局部肿胀,表面和切面均有微隆起。梗死若靠近浆

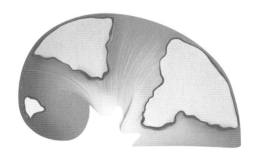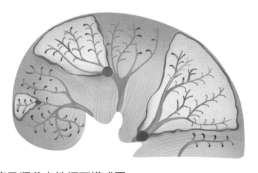

图3-12　**肾动脉分支栓塞及肾贫血性梗死模式图**

膜面,则浆膜表面常有一层纤维素性渗出物被覆。陈旧性梗死因含水分较少而略呈干燥,质地变硬,表面下陷。脑梗死为液化性坏死,新鲜时质软疏松,日久后逐渐液化成囊状。

3. 梗死灶的颜色　取决于病灶内的含血量。含血量少时颜色灰白,称为贫血性梗死(anemic infarct)或白色梗死(white infarct)。含血量多时,颜色暗红,称为出血性梗死(hemorrhagic infarct)或红色梗死(red infarct)。

(二) 梗死的类型

根据梗死灶内含血量的多少和有无合并细菌感染,将梗死分为以下三种类型。

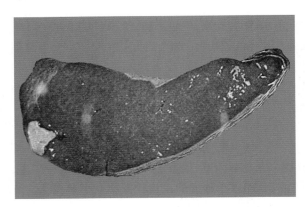

图 3-13　脾梗死
切面可见一三角形梗死区

1. 贫血性梗死　发生于组织结构较致密、侧支循环不充分的实质器官,如脾、肾、心和脑组织。当动脉分支阻塞时,局部组织缺血缺氧,使其所属微血管通透性增高,病灶边缘侧支血管内的血液通过通透性增高的血管漏出于病灶周围,在肉眼或在显微镜下呈现为梗死灶周围的出血带。由于梗死灶组织致密,故出血量反而不多,以后由于红细胞崩解,血红蛋白溶于组织液中并被吸收,梗死灶呈灰白色。发生于脾、肾的梗死灶呈锥形,尖端向血管阻塞的部位,底部靠脏器表面,浆膜面常有纤维素性渗出物被覆(图3-13)。心肌梗死灶呈不规则地图状。梗死的早期,梗死灶与正常组织交界处因炎症反应常见一充血出血带,数日后因红细胞被巨噬细胞吞噬后转变为含铁血黄素而变成黄褐色。晚期病灶表面下陷,质地变坚实,黄褐色出血带消失,梗死灶发生机化,初由肉芽组织取代,以后形成瘢痕组织。镜下贫血性梗死灶呈凝固性坏死,早期细胞尚可见核固缩、核碎裂和核溶解等改变,胞质嗜伊红染色,均匀一致,组织结构轮廓尚保存(图3-14)。随后肉芽组织长入,最终被瘢痕组织代替。

此外,脑梗死一般为贫血性梗死,梗死灶的脑组织坏死、变软、液化,以后形成囊状,或被增生的星形胶质细胞和胶质纤维所代替,最后形成胶质瘢痕。

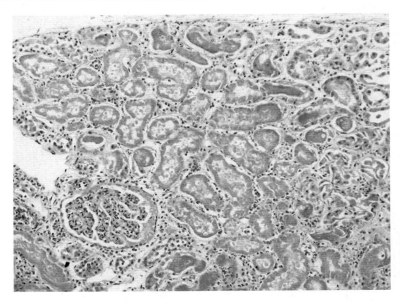

图 3-14　肾贫血性梗死(镜下)
图为肾贫血性梗死灶边缘,右上角为梗死区,可见肾小球、肾小管凝固性坏死,细胞核消失,但组织轮廓尚保存。左下侧为正常肾组织,可见一个肾小球

2. 出血性梗死

（1）发生条件

1）严重淤血：当器官原有严重淤血时，血管阻塞引起的梗死为出血性梗死，如肺淤血。严重淤血是肺梗死形成的重要先决条件，因为在肺淤血情况下，肺静脉和毛细血管内压增高，影响了肺动脉分支阻塞后建立有效的肺动脉和支气管动脉侧支循环，致肺出血性梗死。

2）组织疏松：肠和肺的组织较疏松，梗死初期疏松的组织间隙内可容纳多量漏出的血液，当组织坏死吸收水分而膨胀时，也不能把漏出的血液挤出梗死灶外，因而梗死灶为出血性。若肺因有炎症而实变时，所发生的肺梗死一般为贫血性梗死。

（2）常见类型

1）肺出血性梗死：常位于肺下叶，尤好发于肋膈缘，常多发，病灶大小不等，呈锥形（楔形），尖端朝向肺门，底部紧靠肺膜，肺膜表面有纤维素性渗出物（图3-15）。梗死灶质实，因弥漫性出血呈暗红色，略向表面隆起，时间久后，由于红细胞崩解颜色变浅，

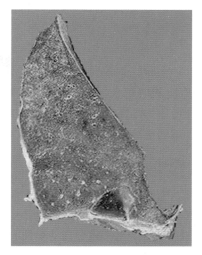

图 3-15 **肺出血性梗死**
肺组织下部见一楔形梗死灶，灶内肺组织出血坏死

肉芽组织长入逐渐机化，梗死灶变成灰白色，由于瘢痕组织收缩使病灶表面局部下陷。镜下，梗死灶呈凝固性坏死，可见肺泡轮廓，肺泡腔、小支气管腔及肺间质充满红细胞。早期（48小时内）红细胞轮廓尚保存，以后崩解。梗死灶边缘与正常肺组织交界处的肺组织充血、水肿及出血。

2）肠出血性梗死：多见于肠系膜动脉栓塞和静脉血栓形成，或在肠套叠、肠扭转、嵌顿疝、肿瘤压迫等情况下引起出血性梗死。肠梗死灶呈节段性暗红色，肠壁因淤血、水肿和出血呈明显增厚，随之肠壁坏死，质脆易破裂，肠浆膜面可有纤维素性脓性渗出物被覆（图3-16）。

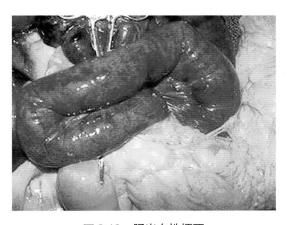

图 3-16 **肠出血性梗死**
梗死的肠壁呈暗红色

3. 败血性梗死（septic infarct） 由含有细菌的栓子阻塞血管引起。常见于急性感染性心内膜炎，含细菌的栓子从心内膜脱落，顺血流运行而引起相应组织器官动脉栓塞所致。梗死灶内可见有细菌团及大量炎细胞浸润，若有化脓性细菌感染时，可形成脓肿。

三、梗死对机体的影响和结局

（一）梗死对机体的影响

梗死对机体的影响大小取决于发生梗死的器官、梗死灶的大小和部位，以及有无细菌感染等因素。重要器官的大面积梗死可引起器官严重功能障碍，甚至导致患者死亡。例如大面积心肌梗死可导致心功能不全或死亡；大面积脑梗死可导致瘫痪或死亡。梗死若发生在脾、肾，则对机体影响较小，常常仅引起局部症状。如肾梗死可出现腰痛和血尿，不影响肾功能。肺梗死有胸痛、咳嗽和咯血。肠梗死常出现剧烈腹痛、呕吐、血便、麻痹性肠梗阻和腹膜炎症状。肺、肠、四肢的梗死，若继发腐败菌感染，可引起坏疽，后果严重。

（二）梗死的结局

梗死灶是组织的不可逆性病变，梗死组织可被溶解、吸收，或发生机化、包裹和钙化。

第六节　水　　肿

水肿(edema)是指组织间隙内的体液增多。如果体液积聚在体腔则称为积水,如胸腔积水、心包积水、腹腔积水(腹水)、脑积水等。按水肿波及的范围可分为全身性水肿和局部性水肿。按发病原因可分为肾性水肿、肝性水肿、心性水肿、营养不良性水肿、淋巴性水肿、炎性水肿等。全身水肿是指严重的全身性水肿,除浆膜腔积水外,还伴明显的皮下组织水肿。

一、水肿的发病机制

毛细血管血压的增加或胶体渗透压的降低均能导致组织间液的增加和水肿形成。水肿也可由局部炎症介质影响血管通透性引起。当淋巴管阻塞时(如肿瘤压迫),淋巴液回流障碍也会导致水肿(图3-17)。由淤血引起的水肿,其水肿液为低蛋白含量的漏出液,比重往往低于1.012。相反,炎症时形成的水肿液为富含蛋白的渗出液,比重一般大于1.020。

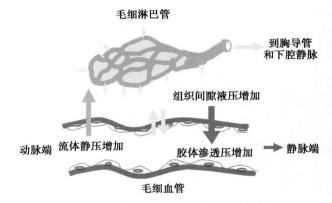

图 3-17　影响水分进出毛细血管的因素

正常毛细血管的流体静压和胶体渗透压平衡,通过毛细血管的液体量没有改变,当流体静压增加和胶体渗透压减低时,液体进入组织间隙增加(水肿)。此时毛细淋巴管吸收过多的组织间液。如果组织间液的量超越淋巴管引流的能力,则发生持续的组织水肿

(一) 静脉流体静压增高

局部静脉流体静压的增高常由静脉回流障碍引起,全身性静脉流体静压增高则往往由右心充血性心力衰竭引起。后者表现为全身性水肿,除了静脉流体静压升高外,还启动了肾素-血管紧张素-醛固酮(renin-angiotensin-aldosterone)分泌系统,引起肾脏的水钠潴留,使血管内血容量增加。然而,因为心力衰竭并不能增加心排出量,静脉内积存过量的液体,导致压力升高,进入组织间的液体增加,出现水肿(图3-18)。

此外,左心衰竭时可引起肺淤血水肿;肿瘤压迫局部静脉或静脉血栓形成可引起局部水肿;妊娠子宫压迫髂总静脉导致下肢水肿。

(二) 血浆胶体渗透压的降低

血浆胶体渗透压主要由血浆白蛋白维持。当血浆白蛋白合成减少或大量丧失时,血浆胶体渗透压下降,平均实际滤过压相应增大,组织液的生成增加,致使液体进入组织间隙,结果血浆容量减少。随着肾灌注量的相应减少,也会出现继发性醛固酮增多症(secondary aldosteronism)。然而,水钠的潴留并不能纠正血浆白蛋白含量,因而不能恢复血浆容量,反而加重了水肿。

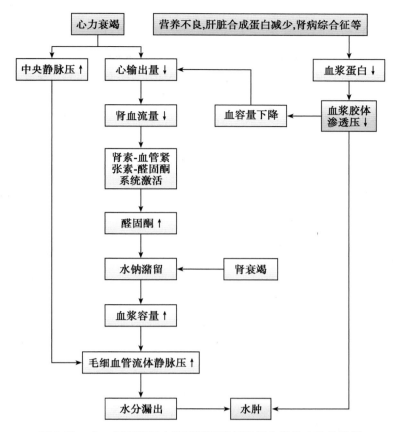

图 3-18　心、肾衰竭及血浆渗透压降低引起全身性水肿的机制

此外,血管外组织胶体渗透压的增高也会造成水肿。如炎症时,局部组织细胞坏死崩解,使局部胶体渗透压升高,加上炎症时毛细血管壁通透性增加,血浆蛋白渗出至组织内,局部组织出现水肿。

（三）淋巴回流障碍

当淋巴道堵塞时,淋巴回流受阻或不能代偿地加强回流时,含蛋白的水肿液在组织间隙聚积,可形成淋巴性水肿。如乳腺癌治疗时将乳腺或腋下淋巴结手术切除或用放射治疗,可引起患侧上肢的严重水肿。乳腺癌时,由于癌细胞浸润阻塞乳腺皮肤表浅淋巴管,导致皮下组织水肿出现"橘皮"样外观。丝虫病时,腹股沟淋巴管和淋巴结纤维化,引起患侧下肢和阴囊水肿,严重时称象皮病(elephantiasis)。

二、水肿的病理变化

水肿的大体改变为组织肿胀,颜色苍白而质软,切面有时呈胶冻样。镜下水肿液积聚于细胞和纤维结缔组织之间或腔隙内,HE 染色为透亮空白区,细胞外基质成分被水肿液分隔。若水肿液内蛋白质含量多时,如炎症性水肿,可呈同质性微粒状深红染。蛋白质含量少时,如心性或肾性水肿,则呈淡红染。尽管任何组织器官都可发生水肿,但皮下、肺、脑为最常见部位。

（一）皮下水肿

不同原因引起的皮下水肿,其部位分布各异,可以是弥漫性,也可以局部性。右心衰竭性水肿是典型的体位性水肿,长期站立时下肢水肿,而卧床时骶部水肿。由肾功能不全或肾病综合征引起的水肿影响全身各部位。但早期时首先影响疏松结缔组织,如眼睑水肿。皮肤水肿时表面紧张、苍白,用手指压时留下凹陷,称为凹陷性水肿(pitting edema)。

（二）肺水肿

引起肺水肿的最常见原因是左心室心力衰竭,其次为肾衰竭、成人呼吸窘迫综合征(adult

respiratory distress syndrome，ARDS）、肺部感染和过敏反应。水肿液积聚于肺泡腔内，使肺肿胀有弹性，质变实，重量比正常增加 2～3 倍，切面有淡红色泡沫状液体渗出。

（三）脑水肿

脑水肿可以位于局部受损伤的脑组织如脓肿、肿瘤灶的周围，也可全脑性水肿，如脑炎、高血压危象和脑静脉流出通道阻塞。脑外伤可以引起局部或全脑水肿，取决于损伤的性质和程度。脑水肿在肉眼观察时脑组织肿胀，脑回变扁平，脑沟变浅，重量增加。镜下见脑组织疏松，血管周隙加宽。

三、水肿对机体的影响

水肿对机体的影响取决于水肿的部位、程度、发生速度及持续时间。全身性皮下水肿常提示心力衰竭和肾衰竭，或营养不良，对诊断有帮助。局部的皮肤水肿影响伤口的愈合和感染的清除。肺水肿影响通气功能，甚至引起死亡。肺水肿时，水肿液不但聚集在肺泡壁毛细血管周，阻碍氧气交换，而且聚集在肺泡腔内，形成有利于细菌感染的环境。脑水肿由于可引起颅内压增高，脑疝形成，或压迫脑干血管供应，造成患者的快速死亡。喉头严重水肿时可引起气管阻塞，致患者窒息死亡。

（卞修武　田新霞）

第四章 炎 症

当各种外源性和内源性损伤因子作用于机体,造成细胞、组织和器官的损伤时,机体局部和全身会发生一系列复杂反应,以局限和消灭损伤因子,清除和吸收坏死组织和细胞,并修复损伤,这种复杂的以防御为主的反应称为炎症反应。如果没有炎症反应,机体将不能控制感染和修复损伤,不能长期在充满致病因子的自然环境中生存。但是,在一定情况下,炎症对机体也可引起不同程度的危害。

第一节 炎症的概述

一、炎症的概念

炎症(inflammation)是具有血管系统的活体组织对各种损伤因子的刺激所发生的以防御反应为主的基本病理过程。并非所有活体动物都能发生炎症反应,单细胞和多细胞生物对局部损伤发生的反应,例如吞噬损伤因子、通过细胞或细胞器肥大以应对有害刺激物等,这些反应均不能称为炎症。只有当生物进化到具有血管时,才能发生以血管反应为中心环节,同时又保留了上述吞噬和清除功能的复杂而完善的炎症反应。

炎症是损伤、抗损伤和修复的动态过程,包括如下步骤(图4-1):①各种损伤因子对机体的组织和细胞造成损伤;②在损伤周围组织中的前哨细胞(例如巨噬细胞),识别损伤因子及组织坏死物,产生炎症介质;③炎症介质激活宿主的血管反应及白细胞反应,使损伤局部的血液循环中的白细胞及血浆蛋白渗出到损伤因子所在部位,稀释、中和、杀伤及清除有害物质;④炎症反应的消退与终止;⑤实质细胞和间质细胞增生,修复受损伤的组织。

二、炎症的原因

凡是能引起组织和细胞损伤的因子都能引起炎症,致炎因子种类繁多,可归纳为以下几类:

1. **物理性因子** 高温、低温、机械性创伤、紫外线和放射线等。

2. **化学性因子** 包括外源性和内源性化学物质。外源性化学物质有强酸、强碱、强氧化剂和芥子气等。内源性化学物质有坏死组织的分解产物,也包括病理条件下堆积于体内的代谢产物,如尿

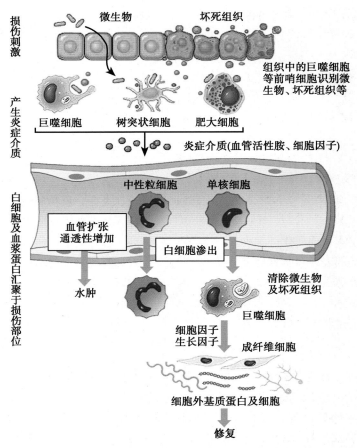

图 4-1　炎症反应的多步骤过程

素。药物和其他生物制剂使用不当也可能引起炎症。

3. **生物性因子**　病毒、细菌、立克次体、原虫、真菌、螺旋体和寄生虫等生物性因子为炎症最常见的原因。由生物病原体引起的炎症又称感染（infection）。病毒可通过在细胞内复制而导致感染细胞坏死。细菌及其释放的内毒素和外毒素以及分泌某些酶可激发炎症。某些病原体例如寄生虫和结核杆菌，通过其抗原性诱发免疫反应而损伤组织。

4. **组织坏死**　任何原因引起的组织坏死都是潜在的致炎因子。例如，在缺血引起的新鲜梗死灶的边缘所出现的出血、充血带及炎症细胞浸润，便是炎症的表现。

5. **变态反应**　当机体免疫反应状态异常时，可引起不适当或过度的免疫反应，造成组织损伤，引发炎症反应，例如过敏性鼻炎和肾小球肾炎。

6. **异物**　手术缝线、二氧化硅晶体或物质碎片等残留在机体组织内可导致炎症。

三、炎症的基本病理变化

炎症的基本病理变化包括局部组织的变质、渗出和增生。在炎症过程中，它们通常以一定的先后顺序发生，病变的早期以变质或渗出为主，病变的后期以增生为主。但变质、渗出和增生是相互联系的，一般来说，变质是损伤性过程，渗出和增生是抗损伤和修复过程。

1. **变质**　炎症局部组织发生的变性和坏死统称为变质（alteration）。变质可以发生于实质细胞，也可以发生于细胞间质。实质细胞常出现的变质性变化包括细胞水肿、脂肪变性、细胞凝固性坏死和液化性坏死等。间质细胞常出现的变质性变化包括黏液样变性和纤维素样坏死等。变质可以由致病因子直接作用所致，也可以由血液循环障碍及炎症反应产物的间接作用引起。变质反应的轻重不但取决于致病因子的性质和强度，还取决于机体的反应情况。

2. 渗出　炎症局部组织血管内的液体成分、纤维素等蛋白质和各种炎症细胞通过血管壁进入组织间隙、体腔、体表和黏膜表面的过程叫渗出(exudation)。所渗出的液体和细胞成分总称为渗出物或渗出液(exudate)。渗出液的产生是由于血管通透性增高和白细胞主动游出血管所致。渗出液若集聚在组织间隙内,称为炎性水肿;渗出液若集聚于浆膜腔,则称为炎性浆膜腔积液。在临床工作中,渗出液需要与漏出液(transudate)进行鉴别(表4-1)。

表4-1　**渗出液与漏出液的比较**

	渗出液	漏出液
原因	炎症	非炎症
蛋白量	>30g/L	<30g/L
细胞数	通常>500×10^6/L	通常<100×10^6/L
比重	>1.018(多数>1.020)	<1.018
外观	浑浊	清亮
凝固性	易自凝	不自凝

通常情况下,渗出液对机体具有积极意义:①稀释和中和毒素,减轻毒素对局部组织的损伤作用;②为局部浸润的白细胞带来营养物质,运走代谢产物;③渗出液中所含的抗体和补体有利于消灭病原体;④渗出液中的纤维素交织成网,不仅可限制病原微生物的扩散,还有利于白细胞吞噬消灭病原体,在炎症后期的纤维素网架可成为修复的支架,并有利于成纤维细胞产生胶原纤维;⑤渗出液中的白细胞吞噬和杀灭病原微生物,清除坏死组织;⑥炎症局部的病原微生物和毒素随渗出液的淋巴回流而到达局部淋巴结,刺激细胞免疫和体液免疫的产生。

然而,渗出液过多有压迫和阻塞作用,例如肺泡内渗出液堆积可影响换气功能,过多的心包或胸膜腔积液可压迫心脏或肺脏,严重的喉头水肿可引起窒息。另外,渗出物中的纤维素吸收不良可发生机化,例如引起肺肉质变、浆膜粘连甚至浆膜腔闭锁。

3. 增生　在致炎因子的作用下,炎症局部的实质细胞和间质细胞可发生增生(proliferation)。实质细胞的增生,如鼻黏膜慢性炎症时被覆上皮和腺体的增生,慢性肝炎中的肝细胞增生。间质细胞的增生包括巨噬细胞、内皮细胞和成纤维细胞增生。实质细胞和间质细胞的增生是相应的生长因子刺激的结果。炎症性增生具有限制炎症扩散和修复损伤组织的功能。

四、炎症的局部表现和全身反应

(一)炎症的局部表现

包括红、肿、热、痛和功能障碍。炎症局部发红是由于局部血管扩张、充血所致;局部肿胀主要是由于局部血管通透性增高,液体和细胞成分渗出所致;发热是由于动脉性充血、血流加快、代谢旺盛所致;疼痛是由于渗出物压迫以及炎症介质作用于感觉神经末梢所致;在此基础上可进一步引起局部器官的功能障碍,如关节炎可引起关节活动不灵活,肺泡性肺炎和间质性肺炎均可影响换气功能。

(二)炎症的全身反应

当炎症局部的病变比较严重,特别是病原微生物在体内蔓延扩散时,常出现明显的全身性反应,例如发热、末梢血白细胞数目改变、心率加快、血压升高、寒战、厌食等。

发热是外源性和内源性致热原共同作用的结果。细菌产物等外源性致热原,可以刺激白细胞释放内源性致热原,例如白细胞介素1(IL-1)和肿瘤坏死因子(TNF)。内源性致热原作用于下丘脑的体温调节中枢,通过提高局部环氧合酶水平,促进花生四烯酸转变为前列腺素E而引起发热。

末梢血白细胞计数增加是炎症反应的常见表现,特别是细菌感染所引起的炎症。白细胞计数可达15 000~20 000/mm³;如果达到40 000~100 000/mm³,则称为类白血病反应。末梢血白细胞计数增加主要是由于 IL-1 和 TNF 促进了白细胞从骨髓储存库释放,故而相对不成熟的杆状核中性粒细胞所占比例增加,称之为"核左移"。如果持续感染,还能促进集落刺激因子的产生,引起骨髓造血前体细胞的增殖。多数细菌感染引起中性粒细胞增加;寄生虫感染和过敏反应引起嗜酸性粒细胞增加;一些病毒感染选择性地引起单核巨噬细胞或淋巴细胞比例增加,如单核细胞增多症、腮腺炎和风疹等。但多数病毒、立克次体和原虫感染,甚至极少数细菌(如伤寒杆菌)感染则引起末梢血白细胞计数减少。

严重的全身感染,特别是败血症,可引起全身血管扩张、血浆外渗、有效血循环量减少和心脏功能下降而出现休克。如果有凝血系统的激活可引起弥散性血管内凝血(DIC)。

(三) 炎症的意义

炎症是机体重要的防御反应,通常具有如下积极作用:①阻止病原微生物蔓延全身:炎性渗出物中的纤维素交织成网,可限制病原微生物的扩散,炎症性增生也可限制炎症扩散;②液体和白细胞的渗出可稀释毒素、消灭致炎因子和清除坏死组织;③炎症局部的实质细胞和间质细胞在相应生长因子的作用下进行增生,修复损伤组织,恢复组织和器官的功能。

但是在一定情况下,炎症对机体具有潜在的危害性:①当炎症引起重要器官的组织和细胞发生比较严重的变性和坏死时,可以影响受累组织和器官的功能,例如病毒性心肌炎可以影响心脏功能;②当炎症伴发的大量炎性渗出物累及重要器官时,可以造成严重后果,例如细菌性脑膜炎的脓性渗出物可以引起颅内压增高,甚至形成脑疝而威胁患者生命;③炎症引起的增生性反应,有时也可以造成严重影响,例如结核性心包炎引发的心包增厚、粘连可形成缩窄性心包炎,严重影响心脏功能;④长期的慢性炎症刺激可引起多种慢性疾病,例如肥胖、心血管疾病、2 型糖尿病、肿瘤等;⑤"亚炎症"(para-inflammation)是一种介于"机体平衡"和"慢性炎症"之间的低水平炎症,其与癌症、衰老、肥胖、肌肉退化等多种疾病有关。因此,在临床治疗炎症性疾病时,除了消灭致病因子外,有时还采取一系列措施以控制炎症反应。

五、炎症的分类

炎症的分类方法多种多样,可以根据炎症累及的器官、病变的程度、炎症的基本病变性质和持续的时间等进行分类。

1. 依据炎症累及的器官进行分类 在病变器官后加"炎"字,例如心肌炎、肝炎、肾炎等。临床上,还常用具体受累的解剖部位或致病因子等加以修饰,例如肾盂肾炎、肾小球肾炎、病毒性心肌炎、细菌性心肌炎。

2. 依据炎症病变的程度进行分类 分为轻度炎症、中度炎症、重度炎症。

3. 依据炎症的基本病变性质进行分类 分为变质性炎、渗出性炎和增生性炎。任何炎症都在一定程度上包含变质、渗出、增生这三种基本病变,但往往以一种病变为主,以变质为主时称为变质性炎,以渗出为主时称为渗出性炎,以增生为主时称为增生性炎。渗出性炎还可以根据渗出物的主要成分和病变特点,进一步分为浆液性炎、纤维素性炎、化脓性炎、出血性炎等,这些病变的特点将在本章第二节中详细讲述。

4. 依据炎症持续的时间进行分类 分为急性炎症、慢性炎症。急性炎症反应迅速;持续时间短;通常以渗出性病变为主,浸润的炎症细胞主要为中性粒细胞;但有时也可以表现为变质性炎或增生性病变为主,前者如急性肝炎,后者如伤寒。慢性炎症持续时间较长;一般以增生性病变为主;其浸润的炎症细胞主要为淋巴细胞和单核细胞。

第二节 急 性 炎 症

急性炎症是机体对致炎因子的快速反应,目的是把白细胞和血浆蛋白(例如抗体、补体、纤维素)

运送到炎症病灶,杀伤和清除致炎因子。机体在急性炎症过程中,主要发生血管反应和白细胞反应。急性炎症持续时间常常仅几天,一般不超过一个月。

一、急性炎症过程中的血管反应

在急性炎症过程中,血管发生如下反应:①血流动力学改变,引起血流量增加;②血管通透性增加,血浆蛋白和白细胞会渗出到血管外组织或体腔内。

(一) 血流动力学改变

急性炎症过程中组织发生损伤后,很快按如下顺序发生血流动力学改变,血管口径和血流量发生改变(图4-2)。

1. 细动脉短暂收缩 损伤发生后立即出现,仅持续几秒钟,由神经调节和化学介质引起。

2. 血管扩张和血流加速 首先细动脉扩张,然后毛细血管床开放,导致局部血流加快、血流量增加(充血)和能量代谢增强,这是炎症局部组织发红和发热的原因。血管扩张的发生机制与神经和体液因素有关,神经因素即轴突反射,体液因素主要是由于组胺、一氧化氮(NO)、缓激肽和前列腺素等化学介质作用于血管平滑肌而引起血管扩张。

3. 血流速度减慢 血管通透性升高导致血浆渗出,小血管内红细胞浓集,因此,血液黏稠度增加,血流阻力增大,血流速度减慢甚至血流淤滞(stasis)。血流淤滞有利于白细胞靠近血管壁、黏附于血管内皮细胞表面并渗出到血管外。

急性炎症过程中血流动力学改变的速度取决于致炎因子的种类和严重程度。极轻度刺激引起的血流加快仅持续10～15分钟,然后逐渐恢复正常;轻度刺激下血流加快可持续数小时,随后血流速度减慢,甚至发生血流淤滞;较重的刺激可在15～30分钟

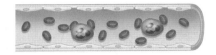

1. 正常血流

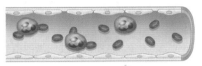

2. 血管扩张,血流加快

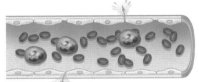

3. 血管进一步扩张,血流变慢,血浆渗出

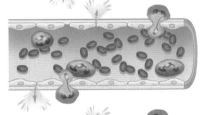

4. 血流缓慢,白细胞游出血管

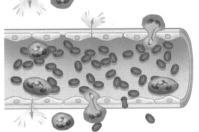

5. 血流显著缓慢,白细胞游出增多,红细胞漏出

图4-2 血流动力学变化模式图

内出现血流淤滞;而严重损伤可在几分钟内发生血流淤滞。此外,在炎症病灶的不同部位,血流动力学改变是不同的,例如烧伤病灶的中心已发生了血流淤滞,但病灶周边部血管可能仍处于扩张状态。

(二) 血管通透性增加

血管通透性增加是导致炎症局部液体和蛋白渗出血管的重要原因。在炎症过程中,下列机制可引起血管通透性增加(图4-3)。

1. 内皮细胞收缩 内皮细胞在受到组胺、缓激肽、白细胞三烯等炎症介质的刺激后,迅速发生收缩,内皮细胞间出现0.5～1.0μm的缝隙,导致血管通透性增加。该过程持续时间较短,通常发生于毛细血管后小静脉。

2. 内皮细胞损伤 烧伤和化脓菌感染等严重损伤刺激可直接损伤内皮细胞,使之坏死及脱落,这种损伤引起的血管通透性增加明显并且发生迅速,可持续数小时到数天,直至损伤血管形成血栓或

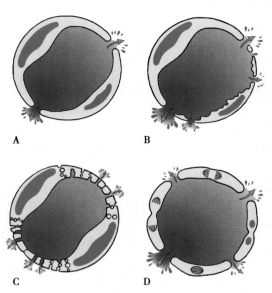

图4-3   血管通透性增加的机制模式图
A. 内皮细胞收缩,累及细静脉;B. 内皮细胞损伤,累及全部微循环;C. 穿胞作用增强,累及细静脉;D. 再生内皮细胞,累及毛细血管

内皮细胞再生修复为止。另外,白细胞黏附于内皮细胞被激活,释放具有毒性的氧代谢产物和蛋白水解酶,也可造成内皮细胞损伤和脱落。

3. 内皮细胞穿胞作用增强   在靠近内皮细胞连接处的胞质内,存在着由相互连接的囊泡所构成的囊泡体,这些囊泡体形成穿胞通道。富含蛋白质的液体通过穿胞通道穿越内皮细胞的现象称为穿胞作用(transcytosis),这是血管通透性增加的另一机制。血管内皮生长因子(VEGF)可引起内皮细胞穿胞通道数量增加及口径增大。

4. 新生毛细血管高通透性   在炎症修复过程中,以出芽方式形成新生毛细血管,其内皮细胞连接不健全,加之 VEGF 等因子的作用,使新生毛细血管具有高通透性。

应当指出,上述引起血管通透性增加的机制可同时或先后起作用。例如,烧伤可通过内皮细胞收缩、直接损伤内皮细胞和白细胞介导的内皮细胞损伤等机制,引起液体外渗。

二、急性炎症过程中的白细胞反应

炎症反应过程中,白细胞参与了一系列复杂的连续过程,主要包括:①白细胞渗出血管并聚集到感染和损伤的部位;②白细胞激活,发挥吞噬作用和免疫作用;③白细胞介导的组织损伤作用:白细胞可通过释放蛋白水解酶、化学介质和氧自由基等,引起机体正常组织损伤并可能延长炎症过程。

(一)白细胞渗出

白细胞通过血管壁游出到血管外的过程称为白细胞渗出,其是炎症反应最重要的特征。白细胞渗出过程是复杂的连续过程,包括白细胞边集和滚动、黏附和游出、在组织中游走等阶段,并在趋化因子的作用下到达炎症灶,在局部发挥重要的防御作用(图4-4)。

1. 白细胞边集和滚动   在毛细血管后小静脉,随着血流缓慢和液体的渗出,体积较小而移动较

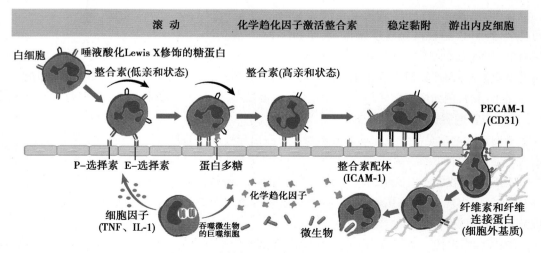

图4-4   中性粒细胞的渗出过程模式图

快的红细胞逐渐把体积较大、移动较慢的白细胞推离血管的中心部(轴流),白细胞到达血管的边缘部,称为白细胞边集(leukocytic margination)。随后,内皮细胞被细胞因子和其他炎症介质激活并表达黏附分子,白细胞与内皮细胞表面的黏附分子不断地发生结合和分离,白细胞在内皮细胞表面翻滚,称为白细胞滚动(leukocytic rolling)。介导白细胞滚动的黏附分子是选择素(selectin),其是细胞表面的一种受体。目前,已经发现三种选择素:E 选择素,表达于内皮细胞;P 选择素,表达于内皮细胞和血小板;L 选择素,表达于白细胞。内皮细胞通常不表达或仅表达少量选择素,感染灶或损伤灶释放的细胞因子激活内皮细胞,选择素表达水平增高。因此,白细胞主要结合于炎症病灶处的血管内皮细胞并游出血管。内皮细胞的 P 选择素和 E 选择素,通过与白细胞表面糖蛋白的唾液酸化 Lewis X 结合,介导中性粒细胞、单核细胞、T 淋巴细胞在内皮细胞表面的滚动。

2. 白细胞黏附　白细胞紧紧黏附于内皮细胞是白细胞从血管中游出的前提。该过程是由白细胞表面的整合素与内皮细胞表达的配体(免疫球蛋白超家族分子)介导的。整合素分子是由 α 和 β 亚单位组成的异二聚体,不仅介导白细胞与内皮细胞的黏附,还介导白细胞与细胞外基质的黏附。正常情况下,白细胞表面的整合素以低亲和力的形式存在,不与其特异的配体结合;在炎症损伤部位,内皮细胞、巨噬细胞和成纤维细胞等释放的化学趋化因子,激活附着于内皮细胞的白细胞,白细胞表面的整合素发生构象改变,转变为高亲和力的形式。与此同时,内皮细胞被巨噬细胞释放的肿瘤坏死因子(tumor necrosis factor,TNF)和白细胞介素 1(interleukin-1,IL-1)等细胞因子激活,整合素配体表达量增加。白细胞表面的整合素与其配体结合后,白细胞的细胞骨架发生改变,导致其紧密黏附于内皮细胞。

3. 白细胞游出　白细胞穿过血管壁进入周围组织的过程,称为白细胞游出(transmigration),通常发生在毛细血管后小静脉。白细胞游出主要是由炎症病灶产生的化学趋化因子介导的,这些化学趋化因子作用于黏附在血管内皮的白细胞,刺激白细胞以阿米巴运动的方式从内皮细胞连接处逸出。并且,位于白细胞和内皮细胞表面的血小板内皮细胞黏附分子(platelet endothelial cell adhesion molecule,PECAM-1,又称 CD31),通过介导两者的结合而促使白细胞游出血管内皮。穿过内皮细胞的白细胞可分泌胶原酶降解血管基底膜,进入周围组织中。

炎症的不同阶段游出的白细胞种类有所不同。在急性炎症的早期(24 小时内),中性粒细胞迅速对细胞因子发生反应,并与黏附分子结合,所以最先游出。24～48 小时则以单核细胞浸润为主,其原因在于:①中性粒细胞寿命短,经过 24～48 小时后,中性粒细胞由于凋亡和坏死而消失,而单核细胞在组织中寿命长;②中性粒细胞停止游出后,单核细胞可继续游出;③炎症的不同阶段所激活的化学趋化因子不同,已证实中性粒细胞能释放单核细胞趋化因子,因此中性粒细胞游出后必然引起单核细胞游出。此外,致炎因子的不同,渗出的白细胞也不同,葡萄球菌和链球菌感染以中性粒细胞浸润为主,病毒感染以淋巴细胞浸润为主,一些过敏反应中则以嗜酸性粒细胞浸润为主。

4. 趋化作用　白细胞游出血管后,通过趋化作用(chemotaxis)而聚集到炎症病灶。趋化作用是指白细胞沿化学物质浓度梯度向着化学刺激物作定向移动。这些具有吸引白细胞定向移动的化学刺激物称为趋化因子(chemotactic agents)。

趋化因子可以是外源性的,也可以是内源性的。最常见的外源性趋化因子是细菌产物,特别是含有 N-甲酰甲硫氨酸末端的多肽。内源性趋化因子包括补体成分(特别是 C5a)、白细胞三烯(主要是 LTB$_4$)和细胞因子(特别是 IL-8 等)。趋化因子具有特异性,有些趋化因子只吸引中性粒细胞,而另一些趋化因子则吸引单核细胞或嗜酸性粒细胞。不同的炎症细胞对趋化因子的反应也不同,粒细胞和单核细胞对趋化因子的反应较明显,而淋巴细胞对趋化因子的反应则较弱。

趋化因子是通过与白细胞表面的特异性 G 蛋白偶联受体相结合而发挥作用的,二者结合后,激活 Rac/Rho/cdc42 家族的 GTP 酶和一系列激酶。这些信号导致肌动蛋白聚合并分布在细胞运动的前缘,而肌球蛋白纤维则分布在细胞后缘,白细胞通过延伸丝状伪足而拉动细胞向前运动,引起细胞的移位。

（二）白细胞激活

白细胞聚集到组织损伤部位后，通过多种受体来识别感染的微生物和坏死组织，然后被激活，发挥杀伤和清除作用。白细胞通过如下受体来识别感染的微生物，并被激活：①识别微生物产物的受体：白细胞 TLRs（toll-like receptors）表达于细胞膜以及胞质的内体小泡，可以识别细胞外和吞入细胞内的微生物产物。②G 蛋白偶联受体：其表达于中性粒细胞和巨噬细胞等多种白细胞，主要识别含有 N-甲酰甲硫氨酸的细菌短肽。③调理素受体：调理素（opsonins）是指一类通过包裹微生物而增强吞噬细胞吞噬功能的血清蛋白质，包括抗体 IgG 的 Fc 段、补体 C3b 和凝集素（lectins）。调理素包裹微生物而提高吞噬作用的过程，称为调理素化（opsonization）。调理素化的微生物与白细胞的调理素受体（Fc 受体、C3b 受体）结合后，明显提高白细胞的吞噬作用。④细胞因子受体：感染微生物后，机体产生多种细胞因子，例如干扰素-γ（IFN-γ）。这些细胞因子通过与白细胞表面的受体结合而激活白细胞。

白细胞被激活后，发挥杀伤微生物和清除致炎物质的作用。在该过程中，吞噬作用（phagocytosis）和免疫作用发挥了重要功能。

1. 吞噬作用（phagocytosis）　是指白细胞吞噬病原体、组织碎片和异物的过程。具有吞噬作用的细胞主要为中性粒细胞和巨噬细胞。中性粒细胞吞噬能力较强，其胞质颗粒中的髓过氧化物酶（MPO）、溶酶体酶等在杀伤、降解微生物的过程中起了重要作用。炎症灶中的巨噬细胞来自血液的单核细胞和局部的组织细胞，其溶酶体中含有酸性磷酸酶和过氧化物酶。巨噬细胞受到外界刺激被激活后，细胞体积增大，细胞表面皱襞增多，线粒体和溶酶体增多，功能增强。

吞噬过程包括识别和附着、吞入、杀伤和降解三个阶段（图 4-5）。

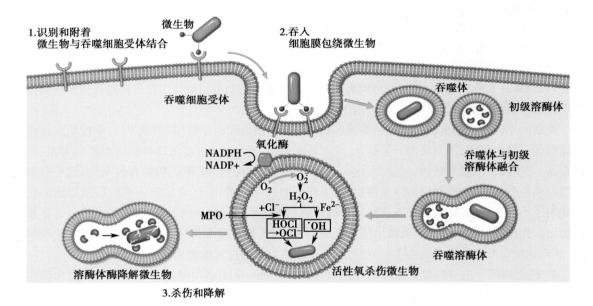

图 4-5　白细胞吞噬过程模式图

（1）识别和附着（recognition and attachment）：吞噬细胞表面的甘露糖受体、清道夫受体和各种调理素受体都有识别、结合和摄入微生物的功能。

（2）吞入（engulfment）：吞噬细胞在附着调理素化的细菌等颗粒状物体后，便伸出伪足，随着伪足的延伸和相互融合，由吞噬细胞的细胞膜包围吞噬物形成泡状小体，即吞噬体（phagosome）。然后，吞噬体与初级溶酶体颗粒融合，形成吞噬溶酶体（phagolysosome）。

（3）杀伤和降解（killing and degradation）：进入吞噬溶酶体的细菌可被依赖氧的机制和不依赖氧的机制杀伤和降解。

依赖氧的机制主要是通过活性氧和活性氮杀伤微生物。活性氧由激活的白细胞还原型辅酶Ⅱ

（NADPH）氧化酶产生，后者使 NADPH 氧化而产生超氧负离子（O_2^-）。大多数超氧负离子经自发性歧化作用转变为过氧化氢（H_2O_2），H_2O_2 进一步被还原成高度活跃的羟自由基。H_2O_2 不足以杀灭细菌，中性粒细胞胞质内的嗜天青颗粒中含有髓过氧化物酶（MPO），MPO 可催化 H_2O_2 和 Cl^- 产生次氯酸（HOCl·）。HOCl· 是强氧化剂和杀菌因子。H_2O_2-MPO-卤素是中性粒细胞最有效的杀菌系统。活性氮（主要是 NO），也参与微生物杀伤，作用机制与活性氧相似。

$$2O_2 + NADPH \xrightarrow{\text{NADPH 氧化酶}} 2O_2^- + NADP^+ + H^+$$

$$H_2O_2 + Cl^- \xrightarrow{\text{MPO}} HOCl \cdot + H_2O$$

对微生物的杀伤还可以通过不依赖氧机制：①溶酶体内的细菌通透性增加蛋白（bacterial permeability-increasing protein，BPI），通过激活磷脂酶和降解细胞膜磷脂，使细菌外膜通透性增加；②溶菌酶通过水解细菌糖肽外衣而杀伤病原微生物；③嗜酸性粒细胞的主要碱性蛋白（MBP），对许多寄生虫具有细胞毒性；④防御素（defensins）存在于白细胞颗粒中，通过对微生物细胞膜的损伤而杀伤病原微生物。

微生物被杀死后，在吞噬溶酶体内被酸性水解酶降解。

2. 免疫作用　发挥免疫作用的细胞主要为单核细胞、淋巴细胞和浆细胞。抗原进入机体后，巨噬细胞将其吞噬处理，再把抗原呈递给 T 和 B 细胞，免疫活化的淋巴细胞分别产生淋巴因子或抗体，发挥杀伤病原微生物的作用。

（三）白细胞介导的组织损伤作用

白细胞在吞噬过程中，不仅可向吞噬溶酶体内释放产物，而且还可将产物（例如溶酶体酶、活性氧自由基）释放到细胞外间质中，损伤正常细胞和组织，加重原始致炎因子的损伤作用。白细胞介导的组织损伤见于多种疾病，例如肾小球肾炎、哮喘、移植排斥反应、肺纤维化等。

白细胞向细胞外间质释放产物的机制包括：①吞噬溶酶体在完全封闭之前仍与细胞外相通，溶酶体酶可外溢；②某些不容易被吞噬的物质（如沉积在肾小球基底膜的免疫复合物）可以引发白细胞高度激活，溶酶体酶被释放到细胞外间质中；③白细胞吞噬了能损伤溶酶体膜的物质（如尿酸盐、二氧化硅），使溶酶体酶释放出来。

（四）白细胞功能缺陷

任何影响白细胞黏附、化学趋化、吞入、杀伤和降解的先天性或后天性缺陷，均可引起白细胞功能缺陷，导致炎症失控。

1. 黏附缺陷　白细胞黏附缺陷（leukocyte adhesion deficiency，LAD）便是典型的例子。LAD-1 型是由于整合素 CD18 的 β2 缺陷，导致白细胞黏附、迁移、吞噬和氧化激增反应障碍，引起患者反复细菌感染和创伤愈合不良。LAD-2 型是由于岩藻糖代谢障碍使唾液酸化 Lewis X 缺乏，LAD-2 型临床表现较 LAD-1 型轻，也表现为反复细菌感染。

2. 吞噬溶酶体形成障碍　Chediak-Higashi 综合征为常染色体隐性遗传性疾病，表现为吞噬体与溶酶体融合发生障碍，以及细胞毒性 T 淋巴细胞不能正常分泌具有溶解作用的颗粒，引起严重的免疫缺陷和患者反复细菌感染。

3. 杀菌活性障碍　由于吞噬细胞 NADPH 氧化酶某种成分的基因缺陷，导致依赖活性氧杀伤机制的缺陷，可引起慢性肉芽肿性疾病。

4. 骨髓白细胞生成障碍　造成白细胞数目下降，主要原因有再生障碍性贫血、肿瘤化疗和肿瘤广泛骨转移等。

三、炎症介质在炎症过程中的作用

炎症的血管反应和白细胞反应都是通过一系列化学因子的作用实现的。参与和介导炎症反应的化学因子称为化学介质或炎症介质(inflammatory mediator)。

炎症介质的共同特点如下:①炎症介质可来自血浆和细胞:来自血浆的炎症介质主要在肝脏合成,以前体的形式存在,需经蛋白酶水解才能激活。来自细胞的炎症介质,有些以细胞内颗粒的形式储存于细胞内,在有需要的时候释放到细胞外,有些炎症介质在致炎因子的刺激下即刻合成。产生急性炎症介质的细胞主要是中性粒细胞、单核/巨噬细胞和肥大细胞,间质细胞(内皮细胞、平滑肌细胞、成纤维细胞)和多数上皮细胞也可以产生炎症介质。②多数炎症介质通过与靶细胞表面的受体结合发挥其生物活性作用,然而某些炎症介质直接有酶活性或者可介导氧化损伤。③炎症介质作用于靶细胞可进一步引起靶细胞产生次级炎症介质,使初级炎症介质的作用放大或抵消初级炎症介质的作用。一种炎症介质可作用于一种或多种靶细胞,可对不同的细胞和组织产生不同的作用。④炎症介质被激活或分泌到细胞外后,半衰期十分短暂,很快被酶降解灭活,或被拮抗分子抑制或清除。

(一) 细胞释放的炎症介质

1. **血管活性胺** 包括组胺(histamine)和5-羟色胺(serotonin,5-HT),储存在细胞的分泌颗粒中,在急性炎症反应时最先释放。

组胺主要存在于肥大细胞和嗜碱性粒细胞的颗粒中,也存在于血小板内。肥大细胞释放组胺称为脱颗粒。可引起肥大细胞脱颗粒的刺激因子包括:引起损伤的冷、热等物理因子;免疫反应,IgE抗体与肥大细胞表面的Fc受体结合;C3a和C5a补体片段,又称过敏毒素(anaphylatoxin)蛋白;白细胞来源的组胺释放蛋白;某些神经肽,如P物质;细胞因子,如IL-1和IL-8。组胺主要通过血管内皮细胞的H1受体起作用,可使细动脉扩张和细静脉通透性增加。

5-HT主要存在于血小板。当血小板与胶原纤维、凝血酶、免疫复合物等接触后,血小板聚集并释放5-HT,引起血管收缩。

2. **花生四烯酸代谢产物** 包括前列腺素(prostaglandins,PG)、白细胞三烯(leukotriene,LT)和脂氧素(lipoxins,LX),参与炎症和凝血反应。花生四烯酸(arachidonic acid,AA)是二十碳不饱和脂肪酸,来源于饮食或由亚油酸转换产生,存在于细胞膜磷脂分子中,在磷脂酶的作用下释放。AA通过环氧合酶途径产生前列腺素和凝血素,通过脂质氧合酶途径产生白细胞三烯和脂氧素(图4-6)。

AA通过环氧合酶途径生成的代谢产物包括PGE_2、PGD_2、PGF_2、PGI_2和凝血素A_2(TXA_2)等,分别

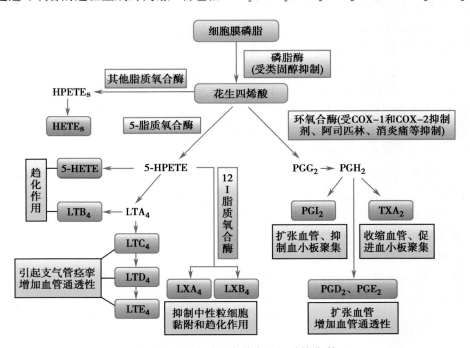

图4-6   炎症过程中花生四烯酸的代谢

由特异性酶作用于中间产物而产生。由于不同细胞含有不同的酶,所以不同细胞产生的 AA 代谢产物不同。TXA_2 主要由含有 TXA_2 合成酶的血小板产生,其主要作用是使血小板聚集和血管收缩。PGI_2 主要由血管内皮细胞产生,其可抑制血小板聚集和使血管扩张。PGD_2 主要由肥大细胞产生,而产生 PGE_2 和 PGF_{2a} 的细胞种类则比较多。PGD_2、PGE_2 和 PGF_{2a} 协同作用,可以引起血管扩张并促进水肿发生。PG 还可引起发热和疼痛。PGE_2 使机体对疼痛的刺激更为敏感,并在感染过程中与细胞因子相互作用引起发热。

白细胞三烯是 AA 通过脂质氧合酶途径产生的,AA 首先转化为 5-羟基过氧二十碳四烯酸(5-HPETE),然后再转化为白细胞三烯 LTA_4、LTB_4、LTC_4、LTD_4、LTE_4 以及 5-羟基二十碳四烯酸(5-HETE)等。5-HETE 是中性粒细胞的趋化因子。LTB4 是中性粒细胞的趋化因子和白细胞功能反应(黏附于内皮细胞、产生氧自由基和释放溶酶体酶)的激活因子。LTC_4、LTD_4、LTE_4 主要由肥大细胞产生,可引起明显支气管痉挛和静脉血管通透性增加。

脂氧素也是 AA 通过脂质氧合酶途径产生的,是白细胞三烯的内源性拮抗剂。主要功能是抑制中性粒细胞的趋化反应及黏附于内皮细胞,与炎症的消散有关。

很多抗炎药物是通过抑制 AA 的代谢而发挥作用的。非甾体类抗炎药物(例如阿司匹林和吲哚美辛)可抑制环氧合酶活性,抑制 PG 的产生,用于治疗疼痛和发热。齐留通(zileuton)可抑制脂质氧合酶,抑制白细胞三烯的产生,用于治疗哮喘。糖皮质类固醇可抑制磷脂酶 A_2、环氧合酶-2(COX-2)、细胞因子(例如 IL-1 和 TNF α)等基因的转录,发挥抗炎作用。

3. **血小板激活因子(platelet activating factor,PAF)** PAF 是磷脂类炎症介质,具有激活血小板、增加血管通透性以及引起支气管收缩等作用。PAF 在极低浓度下可使血管扩张和小静脉通透性增加,比组胺作用强 100 ~ 10 000 倍。PAF 还可促进白细胞与内皮细胞黏附、白细胞趋化和脱颗粒反应。PAF 由嗜碱性粒细胞、血小板、中性粒细胞、单核巨噬细胞和血管内皮细胞产生。人工合成的 PAF 受体的拮抗剂可抑制炎症反应。

4. **细胞因子(cytokines)** 是由多种细胞产生的多肽类物质,主要由激活的淋巴细胞和巨噬细胞产生,参与免疫反应和炎症反应。TNF 和 IL-1 是介导炎症反应的两个重要细胞因子,主要由激活的巨噬细胞、肥大细胞和内皮细胞等产生,内毒素、免疫复合物和物理性因子等可以刺激 TNF 和 IL-1 的分泌。TNF 和 IL-1 均可促进内皮黏附分子的表达以及其他细胞因子的分泌,促进肝脏合成各种急性期蛋白,促进骨髓向末梢血循环释放中性粒细胞,并可引起患者发热、嗜睡及心率加快等。

化学趋化因子(chemokines)是一类具有趋化作用的细胞因子,主要功能是刺激白细胞渗出以及调控白细胞在淋巴结和其他组织中的分布。

5. **活性氧** 中性粒细胞和巨噬细胞受到微生物、免疫复合物、细胞因子或其他炎症因子刺激后,合成和释放活性氧,杀死和降解吞噬的微生物及坏死细胞。活性氧的少量释放可促进趋化因子、细胞因子、内皮细胞-白细胞间黏附分子的表达,增强和放大炎症反应。但是,活性氧的大量释放可引发组织损伤。

6. **白细胞溶酶体酶** 存在于中性粒细胞和单核细胞溶酶体颗粒内的酶可以杀伤和降解吞噬的微生物,并引起组织损伤。溶酶体颗粒含有多种酶,如酸性水解酶、中性蛋白酶、溶菌酶等。酸性水解酶在吞噬溶酶体内降解细菌及其碎片。中性蛋白酶包括弹力蛋白酶、胶原酶和组织蛋白酶,可降解各种细胞外成分,包括胶原纤维、基底膜、纤维素、弹力蛋白和软骨基质等,在化脓性炎症的组织破坏中起重要作用。中性蛋白酶还能直接剪切 C3 和 C5 而产生血管活性介质 C3a 和 C5a,并促进激肽原产生缓激肽样多肽。

7. **神经肽** 神经肽(例如 P 物质)是小分子蛋白,可传导疼痛,引起血管扩张和血管通透性增加。肺和胃肠道的神经纤维分泌较多的神经肽。

(二) 血浆中的炎症介质

血浆中存在着三种相互关联的系统,即激肽、补体和凝血系统/纤维蛋白溶解系统,当血管内皮损伤处暴露的胶原、基底膜等激活Ⅻ因子后,可以启动与炎症有关的该三大系统。

1. **激肽系统** 缓激肽(bradykinin)可以使细动脉扩张、血管通透性增加、支气管平滑肌收缩,并可引起疼痛。激活的Ⅻ因子,使前激肽原酶转变成激肽原酶,激肽原酶作用于血浆中激肽原使其转化为缓激肽。

2. **补体系统** 补体系统由20多种血浆蛋白质组成,不仅是抵抗病原微生物的天然和过继免疫的重要因子,还是重要的炎症介质。补体可通过经典途径(抗原-抗体复合物)、替代途径(病原微生物表面分子,例如内毒素或脂多糖)和凝集素途径激活,产生炎症介质 C3a 和 C5a,发挥扩张血管和增加血管通透性、趋化白细胞、杀伤细菌等生物学功能。

3. **凝血系统/纤维蛋白溶解系统** Ⅻ因子激活后,启动凝血系统,激活凝血酶(thrombin)、纤维蛋白多肽和凝血因子 X 等。凝血酶可以激活血管内皮细胞,促进白细胞黏附。凝血酶还可以剪切 C5 产生 C5a,把凝血和补体系统联系起来。纤维蛋白多肽是纤维蛋白原的降解产物,可以提高血管通透性,并且是白细胞的趋化因子。凝血因子 Xa 可以提高血管通透性并促进白细胞游出。纤维蛋白溶解系统启动后,激活纤维蛋白溶酶(plasmin),其降解纤维蛋白而产生的纤维蛋白降解产物,具有提高血管通透性的作用。纤维蛋白溶酶还可剪切 C3 产生 C3a,使血管扩张和血管通透性增加。

主要炎症介质的作用小结于表4-2。

表 4-2   **主要炎症介质的作用**

功能	炎 症 介 质
血管扩张	前列腺素、NO、组胺
血管通透性升高	组胺和 5-羟色胺、C3a 和 C5a、缓激肽、LTC_4、LTD_4、LTE_4、PAF、P 物质
趋化作用、白细胞渗出和激活	TNF、IL-1、化学趋化因子、C3a、C5a、LTB_4
发热	IL-1、TNF、前列腺素
疼痛	前列腺素、缓激肽、P 物质
组织损伤	白细胞溶酶体酶、活性氧、NO

四、急性炎症反应的终止

虽然急性炎症是机体的积极防御反应,但由于其可引起组织损伤,所以,机体对急性炎症反应进行严密调控并适时终止。炎症反应的终止机制如下:①由致炎因子刺激而产生的炎症介质,半衰期短并很快降解,在致炎因子被清除后,随着炎症介质的衰减,炎症反应逐渐减弱;②中性粒细胞在组织中的半衰期短,其在离开血液循环后,于数小时至两天内发生凋亡而死亡;③炎症反应本身会释放一系列终止信号,例如脂氧素、TGF-β、IL-10 等,主动终止炎症反应。

五、急性炎症的病理学类型

急性炎症受累的器官组织类型、组织反应的轻重程度以及炎症性致病因子等的不同,都会影响急性炎症的形态学表现。在急性炎症过程中,通常渗出性病变表现明显。根据渗出物的主要成分和病变特点,急性炎症分为浆液性炎、纤维素性炎、化脓性炎和出血性炎。

(一)浆液性炎

浆液性炎(serous inflammation)以浆液渗出为其特征,渗出的液体主要来自血浆,也可由浆膜的间皮细胞分泌,含有 3%~5% 的蛋白质(主要为白蛋白),同时混有少量中性粒细胞和纤维素。浆液性炎常发生于黏膜、浆膜、滑膜、皮肤和疏松结缔组织等。黏膜的浆液性炎又称浆液性卡他性炎,卡他(catarrh)是指渗出物沿黏膜表面顺势下流的意思,如感冒初期,鼻黏膜排出大量浆液性分泌物。浆膜的浆液性炎如渗出性结核性胸膜炎,可引起胸腔积液。滑膜的浆液性炎如风湿性关节炎,可引起关节腔积液。皮肤的浆液性渗出物积聚在表皮内和表皮下可形成水疱,例如Ⅱ度烧伤引起的皮肤水疱。浆液性渗出物弥漫浸润疏松结缔组织,局部可出现炎性水肿,如脚扭伤引起的局部炎性水肿。

浆液性炎一般较轻,易于消退。浆液性渗出物过多也有不利影响,甚至导致严重后果。如喉头浆液性炎造成的喉头水肿可引起窒息。胸膜和心包腔大量浆液渗出可影响心、肺功能。

（二）纤维素性炎

纤维素性炎(fibrinous inflammation)以纤维蛋白原渗出为主,继而形成纤维蛋白,即纤维素。在HE切片中,纤维素呈红染、相互交织的网状、条状或颗粒状,常混有中性粒细胞和坏死细胞碎片。纤维蛋白原大量渗出,说明血管壁损伤严重,通透性明显增加,多由某些细菌毒素(如白喉杆菌、痢疾杆菌和肺炎球菌的毒素)或各种内源性和外源性毒物(如尿毒症的尿素和汞中毒)引起。纤维素性炎易发生于黏膜、浆膜和肺组织(图4-7)。黏膜发生的纤维素性炎,渗出的纤维素、中性粒细胞和坏死黏膜组织以及病原菌等可在黏膜表面形成一层灰白色膜状物,称为"伪膜",故又称伪膜性炎(pseudomembranous inflammation)。对于白喉的伪膜性炎,由于咽喉部黏膜与深部组织结合较牢固,故咽喉部的伪膜不易脱落,称为固膜性炎;而气管黏膜与其下组织结合较疏松,故气管的伪膜较易脱落,称为浮膜性炎,可引起窒息。浆膜发生的纤维素性炎(如"绒毛心")可机化引发纤维性粘连。肺组织发生的纤维素性炎,例如大叶性肺炎,除了大量纤维蛋白渗出外,还可见大量中性粒细胞渗出。

当渗出的纤维素较少时,其可被纤维蛋白水解酶降解,或被吞噬细胞搬运清除,或通过自然管道排出体外,病变组织得以愈复。若渗出的纤维素过多、渗出的中性粒细胞(其含蛋白水解酶)较少、或组织内抗胰蛋白酶(其抑制蛋白水解酶活性)含量过多时,均可导致渗出的纤维素不能被完全溶解吸收,随后发生机化,形成浆膜的纤维性粘连或大叶性肺炎时肺肉质变。

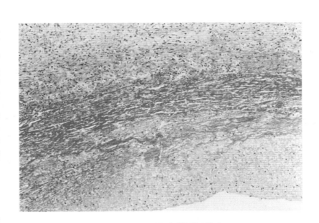

图4-7　**纤维素性胸膜炎**
胸膜脏层表面覆盖大量纤维素性渗出物

（三）化脓性炎

化脓性炎(suppurative or purulent inflammation)以中性粒细胞渗出,并伴有不同程度的组织坏死和脓液形成为其特点。化脓性炎多由化脓菌(如葡萄球菌、链球菌、脑膜炎双球菌、大肠杆菌)感染所致,亦可由组织坏死继发感染产生。脓性渗出物称为脓液(pus),是一种浑浊的凝乳状液体,呈灰黄色或黄绿色。脓液中的中性粒细胞除极少数仍有吞噬能力外,大多数细胞已发生变性和坏死,这些变性、坏死的中性粒细胞称为脓细胞。脓液中除含有脓细胞外,还含有细菌、坏死组织碎片和少量浆液。由葡萄球菌引起的脓液较为浓稠,由链球菌引起的脓液较为稀薄。依据病因和发生部位不同,把化脓性炎分为表面化脓和积脓、蜂窝织炎和脓肿等类型。

1. 表面化脓和积脓　表面化脓是指发生在黏膜和浆膜表面的化脓性炎。黏膜的化脓性炎又称脓性卡他性炎,此时中性粒细胞向黏膜表面渗出,深部组织的中性粒细胞浸润不明显。如化脓性尿道炎和化脓性支气管炎,渗出的脓液可沿尿道、支气管排出体外。当化脓性炎发生于浆膜、胆囊和输卵管时,脓液则在浆膜腔、胆囊和输卵管腔内积存,称为积脓(empyema)。

2. 蜂窝织炎（phlegmonous inflammation）　蜂窝织炎是指疏松结缔组织的弥漫性化脓性炎,常发生于皮肤、肌肉和阑尾。蜂窝织炎主要由溶血性链球菌引起,链球菌分泌的透明质酸酶能降解疏松结缔组织中的透明质酸,分泌的链激酶能溶解纤维素,因此,细菌易于通过组织间隙和淋巴管扩散,表现为炎症病变组织内大量中性粒细胞弥漫性浸润,与周围组织界限不清(图4-8)。由于单纯蜂窝织炎一般不发生明显的组织坏死和溶解,痊愈后一般不留痕迹。

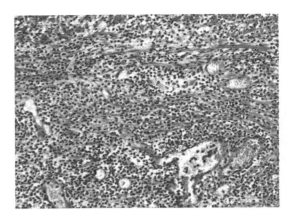

图 4-8   蜂窝织炎性阑尾炎
大量中性粒细胞浸润于阑尾的肌层

3. 脓肿（abscess）   脓肿是指器官或组织内的局限性化脓性炎症,其主要特征是组织发生溶解坏死,形成充满脓液的腔,即脓腔。脓肿可发生于皮下和内脏,主要由金黄色葡萄球菌引起,这些细菌可产生毒素使局部组织坏死,继而大量中性粒细胞浸润,之后中性粒细胞坏死形成脓细胞,并释放蛋白溶解酶使坏死组织液化形成含有脓液的空腔。金黄色葡萄球菌可产生凝血酶,使渗出的纤维蛋白原转变成纤维素,因而病变较局限。金黄色葡萄球菌具有层粘连蛋白受体,使其容易通过血管壁而在远部产生迁徙性脓肿（图 4-9）。在脓肿早期,脓肿周围有充血、水肿和大量炎细胞浸润;经过一段时间后,脓肿周围形成肉芽组织,即脓肿膜,其具有吸收脓液,限制炎症扩散的作用。小脓肿可以吸收消散。较大脓肿由于脓液过多,吸收困难,常需要切开排脓或穿刺抽脓。脓腔局部常由肉芽组织修复,最后形成瘢痕。

疖是毛囊、皮脂腺及其周围组织的脓肿。疖中心部分液化变软后,脓液便可破出。痈是多个疖的融合,在皮下脂肪和筋膜组织中形成许多相互沟通的脓肿,必须及时切开排脓。

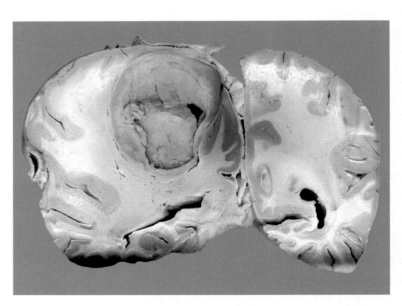

图 4-9   脑脓肿
脑实质可见一个大的脓肿,腔内有浓稠的脓汁

（四）出血性炎

出血性炎（hemorrhagic inflammation）是指炎症病灶的血管损伤严重,渗出物中含有大量红细胞。常见于流行性出血热、钩端螺旋体病和鼠疫等。

上述各型炎症可以单独发生,亦可以合并存在,如浆液性纤维素性炎、纤维素性化脓性炎等。另外,在炎症的发展过程中,一种炎症类型可以转变成另一种炎症类型,如浆液性炎可以转变成纤维素性炎或化脓性炎。

六、急性炎症的结局

大多数急性炎症能够痊愈,少数迁延为慢性炎症,极少数可蔓延扩散到全身。

（一）痊愈

在清除致炎因子后，如果炎性渗出物和坏死组织被溶解吸收，通过周围正常细胞的再生，可以完全恢复原来的组织结构和功能，称为完全愈复；如果组织坏死范围较大，则由肉芽组织增生修复，称为不完全愈复。

（二）迁延为慢性炎症

在机体抵抗力低下或治疗不彻底的情况下，致炎因子不能在短期内清除，其在机体内持续起作用，不断地损伤组织造成炎症迁延不愈，使急性炎症转变成慢性炎症，病情可时轻时重。

（三）蔓延扩散

在机体抵抗力低下，或病原微生物毒力强、数量多的情况下，病原微生物可不断繁殖，并沿组织间隙或脉管系统向周围和全身组织器官扩散。

1. 局部蔓延　炎症局部的病原微生物可通过组织间隙或自然管道向周围组织和器官扩散蔓延，如急性膀胱炎可向上蔓延到输尿管和肾盂。

炎症局部蔓延可形成糜烂（erosion）、溃疡（ulcer）、瘘管（fistula）、窦道（sinus）和空洞（cavity）。

2. 淋巴道蔓延　急性炎症渗出的富含蛋白的炎性水肿液或部分白细胞，可通过淋巴液回流至淋巴结。其中所含的病原微生物也可沿淋巴液扩散，引起淋巴管炎和局部淋巴结炎。例如，足部感染时腹股沟淋巴结可肿大，在足部感染灶和肿大的腹股沟淋巴结之间出现红线，即为淋巴管炎。病原微生物可进一步通过淋巴系统入血，引起血行蔓延。

3. 血行蔓延　炎症灶中的病原微生物可直接或通过淋巴道侵入血循环，病原微生物的毒性产物也可进入血循环，引起菌血症、毒血症、败血症和脓毒败血症。

（1）菌血症（bacteremia）：细菌由局部病灶入血，全身无中毒症状，但从血液中可查到细菌，称为菌血症。一些炎症性疾病的早期有菌血症，如大叶性肺炎和流行性脑脊髓膜炎。在菌血症阶段，肝、脾和骨髓的吞噬细胞可清除细菌。

（2）毒血症（toxemia）：细菌的毒性产物或毒素被吸收入血称为毒血症。临床上出现高热和寒战等中毒症状，同时伴有心、肝、肾等实质细胞的变性或坏死，严重时出现中毒性休克，但血培养查不到病原菌。

（3）败血症（septicemia）：细菌由局部病灶入血后，大量繁殖并产生毒素，引起全身中毒症状和病理变化，称为败血症。败血症除有毒血症的临床表现外，还常出现皮肤和黏膜的多发性出血斑点，以及脾脏和淋巴结肿大等。此时血液中常可培养出病原菌。

（4）脓毒败血症（pyemia）：化脓菌所引起的败血症可进一步发展成为脓毒败血症。脓毒败血症是指化脓菌除产生败血症的表现外，可在全身一些脏器中出现多发性栓塞性脓肿（embolic abscess），或称转移性脓肿（metastatic abscess）。显微镜下小脓肿中央的小血管或毛细血管中可见细菌菌落，周围大量中性粒细胞局限性浸润并伴有局部组织的化脓性溶解破坏。

第三节　慢　性　炎　症

慢性炎症是指持续数周甚至数年的炎症，其中，连绵不断的炎症反应、组织损伤和修复反应相伴发生。慢性炎症多由急性炎症迁延而来；也可隐匿发生而无急性炎症过程；或者在急性炎症反复发作的间期存在。根据慢性炎症的形态学特点，将其分为两大类：一般慢性炎症（又称非特异性慢性炎）和肉芽肿性炎（又称特异性慢性炎）。

慢性炎症发生于如下情况：①病原微生物很难清除，持续存在。例如结核菌、梅毒螺旋体、某些真菌等病原微生物难以彻底清除，常可激发免疫反应，特别是迟发性过敏反应，有时可表现为特异性肉芽肿性炎。②长期暴露于内源性或外源性毒性因子，例如长期暴露于二氧化硅引发硅沉着病。③对自身组织产生免疫反应，如类风湿关节炎和系统性红斑狼疮等。

一、一般慢性炎症的病理变化特点

（一）一般慢性炎症的特点

非特异性慢性炎症的主要特点是：①炎症灶内浸润的细胞主要为单核细胞、淋巴细胞和浆细胞，反映了机体对损伤的持续反应。②组织破坏：主要由炎症细胞的产物引起。③修复反应：常有较明显的成纤维细胞和血管内皮细胞的增生，以及被覆上皮和腺上皮等实质细胞的增生，以替代和修复损伤的组织。

慢性炎症的纤维结缔组织增生常伴有瘢痕形成，可造成管道性脏器的狭窄；在黏膜可形成炎性息肉，例如鼻息肉和子宫颈息肉；在肺或其他脏器可形成炎症假瘤。炎症假瘤本质上是炎症，由肉芽组织、炎细胞、增生的实质细胞和纤维结缔组织构成，为境界清楚的瘤样病变。

（二）主要的慢性炎症细胞

单核巨噬细胞系统的激活是慢性炎症的一个重要特征。单核巨噬细胞系统包括血液中的单核细胞和组织中的巨噬细胞，后者弥散分布于结缔组织或器官中，例如肝脏的库普弗细胞（Kupffer cell）、脾脏和淋巴结的窦组织细胞、肺泡的巨噬细胞、中枢神经系统的小胶质细胞等。单核细胞在血液中的生命期仅为一天，组织中的巨噬细胞的生命期则为几个月到几年。急性炎症 24～48 小时后，单核细胞在黏附分子和化学趋化因子的作用下，从血管中渗出并聚集到炎症灶，转化为巨噬细胞。巨噬细胞与单核细胞相比，其体积增大、生命期长、吞噬能力增强。

巨噬细胞在宿主防御和炎症反应中有如下功能：①吞噬、清除微生物和坏死组织；②启动组织修复，参与瘢痕形成和组织纤维化；③分泌 TNF、IL-1、化学趋化因子、二十烷类等炎症介质，巨噬细胞是启动炎症反应、并使炎症蔓延的重要细胞；④为 T 细胞呈递抗原物质，并参与 T 细胞介导的细胞免疫反应，杀伤微生物。

淋巴细胞是慢性炎症中浸润的另一种炎症细胞。淋巴细胞在黏附分子和化学趋化因子介导下，从血液中渗出并迁移到炎症病灶处。在组织中，B 淋巴细胞接触到抗原后可分化为浆细胞产生抗体，亦可产生针对自身抗原的自身抗体；CD4$^+$ T 淋巴细胞接触到抗原后可被激活，产生一系列细胞因子，促进炎症反应。另外，巨噬细胞吞噬并处理抗原后，把抗原呈递给 T 淋巴细胞，并产生 IL-12 刺激 T 淋巴细胞；激活的 T 淋巴细胞产生细胞因子 IFN-γ，反过来又可激活巨噬细胞。因此，淋巴细胞和巨噬细胞在慢性炎症过程中相互作用，使炎症反应周而复始、连绵不断。

肥大细胞在结缔组织中广泛分布，肥大细胞表面存在免疫球蛋白 IgE 的 Fc 受体，其在对昆虫叮咬、食物和药物过敏反应以及对寄生虫的炎症反应中起重要作用。

嗜酸性粒细胞浸润主要见于寄生虫感染以及 IgE 介导的炎症反应（尤其是过敏反应）。嗜酸性粒细胞在化学趋化因子 eotaxin 的作用下，迁移到炎症病灶处。其胞质内嗜酸性颗粒中含有的主要嗜碱性蛋白，是一种阳离子蛋白，对寄生虫有独特的毒性，也能引起哺乳类上皮细胞的坏死。

二、肉芽肿性炎

（一）肉芽肿性炎的概念

肉芽肿性炎（granulomatous inflammation）以炎症局部巨噬细胞及其衍生细胞增生形成境界清楚的结节状病灶（即肉芽肿）为特征，是一种特殊类型的慢性炎症。肉芽肿直径一般在 0.5～2mm。巨噬细胞衍生的细胞包括上皮样细胞和多核巨细胞。不同致病因子引起的肉芽肿往往形态不同，常可根据肉芽肿形态特点作出病因诊断，例如根据典型的结核结节可诊断结核病。如果肉芽肿形态不典型，确定病因还需要辅以特殊检查，如抗酸染色、细菌培养、血清学检查和聚合酶链反应（PCR）等。

（二）肉芽肿性炎的常见类型

1. 感染性肉芽肿　感染性肉芽肿的常见病因如下：①细菌感染：结核杆菌和麻风杆菌分别引起结核病和麻风。一种革兰阴性杆菌可引起猫抓病。②螺旋体感染：梅毒螺旋体引起梅毒。③真菌和寄生虫感染:组织胞浆菌、新型隐球菌和血吸虫感染等。

2. **异物性肉芽肿**　手术缝线、石棉、铍、滑石粉(可见于静脉吸毒者)、隆乳术的填充物、移植的人工血管等可以引起异物性肉芽肿。

3. **原因不明的肉芽肿**　如结节病肉芽肿。

（三）肉芽肿的形成条件

异物性肉芽肿是由于异物刺激长期存在而形成的慢性炎症。感染性肉芽肿是由于某些病原微生物不易被消化,引起机体细胞免疫反应,巨噬细胞吞噬病原微生物后将抗原呈递给 T 淋巴细胞,并使其激活产生细胞因子 IL-2 和 IFN-γ 等。IL-2 可进一步激活其他 T 淋巴细胞,IFN-γ 可使巨噬细胞转变成上皮样细胞和多核巨细胞。

（四）肉芽肿的组成成分和形态特点

肉芽肿的主要细胞成分是上皮样细胞和多核巨细胞,具有诊断意义。上皮样细胞的胞质丰富,胞质呈淡粉色,略呈颗粒状,胞质界限不清;细胞核呈圆形或长圆形,有时核膜折叠,染色浅淡,核内可有 1~2 个小核仁。因这种细胞形态与上皮细胞相似,故称上皮样细胞。

多核巨细胞的细胞核数目可达几十个,甚至几百个。结核结节中的多核巨细胞又称为朗汉斯巨细胞,由上皮样细胞融合而来,其细胞核排列于细胞周边呈马蹄形或环形,胞浆丰富。多核巨细胞还常见于不易消化的较大异物、组织中的角化上皮和尿酸盐等周围,细胞核杂乱无章地分布于细胞(图4-10),又称异物多核巨细胞。

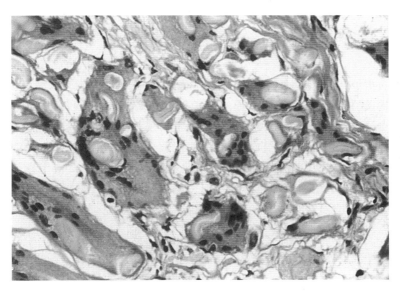

图 4-10　异物肉芽肿
主要由异物巨细胞构成

异物性肉芽肿的中心为异物,周围为数量不等的巨噬细胞、异物巨细胞、淋巴细胞和成纤维细胞等,形成结节状病灶。

不同感染因子引起的感染性肉芽肿形态特点虽然基本相同,但也有不同点,我们这里不逐一介绍。以结核肉芽肿为例,典型的结核肉芽肿中心常为干酪样坏死,周围为放射状排列的上皮样细胞,并可见朗汉斯巨细胞掺杂于其中,再向外为大量淋巴细胞浸润,结节周围还可见纤维结缔组织包绕。

（田新霞　卞修武）

第五章　免疫性疾病

免疫（immunity）是指机体免疫系统识别"自己"和"非己"，对自身成分产生天然免疫耐受，对非己异物产生免疫应答并清除，维持机体生理平衡和稳定的能力。免疫应答过高或过低，均可引起相应的疾病。本章着重介绍几种常见的免疫性疾病。

第一节　自身免疫病

自身免疫病（autoimmune disease）是指由机体自身产生的自身抗体或致敏淋巴细胞，破坏自身组织和细胞，导致组织和器官功能障碍的原发性免疫性疾病。这种免疫损伤有些是抗体介导（自身抗体），有些是自身反应性 T 细胞介导的细胞毒反应。值得注意的是，自身抗体的存在并不等同于自身免疫病。自身抗体可存在于无自身免疫病的正常人体，特别是老年人，如抗甲状腺球蛋白、胃壁细胞、细胞核 DNA 抗体等。此外，受损或抗原性发生变化的组织，如心肌梗死后可激发抗心肌自身抗体的产生，但此抗体无致病作用，是一种继发性自身免疫应答。因此，要确定自身免疫病的存在一般需要根据：①有自身免疫应答的存在；②排除继发性免疫应答的可能；③排除其他病因的存在。

一、自身免疫病的发病机制

免疫耐受（immune tolerance）是机体对某种特定的抗原不产生免疫应答，自身耐受（self-tolerance）指机体对自身组织抗原不产生免疫应答。自身免疫耐受性的丧失是自身免疫病发生的根本机制。其确切原因尚未完全阐明，可能与下列因素有关。

（一）免疫耐受的丧失和隐蔽抗原的暴露

免疫耐受的机制十分复杂，根据 T、B 细胞的成熟程度，接触自身抗原的量及方式不同，可通过下述不同机制而获得耐受状态：①中枢耐受（central tolerance）：发生在中枢免疫器官，指在胚胎期及 T、B 细胞发育过程中，遇到自身抗原所形成的耐受，又称中枢删除（central deletion）。②外周耐受（peripheral tolerance）：发生在外周淋巴器官，指 T、B 细胞遇内源性或外源性抗原，不产生免疫应答。包括 T 细胞无能、活化诱导的细胞死亡和 T 细胞外周抑制等。

下列情况可导致自身免疫耐受的丧失：

1. T 淋巴细胞"免疫不应答"功能丧失　抗原特异性 T 细胞的激活，需同时识别表达于抗原呈递细胞的两类分子，即主要组织相容性复合体（major histocompatibility complex，MHC）和协同刺激分子

(costimulatory molecule)（如 B7）。从中枢删除中逃脱的有潜在自身反应能力的 T 细胞遇到自身抗原后，如果缺乏协同刺激分子，则表现为"免疫不应答"或称无能（anergy）。但是正常的组织细胞在某种情况下产生协同刺激分子（如 B7-1 和 B7-2），则"免疫不应答"丧失。感染、组织坏死和局部炎症等，均可激活巨噬细胞产生协同刺激分子。在多发性硬化、类风湿关节炎和银屑病中，可观察到协同刺激分子 B7-1 的表达升高。

2. **活化诱导的细胞死亡功能丧失**　正常情况下，T 细胞识别自身抗原可能会收到信号，促进其自身凋亡。通过两条途径，其一是活化的 T 细胞上调 Bcl-2 家族中促凋亡成员 Bim，引发线粒体凋亡途径；另一种是通过 Fas-Fas 受体系统，诱导自身凋亡。如果 T 细胞激活时不能诱导细胞凋亡，则自身反应 T 细胞在外周淋巴组织中持续增殖。在自身免疫性淋巴增生综合征（autoimmune lymphoproliferative syndrome，ALPS）存在 *Fas* 基因突变。

3. **Tr 细胞与 Th 细胞功能失衡**　Tr 细胞和 Th 细胞对自身反应性 B 细胞具有重要的调控作用。当 Tr 细胞功能过低或 Th 细胞功能过强时，则可产生大量自身抗体。

4. **共同抗原诱发交叉反应**　与机体某些组织抗原具有相同或相似抗原表位的外来抗原称为共同抗原。由共同抗原刺激机体产生的共同抗体，可与相应组织发生交叉反应，引起免疫损伤。如 A 组 β 溶血性链球菌细胞壁的 M 糖蛋白与人体心肌纤维的肌膜有共同抗原表位，其感染后，机体产生的抗链球菌抗体可与自身心肌纤维发生交叉反应，从而引起炎症反应，导致风湿性心脏病。

5. **隐蔽抗原（sequestered antigen）释放**　有些器官组织的抗原成分从胚胎期开始就与免疫系统隔离，称为隐蔽抗原。机体对隐蔽抗原无免疫耐受性。一旦因外伤、感染或其他原因使隐蔽抗原释放，则可引起自身免疫反应。例如一侧眼球外伤后，可导致双侧眼球发生交感性眼炎（sympathetic ophthalmitis）。

（二）遗传因素

遗传因素与自身免疫病的易感性密切相关：①一些自身免疫病如系统性红斑狼疮、自身免疫性溶血性贫血、自身免疫性甲状腺炎等均具有家族史。②有些自身免疫病与人类白细胞抗原（human leukocyte antigen，HLA），特别是 HLA-Ⅱ 类抗原相关。如系统性红斑狼疮与 DR_2、DR_3，类风湿关节炎与 DR_1、DR_4，自身免疫性甲状腺炎与 DR_3 有关。③自身免疫病相关基因。如人类强直性脊柱炎与 HLA-B_{27} 关系密切。HLA 基因在自身免疫中的作用尚未完全清楚，其机制可能是 HLA-Ⅱ 类基因影响自身抗原向 T 细胞的提呈过程。此外，HLA 以外的基因也与自身免疫病的易感性有关，机制尚不清楚。

（三）感染、组织损伤和其他因素

细菌、支原体和病毒等各种微生物的感染，可通过下列方式导致自身免疫病的发生：①微生物引起机体自身抗原表位发生改变，或微生物抗原与机体组织抗原结合形成复合抗原，回避了 Th 细胞的耐受；②某些病毒（如 EB 病毒）或细菌产物非特异性激活多克隆 B 细胞，产生自身抗体；③导致 Tr 细胞功能丧失；④存在自身抗原。

紫外线、吸烟、局部组织损伤可致自身抗原的改变和释放诱发自身免疫反应；自身免疫病多见于女性，提示女性激素可能对某些自身免疫病有促进发生的作用。

二、自身免疫病的类型

自身免疫病可分为器官或细胞特异性和系统性（表 5-1）两种类型。前者的病理损害和功能障碍仅限于抗体或致敏淋巴细胞针对的某一器官或某一类细胞；后者的自身抗原为多器官组织的共有成分，例如细胞核、线粒体等，故能引起多器官组织的损害，因其病变主要出现在多种器官的结缔组织或血管内，又称之为胶原病或结缔组织病。本节简述几种常见的系统性自身免疫病，其他请参见有关章节相应内容。

表 5-1   自身免疫性疾病的类型

单器官/细胞受累	多器官/系统性受累
慢性淋巴细胞性甲状腺炎	系统性红斑狼疮
自身免疫性溶血性贫血	类风湿关节炎
恶性贫血伴自身免疫性萎缩性胃炎	口眼干燥综合征
自身免疫性脑脊髓炎	炎性肌病
自身免疫性睾丸炎	系统性硬化
肺出血肾炎综合征	结节性多动脉炎
自身免疫性血小板减少症	IgG_4相关性疾病
胰岛素依赖型糖尿病	
重症肌无力	
格雷夫斯病(毒性弥漫性甲状腺肿)(Graves disease)	
原发性胆汁性肝硬化	
自身免疫性肝炎	
溃疡性结肠炎	
膜性肾小球肾炎	

(一)系统性红斑狼疮

系统性红斑狼疮(systemic lupus erythematosus, SLE)是一种常见的全身性自身免疫病,由抗核抗体为主的多种自身抗体引起。多见于年轻女性,男女之比约为 1 : 10。临床表现复杂多样,发热及皮肤、肾、关节、心、肝及浆膜等损害为主要表现,病程迁延反复,预后不良。

病因与发病机制   发病机制不明。免疫耐受的破坏,导致大量自身抗体产生是本病发生的根本原因。其中,抗核抗体是最主要的自身抗体,可分为四类:①抗 DNA 抗体;②抗组蛋白抗体;③抗 RNA-非组蛋白抗体;④抗核仁抗原抗体。患者血清中抗核抗体的类型以抗双链 DNA 和抗核糖核蛋白(Smith 抗原)抗体具有相对特异性。此外,许多患者血清中还存在抗血细胞(包括红细胞、血小板和淋巴细胞)的自身抗体。

1. **遗传因素**   体现在:①在单卵双生双胞胎中的一致性较高(25%),双卵双生子中一致性为 1% ~ 3%;②SLE 患者家族成员中发病的风险明显增加;③北美白人 SLE 发生与 HLA-DR_2、DR_3有关。这可能与位于 HLA-D 区的免疫应答基因(*Ir*)对抗原(包括自身抗原)所激发的免疫应答的程度有调节作用有关;④10% 的患者表现为补体成分的遗传缺陷。补体成分的缺乏可能导致循环中的免疫复合物不能清除,并在组织内沉积,引起组织损伤。

2. **免疫因素**   导致免疫功能紊乱的原因是多方面的,包括遗传因素和环境因素的作用。患者体内的多种自身抗体形成,提示 B 细胞功能亢进是本病的发病基础。理论上,B 细胞克隆本身的缺陷、Th 细胞的过度刺激或 Tr 细胞功能过低皆可导致 B 细胞功能亢进。

3. **其他因素**   非遗传因素在启动自身免疫应答中起着一定的作用。包括:①药物,使用盐酸肼屈嗪(hydralazine)和普鲁卡因胺超过 6 个月的患者大部分可出现抗核抗体,15% ~ 20% 的患者可出现 SLE 样反应;②性激素对本病发生具有重要影响,其中雄激素似有保护作用,而雌激素则有促进作用,故临床以女性患者多见;③紫外线,可通过损伤 DNA 启动免疫应答,致 DNA-抗 DNA 免疫复合物形成。

组织损伤机制   SLE 的组织损伤与自身抗体的存在有关,多数内脏病变为免疫复合物所介导(Ⅲ型超敏反应),其中主要为 DNA-抗 DNA 复合物所致的血管和肾小球病变;其次为特异性抗红细胞、粒细胞、血小板自身抗体,经 Ⅱ 型超敏反应导致相应血细胞的损伤和溶解,引起全血细胞减少。抗核抗体并无细胞毒性,但能攻击变性或胞膜受损的细胞,一旦它与细胞核接触,即可导致细胞核肿胀,呈均质一片,并被挤出胞体,形成狼疮小体(苏木素小体),为诊断 SLE 的特征性依据。狼疮小体对中性粒细胞和巨噬细胞有趋化作用,在补体存在时可促进细胞的吞噬作用。吞噬了狼疮小体的细胞称狼疮细胞。

病理变化   病变多样,急性坏死性小动脉炎、细动脉炎是基本病变。活动期病变以纤维素样坏死为主。慢性期血管壁纤维化伴管腔狭窄,血管周围淋巴细胞浸润伴水肿及基质增加。在 SLE 的病变中,除狼疮细胞外,其他改变都不具有特异性。

1. **皮肤**　约80%的SLE患者有不同程度的皮肤损害,50%可表现为面部蝶形红斑,类似表现亦可见于躯干和四肢。镜下,表皮常见萎缩、角化过度、毛囊角质栓形成、基底细胞液化等病变,表皮和真皮交界处水肿,基底膜、小动脉壁和真皮的胶原纤维可发生纤维素样坏死,血管周围常有淋巴细胞浸润。免疫荧光显示真皮与表皮交界处有IgG、IgM及补体C3的沉积,形成颗粒或团块状的荧光带,即"狼疮带",对本病有诊断意义。

2. **肾**　50%以上的SLE患者出现以狼疮性肾炎为主要表现的肾损害。原发性肾小球肾炎的各种组织学类型在狼疮性肾炎时均可出现,以系膜增生性(10%～15%)、局灶性(10%～15%)、膜性(10%～20%)和弥漫增生性(40%～50%)常见,晚期可发展为硬化性肾小球肾炎。其中弥漫增生性狼疮性肾炎中内皮下大量免疫复合物的沉积,是SLE急性期的特征性病变(图5-1)。苏木素小体的出现有明确的诊断意义。肾衰竭是SLE患者的主要死亡原因。

3. **心**　约半数病例有心脏受累,以心瓣膜非细菌性疣赘性心内膜炎(nonbacterial verrucous endocarditis)最为典型,赘生物体积较小,沉积在心瓣膜表面,常累及二尖瓣或三尖瓣。

4. **关节**　约95%的患者有不同程度的关节受累,表现为滑膜充血水肿,单核细胞、淋巴细胞浸润,滑膜细胞下结缔组织内可见灶性纤维素样坏死。

5. **脾**　常表现为体积增大,滤泡增生。中央动脉增厚及血管周围纤维化,出现所谓洋葱皮样改变。

此外,可出现肺纤维化和肝汇管区非特异性炎症。

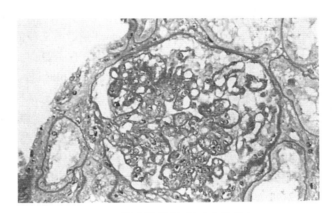

图5-1　**狼疮性肾炎(PAS染色)**
肾小球呈现典型的"白金耳样",反映出内皮细胞下广泛的免疫复合物沉积

(二)类风湿关节炎

类风湿关节炎(rheumatoid arthritis,RA)是以多发性和对称性增生性滑膜炎为主要表现的慢性全身性自身免疫病。由于炎症的加剧和缓解反复交替进行,引起关节软骨和关节囊的破坏,最终致关节强直畸形。本病发病年龄多在25～55岁,也可见于儿童。女性发病率比男性高3～5倍。绝大多数患者血浆中有类风湿因子(rheumatoid factor,RF)及其免疫复合物存在。

病因和发病机制　尚不清楚,可能与遗传因素、免疫因素及感染因素有关。研究表明,滑膜中浸润的淋巴细胞大部分是活化的CD4+Th细胞,CD4+Th细胞可分泌多种细胞因子和生长因子,激活其他免疫细胞和巨噬细胞分泌炎症介质、组织降解因子。其中,IL-1和TGF-β可引起滑膜细胞和成纤维细胞增殖,刺激滑膜细胞和软骨细胞分泌蛋白水解酶和基质降解酶,导致滑膜和关节软骨破坏。

细胞免疫在类风湿关节炎发病中发挥主要作用,但体液免疫也参与本病的发生。近80%患者存在IgG分子Fc片段的自身抗体,即类风湿因子,其可存在于血清或滑膜液中。血清中RF主要是IgM,亦有IgG、IgA和IgE等。RF的出现及滴度高低与疾病的严重程度一致,是临床诊断及预后判断的重要指标。血液循环中RF的致病意义尚不确定,但存在于关节的RF被认为是导致炎症反应的原因。滑膜液中IgG型RF可形成免疫复合物(IgG-抗IgG),固定并激活补体,吸引中性粒细胞和单核细胞游出,通过Ⅲ型超敏反应引起组织损伤。

导致T细胞激活或RF形成的原因尚不清楚,推测可能与EB病毒、支原体、小DNA病毒和分枝杆菌等感染有关。

病理变化

1. **关节病变**　手足小关节为最常见部位,肘、腕、膝、踝、髋及脊椎等也可被累及。多为多发性及对称性。受累关节主要表现为慢性滑膜炎:①滑膜细胞肥大增生,呈多层,可形成绒毛状突起;②滑膜下结缔组织多量淋巴细胞、巨噬细胞和浆细胞浸润,可见淋巴滤泡形成;③大量新生血管形成;④高度血管化、炎细胞浸润、增生状态的滑膜覆盖于关节软骨表面形成血管翳(pannus)。随着血管翳逐渐向心性伸展和覆盖整个关节软骨,关节软骨严重破坏,最终血管翳充满关节腔,发生纤维化和钙化,引起永久性关节强直。

2. **关节以外的病变**　全身多种器官组织可被累及。类风湿小结(rheumatoid nodule)对本病具有一定特征性,1/4 患者可出现于皮下,也可见于肺、脾、心包、大动脉和心瓣膜。镜下,小结中央为大片纤维素样坏死,周围有呈栅栏状或放射状排列的上皮样细胞,外围为肉芽组织。可见急性坏死性动脉炎。病变累及浆膜可致纤维素性胸膜炎或心包炎。

(三) 口眼干燥综合征

口眼干燥综合征(Sjögren syndrome)是指由于唾液腺、泪腺受免疫损伤,而引起临床以眼干、口干表现为特征的自身免疫病。本病可单独存在,也可与其他自身免疫病同时存在,前者称为原发性,后者称为继发性,最常见的是与类风湿关节炎、SLE 同时存在。

病因和发病机制　发病机制不明。研究提示,口眼干燥综合征是以腺管上皮为靶器官的自身免疫病。患者体内存在抗核抗体、RF 和高 γ-球蛋白血症,表明 B 细胞功能过度,其原因可能是 Th 细胞的作用。发现两种特征性抗核糖核蛋白成分的自身抗体——抗 SS-A 和抗 SS-B(anti Sjögren syndrome B antibody),对本病的诊断有参考价值。原发性患者 HLA-DR$_3$出现频率增加,而伴有类风湿关节炎的患者与 HLA-DR$_4$相关,提示原发性和继发性口眼干燥综合征发病机制不同。

病理变化　病变主要累及唾液腺和泪腺,其他包括呼吸道、胃肠道和阴道的腺体也可受累。受累腺体主要表现为大量淋巴细胞和浆细胞浸润,并形成淋巴滤泡,同时伴腺泡结构破坏。导管细胞增生,形成实性细胞团块即上皮肌上皮岛(epi-myoepithelial island)。泪腺结构破坏导致角膜上皮干燥、炎症及溃疡形成(干燥性角膜结膜炎)。唾液腺的破坏引起口腔黏膜干裂及溃疡形成。呼吸道受累导致相应的鼻炎、喉炎、支气管炎和肺炎。近 25% 患者,尤其是抗 SS-A 抗体(anti Sjögren syndrome A antibody)阳性的患者,可累及中枢神经系统、皮肤、肾和肌肉。肾脏病变主要表现为间质性肾炎伴肾小管运输障碍,与 SLE 不同,极少发生肾小球肾炎。

(四) 炎性肌病

炎性肌病(inflammatory myopathies)不常见,依据临床特点、形态学和免疫特点分为三种:皮肌炎、多发性肌炎及包涵体肌炎。三种类型可单独发生,也可与其他类型的自身免疫病伴发。

1. **皮肌炎**　病变累及皮肤及肌肉,皮肤出现典型红疹及对称性缓慢进行性肌无力。最初累及近端肌肉,远端肌肉受累及运动障碍发生较晚。1/3 的患者由于口咽及食管肌肉受累造成吞咽困难。部分患者可以出现肌肉以外的表现,包括间质性肺病、血管炎和心肌炎。皮肌炎有较高内脏恶性肿瘤的发病率。

病理变化　小血管周围及肌周围结缔组织有炎细胞浸润,肌束的周边有少量萎缩的肌纤维,可有肌纤维坏死及再生。肌束周边肌萎缩为本病的典型表现,即使炎症轻微或没有炎细胞浸润,肌束周边肌萎缩的存在仍可以诊断本病。肌束周边的肌萎缩可能与血管内皮损伤及纤维化的肌肉内血管减少有关。

2. **多发性肌炎**　是以肌肉损伤和炎症反应为特征的自身免疫病。病变与皮肌炎相似但缺乏皮肤损害。主要表现为肌肉无力,常为双侧对称性,起始于躯干、颈部和四肢的肌肉。主要组织学表现为淋巴细胞浸润及肌纤维的变性和再生。本病可能是由细胞毒性 T 淋巴细胞介导。大多数患者有抗核抗体存在,其中抗 t-RNA 合成酶的 Jo-1 抗体具有特异性。

3. **包涵体肌炎**　近年来发现的一种炎性肌病。发病隐匿,患者多在 60 岁以上。开始时累及远端肌肉,特别是膝部伸肌及腕和手指的屈肌。肌肉无力可以是不对称的。

病理变化　特点为围绕血管周围的炎细胞浸润,肌细胞内有空泡,周围有嗜碱性颗粒。另外,空泡状的肌纤维含有淀粉样沉积物,刚果红染色阳性。电镜下,胞质及核内有丝管状包涵体。

(五) 系统性硬化

系统性硬化(systemic sclerosis)以全身多个器官间质纤维化和炎症性改变为特征,主要累及皮肤,胃肠道、肾脏、心脏、肌肉及肺也常常受累。本病可发生于任何年龄,但以 30 ~ 50 岁多见,男女之比为1:3。临床上分为两类:①弥漫性:特点是在发病时皮肤广泛受累伴快速进展及早期内脏受累。②局限性:相对局限的皮肤受累,如手指、前臂、面部及其他部位,内脏受累较晚,预后相对较好。

病因和发病机制 病因不明。纤维化是本病的特征性病变,其启动可能与免疫系统激活、血管损伤及成纤维细胞活化有关。但三者之间的关系及相互作用机制尚不清楚。研究提示其过程可能是:识别某一与本病相关的 CD4$^+$T 细胞在皮肤内积聚并释放细胞因子,激活肥大细胞和巨噬细胞释放能激活成纤维细胞的细胞因子和生长因子,如 IL-1、PDGF 和 FGF 等,最终导致纤维化。

高丙种球蛋白血症和抗核抗体的出现提示存在 B 细胞活化过度。两种自身抗体对本病具有相对特异性:①抗 DNA 拓扑异构酶-1(DNA topoisomerase Ⅰ)抗体(Scl-70):70% ~75% 弥漫性系统性硬化患者此抗体呈阳性,而其他胶原病患者此抗体阳性率低于 1%。②抗着丝点抗体:60% ~80% 局限性系统性硬化患者此抗体阳性。

系统性硬化早期即可出现微血管病变。系统性硬化患者指小动脉出现纤维化,可能由于血管内皮损伤的反复发生伴血小板凝集导致血小板源性生长因子的释放(如 PDGF、TGF-β)而引起。其结果可造成管腔狭窄,从而导致组织缺氧而引起纤维化。

病理变化

1. **皮肤** 病变由指端开始,呈向心性发展,累及前臂、肩、颈及面部皮肤。镜下,早期仅表现为真皮水肿,血管周围 CD4$^+$T 细胞浸润。随着病变进展,真皮胶原纤维明显增加,表皮萎缩变平,皮肤附属器萎缩消失,真皮内小血管壁增厚、玻璃样变(图 5-2)。可出现局灶性或弥漫性皮下组织钙化,尤其是局限性系统性硬化患者更易发生钙化(calcification),并可出现雷诺现象(Raynaud phenomenon)、食管蠕动障碍(esophageal dysmotility)、手指硬化(sclerodactyly)和毛细血管扩张(telangiectasia),即 CREST 综合征。晚期患者手指细呈爪状,关节活动受限,可发生指端坏死甚至脱落,面部无表情呈假面具状。

2. **消化道** 约 80% 患者消化道受累,主要表现为管壁进行性萎缩和纤维化,伴血管周围淋巴细胞浸润,小血管壁进行性增厚。

3. **肾** 叶间小动脉病变最为突出,表现为内膜黏液样变性伴内皮细胞增生,随后管壁纤维化,管腔狭窄,部分病例伴有细动脉纤维素样坏死。约 50% 患者死于肾衰竭。

4. **肺** 可出现弥漫性间质纤维化,肺泡扩张、肺泡隔断裂,形成囊样空腔,本病是造成蜂窝肺的重要原因之一。

此外,关节和骨骼肌也可受累,关节周围结缔组织硬化和肌肉萎缩。

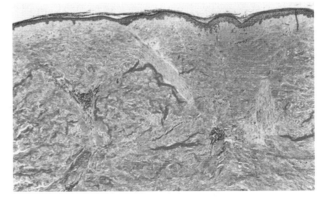

图 5-2　系统性硬化的皮肤(HE 染色)
真皮内广泛地胶原化,皮肤附件明显减少,表皮萎缩变薄

第二节　免疫缺陷病

免疫缺陷病(immune deficiency diseases)是一组因免疫系统发育不全或遭受损害引起免疫功能缺陷而导致的疾病。可分为:①原发性免疫缺陷病,又称先天性免疫缺陷病,与遗传有关,多发生于婴幼儿;

②继发性免疫缺陷病,又称获得性免疫缺陷病,可发生于任何年龄,多因严重感染(尤其是直接侵犯免疫系统的感染)、恶性肿瘤、糖尿病等代谢性疾病、营养不良、应用免疫抑制剂、放射治疗和化疗等原因引起。

免疫缺陷病的临床表现因其免疫缺陷性质不同而异。体液免疫缺陷患者产生抗体的能力低下,故临床表现为反复发生的细菌感染。患者淋巴组织内无生发中心,也无浆细胞。患者血清免疫球蛋白定量测定有助于这类疾病的诊断。细胞免疫缺陷患者则更容易发生病毒、真菌、胞内寄生菌(如结核杆菌等)及某些原虫的感染。患者淋巴结、脾及扁桃体等淋巴样组织发育不良或萎缩,胸腺依赖区和周围血中淋巴细胞减少,功能下降,迟发性超敏反应微弱或缺如。

免疫缺陷患者除表现难以控制的机会性感染(opportunistic infection)外,自身免疫病及恶性肿瘤的发病率也明显增高。

一、原发性免疫缺陷病

原发性免疫缺陷病少见,临床表现出反复感染,严重威胁生命。按免疫缺陷性质的不同,可分为体液免疫缺陷为主、细胞免疫缺陷为主以及两者兼有的联合性免疫缺陷三大类。此外,补体缺陷、吞噬细胞功能缺陷等非特异性免疫缺陷也属于此类疾病(表5-2)。

表 5-2   **原发性免疫缺陷病的常见类型**

体液免疫缺陷	联合性免疫缺陷
原发性丙种球蛋白缺乏症	重症联合性免疫缺陷病
孤立性 IgA 缺乏症	Wiskott-Aldrich 综合征
普通变异型免疫缺陷病	毛细血管扩张性共济失调症
细胞免疫缺陷	**腺苷酸脱氢酶缺乏症**
DiGeorge 综合征	**吞噬细胞功能障碍**
Nezelof 综合征	**补体缺陷**
黏膜皮肤念珠菌病	

二、继发性免疫缺陷病

继发性免疫缺陷病更为常见。感染(风疹、麻疹、巨细胞病毒感染、结核病等)、恶性肿瘤(霍奇金淋巴瘤、白血病、骨髓瘤等)、自身免疫病(SLE、类风湿关节炎等)、免疫球蛋白丧失(肾病综合征)、免疫球蛋白合成不足(营养缺乏)、淋巴细胞丧失(药物、系统感染等)和免疫抑制剂治疗等多种疾病均可伴发继发性免疫缺陷病。

继发性免疫缺陷病可因机会性感染导致严重后果,因此及时诊断和治疗十分重要。本节仅介绍发病率日增且死亡率极高的获得性免疫缺陷综合征(acquired immunodeficiency syndrome,AIDS),即艾滋病。

获得性免疫缺陷综合征由人类免疫缺陷病毒(human immunodeficiency virus,HIV)感染引起,其特征为严重免疫抑制,导致机会性感染、继发性肿瘤及神经系统症状。临床表现为发热、乏力、体重下降、全身淋巴结肿大及神经系统症状。本病1981年由美国疾病控制中心首先报道,目前已遍布全球。截至2013年底,全球现存活HIV感染者/艾滋病患者3500多万人,平均每天新增6000人感染。艾滋病在我国的传播分为三个阶段:第一阶段为传入期,即1985—1989年,以国外传入为主;第二阶段为播散期,自1989年后,国内感染者急剧上升;第三阶段为流行期,即HIV已在普通人群中存在。

病因和发病机制

1. **病因**   本病由HIV感染所引起。HIV属反转录病毒科,为单链RNA病毒。已知HIV分为HIV-1和HIV-2两个亚型。世界各地的AIDS主要由HIV-1所引起,HIV-2在西非地区呈地方性流行。至今为止,我国已有两个病毒类型(HIV-1和HIV-2)及其8种亚型存在。

HIV-1病毒结构已清楚,为圆形或椭圆形,病毒核心由两条RNA链(病毒基因组)、反转录酶和核心蛋白p17及p24构成,并由来自宿主细胞的脂质膜包被,膜上嵌有由病毒编码的糖蛋白即外膜蛋白

gp120 和跨膜蛋白 gp41(图5-3),在感染宿主细胞过程中发挥重要作用。HIV-1 基因组包括 9 个基因,其中部分基因在编码核心蛋白、反转录酶和嵌于膜上的糖蛋白以及调控病毒复制功能方面发挥作用,但尚有部分基因功能不清楚。现发现一些人通过血液途径感染了缺乏调控病毒复制基因(如 *nef* 基因)的 HIV,并未发展为 AIDS,提示可将病毒调控蛋白(如 *nef* 基因编码的蛋白)作为抗 AIDS 药物的靶点,或采用缺乏关键调控蛋白的 HIV 突变体作为疫苗。

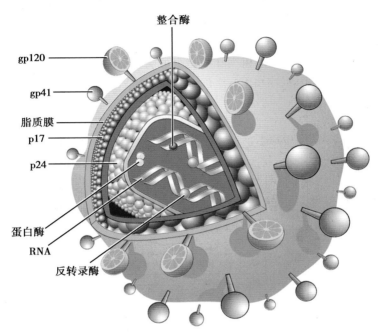

图 5-3　HIV-1 结构模式图

　　患者和无症状病毒携带者是本病的传染源。HIV 主要存在于宿主血液、精液、子宫、阴道分泌物和乳汁中。其他体液如唾液、尿液或眼泪中偶尔可分离出病毒,但迄今为止尚无证据表明能够传播本病。AIDS 的传播途径包括:①性接触传播:异性性接触、同性性接触和双性性接触是 AIDS 传播的最常见方式,全球的 HIV 感染大约 75% 是通过性接触传播的。同性恋或双性恋男性曾是高危人群,占报道病例的 60% 以上。但目前经异性性传播已成为世界 HIV 流行的普遍规律。②血道传播:包括使用被病毒污染的针头作静脉注射、含有病毒血液和血制品的应用。③母-婴传播:母体病毒经胎盘感染胎儿或通过哺乳、黏膜接触等方式感染婴儿。④医务人员职业性传播,少见。

　　2. 发病机制　　其发病机制包括以下两个方面:

　　(1) HIV 感染 CD4$^+$T 细胞:CD4 分子是 HIV 的主要受体。当 HIV 进入人体后,嵌于病毒包膜上的 gp120 与 CD4$^+$T 细胞膜上 CD4 受体结合,同时,HIV 又以趋化因子受体 CXCR4 和 CCR5 作为共受体进行识别,即 HIV 必须同时与 CD4 受体和共受体结合后才能进入细胞内。CXCR4 为 HIV 附着淋巴细胞所必需,而 CCR5 则促进 HIV 进入巨噬细胞。进入细胞后,病毒 RNA 链经反转录酶的作用合成反义链 DNA,被运送至细胞核,经多聚酶作用复制为双股 DNA,在整合酶作用下,与宿主基因组整合。整合后的环状病毒 DNA 称前病毒(provirus),此时病毒处于潜伏状态。经数月至数年的临床潜伏期,前病毒可被某些因子所激活(如 TNF、IL-6 等)开始不断复制,在细胞内装配成新病毒并以芽生方式释放入血,释出后的病毒再侵犯其他靶细胞。病毒复制的同时可直接导致受感染 CD4$^+$T 细胞破坏、溶解。因 CD4$^+$T 细胞在免疫应答中起核心作用,故 CD4$^+$T 细胞的消减可导致:①淋巴因子产生减少;②CD8$^+$T 细胞的细胞毒活性下降;③巨噬细胞溶解肿瘤细胞、杀灭胞内寄生菌、原虫的功能减弱;④NK细胞功能降低;⑤B 细胞在特异性抗原刺激下不产生正常的抗体反应,而原因不明的激活和分化引起高丙种球蛋白血症;⑥作用于骨髓中造血干细胞,影响造血细胞的分化。

　　总之,CD4$^+$T 细胞在 HIV 直接和间接作用下,大量破坏、功能受损,导致细胞免疫缺陷。由于其他免疫细胞均不同程度受损,因而促进并发各种严重的机会性感染和肿瘤。

(2) HIV 感染组织中单核巨噬细胞:存在于脑、淋巴结和肺等器官组织中的单核巨噬细胞可有 10%～50% 被感染,其感染过程与 CD4$^+$T 细胞存在不同之处,具体表现在:①因巨噬细胞表达低水平 CD4,故 HIV 一方面通过 gp120 与 CD4 结合的方式感染巨噬细胞;另一方面通过细胞的吞噬作用进入细胞,或经 Fc 受体介导的胞饮作用,使由抗体包被的 HIV 进入细胞。②病毒可在巨噬细胞内大量复制,但通常储存于胞质内,不像 CD4$^+$T 细胞在胞膜上大量出芽。单核巨噬细胞能抵抗 HIV 的致细胞病变作用,因而不会迅速死亡,反成为 HIV 的储存场所,在病毒扩散中起重要作用。其可携带病毒通过血-脑屏障,引起中枢神经系统感染。

研究表明,淋巴结生发中心的滤泡树突状细胞也可受到 HIV 的感染,并成为 HIV 的"储备池"。其树突可表达 IgG 的 Fc 受体,从而与由 IgG 型抗体包被的 HIV 结合,使病毒进入细胞内(图 5-4)。

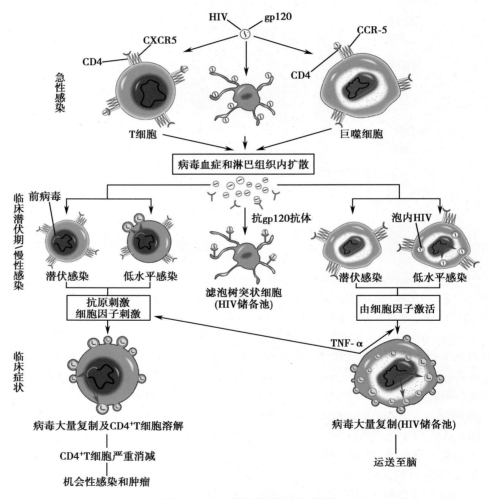

图 5-4   HIV 感染发病机制示意图

综上所述,HIV 的感染,导致机体严重免疫缺陷,构成了 AIDS 发病的中心环节。

病理变化

1. **淋巴组织的变化**   早期,淋巴结肿大。镜下,淋巴滤泡明显增生,髓质内较多浆细胞。电镜下或通过原位杂交法检测,可见 HIV 颗粒位于生发中心内,主要集中于滤泡树突状细胞,也可出现于巨噬细胞及 CD4$^+$T 细胞内。随着病变的发展,滤泡外层淋巴细胞减少或消失,小血管增生,生发中心被分割。副皮质区 CD4$^+$T 细胞进行性减少,代之以浆细胞浸润。晚期的淋巴结病变,往往在尸检时才能看到。淋巴结呈现一片荒芜,淋巴细胞几乎消失殆尽,仅残留少许巨噬细胞和浆细胞。有时特殊染色可见大量分枝杆菌、真菌等病原微生物,却很少见到肉芽肿形成等细胞免疫反应性病变。

脾、胸腺也表现为淋巴细胞减少。

2. 继发性感染 多发机会性感染是本病的另一特点。其感染范围广泛,可累及各器官,以中枢神经系统、肺、消化道受累最为常见。由于严重的免疫缺陷,感染所致的炎症反应往往轻而不典型。如肺部结核菌感染,很少形成典型的肉芽肿性病变,而病灶中的结核杆菌却甚多。

70%~80%的患者可经历一次或多次肺孢子虫感染,在艾滋病因机会感染而死亡的病例中,约一半死于肺孢子虫感染,因而对诊断本病有一定参考价值。

约70%的病例有中枢神经系统受累,其中继发性机会感染有弓形虫或新型隐球菌感染所致的脑炎或脑膜炎;巨细胞病毒和乳头状瘤空泡病毒感染所致的进行性多灶性白质脑病等。由 HIV 直接引起的疾病有脑膜炎、亚急性脑病及痴呆等,提示,除淋巴细胞、巨噬细胞外,神经系统也是 HIV 感染的靶组织。

3. 恶性肿瘤 约30%的患者可发生 Kaposi 肉瘤。其他常见的伴发肿瘤为淋巴瘤。

临床病理联系 本病潜伏期较长,一般认为可经数月至10年或更长时间才发展为 AIDS。根据世界卫生组织和美国疾病控制中心修订的 HIV 感染的临床分类,可将其分为三大类:①A 类,包括急性感染、无症状感染和持续性全身淋巴结肿大综合征;②B 类,包括免疫功能低下时出现的 AIDS 相关综合征、继发细菌感染、病毒感染和发生淋巴瘤等;③C 类,患者已有严重免疫缺陷,出现各种机会性感染、继发性肿瘤以及神经系统症状等 AIDS 表现。

AIDS 按病程可分为三个阶段:①早期或称急性期:感染 HIV 3~6 周后,可表现出咽痛、发热、肌肉酸痛等非特异性症状。病毒在体内复制,但由于患者尚有较好的免疫反应能力,2~3 周后这些症状可自行缓解。②中期或称慢性期:机体的免疫功能与病毒之间处于相互抗衡的阶段,在某些病例此期可长达数年或不再进入末期。此期病毒复制持续处于低水平,临床可无明显症状或出现明显的全身淋巴结肿大,常伴发热、乏力、皮疹等。③后期或称危险期:机体免疫功能全面崩溃,临床表现为持续发热、乏力、消瘦、腹泻,并出现神经系统症状,明显的机会性感染及恶性肿瘤,血液检测淋巴细胞明显减少,尤以 CD4$^+$T 细胞减少为著,细胞免疫反应丧失殆尽(图5-5)。

本病预后差,大力开展预防,对防止 AIDS 流行至关重要。

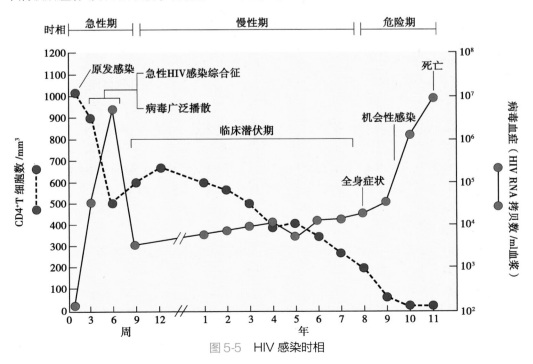

图5-5 HIV 感染时相

第三节　器官和骨髓移植

机体的某种细胞、组织或器官因某些病变或疾病的损伤而导致不可复性结构及功能损害时,采用相应健康细胞、组织或器官植入机体的过程称之为细胞、组织或器官移植,统称移植(transplantation),是临床重要的疾病治疗手段之一。根据供体的来源可将移植分为:①自体移植(autoplastic transplantation);②同种异体移植(allotransplantation);③异种移植(heterotransplantation)。

根据免疫活性细胞对靶抗原的攻击方式,移植免疫反应可分为两种:①宿主抗移植物反应(host versus graft reaction,HVGR),即移植排斥反应(transplant rejection);②移植物抗宿主反应(graft versus host reaction,GVHR)。

一、移植排斥反应机制

在同种异体细胞、组织和器官移植时,受者的免疫系统常对移植物产生移植排斥反应,是一个十分复杂的免疫学现象,涉及细胞和抗体介导的多种免疫损伤机制,但皆针对移植物中的人类白细胞抗原(human leucocyte antigen,HLA)。供者与受者 HLA 的差异程度决定了排斥反应的轻重。移植排斥的机制尚未完全清楚,主要理论有:

(一) 单向移植排斥理论

同种异体移植物排斥反应的方式与受体(recipient)或宿主的免疫反应状况、移植物的性质密切相关。在免疫功能正常的个体,接受异体移植物后,如果不经任何免疫抑制处理,将立即发生宿主免疫系统对移植物的排斥反应,即宿主抗移植物反应,导致移植物被排斥。细胞介导的免疫应答(即细胞免疫)和抗体介导的免疫应答(即体液免疫)均参与此过程。

1. **T 细胞介导的排斥反应**　T 细胞介导的迟发型超敏反应与细胞毒作用对移植物的排斥发挥重要作用。移植物中供体的淋巴细胞(过路细胞)、树突状细胞等具有丰富的 HLA-Ⅰ、Ⅱ,是主要的致敏原。它们一旦被宿主的淋巴细胞识别,即可使 $CD8^+T$ 细胞分化为成熟的 $CD8^+$ 细胞毒性 T 细胞,溶解破坏移植物。同时,使 $CD4^+T$ 细胞活化,启动经典的迟发型超敏反应。此外,伴随迟发型超敏反应的微血管损害、组织缺血及巨噬细胞介导的破坏作用,也在移植物损毁中发挥重要作用。

2. **抗体介导的排斥反应**　虽然 T 细胞在移植排斥反应中起主要作用,但抗体也能介导排斥反应,其表现形式有两种:①超急性排斥反应(hyperacute rejection),发生在移植前机体已有循环 HLA 抗体的受者。该抗体可来自过去的多次妊娠、接受输血或感染过某些表面抗原与供者 HLA 有交叉反应的细菌或病毒。在这种情况下,移植后可立即发生排斥反应,这是由于循环抗体固定于移植物的血管内皮并激活补体,引起血管内皮受损,导致血管壁炎症、血栓形成和组织坏死。②在原来并未致敏的个体中,随着 T 细胞介导的排斥反应的形成,可同时有抗 HLA 抗体的产生,造成移植物损害。

此外,在机体的免疫功能缺陷,而移植物又具有大量的免疫活性细胞(如骨髓、胸腺移植)的情况下,宿主无力排斥植入的组织器官,而移植物中的供体免疫活性细胞可被宿主的组织相容性抗原所活化,从而产生针对宿主组织细胞的免疫应答,最终导致宿主全身性的组织损伤,此即移植物抗宿主病(graft versus host disease,GVHD)。

(二) 双向移植排斥理论

单向移植排斥理论反映了自然状态下移植排斥规律,但在临床器官移植的条件下,即受者由于终身使用免疫抑制药物,移植排斥的方式和特点可能与自然状态不同。近年来,在一系列临床发现基础上,形成了双向移植排斥理论,其主要观点是:

1. 随着器官移植后血流的流通,移植物中的过路细胞(主要为各种具有免疫功能的细胞)发生细胞迁移,进入受体体内并分布于全身各组织;而受者的白细胞可进入移植物内。在强有力的免疫抑制情况下,宿主往往不能完全清除过路细胞。因此,在实体器官移植和骨髓移植中,可同时发生宿主抗移植物反应(HVGR)和移植物抗宿主反应(GVHR),两者共存,只是在不同的移植类型中两者表现的强度不同。

2. 在持续的免疫抑制剂作用下,这种相互免疫应答可因诱导各种免疫调节机制而逐渐减弱,最终达到一种无反应状态,形成供、受者白细胞共存的微嵌合现象(microchimerism)。

微嵌合现象的发现及双向移植排斥理论,现被认为是器官移植排斥反应产生的主要机制。微嵌合现象与移植耐受也有一定关系。

二、实体器官移植排斥反应

实体器官移植排斥反应按形态变化及发病机制的不同分为超急性排斥反应、急性排斥反应和慢性排斥反应三类。不同的组织或器官移植产生超急性排斥反应的程度不同,肾、心脏能引起强烈的超急性排斥反应,但肝脏移植发生超急性排斥反应则属罕见。

本节以肾移植中各类排斥反应的病理变化为例进行介绍。其他组织器官移植排斥反应的病理变化与肾脏类似。

(一)超急性排斥反应

本型的发生与受者血液中已有供体特异性循环 HLA 抗体,或受者、供者 ABO 血型不符有关,本质上属Ⅲ型超敏反应。一般于移植后数分钟至数小时出现。现因术前已广泛采用了组织交叉配型,本型已少见。

病理变化 移植肾肉眼观,色泽由粉红色迅速转变为暗红色,伴出血或梗死,出现花斑状外观。镜下表现为广泛的急性小动脉炎伴血栓形成及缺血性坏死。

(二)急性排斥反应

较常见。移植后未经治疗者此反应可发生在移植后数天内;经免疫抑制治疗者,可在数月或数年后突然发生。急性排斥反应可以细胞免疫为主,CD8$^+$CTLs 可直接破坏移植物细胞,或 CD4$^+$Th 细胞分泌细胞因子,诱发炎症,损伤移植物。体液免疫为主的排斥反应主要由抗体介导,抗体与血管内皮结合,通过经典途径激活补体,由此产生炎症和内皮损伤。细胞型排斥反应常发生在移植后数月,临床上表现为骤然发生的移植肾衰竭。

病理变化 以细胞免疫为主者,主要表现为间质内单个核细胞浸润;以体液免疫为主者,以血管炎为特征。有时两种病变可同时存在。

1. **细胞型排斥反应** 可见肾间质明显水肿,CD4$^+$和 CD8$^+$T 细胞为主的单个核细胞浸润,肾小球及肾小管周围毛细血管中有大量单个核细胞,并侵袭肾小管壁,即肾小管炎,可引起局部肾小管坏死(图 5-6)。

2. **血管型排斥反应** 抗体及补体的沉积引起血管损伤,随后出现血栓形成及相应部位的梗死。更常出现的是亚急性血管炎,表现为成纤维细胞、平滑肌细胞和泡沫状巨噬细胞增生引起血管内膜增厚,常导致管腔狭窄或闭塞(图 5-7)。

(三)慢性排斥反应

发病机制目前尚不清楚。不仅特异性免疫攻击与慢性排斥反应有关,非特异性组织损伤可能与慢性排斥反应关系更为密切。在免疫攻击方面,现认为是以体液免疫为主,而 CD4$^+$Th 细胞发挥着关键作用。CD4$^+$ Th 细胞的活化,既可以诱导 CD8$^+$CTL、NK 细胞和巨噬细胞活化,又可以促

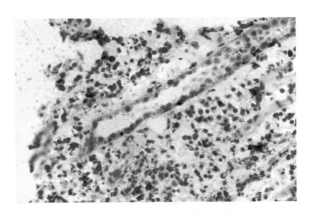

图 5-6 **移植肾急性排斥反应**

细胞型排斥反应,肾间质明显水肿伴以 CD8$^+$T 细胞为主的单个核细胞浸润,侵袭肾小管壁

进 B 淋巴细胞产生特异性抗体,激活补体,导致慢性排斥反应的产生。活化的 Th 细胞可以产生多种细胞因子包括 TGF-β_1,对移植物发挥多种生物学效应。非特异性组织损伤包括缺血再灌注损伤、感染、药物毒性等,则通过直接或间接参与宿主抗移植物免疫反应过程介导移植物损伤。

慢性排斥反应多发生在术后几个月至 1 年以后。常表现为慢性进行性的移植器官损害,直至功能衰竭。由于慢性排斥反应药物治疗效果不佳,已成为移植物长期存在的一个主要障碍。

病理变化 突出病变是血管内膜纤维化,引起管腔严重狭窄(图 5-8),导致肾缺血,表现为肾小球萎缩、纤维化、玻璃样变,肾小管萎缩,肾间质纤维化伴单核细胞、淋巴细胞及浆细胞浸润。

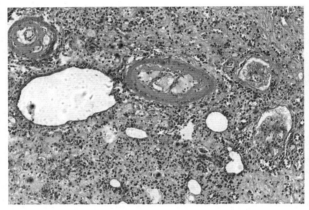

图 5-7　移植肾急性排斥反应（HE 染色）
血管型排斥反应,表现为成纤维细胞、肌细胞和泡沫状巨噬细胞增生所引起的血管内膜增厚,常导致管腔狭窄或闭塞

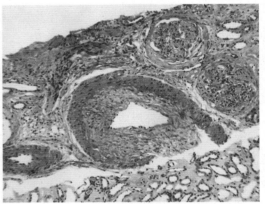

图 5-8　移植肾慢性排斥反应（HE 染色）
血管内膜纤维素化致管腔严重狭窄。肾小球萎缩,肾小管萎缩,肾间质纤维化伴单核、淋巴及浆细胞浸润

三、骨髓移植排斥反应

骨髓移植可纠正受者造血系统及免疫系统不可逆的严重疾病,目前已应用于造血系统肿瘤、再生障碍性贫血、免疫缺陷病和某些非造血系统肿瘤等疾病。骨髓移植所面临的两个主要问题是移植物抗宿主病(GVHD)和移植排斥反应。

（一）移植物抗宿主病（GVHD）

GVHD 可发生于具有免疫活性细胞或其前体细胞的骨髓,植入由于原发性疾病或因采用药物、放射线照射而导致免疫功能缺陷的受者体内。当其接受骨髓移植后,来自供者骨髓的免疫活性细胞可识别受者组织并产生免疫应答,使 CD4$^+$ 和 CD8$^+$T 细胞活化,导致受者组织损害。

GVHD 分为急性、慢性两种。急性 GVHD 一般在移植后 3 个月内发生,可引起肝、皮肤和肠道上皮细胞坏死。肝小胆管破坏可导致黄疸;肠道黏膜溃疡可导致血性腹泻;皮肤损害主要表现为局部或全身性斑丘疹。慢性 GVHD 可以是急性 GVHD 的延续或在移植后 3 个月自然发生,其皮肤病变类似于系统性硬化。

GVHD 为致死性并发症,虽可在移植前通过 HLA 配型降低其排斥反应的强度,但不能彻底根除。可能的解决途径为去除供者骨髓中的 T 细胞。临床观察发现,此途径虽可降低 GVHD 的发生率,却使移植失败和白血病复发的几率增加。因此,多功能 T 细胞不仅可介导 GVHD,也为移植物的存活及去除白血病细胞所必需。

（二）移植排斥反应

同种异体骨髓移植的排斥反应由宿主的 T 细胞和 NK 细胞介导。T 细胞介导的排斥反应机制与实体器官的排斥反应机制相似,而供体骨髓细胞因为不能与表达于 NK 细胞表面的宿主自身 HLA-Ⅰ分子特异性的抑制性受体结合,而被 NK 细胞直接破坏。

（李敏　傅国辉）

第六章　肿　瘤

肿瘤(tumor,neoplasm)是以细胞异常增殖为特点的一大类疾病,常在机体局部形成肿块(mass)。肿瘤的种类繁多,具有不同的生物学行为(biologic behavior)和临床表现。有些肿瘤生长缓慢,没有侵袭性(aggressiveness)或者侵袭性弱,不从原发部位播散到身体其他部位,对人体的危害小,医学上称为良性肿瘤(benign tumor)。有些肿瘤生长迅速,侵袭性强,可以从原发部位播散到身体其他部位,对人体的危害大,医学上称为恶性肿瘤(malignant tumor)。平常所谓癌症(cancer),即指这些严重危害人类健康的恶性肿瘤。

近年国际期刊发表的统计数据显示,恶性肿瘤仍是我国居民死亡的主要原因之一。2015年我国城市居民和农村人口恶性肿瘤的预期死亡率分别为109.5/10万和149.0/10万。2015年我国死于恶性肿瘤的预期人数约281.4万,其中肺癌(61.0万)、胃癌(49.8万)、肝癌(42.2万)、食管癌(37.5万)、结直肠癌(19.1万)、胰腺癌(7.9万)、乳腺癌(7.1万)、脑肿瘤(6.1万)、白血病(5.3万)、淋巴瘤(5.2万)、胆囊癌(4.1万)、鼻咽癌(3.4万)、膀胱癌(3.3万)和子宫颈癌(3.1万)等为主要的恶性肿瘤。2017年国家统计局的统计年鉴显示:2016年我国城市居民疾病死因第一位的是恶性肿瘤,城市居民的恶性肿瘤死亡率约160.07/10万;在农村地区,恶性肿瘤位居疾病死因的第二位,死亡率约155.83/10万。2012年全世界新增恶性肿瘤患者约1410万,死亡人数约820万。2015年全球恶性肿瘤死亡人数约880万。

恶性肿瘤可以发生在各个年龄段。上皮组织恶性肿瘤(癌,carcinoma)的发病率一般随着年龄的增加而增加,尤其是在40岁以上的人群中,癌的发生率显著增加。有一些肿瘤则好发于儿童或青年人。

　　恶性肿瘤对人类的危害,不仅是威胁患者的生命,还在于它给患者带来的躯体痛苦、精神压力和经济负担。肿瘤的诊断、预防和治疗,是医学科学十分重要的组成部分,形成一个专门的分支——肿瘤学(oncology)。肿瘤发生发展机制和肿瘤的病理诊断是病理学和肿瘤学的重要内容。本章主要从病理学的角度介绍关于肿瘤的基本知识,包括肿瘤的形态和分类、生物学特点、病因和发病机制。掌握这些知识,是正确诊断肿瘤、进行恰当治疗的基础。

第一节　肿瘤的概念

　　肿瘤是机体的细胞异常增殖形成的新生物,常表现为机体局部的异常组织团块(肿块)。生物医学研究工作表明,肿瘤形成(neoplasia)是在各种致瘤因素作用下,细胞生长调控发生严重紊乱的结果。这种导致肿瘤形成的细胞增殖称为肿瘤性增殖(neoplastic proliferation)。

　　与肿瘤性增殖相对的概念是非肿瘤性增殖(non-neoplastic proliferation)。例如,在炎性肉芽组织中,可见血管内皮细胞、成纤维细胞等的增殖,然而它们并非肿瘤。区分这两种细胞增殖状况具有重要意义。非肿瘤性增殖可见于正常的细胞更新、损伤引起的防御反应、修复等情况,通常是符合机体需要的生物学过程,受到控制,有一定限度;引起细胞增殖的原因消除后一般不再继续;增殖的细胞或组织能够分化成熟。非肿瘤性增殖一般是多克隆性的(polyclonal),增殖过程产生的细胞群,即使是同一类型的细胞(例如成纤维细胞),也并不都来自同一个亲代细胞,而是从不同的亲代细胞衍生而来的子代细胞。

　　肿瘤性增殖与非肿瘤性增殖有重要区别:①肿瘤性增殖与机体不协调,对机体有害。②肿瘤性增殖一般是克隆性的(clonal)。研究显示,一个肿瘤中的肿瘤细胞群,是由发生了肿瘤性转化(neoplastic transformation)的单个细胞反复分裂繁殖产生的子代细胞组成的。这一特点称为肿瘤的克隆性(clonality)。③肿瘤细胞的形态、代谢和功能均有异常,不同程度地失去了分化成熟的能力。④肿瘤细胞生长旺盛,失去控制,具有相对自主性(autonomy),即使引起肿瘤性增殖的初始因素已消除,仍能持续生长。这些现象提示,在引起肿瘤性增殖的初始因素作用下,肿瘤细胞已发生基因水平的异常,并且稳定地将这些异常传递给子代细胞,所以,即使在引起肿瘤性增殖的初始因素不复存在的情况下,子代细胞仍持续自主生长。

　　肿瘤性增殖常常表现为机体局部的肿块(mass),但某些肿瘤性疾病(例如血液系统的恶性肿瘤——白血病)并不一定形成局部肿块。另一方面,临床上表现为"肿块"者也并不都是真正的肿瘤。一些病理学家强调 neoplasm 和 tumor 两个术语不同,tumor 泛指临床上表现为"肿块"的病变,而真正的肿瘤才称为 neoplasm。但在日常工作中,这两个术语常作为同义词使用。

第二节　肿瘤的形态

　　为了正确地诊断肿瘤,需要做各种临床检查和实验室检查。其中,病理学检查(包括大体形态检查和组织切片的显微镜检查)占有重要地位,常常是肿瘤诊断过程中决定性的一步。本节介绍肿瘤的大体形态和组织形态特点。

一、肿瘤的大体形态

　　大体观察时,应注意肿瘤的数目、大小、形状、颜色和质地等。这些信息有助于判断肿瘤的类型和良恶性质。

　　1. **数目**　一位肿瘤患者可以只有一个肿瘤(单发肿瘤),也可以同时或先后发生多个原发肿瘤(多发肿瘤)。有些类型的肿瘤,比如消化道的癌,单发的比较多。有些肿瘤则表现为多发性肿瘤,如一种具有特殊的基因变化的疾病——神经纤维瘤病,患者可有数十个甚至数百个神经纤维瘤。在对肿瘤患者进行体检或对手术切除标本进行检查时,应全面仔细,避免只注意到最明显的肿块而忽略多发性肿瘤的可能。

2. **大小** 肿瘤的体积差别很大。极小的肿瘤,例如甲状腺的微小癌,肉眼观察很难查见,需在显微镜下才能观察到。很大的肿瘤,重量可达数千克甚至数十千克,如发生在卵巢的囊腺瘤。

肿瘤的体积与很多因素有关,如肿瘤的性质(良性还是恶性)、生长时间和发生部位等。发生在体表或大的体腔(如腹腔)内的肿瘤,生长空间充裕,体积可以很大;发生在密闭的狭小腔道(如颅腔、椎管)内的肿瘤,生长受限,体积通常较小。

一般而言,恶性肿瘤的体积愈大,发生转移的机会也愈大,因此,恶性肿瘤的体积是肿瘤分期(早期或者晚期)的一项重要指标。在某些肿瘤类型(如胃肠间质肿瘤),体积也是预测肿瘤生物学行为的重要指标。

3. **形状** 肿瘤的形状可因其组织类型、发生部位、生长方式和良恶性质的不同而不同。医学上使用一些形象的术语来描述肿瘤的形状,如:乳头状(papillary)、绒毛状(villous)、息肉状(polypoid)、结节状(nodular)、分叶状(lobular)、浸润性(infiltrating)、溃疡状(ulcerative)和囊状(cystic)等。图6-1显示了肿瘤的一些常见外观。

4. **颜色** 肿瘤的颜色由组成肿瘤的组织、细胞及其产物的颜色决定。比如,纤维组织的肿瘤,切面多呈灰白色;脂肪瘤呈黄色;血管瘤常呈红色。肿瘤可以发生一些继发性改变,如变性、坏死、出血等,这些改变可使肿瘤原来的颜色发生变化。有些肿瘤产生色素,如黑色素瘤细胞产生黑色素,可使肿瘤呈黑褐色。

5. **质地** 肿瘤质地与其类型有关,例如,脂肪瘤质地较软;还与肿瘤细胞与间质的比例有关。纤维间质较少的肿瘤,如大肠的腺瘤,质地较软;伴有纤维增生反应的浸润性癌,质地较硬。

6. **与周围组织的关系** 良性肿瘤可形成包膜,与周围组织常常分界清楚。恶性肿瘤多数向周围组织中浸润性生长致界限不清,也可推挤周围组织形成假包膜。

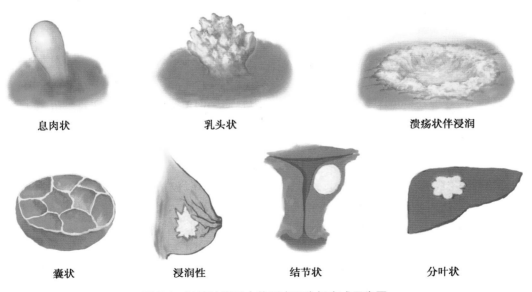

息肉状　　　　　乳头状　　　　　溃疡状伴浸润

囊状　　　浸润性　　　结节状　　　分叶状

图6-1 肿瘤的常见大体形态和生长方式示意图

二、肿瘤的组织形态

肿瘤的组织形态复杂多样,是组织病理学的重要内容,也是肿瘤组织病理诊断(histopathological diagnosis of tumor)的基础。肿瘤组织分为实质(parenchyma)和间质(stroma)两部分。肿瘤细胞构成肿瘤实质,其细胞形态、组成的结构或其产物是判断肿瘤的分化(differentiation)方向、进行肿瘤组织学分类(histological classification)的主要依据。肿瘤实质是影响肿瘤生物学行为的主要因素。肿瘤间质一般由结缔组织、血管和淋巴细胞等组成,起着支持和营养肿瘤实质、参与肿瘤免疫反应等作用。肿瘤间质构成的微环境对肿瘤细胞生长、分化和迁移具有重要影响。

三、肿瘤的分化与异型性

肿瘤的分化(differentiation)是指肿瘤组织在形态和功能上与某种正常组织的相似之处;相似的程度称为肿瘤的分化程度(degree of differentiation)。例如,与脂肪组织相似的肿瘤,提示其向脂肪组织分化。肿瘤的组织形态和功能越是类似某种正常组织,说明其分化程度越高或分化好(well differentiated);与正常组织相似性越小,则分化程度越低或分化差(poorly differentiated)。分化极差,以致无法判断其分化方向的肿瘤称为未分化(undifferentiated)肿瘤。

肿瘤组织结构和细胞形态与相应的正常组织有不同程度的差异,称为肿瘤的异型性(atypia)(图6-2、图6-3)。

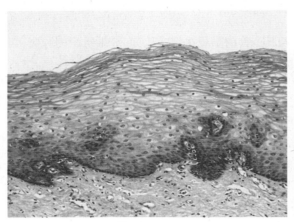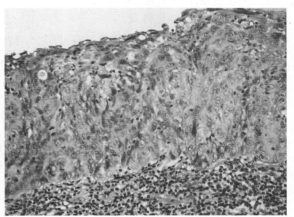

图6-2　正常鳞状上皮和鳞状细胞原位癌的比较

食管的正常鳞状上皮(左图)和鳞状细胞原位癌(右图)的比较。注意后者的结构异型性和细胞异型性均很显著,包括极性紊乱,核大、深染,核质比例增高,核分裂增多

肿瘤的结构异型性(architectural atypia):肿瘤细胞形成的组织结构,在空间排列方式上与相应正常组织的差异,称为肿瘤的结构异型性。如食管鳞状细胞原位癌中,鳞状上皮排列显著紊乱(图6-2);胃腺癌中腺上皮形成不规则腺体或腺样结构;子宫内膜腺癌中,腺体之间正常的内膜间质消失等。

肿瘤的细胞异型性(cellular atypia)(图6-3):可有多种表现,包括:①细胞体积异常,有些表现为细胞体积增大,有些表现为原始的小细胞。②肿瘤细胞的大小和形态很不一致(多形性,pleomorphism),出现瘤巨细胞(tumor giant cell),即体积巨大的肿瘤细胞。③肿瘤细胞核的体积增大,胞核与细胞质的比例(核质比)增高。例如,上皮细胞的核质比正常时多为1:4~1:6,恶性肿瘤细胞则可为1:1。④核的大小、形状和染色差别较大(核的多形性),出现巨核、双核、多核或奇异形核。核内DNA常增多,核深染(hyperchromasia),染色质呈粗颗粒状,分布不均匀,常堆积在核膜下。⑤核仁明显,体积大,数目增多。⑥核分裂象(mitotic figure)增多,出现异常核分裂象(病理性核分裂象),如不对称核分裂、多极性核分裂等(见图6-3)。

异型性是肿瘤组织和细胞出现成熟障碍和分化障碍的表现,是区别良恶性肿瘤的重要指标。良性肿瘤的异型性较小,恶性肿瘤的异型性较大。良性肿瘤的细胞异型性可很小,但仍有不同程度结构异型性。恶性肿瘤的细胞异型性和结构异型性都比较明显。异型性越大,肿瘤组织和细胞成熟程度和分化程度越低,与相应正常组织的差异越大。很明显的异型性称为间变(anaplasia),具有间变特征

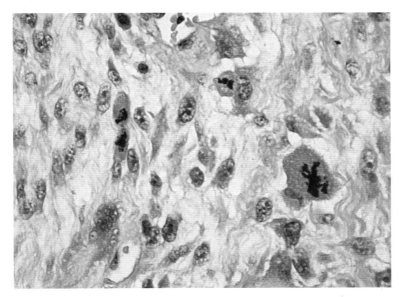

图 6-3 恶性肿瘤的细胞异型性

高度恶性的肉瘤中显著的细胞异型性。肿瘤细胞核大、深染,核质比例高,细胞
大小及形态差异显著(多形性),核分裂象多,可见瘤巨细胞和异常核分裂象

的肿瘤,称为间变性肿瘤(anaplastic tumor),多为高度恶性的肿瘤。

第三节 肿瘤的命名与分类

肿瘤的命名(nomenclature)和分类(classification)是肿瘤病理诊断的重要内容,对于临床实践十分重要。医护人员必须了解肿瘤病理诊断名称的含义,正确地使用它们。在医护人员与患者的交流中,也需要适当地给患者解释这些诊断名称的含义,使他们对所患疾病有恰当的认识。

一、命名原则

人体肿瘤的种类繁多,命名复杂。一般根据其组织或细胞类型以及生物学行为来命名。

(一) 肿瘤命名的一般原则

1. 良性肿瘤命名 一般原则是在组织或细胞类型的名称后面加一个"瘤"字(英文为后缀-oma)。例如:腺上皮的良性肿瘤,称为腺瘤(adenoma);平滑肌的良性肿瘤,称为平滑肌瘤(leiomyoma)。

2. 恶性肿瘤命名

(1)上皮组织的恶性肿瘤统称为癌(carcinoma)。这些肿瘤表现出向某种上皮分化的特点。命名方式是在上皮名称后加一个"癌"字。例如,鳞状上皮的恶性肿瘤称为鳞状细胞癌(squamous cell carcinoma),简称鳞癌;腺上皮的恶性肿瘤称为腺癌(adenocarcinoma)。有些癌具有不止一种上皮分化,例如,肺的"腺鳞癌"同时具有腺癌和鳞状细胞癌成分。未分化癌(undifferentiated carcinoma)是指形态或免疫表型可以确定为癌,但缺乏特定上皮分化特征的癌。

(2)间叶组织的恶性肿瘤统称为肉瘤(sarcoma)。这些肿瘤表现出向某种间叶组织分化的特点。间叶组织包括纤维组织、脂肪、肌肉、血管、淋巴管、骨和软骨组织等。命名方式是在间叶组织名称之后加"肉瘤"二字。例如:纤维肉瘤、脂肪肉瘤、骨肉瘤。未分化肉瘤(undifferentiated sarcoma)是指形态或免疫表型可以确定为肉瘤,但缺乏特定间叶组织分化特征的肉瘤。

同时具有癌和肉瘤两种成分的恶性肿瘤,称为癌肉瘤(carcinosarcoma)。

应当强调,在病理学上,癌是指上皮组织的恶性肿瘤。平常所谓"癌症"(cancer),泛指所有恶性肿瘤,包括癌和肉瘤。

(二) 肿瘤命名的特殊情况

除上述一般命名方法以外,有时还结合肿瘤的形态特点命名,如形成乳头状及囊状结构的腺瘤,称为乳头状囊腺瘤;形成乳头状及囊状结构的腺癌,称为乳头状囊腺癌。

由于历史原因,有少数肿瘤的命名已经约定俗成,不完全依照上述原则。①有些肿瘤的形态类似发育过程中的某种幼稚细胞或组织,称为"母细胞瘤"(-blastoma),良性者如骨母细胞瘤(osteoblastoma);恶性者如神经母细胞瘤(neuroblastoma)、髓母细胞瘤(medulloblastoma)和肾母细胞瘤(nephroblastoma)等。②白血病、精原细胞瘤等,虽称为"病"或"瘤",实际上都是恶性肿瘤。③有些恶性肿瘤,既不叫癌也不叫肉瘤,而直接称为"恶性……瘤",如恶性黑色素瘤、恶性脑膜瘤、恶性神经鞘膜瘤等。④有的肿瘤以起初描述或研究该肿瘤的学者的名字命名,如尤因(Ewing)肉瘤、霍奇金(Hodgkin)淋巴瘤。⑤有些肿瘤以肿瘤细胞的形态命名,如透明细胞肉瘤。⑥神经纤维瘤病(neurofibromatosis)、脂肪瘤病(lipomatosis)、血管瘤病(angiomatosis)等名称中的"……瘤病",主要指肿瘤多发的状态。⑦畸胎瘤(teratoma)是性腺或胚胎剩件中的全能细胞发生的肿瘤,多发生于性腺,一般含有两个以上胚层的多种成分,结构混乱,分为良性畸胎瘤和不成熟畸胎瘤两类。

二、分类

肿瘤的分类主要依据肿瘤的组织类型、细胞类型和生物学行为,包括各种肿瘤的临床病理特征及预后情况。常见肿瘤的简单分类见表6-1。由于肿瘤分类十分重要,世界卫生组织(World Health Organization,WHO)延请各国专家对各系统肿瘤进行分类,并根据临床与基础研究的进展,不断予以修订,形成世界上广泛使用的 WHO 肿瘤分类。

表 6-1 常见肿瘤的分类

	良性肿瘤	恶性肿瘤
上皮组织		
鳞状细胞	鳞状细胞乳头状瘤	鳞状细胞癌
基底细胞		基底细胞癌
腺上皮细胞	腺瘤	腺癌
尿路上皮	尿路上皮乳头状瘤	尿路上皮癌
间叶组织		
纤维组织	纤维瘤	纤维肉瘤
脂肪	脂肪瘤	脂肪肉瘤
平滑肌	平滑肌瘤	平滑肌肉瘤
横纹肌	横纹肌瘤	横纹肌肉瘤
血管	血管瘤	血管肉瘤
淋巴管	淋巴管瘤	淋巴管肉瘤
骨和软骨	软骨瘤,骨软骨瘤	骨肉瘤,软骨肉瘤
淋巴造血组织		
淋巴细胞		淋巴瘤
造血细胞		白血病
神经组织和脑脊膜		
胶质细胞		弥漫型星形细胞瘤,胶质母细胞瘤
神经细胞	神经节细胞瘤	神经母细胞瘤,髓母细胞瘤
脑脊膜	脑膜瘤,脊膜瘤	恶性脑膜瘤,恶性脊膜瘤
神经鞘细胞	神经鞘瘤	恶性外周神经鞘膜瘤

续表

	良性肿瘤	恶性肿瘤
其他肿瘤		
黑色素细胞		恶性黑色素瘤
胎盘滋养叶细胞	葡萄胎	绒毛膜上皮癌
生殖细胞		精原细胞瘤
		无性细胞瘤
		胚胎性癌
性腺或胚胎剩件		
中的全能细胞	成熟畸胎瘤	不成熟畸胎瘤

　　肿瘤分类在医学实践包括病理学实际工作中有重要作用。不同类型的肿瘤具有不同的临床病理特点、治疗反应和预后。肿瘤的正确分类是拟定治疗计划、判断患者预后的重要依据。分类也是诊断和研究工作的基础。恰当的分类，有助于明确诊断标准，统一诊断术语，是临床病理诊断工作的前提。统一的诊断标准和术语，也是疾病统计、流行病学调查、病因和发病学研究以及对不同机构的研究结果进行比较分析的基本要求。

　　为了便于统计和分析，特别是计算机数据处理，需要对疾病进行编码。WHO 国际疾病分类（International Classification of Diseases，ICD）的肿瘤学部分（ICD-O）对每一种肿瘤性疾病进行编码，用一个四位数字组成的主码代表一个特定的肿瘤性疾病，例如，肝细胞肿瘤编码为 8170。同时，用一个斜线和一个附加的数码代表肿瘤的生物学行为，置于疾病主码之后。例如，肝细胞腺瘤的完整编码是 8170/0，肝细胞癌的完整编码为 8170/3。在这个编码系统中，/0 代表良性（benign）肿瘤，/1 代表交界性（borderline）或生物学行为未定（unspecified）或不确定（uncertain）的肿瘤，/2 代表原位癌（carcinoma in situ，CIS），包括某些部位的Ⅲ级上皮内瘤变（grade Ⅲ intraepithelial neoplasia），以及某些部位的非浸润性（noninvasive）肿瘤，/3 代表恶性（malignant）肿瘤。

　　确定肿瘤的类型，除了依靠其临床表现、影像学和形态学特点，还借助于检测肿瘤细胞表面或细胞内的一些特定的分子。例如，通过免疫组织化学方法检测肌肉组织肿瘤表达的结蛋白（desmin）、淋巴细胞等表面的 CD（cluster of differentiation）抗原、上皮细胞中的各种细胞角蛋白（cytokeratin，CK）、恶性黑色素瘤细胞表达的 HMB45（图 6-4）等。Ki-67 等标记可以用来检测肿瘤细胞的增殖活性（图 6-5），有助于估计其生物学行为和预后。

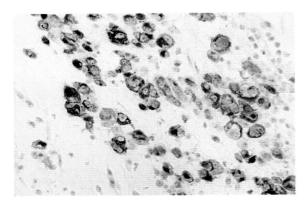

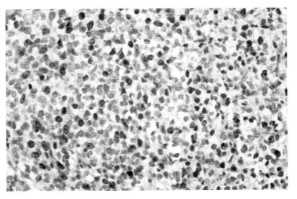

图6-4　恶性黑色素瘤的 HMB45 染色
免疫组织化学（IHC）染色显示肿瘤细胞呈 HMB45 阳性（肿瘤细胞内的棕黄色颗粒为免疫组织化学染色的阳性反应产物）

图6-5　横纹肌肉瘤免疫组织化学染色显示 Ki-67 抗原表达情况
显示许多肿瘤细胞 Ki-67 标记阳性（阳性反应的核呈棕黄色），说明肿瘤增殖活性高

　　表6-2列举了肿瘤诊断中一些常用免疫标记(immunomarker),以及通常表达这些标记的细胞或肿瘤类型。必须注意,免疫标记大多没有绝对的特异性,通常需要使用一组(panel)标记,而且同时需要有良好的阳性对照和阴性对照,才有助于组织学诊断,否则容易导致不恰当的结论。表6-3举例说明几类常见肿瘤的免疫标记情况。

表 6-2　肿瘤免疫组织化学染色常用标记物

标记	常见阳性表达细胞或肿瘤类型
AFP(甲胎蛋白)	胎肝组织,卵黄囊;肝细胞癌,卵黄囊瘤
CD3	T淋巴细胞;T细胞淋巴瘤
CD15(Leu-M1)	粒细胞;R-S细胞(霍奇金淋巴瘤),一些腺癌
CD20	B淋巴细胞;B细胞淋巴瘤
CD30	R-S细胞(霍奇金淋巴瘤),大细胞间变性淋巴瘤,胚胎癌
CD31	内皮细胞;血管肿瘤
CD34	内皮细胞;血管肿瘤,胃肠间质肿瘤,孤立性纤维性肿瘤
CD45(LCA,白细胞共同抗原)	白细胞;淋巴造血组织肿瘤
CD45RO(UCHL-1)	T淋巴细胞;T细胞淋巴瘤
CD68	巨噬细胞
CD79a	B淋巴细胞;B细胞淋巴瘤
CD99	原始神经外胚叶瘤(PNET),淋巴母细胞性淋巴瘤
calcitonin(降钙素)	甲状腺滤泡旁细胞;甲状腺髓样癌
chromogranin A(CgA,嗜铬粒蛋白A)	神经内分泌细胞;神经内分泌肿瘤,垂体腺瘤
cytokeratin(细胞角蛋白)	上皮细胞,间皮细胞;癌,间皮瘤
desmin(结蛋白)	肌细胞;平滑肌瘤,平滑肌肉瘤,横纹肌肉瘤
EMA(上皮细胞膜抗原)	上皮细胞;癌,脑膜瘤
GFAP(胶质原纤维酸性蛋白)	胶质细胞;星形细胞瘤
HMB45	黑色素瘤,血管平滑肌脂肪瘤,PEC瘤
Ki-67	增殖期细胞(细胞增殖活性标记)
PLAP(胎盘碱性磷酸酶)	生殖细胞肿瘤
PSA(前列腺特异性抗原)	前列腺上皮细胞;前列腺腺癌
S-100	神经组织,脂肪组织,Langerhans组织细胞;神经鞘瘤,脂肪组织肿瘤,黑色素瘤
SMA(平滑肌肌动蛋白)	平滑肌细胞,肌成纤维细胞;平滑肌肿瘤,肌成纤维细胞肿瘤
synaptophysin(Syn,突触素)	神经元,神经内分泌细胞;神经元肿瘤,神经内分泌肿瘤

表 6-3　常见肿瘤的免疫组织化学标记

肿瘤	Keratin	EMA	HMB45	S-100	Desmin	LCA
癌	+	+	−	−	−	−
肉瘤	−/+	−/+	−/+	−/+	+/−	−
淋巴瘤	−	−	−	−	−	+
黑色素瘤	−	−	+	+	−	−

　　对肿瘤发生的分子机制的研究工作日益深入,也为肿瘤的分类、诊断和治疗提供了新的方向。WHO最新版的各器官系统肿瘤分类,除了考虑各种肿瘤的形态学特点和生物学行为,还考虑了具有特征性的细胞遗传学和分子遗传学改变。近年来,利用DNA芯片(DNA microarray)技术对肿瘤细胞基因表达谱(expression profile)进行大规模的检测,亦显示一些肿瘤中与生物学行为或治疗反应及预后有关的具有特征性的表达谱。表6-4列举了一些肿瘤的细胞遗传学改变。

表 6-4 　一些肿瘤的细胞遗传学改变

肿瘤类型	细胞遗传学改变
肺癌	del(3)(p14-23)
肾细胞癌	del(3)(p14-23),t(3;5)(p13;q12)
肾母细胞瘤	del(11)(p13)
隆突性皮肤纤维肉瘤	t(17;22)(q22;q13)
黏液样脂肪肉瘤	t(12;16)(q13;p11),t(12;22)(q13;q11-12)
滑膜肉瘤	t(X;18)(p11;q11)
横纹肌肉瘤	t(2;13)(q35-37;q14),t(1;13)(p36;q14)
黏液样软骨肉瘤	t(9;22)(q22;q12)
星形细胞瘤	del(9)(p13-24)
神经母细胞瘤	del(1)(32-26)
视网膜母细胞瘤	del(13)(q14)
原始神经外胚叶瘤(PNET)	t(11;12)(q24;q12),t(21;22)(q22;q12), t(7;22)(p22;q12),t(17;22)(q12;q12),t(2;22)(q33;q12)

第四节　肿瘤的生长和扩散

恶性肿瘤除了不断生长,还发生局部浸润(invasion),甚至通过转移(metastasis)蔓延到其他部位。本节介绍肿瘤生长和扩散的生物学特点和影响因素。

一、肿瘤的生长

（一）肿瘤的生长方式

肿瘤的生长方式(见图6-1)主要有三种:膨胀性生长(expansile growth)、外生性生长(exophytic growth)和浸润性生长(invasive growth)。

实质器官的良性肿瘤多呈膨胀性生长,其生长速度较慢,随着体积增大,肿瘤推挤但不侵犯周围组织,与周围组织分界清楚(well-circumscribed),可在肿瘤周围形成完整的纤维性被膜(capsule)。有被膜的(encapsulated)肿瘤触诊时常常可以推动,手术容易摘除,不易复发。这种生长方式对局部器官、组织的影响,主要是挤压(compression)。

体表肿瘤和体腔(如胸腔、腹腔)内的肿瘤,或管道器官(如消化道)腔面的肿瘤,常突向表面,呈乳头状、息肉状、蕈状或菜花状。这种生长方式称为外生性生长。良性肿瘤和恶性肿瘤都可呈外生性生长,但恶性肿瘤在外生性生长的同时,其基底部往往也有浸润。外生性恶性肿瘤,由于生长迅速,肿瘤中央部血液供应相对不足,肿瘤细胞易发生坏死,坏死组织脱落后形成底部高低不平、边缘隆起的溃疡(恶性溃疡)。

恶性肿瘤多呈浸润性生长(见图6-1)。肿瘤细胞长入并破坏周围组织(包括组织间隙、淋巴管或血管),这种现象叫作浸润(invasion)。浸润性肿瘤没有被膜(或破坏原来的被膜),与邻近的正常组织无明显界限(见图6-1)。触诊时,肿瘤固定,活动度小;手术时,需要将较大范围的周围组织一并切除,因为其中也可能有肿瘤浸润,若切除不彻底,术后容易复发。手术中由病理医师对切缘组织作快速冷冻切片检查以了解有无肿瘤浸润,可帮助手术医师确定是否需要扩大切除范围。

（二）肿瘤的生长特点

不同肿瘤的生长速度(rate of growth)差别很大。良性肿瘤生长一般较缓慢,肿瘤生长的时间可达数年甚至数十年。恶性肿瘤生长较快,特别是分化差的恶性肿瘤,可在短期内形成明显的肿块。影响肿瘤生长速度的因素很多,如肿瘤细胞的倍增时间(doubling time)、生长分数(growth fraction)、肿瘤细胞的生成和死亡的比例等。

肿瘤细胞的倍增时间指细胞分裂繁殖为两个子代细胞所需的时间。多数恶性肿瘤细胞的倍增时间并不比正常细胞更快,所以,恶性肿瘤生长迅速可能主要不是肿瘤细胞倍增时间缩短引起的。生长分数指肿瘤细胞群体中处于增殖状态的细胞的比例。处于增殖状态的细胞,不断分裂繁殖。每一次这样的分裂繁殖过程称为一个细胞周期(cell cycle),由 G_1、S、G_2 和 M 四个期组成。DNA 的复制在 S 期进行。细胞的分裂发生在 M 期。G_1 期为 S 期作准备;G_2 期为 M 期作准备。恶性肿瘤形成初期,细胞分裂繁殖活跃,生长分数高。随着肿瘤的生长,有的肿瘤细胞进入静止期(G_0 期),停止分裂繁殖。许多抗肿瘤的化学治疗药物是通过干扰细胞增殖起作用的。因此,生长分数高的肿瘤对于化学治疗敏感。如果一个肿瘤中非增殖期细胞数量较多,它对化学药物的敏感性可能就比较低。对于这种肿瘤,可以先进行放射治疗或手术,缩小或大部去除瘤体,这时,残余的 G_0 期肿瘤细胞可再进入增殖期,从而增加肿瘤对化学治疗的敏感性。

肿瘤细胞的生成和死亡的比例是影响肿瘤生长速度的一个重要因素。肿瘤生长过程中,由于营养供应和机体抗肿瘤反应等因素的影响,有一些肿瘤细胞会死亡,并且常常以凋亡的形式发生。肿瘤细胞的生成与死亡的比例,可能在很大程度上决定肿瘤是否能持续生长、能以多快的速度生长。促进肿瘤细胞死亡和抑制肿瘤细胞增殖,是肿瘤治疗的两个重要方面。

(三) 肿瘤血管生成

肿瘤直径达到 1~2mm 后,若无新生血管生成以提供营养,不能继续增长。实验显示,肿瘤有诱导血管生成(angiogenesis)的能力。肿瘤细胞本身及炎细胞(主要是巨噬细胞)能产生血管生成因子(angiogenesis factor),如血管内皮细胞生长因子(vascular endothelial growth factor,VEGF),诱导新生血管的生成。血管内皮细胞和成纤维细胞表面有血管生成因子受体。血管生成因子与其受体结合后,可促进血管内皮细胞分裂和毛细血管出芽生长。近年研究还显示,肿瘤细胞本身可形成类似血管、具有基底膜的小管状结构,可与血管交通,作为不依赖于血管生成的肿瘤微循环或微环境成分,称为"血管生成拟态"(vasculogenic mimicry)。抑制肿瘤血管生成或"血管生成拟态",是抗肿瘤研究的重要课题。

(四) 肿瘤的演进和异质性

恶性肿瘤生长过程中,其侵袭性增加的现象称为肿瘤的演进(progression),可表现为生长速度加快、浸润周围组织和发生远处转移。肿瘤演进与它获得越来越大的异质性(heterogeneity)有关。恶性肿瘤虽然是从一个发生恶性转化(malignant transformation)的细胞单克隆性增殖而来,但在生长过程中,经过许多代分裂繁殖产生的子代细胞,可出现不同的基因改变或其他大分子的改变,其生长速度、侵袭能力、对生长信号的反应、对抗癌药物的敏感性等方面都可以有差异。这时,这一肿瘤细胞群体不再是由完全一样的肿瘤细胞组成的,而是具有异质性的肿瘤细胞群体,是具有各自特性的"亚克隆"。在获得这种异质性的肿瘤演进过程中,具有生长优势和较强侵袭力的细胞压倒了没有生长优势和侵袭力弱的细胞(图 6-6)。

近年来对白血病、乳腺癌、胶质瘤等肿瘤的研究显示,一个肿瘤虽然是由大量肿瘤细胞组成的,其中具有启动(initiate)和维持(sustain)肿瘤生长、保持自我更新(self-renewal)能力的细胞是少数,这些细胞称为癌症干细胞(cancer stem cell)、肿瘤干细胞(tumor stem cell)或肿瘤启动细胞(tumor initiating cell,TIC)。对肿瘤干细胞的进一步研究,将有助于深入认识肿瘤发生、肿瘤生长及其对治疗的反应,以及新的治疗手段的探索。

二、肿瘤扩散

恶性肿瘤不仅可在原发部位浸润生长、累及邻近器官或组织,而且还可通过多种途径扩散到身体其他部位。这是恶性肿瘤最重要的生物学特点。

(一) 局部浸润和直接蔓延

随着恶性肿瘤不断长大,肿瘤细胞常常沿着组织间隙或神经束衣连续地浸润生长,破坏邻近

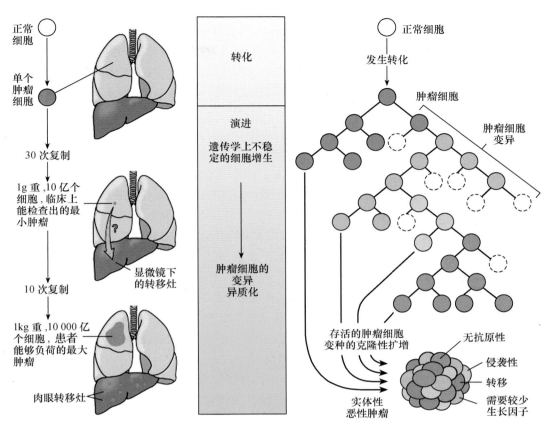

图 6-6 肿瘤生长的生物学

肿瘤的克隆性增殖、肿瘤细胞演进与异质性的关系：一个发生了转化的细胞（肿瘤细胞）克隆性增殖，并衍生出众多亚克隆；侵袭性更强、更能逃避宿主反应的亚克隆得以存活与繁衍，演进为侵袭性更强的异质性的肿瘤

器官或组织，这种现象称为直接蔓延（direct spreading）。例如，晚期子宫颈癌可直接蔓延到直肠和膀胱。

（二）转移（metastasis）

恶性肿瘤细胞从原发部位侵入淋巴管、血管或体腔，迁徙到其他部位，继续生长，形成同样类型的肿瘤，这个过程称为转移。通过转移形成的肿瘤称为转移性肿瘤（metastatic tumor，metastasis）或继发肿瘤（secondary tumor）；原发部位的肿瘤称为原发肿瘤（primary tumor）。

发生转移是恶性肿瘤的特点，但并非所有恶性肿瘤都会发生转移。例如，皮肤的基底细胞癌，多在局部造成破坏，但很少发生转移。

恶性肿瘤通过以下几种途径转移。

（1）淋巴道转移（lymphatic metastasis）：肿瘤细胞侵入淋巴管（图 6-7），随淋巴流到达局部淋巴结（区域淋巴结）。例如，乳腺外上象限发生的癌常首先转移至同侧的腋窝淋巴结，形成淋巴结的转移性乳腺癌。肿瘤细胞先聚集于边缘窦，以后累及整个淋巴结，使淋巴结肿大，质地变硬。肿瘤组织侵出被膜，可使相邻的淋巴结融合成团。局部淋巴结发生转移后，可继续

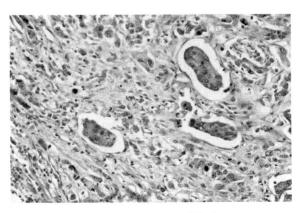

图 6-7 肿瘤的淋巴道转移
侵入扩张淋巴管的癌细胞团

转移至淋巴循环下一站的其他淋巴结,最后可经胸导管进入血流,继发血道转移。上皮源性恶性肿瘤(癌)最常见的转移方式是淋巴道转移。原发肿瘤区域淋巴结群中接受淋巴引流的第一个或第一组淋巴结即前哨淋巴结(sentinel lymph nodes)。如果前哨淋巴结没有癌转移,其他淋巴结出现转移癌的几率很低。前哨淋巴结阴性的乳腺癌患者可以避免腋窝淋巴结清扫术,减少肢体淋巴水肿等并发症。值得注意的是,有时肿瘤可以越过引流淋巴结发生跳跃式转移(skip metastasis)或逆行转移(retrograde metastasis)。

(2)血道转移(hematogenous metastasis):瘤细胞侵入血管后,可随血流到达远处的器官,继续生长,形成转移瘤。由于静脉壁较薄,同时管内压力较低,故瘤细胞多经静脉入血。少数亦可经淋巴管间接入血。侵入体循环静脉的肿瘤细胞经右心到肺,在肺内形成转移瘤,例如骨肉瘤的肺转移。侵入门静脉系统的肿瘤细胞,首先发生肝转移,例如胃肠道癌的肝转移。原发性肺肿瘤或肺内转移瘤的瘤细胞可直接侵入肺静脉或通过肺毛细血管进入肺静脉,经左心随主动脉血流到达全身各器官,常转移到脑、骨、肾及肾上腺等处。因此,这些器官的转移瘤常发生在肺内已有转移之后。此外,侵入胸、腰、骨盆静脉的肿瘤细胞,也可以通过吻合支进入脊椎静脉丛,例如前列腺癌可通过这一途径转移到脊椎,进而转移到脑,这时可不伴有肺的转移。

恶性肿瘤可以通过血道转移累及许多器官,但最常受累的脏器是肺和肝。临床上判断有无血道转移,以确定患者的临床分期和治疗方案时,应做肺及肝的影像学检查。形态学上,转移性肿瘤的特点是边界清楚,常为多个,散在分布,多接近于器官的表面。位于器官表面的转移性肿瘤,由于瘤结节中央出血、坏死而下陷,形成所谓"癌脐"。

(3)种植性转移(seeding,transcoelomic metastasis):发生于胸腹腔等体腔内器官的恶性肿瘤,侵及器官表面时,瘤细胞可以脱落,像播种一样种植在体腔其他器官的表面,形成多个转移性肿瘤。这种播散方式称为种植性转移。

种植性转移常见于腹腔器官恶性肿瘤。例如,胃肠道黏液癌侵及浆膜后,可种植到大网膜、腹膜、盆腔器官如卵巢等处。在卵巢可表现为双侧卵巢长大,镜下见富于黏液的印戒细胞癌弥漫浸润。这种特殊类型的卵巢转移性肿瘤称为Krukenberg瘤(图6-8),多由胃肠道黏液癌(特别是胃的印戒细胞癌)转移而来。应注意Krukenberg瘤不一定都是种植性转移,也可通过淋巴道和血道转移形成。

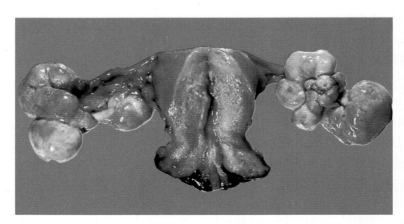

图6-8 卵巢的转移性腺癌
胃肠道癌侵及浆膜后,种植转移到卵巢。可表现为双侧卵巢长大

浆膜腔的种植性转移常伴有浆膜腔积液,可为血性浆液性积液,是由于浆膜下淋巴管或毛细血管被瘤栓堵塞,毛细血管通透性增加,血液漏出,以及肿瘤细胞破坏血管引起的出血。体腔积液中可含有不等量的肿瘤细胞。抽取体腔积液做细胞学检查,以发现恶性肿瘤细胞,是诊断恶性肿瘤的重要方法之一。

肿瘤浸润和转移的机制很复杂。参见本章第十节。

第五节　肿瘤的分级和分期

恶性肿瘤的"级"或"分级"(grade)是描述其恶性程度的指标。病理学上,根据恶性肿瘤的分化程度、异型性、核分裂象的数目等对恶性肿瘤进行分级。三级分级法使用较多,Ⅰ级为高分化(well differentiated),分化良好,恶性程度低;Ⅱ级为中分化(moderately differentiated),中度恶性;Ⅲ级为低分化(poorly differentiated),恶性程度高。对某些肿瘤采用低级别(low grade)(分化较好)和高级别(high grade)(分化较差)的两级分级法。应当注意,恶性肿瘤分级中的Ⅰ、Ⅱ、Ⅲ等,和国际疾病分类 ICD-O 中的生物学行为代码(/0、/1、/2、/3)不是对等的概念。

肿瘤的"分期"(stage)是指恶性肿瘤的生长范围和播散程度。肿瘤体积越大,生长范围和播散程度越广,患者的预后越差。对肿瘤进行分期,需要考虑以下因素:原发肿瘤的大小,浸润深度,浸润范围,邻近器官受累情况,局部和远处淋巴结转移情况,远处转移等。

肿瘤分期有多种方案。国际上广泛采用 TNM 分期(TNM classification)。T 指肿瘤原发灶的情况,随着肿瘤体积的增加和邻近组织受累范围的增加,依次用 $T_1 \sim T_4$ 来表示。Tis 代表原位癌。N 指区域淋巴结(regional lymph node)受累情况。淋巴结未受累时,用 N_0 表示。随着淋巴结受累程度和范围的增加,依次用 $N_1 \sim N_3$ 表示。M 指远处转移(通常是血道转移),没有远处转移者用 M_0 表示,有远处转移者用 M_1 表示。在此基础上,用 TNM 三个指标的组合(grouping)划出特定的分期(stage)。图 6-9 和表 6-5 以乳腺癌为例,按照美国癌症联合会(American Joint Committee on Cancer)编撰的《AJCC 癌症分期手册》(AJCC Cancer Staging Manual,8th ed,2017)的最新分期标准,说明 TNM 分期的方法。为简明起见,图 6-9 只显示了该分期系统中最主要的指标,详细内容以及其他肿瘤的 TNM 分期,可参考该手册。

表 6-5　乳腺癌的 TNM 分期系统(AJCC,2017)

分期(Stage)	TNM 组合(TNM grouping)			分期(Stage)	TNM 组合(TNM grouping)		
Stage 0	Tis	N_0	M_0		T_1	N_2	M_0
Stage ⅠA	T_1	N_0	M_0		T_2	N_2	M_0
Stage ⅠB	T_0	N_{1mi}	M_0		T_3	N_1	M_0
	T_1	N_{1mi}	M_0		T_3	N_2	M_0
Stage ⅡA	T_0	N_1	M_0	Stage ⅢB	T_4	N_0	M_0
	T_1	N_1	M_0		T_4	N_1	M_0
	T_2	N_0	M_0		T_4	N_2	M_0
Stage ⅡB	T_2	N_1	M_0	Stage ⅢC	任何T	N_3	M_0
	T_3	N_0	M_0	Stage Ⅳ	任何T	任何N	M_1
Stage ⅢA	T_0	N_2	M_0				

肿瘤的分级和分期是制订治疗方案和估计预后的重要指标。医学上,常常使用"5 年生存率"(5-year survival rate)、"10 年生存率"(10-year survival rate)等统计指标来衡量肿瘤的恶性行为和对治疗的反应,这些指标与肿瘤的分级和分期有密切关系。一般来说,分级和分期越高,生存率越低。

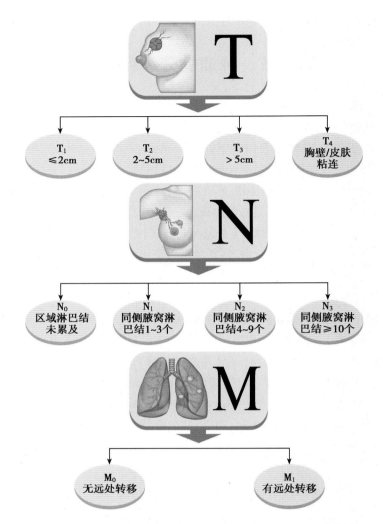

图6-9   乳腺癌 TNM 分期的主要指标（AJCC，2017）

N 的详细说明如下。N_0：区域淋巴结未受累或仅有孤立肿瘤细胞；N_1：微转移；或累及同侧腋窝淋巴结
1～3 个；和(或)临床阴性的内乳淋巴结的前哨淋巴结活检有微转移或宏转移；N_2：累及同侧腋窝淋巴
结 4～9 个；或影像学检查显示同侧内乳淋巴结转移但腋窝淋巴结未受累；N_3：累及腋窝淋巴结 10 个或
10 个以上；或累及锁骨下淋巴结(腋窝Ⅲ水平)；或影像学检查显示同侧内乳淋巴结转移伴 1 个(或 1 个
以上)Ⅰ、Ⅱ水平腋窝淋巴结受累；或超过 3 个腋窝淋巴结受累伴临床阴性的同侧内乳淋巴结的前哨淋
巴结活检有微转移或宏转移；或累及同侧锁骨上淋巴结

第六节   肿瘤对机体的影响

　　良性肿瘤分化较成熟,生长缓慢,在局部生长,不浸润,不转移,故一般对机体的影响相对较小,主
要表现为局部压迫和阻塞症状。这些症状的有无或者严重程度,主要与肿瘤发生部位和继发变化有
关。例如,体表良性肿瘤除少数可发生局部症状外,一般对机体无明显影响;但若发生在腔道或重要
器官,也可引起较为严重的后果,如突入肠腔的平滑肌瘤,也可引起严重的肠梗阻或肠套叠;颅内的良
性肿瘤,可压迫脑组织、阻塞脑室系统而引起颅内压增高等相应的神经系统症状。良性肿瘤有时可发
生继发性改变,亦可对机体带来程度不同的影响。如子宫黏膜下肌瘤常伴有子宫内膜浅表糜烂或溃
疡,可引起出血和感染。内分泌腺的良性肿瘤可分泌过多激素而引起症状,如垂体生长激素腺瘤分泌
过多生长激素,可引起巨人症(gigantism)或肢端肥大症(acromegaly)。

　　恶性肿瘤分化不成熟,生长迅速,浸润并破坏器官的结构和功能,还可发生转移,对机体的影响严
重,治疗效果尚不理想,患者的死亡率高,生存率低。恶性肿瘤除可引起局部压迫和阻塞症状外,还易

并发溃疡、出血、穿孔等。肿瘤累及局部神经,可引起顽固性疼痛。肿瘤产物或合并感染可引起发热。内分泌系统的恶性肿瘤,包括弥散神经内分泌系统(diffuse neuroendocrine system,DNES)的恶性肿瘤如类癌和神经内分泌癌等,可产生生物胺或多肽激素,引起内分泌紊乱。晚期恶性肿瘤患者,往往发生癌症性恶病质(cancer cachexia),表现为机体严重消瘦、贫血、厌食和全身衰弱。癌症性恶病质的发生可能主要是肿瘤组织本身或机体反应产生的细胞因子等作用的结果。

一些非内分泌腺肿瘤,也可以产生和分泌激素或激素类物质,如促肾上腺皮质激素(ACTH)、降钙素(calcitonin)、生长激素(GH)、甲状旁腺素(PTH)等,引起内分泌症状,称为异位内分泌综合征(ectopic endocrine syndrome)。此类肿瘤多为恶性肿瘤,以癌居多,如肺癌、胃癌、肝癌等。异位激素的产生,可能与肿瘤细胞的基因表达异常有关。

异位内分泌综合征属于副肿瘤综合征(paraneoplastic syndrome)。广义的副肿瘤综合征,是指不能用肿瘤的直接蔓延或远处转移加以解释的一些病变和临床表现,是由肿瘤的产物(如异位激素)或异常免疫反应(如交叉免疫)等原因间接引起,可表现为内分泌、神经、消化、造血、骨关节、肾脏及皮肤等系统的异常。需要注意的是,内分泌腺的肿瘤(如垂体腺瘤)产生原内分泌腺固有的激素(如生长激素)导致的病变或临床表现,不属于副肿瘤综合征。

一些肿瘤患者在发现肿瘤之前,先表现出副肿瘤综合征,如果医护人员能够考虑到副肿瘤综合征并进一步搜寻,可能及时发现肿瘤。另外,已确诊的肿瘤患者出现此类症状时,应考虑到副肿瘤综合征的可能,避免将之误认为是肿瘤转移所致。

第七节 良性肿瘤与恶性肿瘤的区别

肿瘤的生物学行为和对机体的影响差别很大。多数肿瘤可以划分为良性和恶性。良性肿瘤一般易于治疗,治疗效果好;恶性肿瘤危害大,治疗措施复杂,效果尚不理想。若将恶性肿瘤误诊为良性肿瘤,可能延误治疗,或者治疗不彻底。相反,如把良性肿瘤误诊为恶性肿瘤,可能导致过度治疗(overtreatment)。因此,区别良性肿瘤与恶性肿瘤,具有重要意义。良性肿瘤与恶性肿瘤的主要区别归纳于表6-6。

表6-6 良性肿瘤与恶性肿瘤的区别

	良 性 肿 瘤	恶 性 肿 瘤
分化程度	分化好,异型性小	不同程度分化障碍或未分化,异型性大
核分裂象	无或少,不见病理性核分裂象	多,可见病理性核分裂象
生长速度	缓慢	较快
生长方式	膨胀性或外生性生长	浸润性或外生性生长
继发改变	少见	常见,如出血、坏死、溃疡形成等
转移	不转移	可转移
复发	不复发或很少复发	易复发
对机体的影响	较小,主要为局部压迫或阻塞	较大,破坏原发部位和转移部位的组织;坏死、出血,合并感染;恶病质

还有一些肿瘤并不能截然划分为良性、恶性,而需要根据其形态特点评估其复发转移的风险度(低、中、高)。某些组织类型的肿瘤(如卵巢浆液性肿瘤),除了有典型的良性肿瘤(如卵巢浆液性乳头状囊腺瘤)和典型的恶性肿瘤(如卵巢浆液性腺癌)之分,还存在一些组织形态和生物学行为介于两者之间的肿瘤,称为交界性肿瘤(borderline tumor),如卵巢交界性浆液性乳头状囊腺瘤。有些交界性肿瘤有发展为恶性的倾向;有些其恶性潜能(malignant potential)目前尚难以确定,有待通过长时间研究进一步了解其生物学行为。

瘤样病变(tumor-like lesions)或假肿瘤性病变(pseudoneoplastic lesions)指本身不是真性肿瘤,但其临床表现或组织形态类似肿瘤的病变。一些瘤样病变甚至容易被误认为是恶性肿瘤,因此,认识这一类病变并在鉴别诊断时予以充分考虑,是十分重要的。

必须强调,肿瘤的良、恶性,是指其生物学行为的良、恶性。在病理学上,通过形态学等指标来判断肿瘤的良恶性,借以对其生物学行为和预后进行估计,在大多数情况下是可行的,这是肿瘤病理诊断的重要任务,可谓目前各种肿瘤检查诊断方法中最重要的方法。但是,必须认识到,影响一个肿瘤的生物学行为的因素很多、非常复杂,病理学家观察到的只是其中某些方面(肿瘤的形态学、免疫标记等),有许多因素(特别是分子水平的改变)目前我们知之甚少;而且,组织学诊断不可避免地会遇到组织样本是否具有代表性等技术问题。所以,这种预后估计并不是十分精确的。

第八节　常见肿瘤举例

本节简介一些较为常见的肿瘤的一般临床病理特点。本书各系统疾病章节中,对各器官系统常见肿瘤有更详细的介绍。

一、上皮组织肿瘤

上皮组织包括被覆上皮与腺上皮。上皮组织肿瘤常见,人体的恶性肿瘤大部分是上皮组织恶性肿瘤(癌),对人类危害甚大。

(一)上皮组织良性肿瘤

1. **乳头状瘤(papilloma)**　见于鳞状上皮、尿路上皮等被覆的部位,称为鳞状细胞乳头状瘤(图 6-10)、尿路上皮乳头状瘤等。乳头状瘤呈外生性向体表或腔面生长,形成指状或乳头状突起,也可呈菜花状或绒毛状。肿瘤的根部可有蒂与正常组织相连。镜下,乳头的轴心由血管和结缔组织等间质成分构成,表面覆盖上皮。

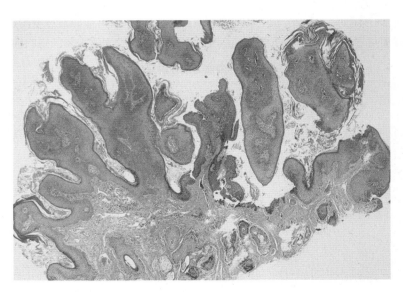

图 6-10　鳞状细胞乳头状瘤(皮肤)

2. **腺瘤(adenoma)**　是腺上皮的良性肿瘤,如肠道、乳腺、甲状腺等器官发生的腺瘤。黏膜的腺瘤多呈息肉状;腺器官内的腺瘤则多呈结节状,与周围正常组织分界清楚,常有被膜。腺瘤的腺体与相应正常组织腺体结构相似,可具有分泌功能。

根据腺瘤的组成成分或形态特点,又可将之分为管状腺瘤、绒毛状腺瘤(图 6-11)、囊腺瘤、纤维腺瘤、多形性腺瘤等类型。

(1)管状腺瘤(tubular adenoma)与绒毛状腺瘤(villous adenoma):多见于结肠、直肠黏膜,常呈息

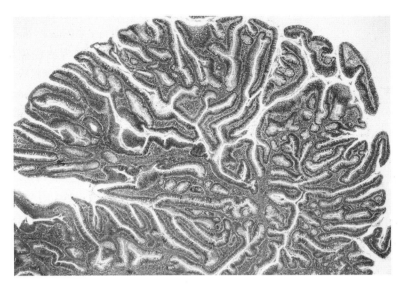

图 6-11　结肠绒毛状腺瘤

肉状,可有蒂(pedicle)与黏膜相连,但有些腺瘤是广基的(sessile),有些腺瘤则是平坦的(flat)。镜下,肿瘤性腺上皮形成分化好的小管或绒毛状结构;或为两种成分混合存在(称为管状绒毛状腺瘤,tubulovillous adenoma)。绒毛状腺瘤发展为癌的几率较高,特别是体积较大者。在家族性腺瘤性息肉病(FAP),腺瘤发展为癌的几率极高,发生癌变时患者的年龄也较轻。

(2)囊腺瘤(cystadenoma):是由于腺瘤中腺体分泌物蓄积,腺腔逐渐扩大并互相融合的结果,肉眼上可见到大小不等的囊腔。常发生于卵巢等部位。卵巢囊腺瘤有两种主要类型:一种为腺上皮向囊腔内呈乳头状生长,并分泌浆液,称为浆液性乳头状囊腺瘤(serous papillary cystadenoma);另一种分泌黏液,常为多房性(multilocular),囊壁多光滑,少有乳头状增生,称为黏液性囊腺瘤(mucinous cystadenoma)。

(二)上皮组织恶性肿瘤

癌是人类最常见的恶性肿瘤。在 40 岁以上的人群中,癌的发生率显著增加。

发生在皮肤、黏膜表面的癌,可呈息肉状、蕈伞状或菜花状,表面常有坏死及溃疡形成。发生在器官内的癌,常为不规则结节状,呈树根状或蟹足状向周围组织浸润,质地较硬,切面常为灰白色。镜下,癌细胞可呈巢状(癌巢)、腺泡状、腺管状或条索状排列,与间质分界一般较清楚。有时癌细胞亦可在间质内弥漫浸润,与间质分界不清。癌的转移,在早期一般多经淋巴道,到晚期发生血道转移。

1. 鳞状细胞癌(squamous cell carcino-ma) 简称鳞癌,常发生在鳞状上皮被覆的部位,如皮肤、口腔、唇、食管、喉、子宫颈、阴道及阴茎等处。有些部位如支气管、膀胱等,正常时虽不是由鳞状上皮被覆,但可以发生鳞状上皮化生,在此基础上发生鳞状细胞癌。鳞状细胞癌大体上常呈菜花状,可形成溃疡。镜下,分化好的鳞状细胞癌,癌巢中央可出现层状角化物,称为角化珠(keratin pearl)或癌珠(图 6-12);细胞间可见细胞间桥。分化较差的鳞状细胞癌可无角化,细胞间桥少或无。

2. 腺癌(adenocarcinoma) 是腺上皮的恶性肿瘤。腺癌较多见于胃肠道、肺、乳腺、女性生殖系统等。癌细胞形成大小不等、形状不一、排列不规则的腺体或腺样结构,细胞常不规则地排列成多层,核大小不一,核分裂象多见

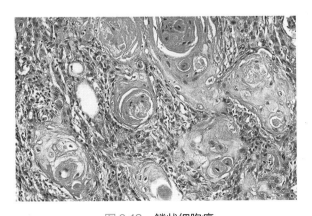

图 6-12　鳞状细胞癌

浸润性高分化鳞状细胞癌。癌组织在间质中浸润性生长,可见大量癌巢和角化珠

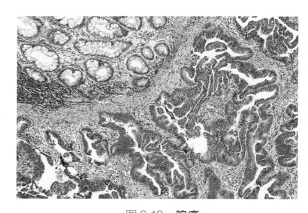

图 6-13　腺癌

结肠腺癌。左上角可见正常黏膜。腺癌细胞形成不规则的腺样结构,在黏膜下层浸润生长

（图 6-13）。乳头状结构为主的腺癌称为乳头状腺癌（papillary adenocarcinoma）；腺腔高度扩张呈囊状的腺癌称为囊腺癌（cystadenocarcinoma）；伴乳头状生长的囊腺癌称为乳头状囊腺癌（papillary cystadenocarcinoma）。分泌大量黏液的腺癌称为黏液癌（mucinous carcinoma）,又称为胶样癌（colloid carcinoma）。

3. **基底细胞癌（basal cell carcinoma）**　多见于老年人头面部。镜下,癌巢由深染的基底细胞样癌细胞构成（图 6-14）,有浅表型、结节型等组织类型；生长缓慢,表面常形成溃疡,浸润破坏深层组织,但很少发生转移,对放射治疗敏感,临床上呈低度恶性的经过。

4. **尿路上皮癌（urothelial carcinoma）**　发生于膀胱、输尿管或肾盂等部位,可为乳头状或非乳头状,分为低级别和高级别尿路上皮癌。级别越高,越易复发和向深部浸润。级别较低者,亦有复发倾向。

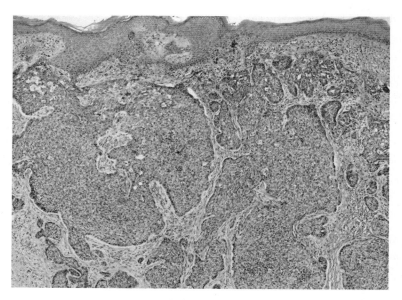

图 6-14　皮肤基底细胞癌

二、间叶组织肿瘤

间叶组织肿瘤的种类很多,包括脂肪组织、血管和淋巴管、平滑肌、横纹肌、纤维组织、骨组织等的肿瘤。习惯上将外周神经组织的肿瘤也归入间叶组织肿瘤。骨肿瘤以外的间叶组织肿瘤又常称为软组织肿瘤（soft tissue tumors）。

间叶组织肿瘤中,良性的比较常见,恶性肿瘤（肉瘤）不常见。此外,间叶组织有不少瘤样病变,形成临床可见的"肿块",但并非真性肿瘤。有些瘤样病变可拟似肉瘤,容易造成诊断困难。

（一）间叶组织良性肿瘤

1. **脂肪瘤（lipoma）**　主要发生于成人,是最常见的良性软组织肿瘤。脂肪瘤好发于背、肩、颈及四肢近端皮下组织。外观常为分叶状,有被膜,质地柔软,切面呈黄色,似脂肪组织。直径通常为数厘米,亦有大至数十厘米者。常为单发性,亦可为多发性。镜下见似正常脂肪组织,呈不规则分叶状,有纤维间隔（图 6-15）。一般无明显症状,手术易切除。

2. **血管瘤（hemangioma）**　常见,可发生在许多部位。有毛细血管瘤（capillary hemangioma）

（图 6-16）、海绵状血管瘤（cavernous hemangioma）（图 6-17）、静脉血管瘤（venous hemangioma）等类型。无被膜，界限不清。在皮肤或黏膜可呈突起的鲜红肿块，或呈暗红或紫红色斑。内脏血管瘤多呈结节状。发生于肢体软组织的弥漫性海绵状血管瘤可引起肢体增大。血管瘤较常见于儿童，可为先天性，可随身体的发育而长大，成年后一般停止发展，甚至可以自然消退。

3. **淋巴管瘤（lymphangioma）**　　由增生的淋巴管构成，内含淋巴液。淋巴管可呈囊性扩张并互相融合，内含大量淋巴液，称为囊状水瘤（cystic hygroma），多见于小儿。

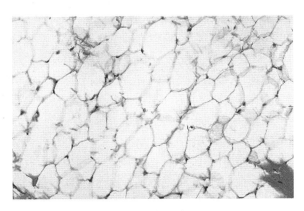

图 6-15　脂肪瘤

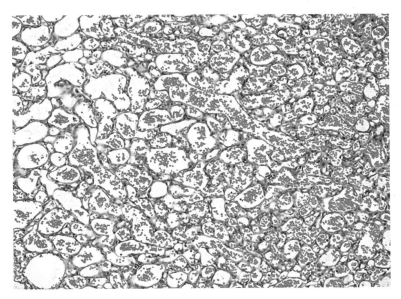

图 6-16　毛细血管瘤

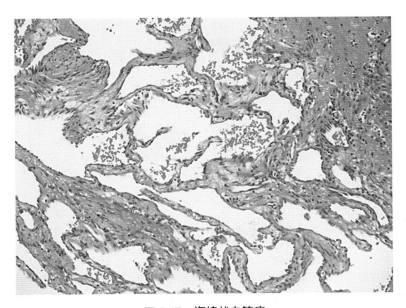

图 6-17　海绵状血管瘤

4. 平滑肌瘤（leiomyoma）　多见于子宫等部位。瘤组织由梭形细胞构成，形态比较一致，核呈长杆状，两端钝圆，形态类似平滑肌瘤细胞，排列成束状、编织状。核分裂象罕见。

5. 软骨瘤（chondroma）　自骨膜发生者称骨膜软骨瘤（periosteal chondroma）。发生于手足短骨和四肢长骨骨干髓腔内者，称为内生性软骨瘤（enchondroma），使骨膨胀，外有薄骨壳。切面呈淡蓝色或银白色，半透明，可有钙化或囊性变。镜下见瘤组织由成熟的透明软骨组成，呈不规则分叶状，小叶由疏松的纤维血管间质包绕。

（二）间叶组织恶性肿瘤

恶性间叶组织肿瘤统称肉瘤，较癌少见。有些类型的肉瘤较多发生于儿童或青少年，例如胚胎性横纹肌肉瘤多见于儿童，60% 的骨肉瘤发生在 25 岁以下；有些肉瘤则主要发生于中老年人，如脂肪肉瘤。肉瘤体积常较大，切面多呈鱼肉状；易发生出血、坏死、囊性变等继发改变。镜下，肉瘤细胞大多不成巢，弥漫生长，与间质分界不清。间质的结缔组织一般较少，但血管常较丰富，故肉瘤多先由血道转移。

癌和肉瘤的鉴别见表6-7。

表 6-7　**癌与肉瘤的鉴别**

	癌	肉　瘤
组织分化	上皮组织	间叶组织
发病率	较高，约为肉瘤的 9 倍。多见于 40 岁以后成人	较低。有些类型主要发生在年轻人或儿童；有些类型主要见于中老年人
大体特点	质较硬、色灰白	质软、色灰红、鱼肉状
镜下特点	多形成癌巢，实质与间质分界清楚，纤维组织常有增生	肉瘤细胞多弥漫分布，实质与间质分界不清，间质内血管丰富，纤维组织少
网状纤维	见于癌巢周围，癌细胞间多无网状纤维	肉瘤细胞间多有网状纤维
转移	多经淋巴道转移	多经血道转移

1. 脂肪肉瘤（liposarcoma）　是成人多见的肉瘤之一，常发生于软组织深部、腹膜后等部位，较少从皮下脂肪层发生，与脂肪瘤的分布相反。多见于成人，极少见于青少年。大体观，多呈结节状或分叶状，可似脂肪瘤（图 6-18），亦可呈黏液样或鱼肉样。瘤细胞形态多种多样，以出现脂肪母细胞为特点，胞质内可见多少不等、大小不一的脂质空泡，可挤压细胞核，形成压迹（图 6-19）。有高分化脂肪肉瘤、黏液样/圆形细胞脂肪肉瘤、多形性脂肪肉瘤、去分化脂肪肉瘤等类型。

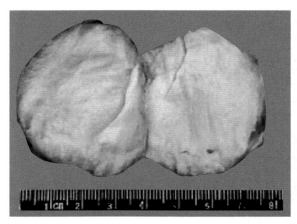

图 6-18　**脂肪肉瘤**

本例为多次复发的腹膜后脂肪肉瘤，大体观呈多结节状。图片显示其中的一个结节，切面呈黄白色

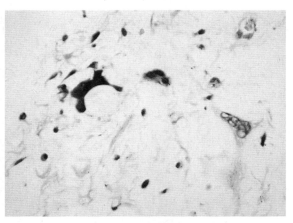

图 6-19　**脂肪肉瘤**

镜下见脂肪母细胞，脂肪空泡挤压深染异型的胞核，形成压迹

2. 横纹肌肉瘤（rhabdomyosarcoma）　　在儿童比较常见,主要发生于 10 岁以下儿童和婴幼儿,少见于成人。好发于头颈部、泌尿生殖道等,偶见于四肢。肿瘤由不同分化阶段的横纹肌母细胞组成(图 6-20),分化较好的横纹肌母细胞,胞质红染,有时可见纵纹和横纹。横纹肌肉瘤有胚胎性横纹肌肉瘤(embryonal rhabdomyosarcoma)(包括葡萄状肉瘤,sarcoma botryoides)、腺泡状横纹肌肉瘤(alveolar rhabdomyosarcoma)和多形性横纹肌肉瘤(pleomorphic rhabdomyosarcoma)等组织类型。恶性程度高,生长迅速,易早期发生血道转移,预后差。

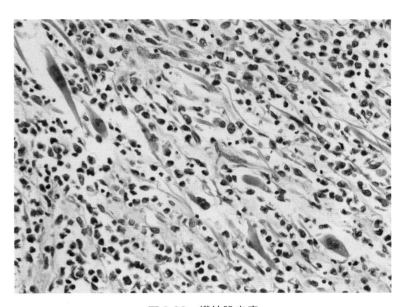

图 6-20　横纹肌肉瘤
多数为胞质稀少、核深染的小圆细胞;其间可见一些胞质丰富、红染的长梭形横纹肌母细胞

3. 平滑肌肉瘤（leiomyosarcoma）　　见于子宫、软组织、腹膜后、肠系膜、大网膜及皮肤等处。软组织平滑肌肉瘤患者多为中老年人。肿瘤细胞凝固性坏死和核分裂象的多少对平滑肌肉瘤的诊断及其恶性程度的判断很重要。

4. 血管肉瘤（angiosarcoma）　　可发生于皮肤、乳腺、肝、脾、骨等器官和软组织。皮肤血管肉瘤较多见,尤其是头面部皮肤。肿瘤多隆起于皮肤表面,呈丘疹或结节状,暗红或灰白色,易坏死出血。有扩张的血管时,切面可呈海绵状。镜下,肿瘤细胞有不同程度异型性,形成大小不一、形状不规则的血管腔样结构,常互相吻合(图 6-21);分化差的血管肉瘤,细胞片状增生,血管腔形成不明显或仅呈裂隙状,腔隙内可含红细胞。

5. 纤维肉瘤（fibrosarcoma）　　好发于四肢皮下组织,呈浸润性生长,切面灰白色、鱼肉状,常伴有出血、坏死;镜下典型的形态是异型的梭形细胞呈“鲱鱼骨”(herringbone)样排列。发生在婴儿和幼儿的婴儿型纤维肉瘤(infantile fibrosarcoma),较成人纤维肉瘤(adult fibrosarcoma)的预后好。

过去认为纤维肉瘤是软组织常见的肉瘤,后来的研究表明其中许多并非纤维肉瘤,而是其他的肉瘤或瘤样病变。早期文献中描述的“纤维肉瘤”,现大多已归入其他肿瘤类型。纤维组织和成纤维细胞肿瘤的概念和分类,近年来有很大变化和发展,有关它们的临床病理特点,请参看 WHO 软组织肿瘤分类(2013)。

6. 骨肉瘤（osteosarcoma）　　为最常见的骨恶性肿瘤。多见于青少年。好发于四肢长骨干骺端,尤其是股骨下端和胫骨上端。切面灰白色、鱼肉状,出血坏死常见;肿瘤破坏骨皮质,掀起其表面的骨外膜(图 6-22)。肿瘤上下两端的骨皮质和掀起的骨外膜之间形成三角形隆起,是由骨外膜产生的新生骨,构成 X 线检查所见的 Codman 三角;由于骨膜被掀起,在骨外膜和骨皮质之间,可形成与骨

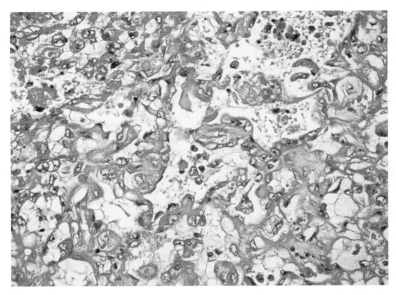

图 6-21　血管肉瘤
异型肿瘤细胞形成大小不一、形状不规则且相互吻合的血管腔样结构

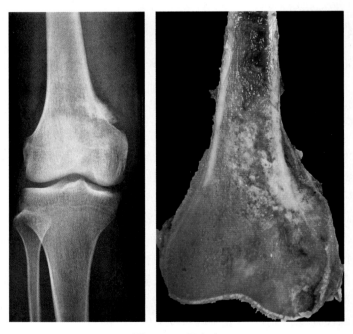

图 6-22　骨肉瘤
股骨下端骨肉瘤的影像学和大体表现。肿瘤破坏骨皮质并浸润周
围软组织和骨髓腔；切面灰白色、鱼肉状伴出血坏死

表面垂直的放射状反应性新生骨小梁，在 X 线上表现为日光放射状阴影。这些影像学表现是骨肉瘤的特点。镜下，肿瘤细胞异型性明显，梭形或多边形，直接形成肿瘤性骨样组织或骨组织（tumor bone），这是诊断骨肉瘤最重要的组织学依据（图 6-23、图 6-24）。骨肉瘤内也可见软骨肉瘤和纤维肉瘤样成分。骨肉瘤恶性度很高，生长迅速，发现时常已有血行转移。

　　7. 软骨肉瘤（chondrosarcoma）　　发病年龄多在 40 ~ 70 岁。多见于盆骨，也可发生在股骨、胫骨等长骨和肩胛骨等处。肉眼观，肿瘤位于骨髓腔内，呈灰白色、半透明的分叶状肿块（图 6-25）。镜下见软骨基质中有异型的软骨细胞，核大深染，核仁明显，核分裂象多见，出现较多的双核、巨核和

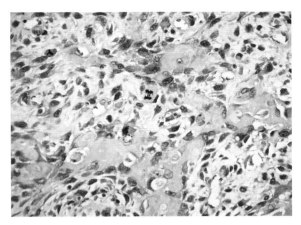

图 6-23 骨肉瘤

骨母细胞型骨肉瘤的镜下特点。多边形或梭形肿瘤细胞异型性显著,有许多核分裂象(包括异常核分裂象);可见明显的肿瘤骨(tumor bone)形成

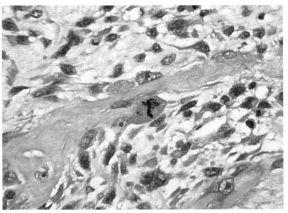

图 6-24 骨肉瘤

与图 6-23 同一病例。高倍显微图片显示肿瘤细胞的显著异型性、异常核分裂象和肿瘤骨

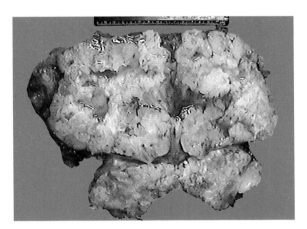

图 6-25 软骨肉瘤

股骨上段高分化软骨肉瘤。切面见肿瘤呈分叶状、灰白色、半透明

多核瘤巨细胞。软骨肉瘤一般比骨肉瘤生长慢,转移也较晚。

三、神经外胚叶肿瘤

胚胎早期的外胚叶(ectoderm)有一部分发育为神经系统,称为神经外胚叶,包括神经管和神经嵴。神经管发育成脑、脊髓、视网膜上皮等;由神经嵴产生神经节、施万细胞、黑色素细胞、肾上腺髓质嗜铬细胞等。由神经外胚叶起源的肿瘤种类也很多,详细介绍见本书神经系统疾病等章节。

中枢神经系统原发性肿瘤约 40% 为胶质瘤(glioma)。小儿的恶性肿瘤中,颅内恶性肿瘤的发病率仅次于白血病。周围神经系统较常见的肿瘤是神经鞘瘤和神经纤维瘤(参见本书神经系统疾病章)。

视网膜母细胞瘤(retinoblastoma)产生自视网膜胚基,肿瘤细胞为幼稚的小圆细胞,形态类似未分化的视网膜母细胞,可见特征性的 Flexener-Wintersteiner 菊形团。该肿瘤大多数见于 3 岁以下婴幼儿,预后不好。

恶性黑色素瘤(malignant melanoma)(图 6-26)多见于皮肤和黏膜,偶见于内脏。皮肤的恶性黑

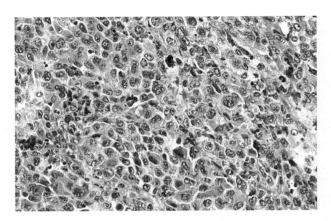

图 6-26　恶性黑色素瘤
部分肿瘤细胞内可见黑色素

色素瘤可由黑色素细胞痣发展而来。肿瘤细胞可含黑色素,但也可为无色素型。其分期与预后密切相关。

第九节　癌前疾病（或病变）、异型增生和原位癌

某些疾病(或病变)虽然本身不是恶性肿瘤,但具有发展为恶性肿瘤的潜能,患者发生相应恶性肿瘤的风险增加。这些疾病或病变称为癌前疾病(precancerous disease)或癌前病变(precancerous lesion)。应当注意,癌前疾病(或病变)并不是一定会发展为恶性肿瘤。

从癌前状态发展为癌,可以经过很长时间。在上皮组织,有时可以观察到先出现非典型增生(atypical hyperplasia)或异型增生(dysplasia),再发展为局限于上皮内的原位癌(carcinoma in situ,CIS),再进一步发展为浸润性癌。

一、癌前疾病（或病变）

癌前疾病(或病变)可以是获得性的(acquired)或者遗传性的(inherited)。遗传性肿瘤综合征(inherited cancer syndrome)患者具有一些染色体和基因异常,使得他们患某些肿瘤的机会增加(参见本章第十二节)。获得性癌前疾病(或病变)则可能与某些生活习惯、感染或一些慢性炎性疾病有关。以下为一些常见例子。

1. **大肠腺瘤（adenoma of large intestines）**　常见,可单发或多发,有绒毛状腺瘤、管状腺瘤等类型(见图 6-11)。绒毛状腺瘤(villous adenoma)发生癌变的机会更大。家族性腺瘤性息肉病(familial adenomatous polyposis,FAP)几乎均会发生癌变。

2. **乳腺导管上皮非典型增生（atypical ductal hyperplasia，ADH)**　常见于 40 岁左右的妇女。其发展为浸润性乳腺癌的相对危险度为普通女性的 4～5 倍。

3. **慢性胃炎与肠上皮化生**　胃的肠上皮化生与胃癌的发生有一定关系。慢性幽门螺杆菌性胃炎与胃的黏膜相关淋巴组织(mucosa-associated lymphoid tissue,MALT)发生的 B 细胞淋巴瘤及胃腺癌有关。

4. **溃疡性结肠炎（ulcerative colitis）**　是一种炎性肠病。在反复发生溃疡和黏膜增生的基础上可发生结肠腺癌。

5. **皮肤慢性溃疡（chronic ulcer）**　由于长期慢性刺激,鳞状上皮增生和非典型增生,可进一步发展为癌。

6. **黏膜白斑（leukoplakia）**　常发生在口腔、外阴等处。鳞状上皮过度增生、过度角化,可出现

异型性。大体观呈白色斑块。长期不愈有可能转变为鳞状细胞癌。

二、异型增生和原位癌

过去的文献常使用非典型增生(atypical hyperplasia)这一术语来描述细胞增生并出现异型性,多用于上皮的病变,包括被覆上皮(如鳞状上皮和尿路上皮)和腺上皮(如乳腺导管上皮、宫内膜腺上皮)。由于非典型增生既可见于肿瘤性病变,也可见于修复、炎症等情况(所谓反应性非典型增生),近年来,学术界倾向使用异型增生(dysplasia)这一术语来描述与肿瘤形成相关的非典型增生。异型增生上皮具有细胞和结构异型性,但其并非总是进展为癌。当致病因素去除时,某些未累及上皮全层的异型增生可能会逆转消退。

原位癌(carcinoma in situ,CIS)一词通常用于上皮的病变,指异型增生的细胞在形态和生物学特性上与癌细胞相同,常累及上皮的全层,但没有突破基底膜向下浸润(见图6-2),有时也称为上皮内癌(intraepithelial carcinoma)。原位癌常见于鳞状上皮或尿路上皮等被覆的部位,如子宫颈、食管、皮肤、膀胱等处;也可见于发生鳞状化生的黏膜表面,如鳞化的支气管黏膜。乳腺导管上皮发生癌变而未侵破基底膜向间质浸润者,称为导管原位癌或导管内癌。如能及时发现和治疗原位癌,可防止其发展为浸润性癌。肿瘤防治的一个重要工作是建立早期发现原位癌的技术方法。

目前,较多使用上皮内瘤变(intraepithelial neoplasia)这一术语来描述上皮的异型增生、原位癌,且多采用两级分类法。如胃肠道黏膜的低级别上皮内瘤变(轻度异型增生和中度异型增生)、高级别上皮内瘤变(重度异型增生和原位癌)。新近分类将不同级别的子宫颈上皮内瘤变(cervical intraepithelial neoplasia,CIN)重新命名为子宫颈低级别鳞状上皮内病变(low-grade squamous intraepithelial lesion,LSIL)和高级别鳞状上皮内病变(high-grade squamous intraepithelial lesion,HSIL),具体内容参见第十四章生殖系统和乳腺疾病。

第十节　肿瘤发生的分子基础

近几十年来,随着分子细胞生物学的发展,人们对肿瘤发生的机制进行了大量研究,其结果显示,肿瘤形成是一个十分复杂的过程,是细胞生长与增殖的调控发生严重紊乱的结果。目前,肿瘤发生的分子机制尚未完全阐明,相关研究不断深入。下面着重介绍肿瘤分子生物学研究的主流认识。

细胞的生长和增殖受许多调节因子的控制,特别是生长因子、生长因子受体、信号转导蛋白和转录因子。肿瘤形成与这些调节因子的基因发生异常有关。本节首先简单回顾细胞正常生长与增殖的控制机制,然后讨论与肿瘤发生有关的主要基因。

一、细胞生长与增殖的调控

(一)　细胞生长与增殖的信号转导过程

正常细胞的生长与增殖通常依赖于生长因子(growth factor)等外源性信号。这些信号与相应受体(receptor)结合,引发细胞内特定分子(信号转导分子,transducers)有序的相互作用,最终产生特定的效应(如细胞分裂)。外源性信号和这些有序的相互作用的分子,构成特定的信号通路(signaling pathway)(图6-27)。

生长因子可通过这样的细胞信号转导(cellular signal transduction)过程,导致一些转录因子(transcription factors)的激活。这些转录因子促进特定基因的转录,包括调节细胞周期的基因。例如,生长因子与受体结合后,可活化一个重要的分子——Ras蛋白。Ras蛋白属于"小GTP结合蛋白"(small GTP-

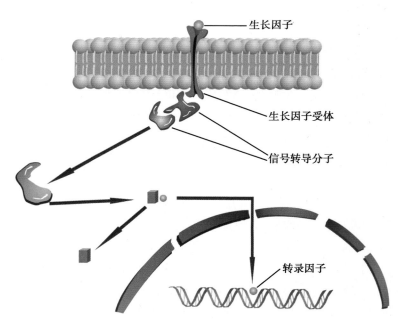

图 6-27　生长因子介导的细胞信号转导通路的主要组成成分

binding protein），在结合 GTP 时活化，并且具有 GTPase 活性，可以水解结合在自身上的 GTP 为 GDP，恢复至无活性状态。这一 GTPase 活性受 GTPase 激活蛋白（GTPase activating protein，GAP）的控制。

活化的 Ras 导致"丝裂原激活的蛋白激酶"（mitogen activated protein kinase，MAPK）通路的活化。MAPK 通路是广泛存在的、调控细胞生长与分化的重要信号通路（图 6-28）。

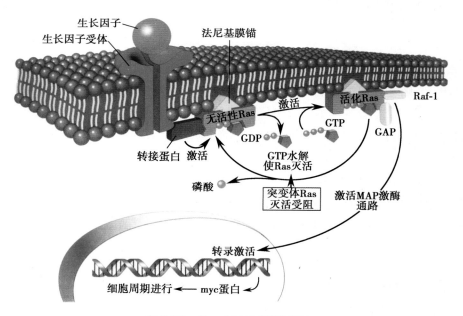

图 6-28　Ras-MAPK 激酶系统

了解得最为清楚的 MAPK 是 ERK（extracellular signal-regulated kinase）。在 ERK 通路中，活化的 Ras 首先激活一个叫作 Raf 的蛋白丝氨酸/苏氨酸激酶，后者再激活 MEK（MAP kinase/ERK kinase）。MEK 具有双重特异性：它既能使 ERK 上的一个酪氨酸磷酸化，又能使一个邻近的苏氨酸磷酸化。通过这些磷酸化激活的 ERK 再磷酸化激活下游效应分子，包括转录因子，如 c-jun、c-fos、c-myc（见图 6-28）。这些转录因子促进细胞周期基因的转录。

（二）细胞周期的调控

细胞周期的进行依靠细胞周期蛋白(cyclin)和细胞周期蛋白依赖性激酶(cyclin-dependent kinase,CDK)复合物的推动。周期蛋白的量呈细胞周期依赖性升降,在细胞周期的不同时期出现不同类型的周期蛋白。CDK 与相应的周期蛋白形成复合物并活化,然后使一些蛋白磷酸化。例如 cyclin D-CDK4复合物可使 RB 蛋白从低磷酸化状态转变为高磷酸化状态。在细胞周期的 G_1 期,RB 蛋白处于低磷酸化状态,并与转录因子 E2F 家族成员结合在一起,阻止其转录激活作用。当 RB 由于 cyclin D-CDK4复合物的作用处于高磷酸化状态时,E2F 与 RB 解离,并促进 S 期基因的转录。这是细胞从 G_1 期进入S 期的一个很重要的调控点(图 6-29)。

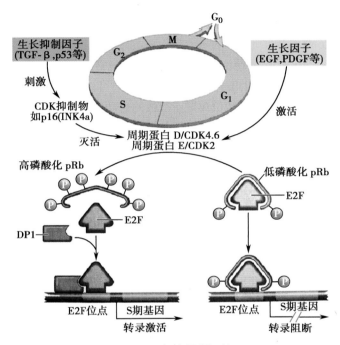

图 6-29　细胞周期调控

CDK 的活性受 CDK 抑制物(CDK inhibitor,CKI) 抑制。CKI 也有多种,如 p16、p21、p27 等。CKI的表达,受上游分子的调控。例如,p21 的转录由 p53 控制。p53 的功能十分重要,在细胞周期调节、DNA 修复、凋亡等过程中均起关键作用。

二、肿瘤发生与发展的分子机制

数十年来的大量研究表明,肿瘤发生具有复杂的分子基础,涉及原癌基因、肿瘤抑制基因、代谢重编程、抵抗凋亡、细胞永生化、血管生成、浸润和转移能力获得、免疫逃避、基因组不稳定性、肿瘤微环境、表观遗传调控和非编码 RNA 功能异常等。环境致瘤因素和遗传因素通过上述途径改变细胞的生物学特性,导致肿瘤形成。以下简介这些重要的分子机制。

（一）癌基因活化

癌基因(oncogene)是在研究肿瘤病毒(特别是反转录病毒)致瘤机制的过程中认识到的。一些反转录病毒能引起动物肿瘤或在体外实验中能使细胞发生恶性转化,在研究这些病毒与肿瘤的关系过程中发现,反转录病毒基因组中含有某些 RNA 序列,为病毒致瘤或者导致细胞恶性转化所必需,称为病毒癌基因(viral oncogene)。

后来,在正常细胞基因组中发现与病毒癌基因十分相似的 DNA 序列,称为原癌基因(proto-onco-gene)。这些基因正常时并不导致肿瘤,它们编码的产物是对促进细胞生长增殖十分重要的蛋白质,如生长因子、生长因子受体、信号转导蛋白和转录因子等。

当原癌基因发生某些异常时，能使细胞发生恶性转化；这时，这些基因称为细胞癌基因（cellular oncogene），如 c-ras、c-myc 等。其编码的肿瘤蛋白/癌蛋白（oncoprotein）可持续刺激细胞自主生长。

原癌基因转变为细胞癌基因的过程，称为原癌基因的激活。常见的激活方式包括：

1. 点突变（point mutation）　例如，促进细胞生长的信号转导蛋白 ras 基因 12 号密码子 GGC 发生单个碱基置换，成为 GTC，导致 Ras 蛋白的 12 号氨基酸（甘氨酸）变为缬氨酸。突变的 Ras 蛋白不能将 GTP 水解为 GDP，因此一直处于活性状态。这种突变的 Ras 蛋白不受上游信号控制，持续促进细胞增殖（见图 6-28）。

2. 基因扩增（gene amplification）　特定基因过度复制（与基因组中其他基因的复制不成比例），其拷贝数增加，导致特定的基因产物过量表达（overexpression）。例如，神经母细胞瘤中发生的 N-myc 扩增，乳腺癌中 HER2 基因扩增。

3. 染色体重排（chromosomal rearrangements）　包括染色体转位（translocation）和倒转（inversion）。原癌基因所在的染色体发生染色体重排（图 6-30），可以导致原癌基因的表达异常或结构与功能异常。例如，原癌基因可因染色体转位被置于很强的启动子控制之下，转录增加，过度表达；或者由于转位产生具有致癌能力的融合基因或嵌合基因，编码融合蛋白，导致细胞恶性转化。前一种情况可以 c-myc 在 Burkitt 淋巴瘤中的激活为例。位于 8 号染色体上的 c-myc 转位到 14 号染色体上编码免疫球蛋白重链的位点，导致 c-myc 基因过度表达。后一种情况可以慢性粒细胞白血病中经典的"费城染色体"为例：9 号染色体上的原癌基因 abl 转位至 22 号染色体的 bcr 位点，导致 Abl 蛋白的氨基端被 Bcr 蛋白序列取代，形成一个功能异常的 Bcr/Abl 融合蛋白，导致细胞转化（见图 6-30）。

导致癌基因表达与功能异常的其他机制还有如肿瘤细胞的自分泌、染色体数目异常等。表 6-8 列举了一些常见的癌基因及其产物、激活机制和相关的人类肿瘤。

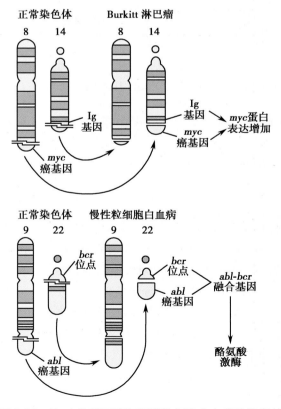

图 6-30　Burkitt 淋巴瘤和慢性粒细胞白血病的染色体
转位和相应的癌基因

表 6-8　**癌基因举例**

分类	原癌基因	活化机制	相关人类肿瘤
生长因子			
PDGF-β 链	PDGFB	过度表达	星形细胞瘤、骨肉瘤
FGF	FGF3	扩增	胃癌、膀胱癌、乳腺癌、黑色素瘤
HGF	HGF	过度表达	肝细胞癌、甲状腺癌
生长因子受体			
EGF 受体家族	ERBB1	突变	肺癌
	ERBB2	扩增	乳腺癌、卵巢癌、肺癌和胃癌
FMS 样酪氨酸激酶 3	FLT3	点突变	白血病
促神经因子受体	RET	点突变	MEN2A 和 2B、家族性甲状腺髓样癌
PDGF 受体	PDGFRB	过度表达、易位	胶质瘤、白血病
KIT 受体	KIT	点突变	胃肠间质肿瘤、精原细胞瘤、白血病
ALK 受体	ALK	转位、融合基因、点突变	肺腺癌、一些淋巴瘤、神经母细胞瘤
信号转导蛋白			
G 蛋白	K-RAS	点突变	结肠、肺、胰腺肿瘤
	H-RAS	点突变	膀胱和肾肿瘤
	N-RAS	点突变	黑色素瘤、造血系统肿瘤
非受体型酪氨酸激酶	ABL	转位	CML、ALL
RAS 信号转导蛋白/激酶	BRAF	点突变	黑色素瘤、白血病、结肠癌等
转录因子			
	c-myc	转位	Burkitt 淋巴瘤
	N-myc	扩增	神经母细胞瘤、小细胞肺癌
	L-myc	扩增	小细胞肺癌
细胞周期调节蛋白			
CYCLIN D	CCND1	转位	套细胞淋巴瘤、多发性骨髓瘤
		扩增	乳腺癌、食管癌
周期素依赖激酶 4	CDK4	扩增或点突变	胶质母细胞瘤、黑色素瘤、肉瘤

（二）肿瘤抑制基因功能丧失

　　肿瘤抑制基因(tumor suppressor gene)本身也是在细胞生长与增殖的调控中起重要作用的基因，如我们前面提到的 *RB* 和 *p53* 基因。这些基因的产物限制细胞生长(表6-9)。肿瘤抑制基因的两个等位基因都发生突变或丢失(纯合型丢失)的时候，其功能丧失，可导致细胞发生转化。近年研究还显示，一些肿瘤抑制基因的功能障碍，不是因为基因结构的改变，而是由于基因的启动子过甲基化(hypermethylation)导致其表达障碍。

表 6-9　**重要的肿瘤抑制基因和相关的人类肿瘤**

基因	功　能	相关的体细胞肿瘤	与遗传型突变相关的肿瘤
APC	抑制 WNT 信号转导	胃癌、结肠癌、胰腺癌、黑色素瘤	家族性腺瘤性息肉病、结肠癌
RB	调节细胞周期	视网膜母细胞瘤、骨肉瘤、乳腺癌、肺癌	家族性视网膜母细胞瘤、骨肉瘤
p53	调节细胞周期和转录；DNA 损伤所致的凋亡	大多数人类肿瘤	Li-Fraumeni 综合征、多发性癌和肉瘤
WT-1	转录调控	肾母细胞瘤	家族性肾母细胞瘤

续表

基因	功　能	相关的体细胞肿瘤	与遗传型突变相关的肿瘤
p16	周期素依赖激酶抑制物（CKI）	胰腺癌、食道癌、黑色素瘤、乳腺癌	家族性恶性黑色素瘤
NF-1	间接抑制 ras	神经母细胞瘤	Ⅰ型神经纤维瘤病、恶性外周神经鞘膜瘤
BRCA-1	DNA 修复		女性家族性乳腺癌和卵巢癌
BRCA-2	DNA 修复		男性和女性乳腺癌
VHL	调节 HIF	肾细胞癌	遗传性肾细胞癌、小脑血管母细胞瘤

以下简介几个典型的肿瘤抑制基因。

1. **RB 基因（RB gene）**　是在对视网膜母细胞瘤的研究中发现的。视网膜母细胞瘤可分为家族性和散发性两种。家族性视网膜母细胞瘤患儿年龄小，双侧发病较多；散发性视网膜母细胞瘤发病几率比家族性者小得多，且发病较晚，多为单侧。Knudson（1974）提出"两次打击假说"（two hit hypothesis）来解释这种现象。这个假说的含义是，存在某种基因，当这个基因的两个拷贝（等位基因）都被灭活后才能发生肿瘤。家族性视网膜母细胞瘤患儿所有体细胞都已经继承了一个有缺陷的基因拷贝，只要另一个正常的基因拷贝再发生灭活即可形成肿瘤。散发性视网膜母细胞瘤患者则需要两个正常的等位基因都通过体细胞突变失活才能发病，所以几率小得多。后来的研究肯定了这一假说，并确定了 RB 基因的丢失或者突变失活在视网膜母细胞瘤发生中的作用。

RB 基因定位在染色体 13q14，其纯合型丢失见于所有视网膜母细胞瘤。将正常的 RB 基因导入视网膜母细胞瘤细胞中，可以逆转它们的肿瘤表型。这些研究结果使 RB 基因成为人们认识到的第一个肿瘤抑制基因。后来的研究发现，RB 基因的丢失或失活不但见于视网膜母细胞瘤，也见于膀胱癌、肺癌、乳腺癌、骨肉瘤等。

前已述及，RB 蛋白在调节细胞周期中起重要作用（见图 6-29）。在 G_1 期，cyclinD-CDK4/6、cyclinE-CDK2 复合物活化后，使一系列靶蛋白（包括 RB）磷酸化。RB 通常与转录因子 E2F 家族成员结合，阻止后者的转录活性。RB 高磷酸化导致 RB 与 E2F 解离，E2F 因而可以刺激 S 期基因的转录，包括 S 期所需的 cyclin A 等。RB 功能丧失的结果是 E2F 的转录活性处于无控状态，使细胞失去了控制 G_1/S 期转换的一个重要机制。某些 DNA 病毒产物（如人类乳头瘤病毒产生的 E7）也是通过与 RB 蛋白结合并抑制其活性而导致肿瘤。

2. **p53 基因（p53 gene）**　是定位于染色体 17p13.1 的肿瘤抑制基因。p53 蛋白由 393 个氨基酸组成，具有特异的转录激活作用。在 DNA 损伤时（如细胞受到电离辐射后），细胞的主要反应之一便是 p53 蛋白的增加。它诱导 $P21^{WAF1/CIP1}$ 的转录。$P21^{WAF1/CIP1}$ 是一个重要的 CKI，其作用使细胞停滞在 G_1 期（G_1 arrest），阻止 DNA 合成；同时 p53 诱导 DNA 修复基因 GADD45 的转录，促进 DNA 损伤修复。如果 G_1 停滞不能实现，则 p53 诱导细胞老化或凋亡，防止损伤的 DNA 传递给子代细胞。p53 缺失或突变的细胞发生 DNA 损伤后，不能通过 p53 的介导停滞在 G_1 期进行 DNA 修复，细胞继续增殖，DNA 的异常传递给子代细胞。这些异常的积累，可能最终导致细胞发生肿瘤性转化（图 6-31）。

人类肿瘤 50% 以上有 p53 基因的突变。在肿瘤发生过程中，p53 可以通过多种方式被灭活：①突变：这是最为常见的方式，一般是一个等位基因的错义突变，另一个等位基因最终丢失；②与 DNA 肿瘤病毒的一些蛋白如 HPV 的 E6，SV40 的大 T 抗原等结合；③与癌蛋白 Mdm2 结合；④p53 蛋白被阻不能进入核内发挥作用。

p53 基因在不同的肿瘤中有不同的突变点，但是，有几个位点是相当常见的，称为突变"热点"（hot spot）。例如，Arg248、Arg249、Arg175、Arg273 都是常见的突变热点。Arg248 是突变率最高的残基；Arg249 是致癌性黄曲霉毒素所致肝细胞癌中常见的突变残基。在 p53 的核心部分是第 102-292

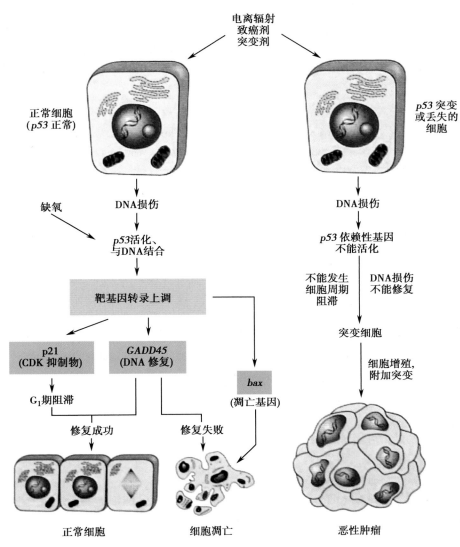

图 6-31 *p53* 的功能及其突变在肿瘤形成中的作用

号氨基酸,负责与特定 DNA 序列结合。这个核心部分与含有 *p53* 结合序列的 DNA 形成的复合物的三维结构显示,其支架由两个 β 片层组成,从上面伸出两个与 DNA 结合的结构,分别与 DNA 的大沟和小沟接触。上述的突变热点,正好是与 DNA 直接接触的残基(Arg248、Arg273),或者是对维系整个结构至关重要的残基(Arg249、Arg175)。

3. **NF1 基因(NF1 gene)** 位于 17 号染色体上,编码 neurofibromin 蛋白,其突变失活导致 I 型神经纤维瘤病(neurofibromatosis type I)。上文已介绍以 Ras 为代表的"小 GTP 结合蛋白",在生长因子活化其受体后,结合 GTP 而激活,并活化导致细胞增殖的 MAPK 通路。Ras 具有 GTPase 活性,可以水解结合在自身上的 GTP 为 GDP,恢复至无活性状态(见图 6-28)。这一 GTPase 活性受 GTPase 激活蛋白(GAP)的控制。Neurofibromin 正是这样一个 GAP。显然,*NF1* 的失活,将导致 Ras 的 GTPase 活性不能正常发挥,其效果是 Ras 处于高活性状态。

4. 肿瘤抑制基因 *APC* 的失活是大肠癌发生过程中较早的一步。APC 蛋白的功能与 Wnt 信号转导通路有关。正常的 APC 参与 β-catenin 的降解,阻止 β-catenin 进入细胞核参与 *c-myc* 的激活。

5. 肿瘤抑制基因 *INK4A* 编码的蛋白就是 CKI 中的 p16^{INK4A},它抑制 CDK4/cyclin D 或 CDK6/cyclin D 的活性,阻止 G_1 期向 S 期转变。显然,*INK4A* 活性丧失的效果类似 *RB* 基因功能的丧失。

6. 肿瘤抑制基因 *VHL* 的突变是 VHL 综合征(von Hippel-Lindau syndrome)相关的透明细胞肾

细胞癌的重要分子病理变化。散发性肾透明细胞癌也存在 *VHL* 基因突变。VHL 蛋白促进低氧诱导因子-1α(hypoxia inducible factor-1α,HIF-1α)的降解。HIF 是一个转录因子,具有调节细胞增殖、肿瘤血管生成、代谢等重要功能。在 *VHL* 突变或过甲基化的透明细胞肾细胞癌中,HIF-1α 表达增加,同时伴有 cyclin D1、CDK4 增加,以及细胞周期蛋白依赖性激酶抑制物 p21 和 p27 表达降低。

(三) 代谢重编程

在氧供充分的情况下,肿瘤细胞仍然保持高水平的葡萄糖摄取,通过糖酵解途径生成乳酸。这种异常的代谢模式即有氧糖酵解(aerobic glycolysis)或称瓦伯效应(Warburg effect)。近年研究显示,肿瘤细胞不同于正常细胞的代谢模式并非肿瘤发生的伴随现象。有氧糖酵解过程中产生的中间代谢产物(如 6-磷酸-葡萄糖)是肿瘤细胞构建细胞结构、参与细胞合成代谢的重要物质。肿瘤细胞通过调整包括糖代谢在内的整个细胞代谢网络,改变营养物质在不同代谢途径中的流向和流量,精妙地平衡能量供应与生物大分子合成,促进细胞快速增殖。证据显示,肿瘤细胞代谢网络的重编程与癌基因激活多个信号通路(如生长因子受体/酪氨酸受体激酶、PI3K/Akt 通路)、抑癌基因失活相关。代谢与肿瘤之间的其他关联还包括自噬(autophagy)、异柠檬酸脱氢酶(isocitrate dehydrogenase,IDH)的致癌性突变。

(四) 凋亡调节基因功能紊乱

肿瘤生长取决于细胞增殖与细胞死亡的比例。除了原癌基因和肿瘤抑制基因的作用,调节细胞凋亡的基因在肿瘤发生上也起着重要作用。细胞凋亡受复杂的分子机制调控,通过促凋亡分子(如死亡受体家族成员、caspase 家族蛋白酶、线粒体促凋亡蛋白、Bcl-2 家族中的促凋亡分子 Bax 等)和抗凋亡分子(如 Bcl-2 家族中的抗凋亡分子 Bcl-xL、凋亡抑制蛋白 IAP 家族成员 survivin、XIAP 等)之间复杂的相互作用实现。凋亡调节基因功能紊乱、凋亡途径发生障碍可导致凋亡抵抗、促进肿瘤形成。

(五) 无限增殖能力/细胞永生化

肿瘤细胞获得无限增殖能力、细胞永生化(immortality)与端粒酶再激活、控制细胞老化基因失常、癌症干细胞(或称肿瘤干细胞)等相关。

染色体末端存在称为端粒(telomere)的 DNA 重复序列,其长度随细胞的每一次复制逐渐缩短。细胞复制一定次数后,短缩的端粒导致染色体相互融合,细胞死亡。生殖细胞具有端粒酶(telomerase)活性,可使缩短的端粒长度恢复;但大多数体细胞没有端粒酶活性,只能复制大约 50 次。许多恶性肿瘤细胞都含有端粒酶活性,使其端粒不会缩短,细胞无限增殖。

(六) 持续的血管生成

肿瘤诱导新生血管生成对于肿瘤的持续生长具有重要影响(参见本章第四节)。肿瘤细胞和间质细胞产生释放的血管生成因子和抗血管生成因子共同调控肿瘤的血管生成。血管生成因子增多和/或抗血管生成因子缺失导致的失衡促进新生血管生长。低氧状态和 RAS、MYC、MAPK 信号通路等均可影响肿瘤血管生成。抗肿瘤血管生成是现代肿瘤治疗的重要途径。

(七) 浸润和转移能力的获得

肿瘤浸润和转移的分子机制复杂,与细胞黏附分子、细胞外基质(extracellular matrix,ECM)、上皮-间质转化(epithelial-mesenchymal transition,EMT)、形成高侵袭性的瘤细胞亚克隆以及肿瘤血管生成等密切相关。以癌为例,肿瘤浸润和转移可以大致归纳为以下步骤(图 6-32、图 6-33)。①癌细胞彼此分离(detachment)。正常上皮细胞表面有各种细胞黏附分子(cell adhesion molecules,CAMs),它们之间的相互作用,有助于使细胞黏附在一起,阻止细胞移动。癌细胞表面黏附分子减少,使细胞彼此分离。②癌细胞与基底膜的黏着(attachment)增加。正常上皮细胞与基底膜的附着是通过上皮细胞基底面的一些分子介导的,如层粘连蛋白(laminin,LN)受体。癌细胞表达更多的 LN 受体,并分布于癌细胞的整个表面,使癌细胞与基底膜的黏着增加。③细胞外基质的降解(degradation)。癌细胞分泌或诱导间质细胞产生蛋白酶(如基质金属蛋白酶、Ⅳ型胶原酶等),溶解细胞外基质成分(如Ⅳ型胶原),

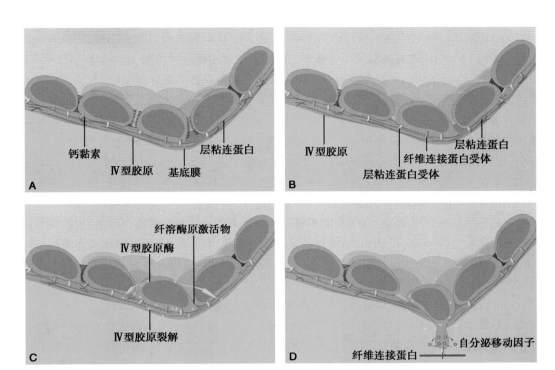

图 6-32　恶性肿瘤局部浸润的机制示意图
A. 细胞间连接松动；B. 黏着；C. 降解；D. 移出

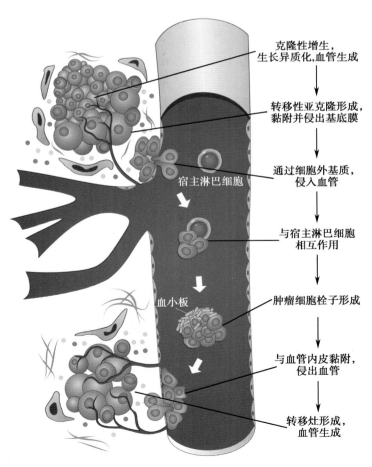

图 6-33　恶性肿瘤浸润和血道转移的机制示意图

使基底膜局部形成缺损,有助于癌细胞通过。组织金属蛋白酶抑制物(tissue inhibitors of metalloproteinases,TIMPs)基因的产物有抑制肿瘤转移的作用,可视为转移抑制基因。④癌细胞迁移(migration)。癌细胞借阿米巴样运动通过基底膜缺损处移出。癌细胞穿过基底膜后,进一步溶解间质结缔组织,在间质中移动。到达血管壁时,又以类似的方式穿过血管的基底膜进入血管。

进入血管内的恶性肿瘤细胞,并非都能够迁徙至其他器官形成转移灶。单个肿瘤细胞大多数为自然杀伤细胞(NK cell)消灭。但是,和血小板凝集成团的肿瘤细胞,形成不易消灭的肿瘤细胞栓,可与血管内皮细胞黏附,然后穿过血管内皮和基底膜,形成新的转移灶(见图6-33)。前已述及,肿瘤演进过程中,出现侵袭性不一的亚克隆。高侵袭性的瘤细胞亚克隆容易形成广泛的血行播散。黏附分子CD44的高表达可能与某些肿瘤的血行播散有关。转移抑制基因 nm23(nm 为 non-metastasis 的缩写)表达水平降低与某些肿瘤(如乳腺癌)的侵袭和转移能力有关。

肿瘤血道转移的部位和器官分布受原发肿瘤部位和血液循环途径的影响。但是,某些肿瘤表现出对某些器官的亲和性(tropism)。例如,肺癌易转移到肾上腺和脑;甲状腺癌、肾癌和前列腺癌易转移到骨;乳腺癌常转移到肺、肝、骨、卵巢和肾上腺等。这些现象可能与以下因素有关:①这些器官的血管内皮细胞上的配体,能特异性地识别并结合某些癌细胞表面的黏附分子;②这些器官释放吸引某些癌细胞的趋化物质;③这是负选择的结果,即某些组织或器官的环境不适合肿瘤的生长,如组织中的酶抑制物不利于转移灶形成,而另一些组织和器官没有这种抑制物,于是表现出肿瘤对后面这些器官的"亲和性"。

近年研究显示,上皮间质转化(EMT)参与肿瘤转移过程。通过复杂的分子变化,上皮性的肿瘤细胞可以转变为迁徙性更强的、具有间质细胞特征的肿瘤细胞,从而促进转移。

(八) 免疫监视的逃避

发生肿瘤性转化的细胞可以引起机体的免疫反应。引起机体免疫反应的肿瘤抗原和机体抗肿瘤免疫的机制是肿瘤免疫学(tumor immunology)研究的重要内容。

肿瘤抗原可分为肿瘤特异性抗原(tumor-specific antigen)和肿瘤相关抗原(tumor-associated antigen)。肿瘤特异性抗原是肿瘤细胞独有的抗原,不存在于正常细胞。同一种致癌物诱发的同样组织类型的肿瘤,在不同个体中具有不同特异性抗原。肿瘤相关抗原既存在于肿瘤细胞也存在于某些正常细胞。有些抗原在胎儿组织中表达量大,在分化成熟组织中不表达或表达量很小,但在癌变组织中重新激活表达或表达增加,这种抗原称为肿瘤胎儿抗原(oncofetal antigen)。例如,甲胎蛋白可见于胎肝细胞和肝细胞癌中。肿瘤分化抗原是正常细胞和肿瘤细胞都具有的与某个方向的分化有关的抗原。例如,前列腺特异抗原(prostate specific antigen,PSA)既见于正常前列腺上皮也见于前列腺癌细胞。肿瘤相关抗原有助于相关肿瘤的诊断和病情监测,甚至成为肿瘤分子治疗的靶点(如针对CD20抗原的人源化单克隆抗体用于B细胞淋巴瘤的免疫治疗),或用于开发肿瘤预防性疫苗(如抗HPV疫苗)。

机体的抗肿瘤免疫反应主要是细胞免疫,其效应细胞有细胞毒性T细胞(cytotoxic T lymphocyte,CTL)、自然杀伤细胞(natural killer cell,NK cell)和巨噬细胞等。激活的CTL(CD8$^+$)通过细胞表面的T细胞受体识别与MHC分子组成复合物的肿瘤特异性抗原,释放一些酶以杀伤肿瘤细胞。NK细胞激活后可溶解多种肿瘤细胞。T细胞产生的干扰素-γ可激活巨噬细胞,后者产生肿瘤坏死因子(TNF-α),参与杀伤肿瘤细胞(图6-34)。

免疫功能低下者,如先天性免疫缺陷病患者和接受免疫抑制治疗的患者,恶性肿瘤的发病率明显增加。这一现象提示,正常机体存在免疫监视(im-

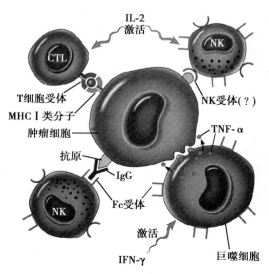

图6-34　抗肿瘤免疫的细胞效应机制

munosurveillance)机制,可以清除发生了肿瘤性转化的细胞,起到抗肿瘤的作用。免疫监视功能的下降,可能参与了一些肿瘤的发生。肿瘤细胞可通过减少肿瘤抗原表达等方式,逃脱免疫监视;通过表达 TGF-β、PD-1 配体等,抑制机体免疫反应;甚至通过诱导免疫细胞的死亡,破坏机体的免疫系统。

（九）基因组不稳定性

许多因素(如电离辐射、紫外线、烷化剂、氧化剂等)可以引起 DNA 损伤(DNA damage)。除了外源因素,DNA 还可以因为复制过程中出现的错误以及碱基的自发改变而出现异常。DNA 的轻微损害可通过 DNA 修复机制予以修复,这对维持基因组稳定性很重要。切除修复(excision repair)是主要的 DNA 损伤修复方式,广泛存在于各种生物体中。切除修复有两种类型:核苷酸切除修复(nucleotide excision repair,NER)和碱基切除修复(base excision repair,BER)。复制过程导致的碱基错配,如果没有被 DNA 多聚酶的校对功能清除,则由错配修复(mismatch repair)机制修复。显然,DNA 修复机制有异常时,这些 DNA 损伤保留下来,并可能在肿瘤发生中起作用。遗传性 DNA 修复基因异常者,如着色性干皮病(xeroderma pigmentosum,XP)患者,不能修复紫外线导致的 DNA 损伤,其皮肤癌的发生率极高,且发病年龄轻。

（十）肿瘤微环境

肿瘤可诱发机体产生慢性炎症反应。炎症细胞与肿瘤间质中的成纤维细胞、内皮细胞和细胞外基质等共同构成肿瘤微环境。肿瘤微环境具有的促瘤效应包括:释放各种生长因子;释放蛋白酶降解黏附分子,去除生长屏障;促血管生成;通过上皮间质转化等机制促进浸润和转移;形成免疫抑制微环境,躲避免疫摧毁。

（十一）表观遗传调控与肿瘤

除了经典的 DNA 碱基序列改变所致的遗传变化(如上文讨论的癌基因突变或扩增、肿瘤抑制基因的突变或缺失),还有一些遗传变化不是由于 DNA 碱基序列改变引起的,称为表观遗传学(epigenetics)改变,包括 DNA 甲基化、组蛋白修饰等。

DNA 甲基化是调控基因表达的重要机制。肿瘤中常发生一些关键基因启动子区 CpG 岛甲基化异常,包括肿瘤抑制基因的过甲基化(hypermethylation)和癌基因的低甲基化(hypomethylation)。前者导致肿瘤抑制基因(如 Rb、VHL)表达下降,后者导致癌基因过表达。基因组中非编码区域有富含 CpG 的重复序列,正常时处于高甲基化状态,对维持染色体稳定性很重要;肿瘤中这些区域出现低甲基化,DNA 分子稳定性降低,易于发生重组,导致缺失、转位等改变,也与肿瘤发生发展密切相关。

组蛋白维护染色质结构,参与基因表达调控。组蛋白的甲基化、乙酰基化等共价修饰,是影响 DNA 复制、转录以及 DNA 损伤修复的重要因素。组蛋白修饰的异常,也是肿瘤发生的重要环节。

近年来发现,真核细胞内具有许多非编码 RNA(non-coding RNA),其功能并不是编码蛋白质,而是调节编码蛋白质的 mRNA 或调控基因的转录,例如微小 RNA 介导的转录后基因沉默(post-transcriptional gene silencing)可抑制特定的靶 mRNA 的翻译。微小 RNA 表达异常,导致癌基因的过表达,或肿瘤抑制基因表达降低。非编码 RNA 在基因表达调控方面的功能,属于广义的表观遗传改变,是生物医学研究领域近年的重要进展,对于深入揭示肿瘤发生的分子机制具有重要意义。

（十二）肿瘤发生是一个多步骤的过程

流行病学、分子遗传学以及化学致癌的动物模型等多方面的研究均显示,肿瘤的发生并非单个分子事件,而是一个多步骤的过程(multi-step process)。细胞的完全恶性转化,一般需要多个基因的改变,如数个癌基因的激活,或肿瘤抑制基因的失活,以及其他基因变化。肿瘤发生的这一多步骤过程,在结肠直肠癌(colorectal cancer)中得到了详细的研究。从肠上皮增生到癌的发展过程中,发生多个步骤的癌基因突变和肿瘤抑制基因失活(图 6-35)。一个细胞要积累这些基因改变,一般需要较长的时间。这是癌症在年龄较大的人群中发生率较高的一个原因。

上文介绍的肿瘤发生的分子机制,可简要归纳如下:致瘤因素引起基因改变,包括原癌基因激活、

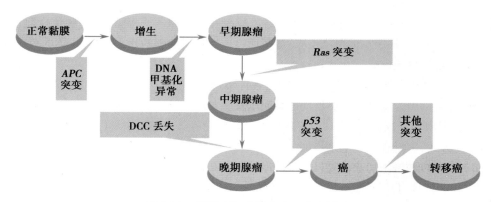

图 6-35　结肠直肠癌的多步骤发生模式

肿瘤抑制基因灭活、凋亡调节基因和 DNA 修复基因功能紊乱、端粒酶激活、表观遗传及非编码 RNA 异常,使细胞出现多克隆性增殖;在进一步基因损伤基础上,发展为克隆性增殖;通过演进,形成具有不同生物学特性的亚克隆,获得浸润和转移的能力(图6-36)。

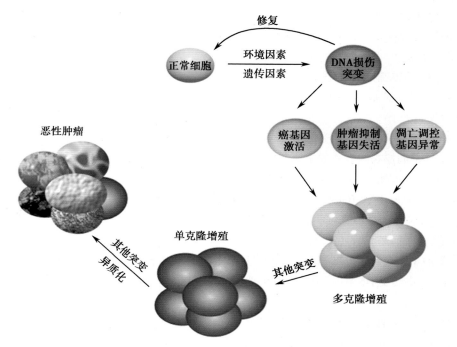

图 6-36　肿瘤形成和演进的基本模式

第十一节　环境致瘤因素

环境致瘤因素通过影响上述分子途径导致肿瘤发生。有些致瘤因素比较明确,有些则尚难肯定。确定致瘤因素并不容易,需要结合临床观察、流行病学资料和实验研究等多方面的结果。由于肿瘤可以在致瘤因素作用后很久才发生,更增加了这种困难。

可以导致恶性肿瘤发生的物质统称为致癌物(carcinogen)。致癌物起启动(initiation)作用(也叫作激发作用),引起癌症发生过程中的始发变化。某些本身无致癌性的物质,可以增加致癌物的致癌性,这些物质叫作促癌物(promoter)。促癌物起促发(promotion)作用。恶性肿瘤的发生常常要经过启动和促发这两个阶段。下面简单介绍一些常见的环境致瘤因素。

一、化学物质

对动物有肯定或可疑致癌作用的化学物质很多,其中有些可能和人类肿瘤有关。多数化学致癌物需在体内(主要是在肝脏)代谢活化后才致癌,称为间接致癌物。少数化学致癌物不需在体内进行代谢转化即可致癌,称为直接致癌物。化学致癌物多数是致突变剂(mutagen),具有亲电子基团,能与大分子(如 DNA)的亲核基团共价结合,导致其结构改变(如 DNA 突变)。化学致癌物起启动作用,引起癌症发生过程中的始发变化。

(一)间接化学致癌物

一些重要的间接化学致癌物举例如下。

1. 多环芳烃 存在于石油、煤焦油中。致癌性特别强的有 3,4-苯并芘、1,2,5,6-双苯并蒽等。3,4-苯并芘是煤焦油的主要致癌成分,可由有机物的燃烧产生,存在于工厂排出的煤烟和烟草点燃后的烟雾中。近几十年来肺癌的发生率日益增加,与吸烟和大气污染有密切关系。此外,烟熏和烧烤的鱼、肉等食品中也含有多环芳烃,这可能和某些地区胃癌的发病率较高有一定关系。

2. 致癌的芳香胺类 如乙萘胺、联苯胺等,与印染厂工人和橡胶工人的膀胱癌发生率较高有关。氨基偶氮染料,如过去食品工业中使用的奶油黄(二甲基氨基偶氮苯)和猩红,可引起实验性大白鼠肝细胞癌。

3. 亚硝胺类物质 可在许多实验动物诱发各器官的肿瘤,可能引起人胃肠道癌等。肉类食品的保存剂与着色剂可含有亚硝酸盐。亚硝酸盐也可由细菌分解硝酸盐产生。在胃内,亚硝酸盐与来自食物的二级胺合成亚硝胺。我国河南省林县的食管癌发病率很高,与食物中的亚硝胺含量高有关。

4. 真菌毒素 黄曲霉菌广泛存在于霉变食品中。霉变的花生、玉米及谷类含量最多。黄曲霉毒素(aflatoxin)有多种,其中黄曲霉毒素 B1(aflatoxin B1)致癌性最强。黄曲霉毒素 B1 是异环芳烃,在肝脏代谢为环氧化物,可使肿瘤抑制基因 *p53* 发生点突变而失去活性。这种毒素可诱发肝细胞癌。乙型肝炎病毒(HBV)感染导致肝细胞慢性损伤和再生,可能给黄曲霉毒素 B1 的致突变作用提供了条件。HBV 感染与黄曲霉毒素 B1 的协同作用可能是我国肝癌高发地区的重要致肝癌因素。

(二)直接化学致癌物

直接化学致癌物较少,主要是烷化剂和酰化剂。有些烷化剂用于临床,如环磷酰胺既是抗癌药物又是很强的免疫抑制剂,用于抗肿瘤治疗和抗免疫治疗。由于它们可能诱发恶性肿瘤(如粒细胞性白血病),应谨慎使用。一些金属元素、非金属元素和有机化合物对人类具有致癌作用。金属元素(如镍、铬、镉等)的致癌性可能与其二价阳离子能够与 DNA 反应有关。

二、物理致癌因素

紫外线(UV)可引起皮肤鳞状细胞癌、基底细胞癌和恶性黑色素瘤。UV 可使 DNA 中相邻的两个嘧啶形成二聚体,造成 DNA 分子复制错误。

电离辐射(ionizing radiation)(包括 X 射线、γ 射线以及粒子形式的辐射如 β 粒子等)可引起癌症。放射工作者如长期接触射线而又缺乏有效防护措施,皮肤癌和白血病的发生率较一般人高。辐射能使染色体发生断裂、转位和点突变,导致癌基因激活或者肿瘤抑制基因灭活。

三、生物致癌因素

生物致癌因素主要是病毒。导致肿瘤形成的病毒称为肿瘤病毒(tumor virus),分为 DNA 肿瘤病毒和 RNA 肿瘤病毒两大类。近年研究显示,在慢性胃炎和胃溃疡发病中起重要作用的幽门螺杆菌(Helicobacter pylori)与胃的一些肿瘤有关。

(一)DNA 肿瘤病毒

DNA 肿瘤病毒感染细胞后,若病毒基因组整合到宿主 DNA 中,它们的一些基因产物可以导致细胞转化。有许多 DNA 病毒可引起动物肿瘤。与人类肿瘤发生密切相关的 DNA 病毒主要有以下几种。

1. **人乳头瘤病毒（human papilloma virus，HPV）**　有多种类型,其中,HPV-6、11 与生殖道和喉等部位的乳头状瘤有关;HPV-16、18 与子宫颈等部位的癌有关。HPV 的 E6 和 E7 蛋白能与 RB 和 p53 蛋白结合,抑制它们的功能,导致肿瘤发生。

2. **Epstein-Barr 病毒（EBV）**　与伯基特（Burkitt）淋巴瘤和鼻咽癌等肿瘤有关。EB 病毒主要感染人类口咽部上皮细胞和 B 淋巴细胞。EBV 能使 B 淋巴细胞发生多克隆性增殖。在此基础上再发生其他突变,如 *N-ras* 突变,发展为单克隆增殖,形成淋巴瘤。鼻咽癌在我国南方和东南亚多见,肿瘤细胞中有 EBV 基因组。

3. **乙型肝炎病毒（hepatitis virus B，HBV）**　本身不含转化基因,病毒 DNA 的整合也无固定模式。但是,一些研究发现,HBV 感染者发生肝细胞癌的几率是未感染者的 200 倍。这可能与慢性肝损伤使肝细胞不断再生以及 HBV 产生的 HBx 蛋白有关。

（二）RNA 肿瘤病毒

RNA 肿瘤病毒是反转录病毒（retrovirus）,可分为急性转化病毒和慢性转化病毒。急性转化病毒含有病毒癌基因,如 *v-src*、*v-abl*、*v-myb* 等。病毒感染细胞后,以病毒 RNA 为模板在反转录酶（reverse transcriptase）催化下合成 DNA,然后整合到宿主 DNA 中并表达,导致细胞转化。慢性转化病毒本身不含癌基因,但是有很强的促进基因转录的启动子或增强子。反转录后插入宿主细胞 DNA 的原癌基因附近,引起原癌基因激活和过度表达,使宿主细胞转化。

主要发生于日本和加勒比海地区的"成人 T 细胞白血病/淋巴瘤"（ATL）,与人类 T 细胞白血病/淋巴瘤病毒 I（Human T-cell leukemia/lymphoma virus I，HTLV-1）有关。HTLV-1 不含有已知的癌基因,也不在特定原癌基因附近整合。它的转化活性与其 *tax* 基因有关。Tax 基因产物可激活几种宿主基因的转录,如 *c-fos*、*c-sis*、*IL-2* 及其受体的基因及 *GM-CSF*（粒细胞-巨噬细胞集落刺激因子）基因。这些基因激活后能引起 T 细胞增殖。

（三）细菌

幽门螺杆菌（*H. pylori*）为革兰阴性杆菌,是慢性胃炎和胃溃疡的重要病原因素。幽门螺杆菌感染与胃的黏膜相关淋巴组织（mucosa-associated lymphoid tissue，MALT）发生的 MALT 淋巴瘤（MALT lymphoma）密切相关。幽门螺杆菌胃炎与一些胃腺癌的发生也有关系,特别是局限于胃窦和幽门的幽门螺杆菌胃炎。

第十二节　肿瘤与遗传

遗传因素对散发性（sporadic）肿瘤的作用是使患者对某些肿瘤具有易感性（susceptibility）。遗传性或家族性肿瘤综合征（inherited/familial cancer syndromes）患者具有特定的染色体和基因异常,使他们比一般人群患某些肿瘤的机会显著增加。

1. **常染色体显性（autosomal dominant）遗传的遗传性肿瘤综合征**　家族性视网膜母细胞瘤患者从亲代遗传了一个异常的 *RB* 等位基因,当另一个 *RB* 等位基因发生突变、丢失等异常时,发生视网膜母细胞瘤。一些癌前疾病（如家族性腺瘤性息肉病、神经纤维瘤病等）也以常染色体显性遗传方式出现。在这些疾病中,突变或缺失的基因是肿瘤抑制基因,例如 *RB*、*APC* 和 *NF-1* 等。Li-Fraumeni 综合征患者 p53 基因异常,易发生肉瘤、白血病和乳腺癌等。

2. **常染色体隐性（autosomal recessive）遗传的遗传性肿瘤综合征**　如上文提到的着色性干皮病（XP）,患者受紫外线照射后易患皮肤癌。Bloom 综合征（先天性毛细血管扩张性红斑及生长发育障碍）患者易发生白血病等恶性肿瘤。这些遗传综合征与 DNA 修复基因异常有关。

3. 一些肿瘤有家族聚集倾向,如乳腺癌、胃肠癌等,可能与多因素遗传有关。

表6-10列举了一些遗传性肿瘤综合征及其受累的基因、染色体定位和相关肿瘤。

表6-10　**遗传性肿瘤综合征举例**

综合征	受累基因	染色体定位	相关肿瘤
家族性视网膜母细胞瘤	*RB*	13q14.3	视网膜母细胞瘤、骨肉瘤
家族性腺瘤性息肉病	*APC*	5q21	结直肠癌
神经纤维瘤病Ⅰ型	*NF1*	17q12	神经纤维瘤、恶性外周神经鞘膜瘤
Li-Fraumeni 综合征	*p53*	17p12-13	肉瘤、乳腺癌、脑肿瘤、白血病
着色性干皮病	*XPA,XPB* 等	9q34,2q21 等	皮肤癌症
毛细血管扩张性共济失调症	*ATM*	11q12	淋巴瘤、白血病
Bloom 综合征	*BLM*	15q26.1	白血病、实体肿瘤
Fanconi 贫血	*FACC,FACA*	9q22.3,16q24.3	白血病
Wilms 瘤	*WT1*	11p13	Wilms 瘤
von Hippel-Lindau 综合征	*VHL*	3p25	肾细胞癌、小脑血管母细胞瘤
遗传性非息肉病性结直肠癌	*MSH2* 等	2p16	结直肠癌
家族性乳腺癌	*BRCA1*	17q21	乳腺癌、卵巢癌
	BRCA2	13q12	乳腺癌

（步宏　魏兵　李一雷）

第七章　环境和营养性疾病

环境和营养性疾病(environmental and nutritional diseases)是指暴露于周围环境、工作场所及个人环境中存在的各种有害化学和物理因素而发生的各种疾病。

第一节　环境污染和职业暴露

环境污染(environmental pollution)是指人类在其社会活动和日常生活中直接或间接地向环境排放超过人类社会自身自净能力的化学物质或能量,造成大气、水、噪声及放射性污染,对人类的生态系统、生存与发展带来不利的影响。职业暴露(occupational exposure)是指人类由于职业关系而暴露在危险因素中,从而有可能损害自身健康或危及生命的一种情况。

一、空气污染

空气污染(air pollution)是指有害的化学性、物理性或生物性物质存在于空气中所造成的污染。

(一)室外空气污染

1. 臭氧(ozone)　是汽车的排放物(二氧化氮)在含有碳氢化合物的空气中经阳光照射后而产生的一种强力氧化剂,亦被称为光化学反应(photochemical reaction)的污染物。

臭氧化学性质高度不稳定,容易与细胞膜表面的不饱和脂肪酸发生反应,生成过多的自由基而发挥毒性作用,导致炎性介质的释放,引起呼吸道的炎症。

2. 微粒(particulates)　又称烟尘(soot),在煤、汽油和柴油燃烧的过程中产生。微粒吸入后易于停留在肺泡,被巨噬细胞和中性粒细胞吞噬后释放出炎性介质。PM_{10}(particulate matter$_{10}$)和$PM_{2.5}$(particulate matter$_{2.5}$)分别是指环境空气中空气动力学当量直径小于等于$10\mu m$或$2.5\mu m$的颗粒物。直径为$3\sim5\mu m$的微粒,最容易被吸入并沉着在肺部,引起肺部疾病。如长期吸入二氧化硅(矽)粉尘,可导致矽肺。直径较大的烟尘,通常被鼻腔气道支气管的黏膜所阻挡和排出,即使吸入肺内的烟尘,其大部分也可通过支气管黏液纤毛流被清除到体外。急性暴露在柴油燃烧后产生的细小微粒可刺激眼、喉和肺,引起哮喘发作,促使心肌缺血。

3. 酸性气溶胶　排放到大气中的硫和二氧化氮被氧化后生成硫酸和硝酸,可溶解于水或者吸附在微粒表面,形成酸性气溶胶(acid aerosols)。酸性气溶胶可刺激呼吸道上皮,改变黏膜纤毛上皮细胞的自净功能,进一步加重哮喘病患者的呼吸功能。

4. 一氧化碳　室外一氧化碳（carbon monoxide）主要来自汽车发动机运转产生的尾气、某些工业制造过程中化石燃料的燃烧、森林火灾中释放出的萜烯化合物及其他生物体的燃烧。燃烧时，供氧条件越差，一氧化碳含量越高。一氧化碳是一种无色无味的气体，被吸入后可迅速导致身体不适，甚至死亡。

（二）室内空气污染

室内空气污染（indoor air pollution）是指在密闭空间中含有影响人体健康的有害物质，如来自烟草燃烧的烟雾、煤气炉和煤燃烧产生的废气、建材和家具释放的甲醛、宠物的过敏原、灰尘、真菌孢子和细菌等，特别是室内装饰材料及家具的污染是目前造成室内空气污染的主要原因。室内装饰材料中具有毒气污染的材料会挥发出300多种挥发性的有机化合物，包含甲醛、氨、苯、甲苯、二甲苯以及放射性气体氡等。

1. 一氧化碳　室内一氧化碳的来源主要是人群吸烟、取暖设备和厨房。取暖和天然气热水器使用不当可造成急性一氧化碳中毒（即煤气中毒）；在密闭室内燃放煤气造成一氧化碳中毒是自杀死亡的常见原因。急性一氧化碳中毒时，由于大量碳氧血红蛋白形成使全身皮肤和黏膜呈特殊的樱桃红色，其他器官出现水肿、出血和变性等缺氧改变。

2. 甲醛（formaldehyde）　是高度可溶性和挥发性的化学物，甲醛已经被世界卫生组织确定为一类致癌物。甲醛浓度在1mg/L时即可引起急性眼和上呼吸道的刺激感或加重已有的哮喘症状。

3. 木材烟雾　用燃木炉子取暖是木材烟雾（wood smoke）造成室内空气污染的原因，木材燃烧的烟雾中含有各种氧化氮、含碳微粒。木材烟雾可刺激呼吸道，是肺部感染的前因，所含的多环碳氢化合物是危险的致癌物。

4. 其他　氡（radon）是放射性气体，由铀衰变而来，广泛地分布在土壤中。居室中的氡气污染十分普遍，尤其是地下室。氡气被吸入后，在肺部继续衰变产生α射线，可致肺癌。

二、职业及环境暴露性污染

劳动者在职业活动中因接触粉尘、放射性物质和其他有毒有害物质而引起的疾病称为职业病（occupational disease），包括肺尘埃沉着病（尘肺）、职业性放射病和职业中毒等。职业暴露及环境暴露污染（occupational and environmental exposing pollutions）因素包含有机溶剂、高分子聚合物、金属和非金属离子等。

（一）有机溶剂

常见的有机溶剂有氯仿、四氯化碳、苯、三氯乙烯和甲醇等。急性吸入高浓度有机溶剂可引起头痛、眩晕、中枢神经系统抑制、昏迷、肝肾损害、骨髓造血功能改变等；长期低剂量吸入有机溶剂可使肿瘤发生的危险性增加，对生殖能力有一定影响。职业暴露人群多发生在生产有机溶剂的企业、建筑装潢业、橡胶制作业和制鞋业等。

（二）塑料、橡胶及高分子聚合物

合成塑料、橡胶和高分子聚合物广泛用于制造地板、家用品、乳胶制品、管道、电缆和容器等。在合成聚氯乙烯过程中使用的氯乙烯单体为无色易燃气体，可通过肺和皮肤进入体内，氯乙烯可致血管肉瘤；橡胶工人接触的1,3-丁二烯可导致白血病的发病危险性增加；塑料制品中使用的增塑剂邻苯二甲酸酯可引起实验大鼠的睾丸损伤。

（三）金属元素

1. 铅（lead）　在自然界分布很广，常以硫化铅的形式存在。从事铅矿开采、铅冶炼、铅加工、电池制造、含铅涂料的粉刷、服用含铅中药（如黑锡丹、樟丹、红丹等）、含铅汽油、老式楼房中使用的铅水管和含铅油漆等均可造成铅中毒。铅中毒的作用机制较为复杂。铅可抑制多种酶活性，如红细胞内δ-氨基乙酰丙酸脱氢酶、亚铁螯合酶、谷胱甘肽还原酶、碳酸酐酶、Na^+-K^+-ATP酶等，引起相应的代谢过程障碍。铅可抑制神经突触的传导，使大脑皮质兴奋和抑制功能紊乱。铅作为二价离子，与钙离子竞争,影响骨的钙代谢,干扰神经传递和脑的发育。铅可抑制 1,25-二羟维生素 D 的生成。

铅中毒性脑病可出现脑水肿甚至脑疝形成,镜下可见脑组织充血、点片状出血、神经细胞灶性坏死,病灶附近伴有星形细胞弥漫性增生、血管扩张及毛细血管增生。成人铅中毒还表现为周围运动神经损害,由于累及桡神经和腓神经而引起特征性的腕下垂(wrist drop)和足下垂(foot drop)。铅中毒时可引起胃肠道周围神经病变而导致胃肠道疼痛。肾脏的损害主要是近曲小管上皮细胞线粒体和细胞核的改变,肾纤维化和肾小管重吸收障碍;临床上可出现氨基酸尿、糖尿和高磷酸盐尿。儿童慢性铅中毒时可表现有异食癖,重者情绪易怒和共济失调,甚至发生抽搐或意识改变,嗜睡或昏迷。铅中毒儿童长骨的干骺端由于铅和钙的沉积可造成骨密度增加,形成 X 线照片上的特殊改变——"铅线"(lead line)。过量的铅还可刺激牙龈使近齿龈处的色素沉着,形成另一种"铅线"。

铅中毒的实验室诊断依据为血铅浓度和游离的红细胞原卟啉浓度增高、红细胞的 δ-氨基乙酰丙酸脱氢酶活性减低、尿中 δ-氨基乙酰丙酸排出增多等。临床上使用螯合剂,如 EDTA 或者合用二巯丙醇(dimercaprol)来治疗铅中毒。

2. 汞(mercury)　是金属中毒性较高的元素之一,在汞矿开采、汞合金冶炼、金和银提取、日光照明灯、温度计及补牙汞合金等的生产过程中易于接触,可通过汞蒸气吸入体内。一般情况下,汞有金属汞、有机汞(如甲基汞)和无机汞(如氯化汞、氧化汞等)三种存在形式。20 世纪 50 年代,日本熊本县水俣湾地区化肥厂和塑料厂排放甲基汞进入海湾,当地居民食入被汞污染的鱼类后发生大批慢性汞中毒事件,引起社会对汞污染问题的关注。

金属汞不稳定,易挥发并通过血-脑屏障进入脑组织,在脑组织中氧化为汞离子,后者与脑内的蛋白质结合而造成脑的损害。临床上表现为视觉受限、瘫痪、共济失调、发音困难及听力障碍等;形态改变主要为小脑萎缩和视皮质海绵状软化。无机汞进入体内后以离子态与金属硫蛋白结合,容易在肾蓄积造成损害,表现为肾近曲小管上皮细胞坏死,临床表现为无尿性肾衰竭。慢性汞中毒者出现蛋白尿,甚至肾病综合征,可见膜性肾小球肾炎的病理学改变,电镜下可见上皮下电子致密物沉积,提示有免疫复合物沉积。

3. 砷(arsenic)　是一种类金属元素,主要以硫化物的形式存在,如雄黄(As$_2$S)、雌黄(As$_2$S$_3$)等。砷在潮湿的空气中易被氧化生成三氧化二砷(As$_2$O$_3$),又名亚砷酐,俗称砒霜、砒石、白信石等。砷中毒(arsenic poisoning)常称砒霜中毒,多因服用含砷药物剂量过大、砷化合物生产加工过程中吸入其粉末,或误食含砷的毒鼠和杀虫药等所致。最近几年陆续有报道服用牛黄解毒片(含有雄黄)而引起慢性砷中毒的病例,已引起高度重视。

在特定地理环境下的居民长期通过饮水、空气、食物等途径摄入过多的砷可发生地方性砷中毒(endemic arsenic poisoning)。通过敞炉燃煤取暖和食用燃煤烘烤过的粮食或蔬菜等,从呼吸道或消化道摄入大量的砷,长期蓄积在体内而造成慢性砷中毒。

急性砷中毒的症状有中枢神经麻痹,出现四肢疼痛性痉挛、意识模糊、谵妄、昏迷、血压下降及呼吸困难,数小时内因毒物抑制中枢神经而死亡。砷中毒患者可伴有肝脏及心肌损害。地方性砷中毒的临床表现主要有皮肤损害(皮肤角化、色素沉着或色素脱失)(图 7-1A);消化系统、神经系统、心血管系统和呼吸系统改变;以及癌症,特别是皮肤癌(图 7-1B)和肝癌。

砷中毒的作用机制还未阐明清楚,进入人体内的砷过多可抑制机体抗氧化系统,导致自由基生成过多而损伤组织或细胞;砷可损伤 DNA 和引起 DNA 甲基化异常,可能与砷中毒时癌症的发生有关。

4. 镉(cadmium)　常常与铅、锌矿共生,用于制造合金、碱性电池和电镀等。镉可与巯基、氨基或羧基的蛋白质分子结合形成镉结合蛋白(cd-binding protein),抑制多种酶的活性。

镉对呼吸系统、肾脏和骨骼具有毒性作用。镉可通过呼吸道和消化道吸收进入人体,一次大量吸入可引起急性肺炎和肺水肿;镉能损伤肾小管和肝细胞,诱发低色素贫血和肺气肿。慢性镉中毒主要引起肺纤维化、肺气肿、肾小管损害(可致蛋白尿)等。日本发生的镉污染所致"痛痛病",就是因长期摄入被硫酸镉污染的水源而引起的一种慢性镉中毒。

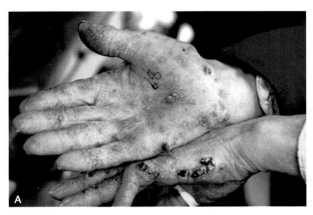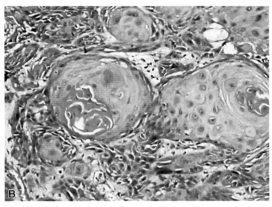

图 7-1　**砷中毒患者**

A. 手掌过度角化:掌跖皮肤粗糙增厚,并不同程度的角化过度,皲裂,表现为棕褐色或灰褐色;B. 皮肤高分化鳞状细胞癌:癌细胞形成不规则癌巢,与间质界限清楚,癌巢中央可见层状角化物

（四）非金属元素

1. 氟（fluoride）　是化学性质最活泼、氧化性最强的物质,摄入氟过多可引起氟中毒（fluorosis）。氟中毒分为工业性氟中毒和地方性氟中毒。前者是由于工业生产过程中产生过多的氟而造成污染,如铝厂在电解铝生产过程中产生大量的含氟废气造成机体中毒;后者则是在特定地区的外环境中氟元素含量过多,导致生活在该环境中的人群长期摄入过量氟而引起慢性全身中毒性改变。氟在预防和控制龋病的发生中起着一定的作用。但是,长期摄入氟过多会发生慢性氟中毒,典型表现是氟斑牙(图 7-2A)和氟骨症(图 7-2B)。过多的氟可抑制碱性磷酸酶的活力,造成牙釉质发育不良和矿化不全,易于吸附外来色素而产生氟斑牙;氟骨症表现为骨硬化、骨软化和骨质疏松等,其机制可能与钙代谢紊乱、骨转换障碍等因素有关。长期摄入的氟可大量沉积在骨性组织和多种非骨性器官。慢性氟中毒的同时还有其他非骨性器官和组织的病理损害,神经系统、肝脏和肾脏的病理改变尤为明显。

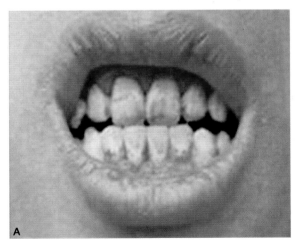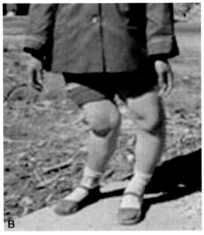

图 7-2　**慢性氟中毒患者**

A. 氟斑牙:牙釉质出现着色的斑块和缺损;B 氟骨症:骨关节变形,由于骨质改变而形成 X 形腿

　　慢性氟中毒导致的全身性病理损害的发生机制不完全清楚,多数学者认为氧化应激水平升高是慢性氟中毒全身损害发生的主要环节。

　　2. 碘（iodine）　是人体必需的元素,是合成甲状腺素的重要原料。长期碘摄入不足可引起以脑发育障碍及弥散性非毒性甲状腺肿为主要特征的碘缺乏病。我国约有7亿多人居住在缺碘地区，随着我国实施全民食盐加碘政策，有效控制了碘缺乏病。但是，碘摄入过量也会引起甲状腺肿，水源性高碘是造成高碘性甲状腺肿流行的主要原因。我国高水碘地区主要集中在山东、河南、河北、江苏、安徽和山西等省。

（五）农药及灭鼠药污染

有机磷农药（如敌百虫和对硫磷）的急性中毒机制为抑制乙酰胆碱酯酶活性，使组织中神经递质-乙酰胆碱过量蓄积，神经系统处于兴奋状态，可因呼吸衰竭而死亡。除草剂（如百草枯）可促进细胞的氧化还原反应、产生大量氧自由基，造成多个系统的损害。灭鼠药中较常使用的是溴敌隆，通过抑制维生素K和环氧化物还原酶而阻止肝脏产生凝血酶原，破坏血液的凝固功能。

第二节　个人暴露——成瘾及其相关疾病

一、吸烟

吸烟（tobacco use）是一种最可以预防的人类死亡原因。

烟草中所含的尼古丁（nicotine）是一种生物碱，可与脑内相应的尼古丁受体结合后间接引起脑组织中多巴胺释放增加，由此产生幸福感和放松感，这就是吸烟后产生成瘾的原因。烟草燃烧产生的烟雾中包含了单胺氧化酶抑制剂（monoamine oxidase inhibitor），可抑制单胺氧化酶分解单胺类神经递质（多巴胺、去甲肾上腺素和5-羟色胺）的作用，而使这些物质增多，是引起血管收缩、心跳加快、血压上升、呼吸变快及精神状况改变（如变得情绪稳定或精神兴奋）的原因，是造成心血管疾病的主要帮凶。

（一）吸烟与心血管病

吸烟是心血管疾病的重要危险因素，吸烟引起心血管疾病的机制可能有：促进血小板聚集，促进血栓形成；使一氧化氮生物合成减少，引起血管内皮功能紊乱；促进体内脂质的过氧化反应，增强氧化应激水平；增强炎症反应；引起心肌能量代谢障碍等。

（二）吸烟与肺癌

香烟成分中多环碳氢化合物和亚硝胺是潜在的致癌剂，能直接引起肺癌发生。在我国，肺癌已成为城市居民第一位的恶性肿瘤死因，肺癌死亡者中85%以上为吸烟者，吸烟量与肺癌发生具有量效关系。

（三）吸烟与其他疾病

吸烟可导致慢性气管炎和肺气肿；消化性溃疡的发生可能与吸烟有关；吸烟导致的女性骨质疏松症加重和绝经期提前，可能与吸烟减少雌二醇的生成有关；怀孕期女性吸烟将会影响到胎儿的发育，吸烟母亲发生胎盘早剥、前置胎盘、子宫出血和羊膜早破的危险也增加。

与吸烟有关的肿瘤还包括唇癌、舌癌、口腔癌、喉癌、食管癌、膀胱癌等。

二、酒精中毒

酒精中毒（alcoholism）是由于对乙醇的嗜好所引起的急性或慢性机体中毒。饮入的酒精80%经十二指肠及空肠吸收，进入体内后90%由肝脏进行代谢（图7-3），主要经乙醇脱氢酶（alcohol dehydrogenase）将乙醇转化为乙醛，然后经醛脱氢酶（aldehyde dehydrogenase）转化为乙酸，最后经枸橼酸循环氧化为水和CO_2。少部分由微粒体中细胞色素P450系统和过氧化物酶体中过氧化氢酶代谢。进入脑内的乙醇与脑组织中卵磷脂结合而沉积在脑组织内，可对中枢神经系统产生较持久的毒性作用。

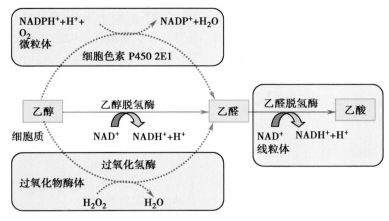

图 7-3　乙醇代谢途径

（一）酒精中毒的类型

1. **急性酒精中毒**　急性酒精中毒（acute alcoholism）俗称醉酒，指饮入过量含乙醇的饮料后所引起的中枢神经系统兴奋及随后的抑制状态，重度中毒可造成呼吸、心跳抑制而死亡。

2. **慢性酒精中毒**　慢性酒精中毒（chronic alcoholism）是指长期摄入一定量的乙醇引起的中枢神经系统严重中毒。其特征是性格改变、智能衰退和心理障碍。慢性酒精中毒的每天摄入量一般以大于 45g/d 为标准（10g 乙醇约等于 25ml 浓度为 52% 的高度酒）。慢性酒精中毒可造成肝脏损害、营养不良（如维生素 B_1 缺乏症和叶酸缺乏症），以及神经系统损害等。

（二）酒精对器官和组织的作用

1. **消化系统**　酒精对肝脏的损害非常严重，慢性酒精中毒时主要表现为脂肪肝和肝硬化，具体机制见"细胞和组织的适应与损伤"等章节的相关内容。长期大量饮酒可引起谷氨酰转肽酶、丙氨酸氨基转移酶和天冬氨酸氨基转移酶活性异常，加速肝纤维化的形成，肝癌的发生危险亦增加。

酒精刺激引起的胃腺体分泌胃酸过多，可造成胃和食管黏膜损伤，引起消化性溃疡和反流性食管炎。剧烈的呕吐还引起食管-胃结合部的撕裂（Mallory-Weiss syndrome），甚至造成大出血。小肠黏膜也可被酒精损伤，引起氨基酸、维生素 B_1 和维生素 B_{12} 等物质吸收不良。

酗酒可导致急性胰腺炎，其机制与酒精直接刺激胰液和胰酶分泌过量有关；慢性胰腺炎多为长期酒精刺激胃泌素分泌增多，引起胃酸分泌量增加，进而引起胰腺和胰酶分泌亢进。

2. **神经系统**　慢性酒精中毒者可出现大脑皮质萎缩，重量减轻，脑室扩大。酒精引起的维生素 B_1 缺乏可造成 Wernicke-Korsakoff 脑病；引起的烟酸缺乏造成糙皮性脑病。临床症状有精神混乱、运动性共济失调、眼球运动异常和多发性神经病等。

3. **心血管系统**　酒精对外周血管的影响表现为血管运动中枢受抑制，使外周毛细血管扩张，并产生一种特殊的温暖感觉。酒精中毒引起扩张型心肌病，又称为酒精性心肌病（alcoholic cardiomyopathy），病理形态改变有心肌变性、纤维化及心腔扩张。临床表现为心悸、气急、胸闷、胸痛、心律失常、心力衰竭等，可发生晕厥和猝死。

4. **其他系统**　酒精中毒引起叶酸和维生素 B_{12} 吸收不良而导致巨幼细胞性贫血（megaloblastic anemia）。急性酒精中毒还可引起暂时性的血小板减少症，造成出血。酗酒可造成肌肉萎缩，发生酒精中毒性急性或慢性肌病（alcoholic myopathy），病理检查可见肌肉坏死、肌纤维萎缩，临床表现有肌无力和肌萎缩；男性慢性酒精中毒者常可发生不育、性欲下降、男性乳腺发育（gynecomastia），其机制与酒精性肝病引起的雌激素灭活减少有关；慢性酒精中毒妇女，常出现骨质疏松症，可能与酒精在体外可抑制骨母细胞的功能有关。酗酒者中，口腔癌、喉癌和食管癌的发病率高于非酗酒者。饮酒可加重慢性肝炎患者肝细胞的损害，促进肝癌的发生。

5. 胎儿酒精综合征　胎儿酒精综合征是母亲在妊娠期间酗酒对胎儿造成的永久出生缺陷,表现为独特的脸部小斑、体质、心智或行为异常,包括记忆力下降、注意力不足、冲动的行为及较弱的理解力等。其机制与酒精通过母体进入胎盘后,阻碍胎儿神经细胞及脑部结构的发育或造成畸形,破坏神经元及脑部结构有关。

6. 多器官功能衰竭　急性酒精中毒可引起多器官功能衰竭(multiple system organ failure),饮酒量与器官损害的多少成正比。机体各系统发生损伤的顺序为神经系统、消化系统、肺、心、肾,甚至引起代谢紊乱、休克和 DIC。

三、治疗性药物损伤

治疗性药物损伤(injury by therapeutic drugs)或称药物不良反应(adverse drug reactions),指的是使用某种药物治疗疾病时产生的与治疗无关,并对患者健康不利的作用。

(一) 激素替代疗法

激素替代疗法(hormonal replacement therapy)最常见的形式是用含有雌激素和孕酮的药物来治疗绝经期和绝经后妇女,意义在于缓解更年期的症状、减少骨质疏松和骨折、降低心肌梗死的可能性等。但是,近年来的研究发现采用激素替代疗法 5 年以上的患者,其乳腺癌发生的危险和血栓形成率增加。

(二) 口服避孕药

口服避孕药通常含有合成的雌激素和具有孕酮样作用的类固醇。口服避孕药可减低子宫内膜癌和卵巢癌的发病率,增加血栓形成的危险性,降低盆腔炎和乳腺纤维性囊肿的危险。

四、药物滥用

药物滥用(drug abuse)或非治疗性因素损伤是指违背了公认的医疗用途和社会准则而使用的任何一种药物。这些药物可产生欣快感,但常常引起生理、情感、精神或感官上的损害。本节重点介绍几种常见的滥用药物。

(一) 阿片类物质

阿片类物质包括海洛因(heroin)、吗啡、氢化吗啡、可待因及氧可酮等。海洛因可产生欣快感和睡意,使用者沉浸在半麻醉状态。心醉神迷过后便是对毒品的容忍、依赖和习惯。成瘾后的戒断症状十分剧烈,痛苦难忍。海洛因滥用者常常由于大剂量使用造成呼吸抑制、心律不齐、心跳停止及严重肺水肿等,可发生突然死亡。

(二) 可卡因

可卡因(cocaine)别名古柯碱,可用鼻吸入或通过静脉注射。可卡因小剂量时能兴奋大脑皮层,引起使用者高度的欣快感和对各种刺激的高度敏感,然后出现狂妄和明显的情感易变。可卡因最明显的影响是对心血管系统的作用,在肾上腺神经末梢阻止肾上腺素和去甲肾上腺素的再摄取,引起心动过速、高血压、外周血管收缩、心肌缺血、致死性心律不齐,长期使用者可有致死性扩张型心肌病。大剂量使用可出现中枢性呼吸抑制、心力衰竭或猝死。

(三) 苯丙胺类

1. 甲基苯丙胺(methamphetamine)　又称为安非他明或"冰毒"。甲基苯丙胺最早是作为血管收缩药用于鼻腔充血的治疗,后来其掩饰疲劳和减少食欲的作用使其得到广泛使用。

甲基苯丙胺通过促使大脑多巴胺的释放而发挥作用,抑制大脑皮质-纹状体突触前神经递质功能,减少谷氨酸的释放。因此,甲基苯丙胺产生一种欢快的感觉,随后出现严重抑郁、疲劳和激怒。甲基苯丙胺最严重的并发症为惊厥、心律不齐和体温升高。其他副作用还有中枢神经系统的血管炎、蛛网膜下腔出血和颅内出血等。长期使用可引起激烈行动、精神异常,包括妄想狂和幻觉。

2. 摇头丸(ecstasy)　化学名为 3,4-亚甲基二氧甲基苯丙胺(3,4-methylenedioxymethamphetamine,MDMA),有甲基苯丙胺样作用,并具有迷幻作用,口服摇头丸后其作用可长达 4~6 小时。摇头丸使用轻者出现头昏、头痛、心悸、易激动,重者出现呕吐、精神混乱、心律不齐、心绞痛、惊厥、脑出血、昏迷乃至死亡。有服用者出现精神异常,经常处于幻觉、妄想状态,相似于偏执型精神分裂症。

(四) 致幻剂

1. 大麻(marijuana)　是荨麻目大麻科草本植物,其主要有效化学成分为四氢大麻酚(Δ^9-tetrahydrocannabinol),经常被用来辅助某些晚期绝症(癌症、艾滋病)的治疗,可减轻疼痛、增进食欲,缓解神经症状。人吸食后能产生致幻作用,过量使用会导致精神与行为障碍、心率增快、血压升高、心绞痛、咽喉炎、气管炎和哮喘等。

2. 苯环己哌啶(phencyclidine)　俗称天使粉(angel dust),为一种麻醉药和致幻剂,可口服、鼻腔内给药或从纸烟中吸入。苯环己哌啶具有麻醉、止痛和致幻等多种作用;可导致感觉障碍、幻觉、偏执狂、敌对心理和暴力行为等;可发生惊厥、昏迷、甚至死亡等急性中毒症状。

第三节　营养性疾病

营养性疾病(nutritional diseases)是指因营养素供给过多、不足或比例失调而引起的一系列疾病的总称,可由不平衡膳食引起,或与遗传、体质及其他疾病引起的代谢功能异常有关。

一、肥胖症

肥胖症(obesity)是最常见的过营养性疾病,是指人体脂肪过度储存,与其他组织失去正常比例的一种状态。一般来说,超过正常体重的20%即为肥胖。根据WHO亚太地区标准体重指数(body mass index,BMI)来计算肥胖程度和估计危险度(表7-1),即BMI=体重(kg)/身高(m)^2,正常BMI值为18.5~23.9。

表 7-1　**体重指数与肥胖程度和危险度的关系**

体重指数(kg/m^2)	肥胖程度	危险度
<18.5	体重不足	增加
18.5~24.9	正常	正常
25.0~29.9	超重	增加
30.0~34.9	肥胖 I	高
35.0~39.9	肥胖 II	非常高
≥40.0	极度肥胖 III	极度高

(一) 肥胖的病因及发病机制

热量摄入多于热量消耗使脂肪合成增加是肥胖的物质基础;活动过少、体育锻炼不足、产后休养等导致热量消耗不足也是肥胖的原因。环境、遗传以及精神因素等在肥胖的发病机制中起着重要作用。肥胖可分为单纯性、继发性及遗传性三种,单纯性肥胖是指无明显内分泌及代谢性病因的肥胖,属于非病理性肥胖;继发性肥胖是有明确病因的肥胖,如继发于肾上腺皮质功能亢进(Cushing综合征)、甲状腺功能低下等;遗传性肥胖主要是指遗传物质发生改变而引起的肥胖,罕见,有家族性肥胖倾向。

参与体内能量平衡调节的因素很多,有瘦素(leptin)、胰岛素、胃促生长激素(ghrelin)、脂连素(adiponectin)、神经多肽Y(neuropeptide Y,NPY)、胰高血糖素样多肽1(glucagon-like peptide I,GLP 1)等。

瘦素、胰岛素和胃促生长激素及其受体通过体内能量平衡的正负反馈作用来调节体重,由三个部分构成,即:①传入系统:由脂肪组织产生的瘦素,胰腺产生的胰岛素和胃产生的胃促生长激素作为体液信号入血并透过血-脑屏障进入下丘脑的能量平衡中枢。②受体结合:瘦素、胰岛素或胃促生长激素与相应受体结合后兴奋位于下丘脑的神经细胞,整合传入信号并发出次级调节信号。③效应系统:执行下丘脑的指令,抑制或刺激食欲,增加或减少能量消耗(图7-4)。

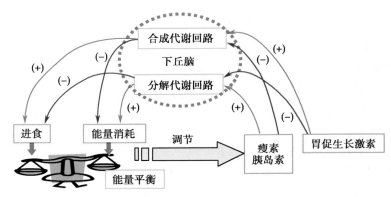

图7-4　能量调节模式图

瘦素和胰岛素为负反馈调节,胃促生长激素为正反馈调节

（二）肥胖的危害

肥胖不仅影响形体美观,更严重的是容易引起多种并发症,肥胖者预期寿命远远短于正常体重者。与肥胖相关的疾病有2型糖尿病、动脉粥样硬化症、高血压、脑血管病、脂肪肝、骨关节炎、胆结石、血脂异常、某些类型的癌症(包括子宫内膜、乳腺、卵巢、前列腺、肝、胆囊、肾和结肠癌等)。肥胖者手术后切口愈合慢,并发症较多。

（三）肥胖的治疗

肥胖的治疗十分困难,尤其是肥胖儿童。限制热量摄入和适量增加运动仍然是当前有效的减肥方法,如采用低脂饮食、减少饮食量、增加运动项目和时间、纠正不良生活习惯等。对于减肥药物的使用要十分慎重,要考虑药物副作用,尤其是含有麻黄碱和咖啡因的草药性减肥药,利尿药物只能减少体内的水分而不会减少脂肪;对于极度肥胖者可行胃肠旁路手术治疗。

二、营养不良

广义的营养不良(malnutrition)包括营养不足和营养过剩两方面。本节表达的营养不良是指由于摄入不足、吸收不良、过度损耗或膳食不平衡所造成的营养要素不足。

（一）蛋白质-能量营养不良

蛋白质-能量营养不良(protein energy malnutrition,PEM)是因食物供应不足或疾病因素引起的一种营养缺乏病,临床上表现营养不良性消瘦(marasmus)和恶性营养不良(kwashiorkor)。前者是由于长期在膳食中缺乏热量、蛋白质以及其他营养素的结果,或患者对食物的消化、吸收和利用有障碍所引起。恶性营养不良则表现为膳食中蛋白质缺乏突出,而热能供应相当足够,如用米粉(缺乏蛋白质食物)喂养的婴儿和儿童,由于食物中不缺乏碳水化合物,患儿的皮下脂肪厚度正常,但主要表现为营养不良性水肿、肝脾大、皮肤色素沉着、腹水、贫血、肝脂肪变和肠上皮绒毛萎缩等。患儿除了身体发育停滞,易感染外,精神和智力发育也受到影响。

（二）维生素缺乏症

维持人体健康所需的维生素有13种,其中维生素A、D、E、K是脂溶性,其余为水溶性。脂溶性维生素易于在体内储存,但消化功能紊乱时不利于脂质的吸收而造成脂溶性维生素缺乏。机体内可合成某些维生素,如维生素D、K、H和烟酸。不过,在饮食中供给所有类型的维生素对于健康来说是必需的。维生素缺乏症可分为原发性和继发性。原发性维生素缺乏症是由于摄入不足引起的;继发性维生素缺乏症是由于肠道吸收、血液转运、组织储存和代谢转换等环节的紊乱所致。临床上单一的维生素缺乏不常见,维生素缺乏常常是蛋白质-能量营养不良的伴随结果。

（傅国辉　李敏）

第八章 遗传性疾病和儿童疾病

第一节 遗传性疾病

人类的遗传信息是通过生殖细胞从亲代向子代传递的。遗传信息贮存在核基因组和线粒体基因组中。目前,已知的核基因组 DNA 序列有 2.85×10^9 个碱基对,由基因、基因相关序列及基因外序列构成。基因和基因相关序列包含编码序列、调控序列和非翻译序列。基因外序列主要由重复的核苷酸片段组成。线粒体基因组含两条环状的 DNA 链,长 16 569bp,共有 37 个基因。当 DNA 链出现基因突变或表达程序错误时,就可能导致人体某些组织器官发育异常、发生疾病或肿瘤。

遗传性疾病在亲代和子代之间呈垂直传递并按一定比例出现,具有家族聚集的特点,而且绝大多数遗传病表现为先天性和终身性。但是,一些遗传病并无家族史而是散发的,如常染色体隐性遗传病和染色体病;还有一些遗传病也不是先天性的,如 Huntington 舞蹈症患者在 30 ~ 40 岁才发病。先天性疾病或家族性疾病并非都是遗传病。例如母亲妊娠早期感染风疹病毒,可导致婴儿患先天性心脏病或先天性白内障。饮食中缺乏维生素 A 可使一个家庭多个成员患夜盲症。

基因异常导致的儿童遗传病明显较成人多见,因此本章将遗传性疾病和儿童疾病一起讨论。

一、与遗传性疾病相关的基因异常

下面几种基因异常影响蛋白质的结构和功能,可导致遗传性疾病。

(一)蛋白质编码基因突变

基因突变是 DNA 的永久性改变。生殖细胞的基因突变通过生殖导致子代的遗传性疾病。体细胞的基因突变不通过生殖传递给子代,但能导致肿瘤和某些先天畸形。基因突变的形式和效应包括:

1. 点突变(point mutation) 是指 DNA 链中一个碱基对被另一个碱基对替换。点突变导致编码的蛋白质中一种氨基酸被另一种氨基酸取代,这种突变叫错义突变(missense mutation)。例如,镰状细胞贫血就是由于 β 基因的点突变导致血红蛋白 β 珠蛋白链中正常的谷氨酸变成了缬氨酸,形成 HbS。若碱基替换使原来编码某一氨基酸的密码子变成终止密码子,RNA 迅速降解,蛋白质翻译终止,导致蛋白质合成减少或不合成,称为无义突变(nonsense mutation)。

2. 移码突变(frame-shift mutation) 是指在 DNA 编码顺序中插入或缺失一个或两个碱基对,造成这一位置之后的一系列基因发生移位错误,其编码的氨基酸种类和顺序发生改变,影响蛋白质的生物学功能。

3. **三核苷酸重复序列突变（Trinucleotide repeat mutations）**　是指基因组中脱氧三核苷酸串联重复拷贝数增加，而且拷贝数的增加随着世代的传递而不断扩增。例如脆性 X 智力低下综合征就是由于三核苷酸(CGG)重复序列异常扩增(突变)所致。该不稳定性序列长度决定了脆性 X 智力低下综合征表型的差异,(CGG)n 越长,患者的症状越严重。

（二）非基因突变的蛋白质编码基因改变

除 DNA 序列改变外,编码基因可发生拷贝数的扩增(amplification)、缺失(deletion)和易位(translocation),导致蛋白质功能异常的增强或丧失。生殖细胞、体细胞均可出现上述基因结构的改变。在多数情况下,生殖细胞的基因结构改变累及相邻的染色体而非单个基因,如 22q 缺失综合征。癌细胞常出现基因扩增、缺失或易位。例如,慢性粒细胞白血病患者瘤细胞 22 号染色体长臂易位到 9 号染色体长臂,使 22 号染色体的 *BCR* 基因与 9 号染色体的 *ABL* 基因序列拼接,形成 *BCR-ABL* 融合基因。

（三）非编码 RNA 异常

近年来基因分析发现除蛋白质编码基因外,还有大量非蛋白质编码基因,这些非编码基因的产物,即非编码 RNA(non-coding RNAs,ncRNAs)发挥着重要的调节作用。在众多的 ncRNAs 中,微小RNA(microRNA)使转录基因沉默,长链非编码 RNA(long non-coding RNA)调控遗传印记和 X 染色体失活。这些非编码 RNA 一旦出现异常,必然会影响人体组织器官的发育生长,甚至发生肿瘤。

二、遗传性疾病的类型

人类遗传病的种类繁多,据统计目前每年新发现的遗传性综合征有 100 种左右。遗传性疾病分为单基因病(孟德尔遗传病)、多基因病和染色体病,此外,还有一些由三核苷酸重复序列突变、线粒体 DNA 突变以及表观修饰异常等导致的遗传病。

（一）单基因遗传病（孟德尔遗传病）

儿童的单基因遗传病较成人多见,可通过常染色体显性(或隐性)遗传、X 连锁显性(或隐性)遗传、Y 连锁遗传五种方式进行遗传。

单基因病的遗传方式包括:

1. **常染色体显性遗传**　常染色体显性遗传病的致病基因位于常染色体上,在杂合的情况下可导致发病,即致病基因决定的是显性症状。此病的患者大多是杂合的基因型,由于各种复杂原因,杂合子可出现不同的表现形式,包括下列三种:

（1）完全显性遗传:是指杂合子患者表现出与纯合子患者完全相同的表型。完全显性遗传的特点包括:①致病基因位于常染色体上,男女发病机会均等;②父母中有一人为基因异常者,每个子女有50% 的几率患病;③若双亲正常,患者的疾病由卵子或精子的基因突变引起,则患者的同胞不发病、也无患病的风险。

（2）不完全显性遗传:是指杂合子的表型介于显性纯合子与隐性纯合子之间。有时即使突变基因相同,患者的临床表现也有差异,这种现象称为变异表象(variable expressivity)。例如神经纤维瘤病,不同的患者从轻者出现皮肤褐色斑点,到严重者出现多发肿瘤和骨骼畸形。

（3）延迟显性遗传:是指带显性致病基因的杂合子,在年幼时不出现症状,到一定年龄时致病基因的作用才显现出来。例如 Huntington 舞蹈病,患者成年后才发病,出现进行性加重的不自主舞蹈样运动和智能障碍。

常染色体显性突变的基因通常不能编码正常的蛋白质,可造成参与复杂代谢途径的蛋白质异常和重要结构蛋白分子异常。例如基因突变使红细胞膜骨架蛋白成分 spectrin 异常,导致球形红细胞增多症。

2. **常染色体隐性遗传**　常染色体上的隐性致病基因只有在纯合的情况下才会发病,称为常染色体隐性遗传病。带隐性致病基因的杂合子个体(携带者)本身不发病,但可将隐性致病基因遗传给后代而致病。

常染色体隐性遗传的特点如下:①致病基因位于常染色体上,男女发病机会均等;②患者的双亲表型往往正常,但都是致病基因携带者;③患者的同胞中有 1/4 患病风险;患者表型正常的同胞中有 2/3 的可能为携带者;④在家系里呈散发,常看不到连续传递现象;⑤如果突变基因在人群中出现频率较低,很可能患者的父母是近亲婚配。近亲婚配是导致单基因遗传病最常见的原因。

3. X 连锁疾病 性连锁疾病大多数都是 X 连锁隐性遗传病,具有以下特征:①男性发病率远高于女性;②若母亲为致病基因携带者,儿子有 50% 的机会患病,女儿有 50% 为致病基因携带者;③双亲无病时,儿子可能发病,致病基因只能从携带者母亲传给儿子,如血友病;④男性患者的儿子全部正常,女儿全是致病基因携带者。

(二) 多基因病

多基因遗传病是一类发病率高、病情复杂、有家族聚集倾向的疾病。这类疾病涉及多个基因,每个基因只有微效累加的作用;不同患者即使患相同疾病也可能因为致病基因数目不同,其病情严重程度、复发风险也不同;多基因异常与环境因素共同作用而致病。某些疾病还可能与基因的表观修饰异常有关。常见的多基因遗传病包括精神分裂症、糖尿病、原发性高血压、哮喘和肿瘤等。

(三) 染色体病

染色体病是指由于染色体数目异常或结构畸变所引起的疾病,是儿童常见的遗传性疾病。

染色体数目异常是指以人的染色体二倍体数目为标准,体细胞染色体数目的增加或减少,包括整倍体改变和非整倍体改变两种形式。染色体结构畸变包括部分染色体断裂后重排而出现的缺失、重复、倒位、易位、等臂染色体和环状染色体等。

染色体异常往往导致多个基因的增减或位置变化,使细胞的遗传功能受到较严重的影响。生殖细胞和受精卵的染色体畸变可导致流产、死胎,少数胎儿即使能存活到出生,也常表现出多发畸形。

(四) 其他遗传病

1. 线粒体病 线粒体 DNA 突变可导致线粒体病,该病罕见。因为受精卵的线粒体主要来源于卵细胞,而精子的线粒体极少,所以线粒体病由母亲传给子代,为母系遗传。线粒体 DNA 中有参与氧化磷酸化的酶基因,这些基因突变对能量依赖程度较高的组织器官如中枢神经系统、骨骼肌、心肌、肝和肾脏等影响较大。

2. 遗传印记改变导致的疾病 遗传印记一般发生在受精卵形成期,来源于父亲或母亲的等位基因通过甲基化和组蛋白修饰而失活(印记),从而只表达母源或者父源的等位基因,在子代产生不同的表型。如果印记区的等位基因丢失就会导致疾病。例如 Prader-Willi 综合征是由于父系的 15q12 染色体的等位基因丢失,患者表现为精神发育迟缓、身材矮而肥胖,手脚小,性腺功能低下和肌张力低下。

三、遗传性疾病举例

(一) 单基因遗传病

迄今发现的单基因遗传病以核基因遗传多见。核基因遗传病可分为常染色体显性(隐性)遗传、X 连锁显性(隐性)遗传和 Y 连锁遗传(极罕见)五种遗传方式。部分较常见的单基因遗传病见表 8-1。

根据缺陷蛋白质对机体产生的影响不同,通常把单基因遗传病分为先天性代谢缺陷和分子病两类。

1. 先天性代谢缺陷 先天性代谢缺陷(inborn errors of metabolism)也称为遗传性酶病,是指遗传的原因(通常是基因突变)造成酶的蛋白质分子结构或数量异常而引起的疾病。绝大多数先天性代谢缺陷为常染色体隐性遗传,也有少数为 X 连锁隐性遗传。

表 8-1　常见单基因遗传病举例

常染色体显性遗传病	常染色体隐性遗传病	X 连锁遗传疾病
短指（趾）症	苯丙酮尿症	G6PD 缺乏症
家族性高胆固醇血症	半乳糖血症	脆性 X 综合征
神经纤维瘤	肝豆状核变性	血友病
α 地中海贫血	镰状细胞贫血	色盲
强直性肌营养不良症 1 型	白化病	Alport 综合征
成骨不全	β 地中海贫血	抗维生素 D 佝偻病
遗传性球形红细胞血症	先天性肾上腺皮质增生	
家族性腺瘤性息肉综合征	Ⅰ 型糖原贮积症	

根据酶缺陷对机体代谢的影响不同，可将先天性代谢缺陷分为糖、脂类、氨基酸及核酸代谢缺陷、内分泌代谢缺陷、溶酶体贮积病、药物代谢缺陷和维生素代谢缺陷等。

（1）糖代谢遗传病：由于参与糖代谢的酶遗传性缺陷，使体内糖代谢异常而出现糖代谢缺陷病。常见的糖代谢遗传病包括糖原贮积症、半乳糖血症、葡萄糖-6-磷酸脱氢酶缺乏症和黏多糖贮积症等。

糖原贮积症（glycogen storage disease）是一类糖代谢障碍性遗传病。由于糖原分解或合成过程中各种酶缺乏，导致正常或异常结构的糖原贮积在肝脏、肌肉、心脏和肾脏等组织而致病。

糖原贮积症分为 Ⅰ ~ Ⅸ 型，其中 Ⅰ、Ⅲ、Ⅳ、Ⅵ、Ⅸ 型以肝脏病变为主，Ⅱ、Ⅴ、Ⅶ 型以肌肉病变为主。Ⅰ ~ Ⅶ 型为常染色体隐性遗传，Ⅷ、Ⅸ 为 X 连锁隐性遗传。

Ⅰ 型糖原累积症最常见，基因突变导致葡萄糖-6-磷酸（G-6-P）酶缺乏，使糖原分解障碍，患者空腹血糖低。由于细胞内 G-6-P 浓度增高，促进糖原合成，过多的糖原贮积于肝脏，使肝体积增大。显微镜下，肝细胞弥漫肿胀、胞质亮亮，核居中，酷似植物细胞。PAS 染色可见肝细胞内红染的糖原颗粒，这些颗粒对淀粉酶消化反应稳定（图 8-1）。电镜观察到肝细胞胞质内糖原颗粒明显增多、大片堆积。此外，因肝细胞内 G-6-P 增多，通过糖酵解途径使乳酸生成增多，糖原不能分解供能使蛋白质和脂肪分解代谢增强、酮体生成增加，患儿外周血乳酸和酮体增高伴高尿酸血症和高脂血症，并出现生长迟缓。

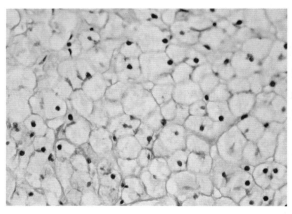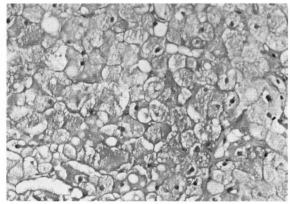

图 8-1　肝糖原贮积症
左：肝细胞弥漫肿大，胞质着色浅；右：肝细胞内大量红染糖原颗粒（PAS 染色）

Ⅱ 型糖原贮积症是由于基因突变导致 α-1,4 糖苷酶缺乏，使糖原代谢障碍，骨骼肌和心肌的溶酶体内糖原堆积。患者心肌收缩乏力、心脏扩大，常在 2 年内死于心力衰竭。

另有几型糖原贮积症因肌细胞内缺乏磷酸化酶、磷酸化果糖激酶等，造成骨骼肌内糖原贮积，患者常在运动后出现肌肉痉挛。

临床诊断糖原贮积症不能仅凭病理诊断，糖代谢相关酶的分析是确诊各亚型的重要依据。

（2）脂类代谢遗传病：脂类代谢过程中特异性酶缺乏而导致的疾病为脂类代谢遗传病。

Gaucher 病（Gaucher disease）是一种溶酶体内葡萄糖脑苷脂贮积症，属常染色体隐性遗传病。

β-葡萄糖脑苷脂酶（acid beta-glucosidase，GBA）基因突变导致 β-GBA 活性缺乏，葡萄糖脑苷脂不能被水解而贮积在肝、脾、骨等器官内巨噬细胞的溶酶体，以及脑组织中。这些巨噬细胞体积大，直径可达 10μm，细胞质呈"皱纹纸"样，称为 Gaucher 细胞（Gaucher cell）（图 8-2）。近期研究发现 Gaucher 病的病变组织内活化巨噬细胞产生高浓度的细胞因子（如 IL-1、IL-6 和 TNF），提示 Gaucher 细胞也参与了该疾病过程。

Gaucher 病可分为Ⅰ型、Ⅱ型和Ⅲ型。

Ⅰ型：也称为慢性非神经病变型，占 90% 以上。学龄前儿童多见，患者 GBA 的活力低。Gaucher 细胞聚集致骨皮质减少、灶性溶骨病变及骨坏死，患者出现骨痛、贫血、血小板减少以及肝脏和脾脏肿大。

Ⅱ型：也称急性婴儿神经病变型，患儿除肝脾肿大及贫血外，神经系统症状明显，出现抽搐、惊厥，意识障碍甚至痴呆，常在 2 岁前死亡。

Ⅲ型：也称慢性神经病变型，病程进展较Ⅱ型缓慢。

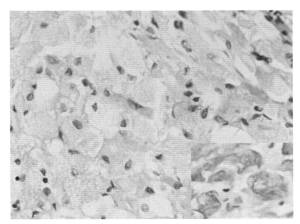

图 8-2　骨髓 Gaucher 病

骨髓内弥漫分布细胞质呈"皱纹纸"样的 Gaucher 细胞；右下 Gaucher 细胞 CD68 阳性

（3）氨基酸代谢遗传病

氨基酸代谢酶异常而导致的疾病称氨基酸代谢遗传病，包括苯丙酮尿症、同型胱氨酸尿症和酪氨酸血症等。

苯丙酮尿症（phenylketonuria）是一种苯丙氨酸代谢障碍性疾病，因患者尿中排泄大量苯丙酮酸而得名。该病为常染色体隐性遗传，可分为典型和非典型苯丙酮尿症。我国的发病率约为 1/11 000。

典型苯丙酮尿症患儿肝细胞缺乏苯丙氨酸羧化酶（phenylalanine hydroxylase，PAH），不能将苯丙氨酸羟化为酪氨酸而转变为苯丙酮酸和苯乙酸在体内沉积。非典型苯丙酮尿症是由于辅助因子四氢生物蝶呤生成减少，苯丙氨酸不能被羟化为酪氨酸。两型苯丙酮尿症均出现多巴胺、5-羟色胺和 γ-氨基丁酸等重要神经递质缺乏，引起神经系统功能损害。

除患者的尿和汗液有鼠尿臭味外，典型苯丙酮尿症患儿出生时正常，3～6 个月时出现症状，表现为智力发育落后，行为异常、多动、肌痉挛或癫痫小发作等；非典型苯丙酮尿症患者常出现肌张力减低、嗜睡或惊厥，智力发育落后明显。此外，患者毛发、皮肤和虹膜色泽变浅，皮肤湿疹常见。

2. 分子病　分子病（molecular disease）是由遗传性或获得性基因突变使蛋白质的分子结构或合成数量异常，导致机体功能障碍的一类疾病。包括血红蛋白病、血浆蛋白病、受体病、膜转运蛋白病、结构蛋白缺陷病和免疫球蛋白缺陷病等。

（1）血红蛋白病：血红蛋白分子合成异常引起的疾病称为血红蛋白病。

地中海贫血（mediterranean anemia）是血红蛋白中珠蛋白合成缺如或不足导致的贫血性疾病，属常染色体隐性遗传病，表现为溶血性贫血。本病在我国广东、广西和四川多见。

β 地中海贫血是由于 β 珠蛋白基因突变所致。目前已知有 100 种以上的 β 基因突变。α 地中海贫血是由于 α 珠蛋白基因突变所致。

由于珠蛋白合成缺如或不足，患儿临床出现不同程度的贫血症状。重度贫血患者在出生时即出现贫血、黄疸、肝脾肿大进行性加重；由于贫血导致发育不良，表现为头大、眼距宽、马鞍鼻、前额和两颊突出；贫血引起骨髓造血功能亢进，使骨髓腔变宽、骨皮质变薄甚至长骨骨折。轻到中度贫血患者大多可存活至成年。

（2）血浆蛋白病：血浆蛋白病是血浆蛋白遗传性缺陷所引起的一组疾病。其中血友病较常见。

血友病（hemophilia）是一组遗传性凝血功能障碍的出血性疾病，包括：①血友病 A（因子Ⅷ缺乏症）；②血友病 B（因子Ⅸ缺乏症）；③血友病 C（因子Ⅺ缺乏症），罕见。

血友病 A 和 B 为 X 连锁隐性遗传，由女性传递、男性发病。

血友病 A 约占 85%，抗血友病球蛋白（AHG）是凝血因子Ⅷ的 3 种组成成分之一。*AHG* 基因突变导致 AHG 缺乏。血友病 B 约占 15%，*F9* 基因突变导致血浆凝血活酶成分 PTC 缺乏。

缺乏因子Ⅷ（AHG）、因子Ⅸ（PTC）或因子Ⅺ（PTA）均可使凝血过程中凝血活酶的生成减少、血液凝固障碍而导致出血倾向。血友病 A 和 B 多在 2 岁左右发病，重型患者在新生儿期即发病。90% 血友病 A 患者有家族史，患者皮下、肌肉反复自发性出血，关节内血肿甚至畸形，还可出现肾脏、胃肠及腹腔出血；患者经常在轻微损伤或小手术后出血。血友病 C 的出血症状一般较轻。

（3）结构蛋白缺陷病：构成细胞基本结构和骨架的蛋白出现遗传性缺陷可导致结构蛋白缺陷病。包括肌营养不良症和成骨不全等。

肌营养不良症（muscular dystrophy）包括 Duchenne 型和 Becker 型肌营养不良症。

Duchenne 型肌营养不良症（Duchenne muscular dystrophy，DMD）是由于 *DMD* 基因缺失突变，导致 dystrophin 不能合成，影响骨骼肌和心肌细胞膜的结构完整。

患儿出现进行性肌萎缩、肌无力伴小腿腓肠肌假性肥大。3～5 岁起病，患儿开始出现爬楼梯困难、特殊的爬起站立姿势，在 12 岁前丧失站立和行走能力，多在 20 岁前死于心力衰竭或呼吸衰竭。

（4）受体蛋白病：受体是位于细胞膜、细胞质或细胞核内的一类具有特殊功能的蛋白质，这类蛋白的遗传性缺陷导致的疾病称为受体病（receptor disease）。

家族性高胆固醇血症（familial hypercholesterolemia）是由于细胞膜上低密度脂蛋白（low density lipoprotein，LDL）受体缺陷而致病，属常染色体显性遗传病。

LDL 受体基因发生突变导致 LDL 受体缺陷，血浆中的 LDL 不能进入肝细胞，因细胞内的反馈抑制解除而导致细胞内胆固醇合成增加并进入血浆，加重血浆总胆固醇和 LDL 的堆积。

由于患者血浆低密度脂蛋白胆固醇显著增多，在动脉沉积导致动脉粥样硬化。冠状动脉粥样硬化使心肌缺血，幼儿可出现心肌梗死。因胆固醇大量沉积于手肘、膝部、指间关节和肌腱等处，被组织细胞吞噬而形成黄色瘤（图 8-3）。

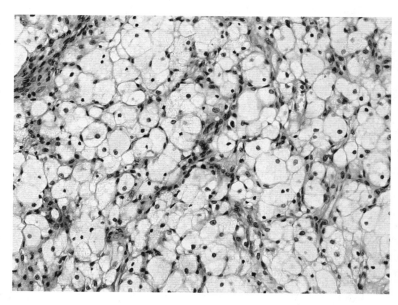

图 8-3　黄色瘤
皮下组织内大量吞噬脂质的泡沫细胞聚集

（二）染色体病

染色体病是儿童常见的遗传性疾病。由于染色体畸变往往导致多个基因的增减或位置变化，使细胞的遗传功能受到较严重的影响。生殖细胞和受精卵的染色体畸变可导致流产、死胎或染色体病。

1. **常染色体病（autosomal disease）**　是由常染色体数目或结构异常引起的疾病。常染色体病约占染色体病的2/3。常见的有Down综合征，其次为18-三体综合征、13-三体及5p-综合征等。

Down综合征（down syndrome）也称21-三体综合征或先天愚型。大多数病例在妊娠早期流产。少数存活者有明显的智力落后、特殊面容、生长发育障碍及多发畸形。

该病是生殖细胞在减数分裂过程中，由于某些因素的影响使染色体不分离所致。有三种核型：①标准型：核型为47XX（XY），+21。②易位型：多为D/G异位，核型为46XX（XY），-14，+t（14q21q）。③嵌合体型：核型为46XX（XY）/47XX（XY），+21。

患者表现出：①智力下降、智商低；②特殊面容，如头小而圆、面部扁平，眼距宽、眼裂小、外眼角上斜、眼内眦赘皮，耳位低、外耳小，唇厚舌大、流涎等；③特殊的皮肤纹理，如贯通手；④发育迟缓，如骨龄落后于年龄、四肢短、草鞋脚及出牙延迟等；⑤男性无生育能力，女性可有生育能力。此外，所有患者在40岁后出现阿尔茨海默病；约30%患者有先天性心脏病；并发白血病的风险也增加；免疫力低下，易发生感染尤其肺感染等（图8-4）。

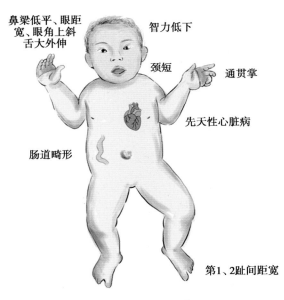

鼻梁低平、眼距宽、眼角上斜舌大外伸　智力低下　颈短　通贯掌　先天性心脏病　肠道畸形　第1、2趾间距宽

图8-4　Down综合征

2. **性染色体病（sex chromosomal disease）**　是指性染色体X或Y发生数目或结构异常所引起的疾病。性染色体病约占染色体病的1/3。常见的性染色体数目异常疾病包括：

先天性卵巢发育不全综合征　又称Turner综合征（Turner syndrome），是由于全部或部分体细胞中一条X染色体完全或部分缺失所致，典型核型为45，XO。

胚胎早期卵巢发育正常，但由于缺乏第二条X染色体，患儿2岁时卵巢呈纤维条索状、卵细胞完全丢失。患者身材矮小，后发际低，短颈、蹼颈和肘外翻。因缺乏女性激素，外生殖器和乳房幼稚，乳房间距宽，青春期出现原发闭经和不育。约1/2患者有主动脉狭窄和马蹄肾畸形。大部分患者智力正常，有时轻度低下。除少数因心血管异常死亡外，患者一般均能存活。

先天性睾丸发育不全综合征　又称Klinefelter综合征（Klinefelter syndrome），是由于生殖细胞在减数分裂中、卵子形成前性染色体不分离，或形成精子时XY不分离所致。绝大多数患者的核型为47，XXY。

患者在新生儿期睾丸大小正常，但青春期时睾丸小而硬，睾丸曲细精管基膜增厚及玻璃样变、无精子；血浆睾酮浓度低；第二性征发育不良，胡须、体毛和阴毛少，身材高而四肢瘦长；成年后不育，体表脂肪堆积似女性，乳房肥大，皮肤细嫩。

Klinefelter综合征除不育外，无显著的畸形。在年幼儿童中很少诊断此病，只有在患者被发现睾丸萎缩、尿道下裂或阴茎与阴囊发育不全时才就诊。

第二节　儿童疾病

儿童疾病有不同于成人疾病的特点。孕期和新生儿感染性疾病常见。出生后一年内的婴儿患病率和死亡率最高,据统计,2017年我国婴儿死亡率为6.8/1000。婴儿死亡常见原因包括早产或低出生体重、窒息、肺炎、先天性心脏病、腹泻、败血症、颅内出血、神经管缺陷和新生儿硬肿症等。一岁以后儿童最常见的死亡原因是意外伤害,此外,先天畸形、染色体异常、严重感染和恶性肿瘤也较常见。

一、出生缺陷

儿童的许多疾病都与基因异常有关,这些异常基因影响到机体组织器官的分化、发育,可导致各种出生缺陷和发育异常。但许多儿童发育异常的疾病影响因素复杂,并非都是由基因异常引起。

(一) 出生缺陷的概念

出生缺陷(birth defect) 也称先天畸形(congenital malformation),是患儿出生时在外形或体内形成的可识别的结构或功能缺陷。但心脏缺陷或肾脏异常可能在几年后才被发现。

胎儿在子宫内受到致畸因素的侵扰,可出现器官和系统不同程度的畸形。例如在胚胎早期(受孕至妊娠3周),各种因素如果引起轻微的细胞损伤,胎儿可能恢复正常,但严重细胞坏死可导致胎儿流产;在妊娠4~9周(尤其4~5周)胚胎正处于器官分化期,最容易受到致畸因素的侵扰而出现各种严重畸形;此后,在胎儿器官发育和成熟的过程中,致畸因素主要导致胎儿生长迟缓或出现轻度的器官畸形。

新生儿严重畸形的发生率为5%,常见的严重畸形见表8-2。

表8-2　常见严重的先天性结构畸形的发生率(1000出生)

系统和畸形	发生率	系统和畸形	发生率
心血管系统		中枢神经系统	
室间隔缺损	2.5	无脑畸形	1
房间隔缺损	1	脑积水	1
动脉导管未闭	1	小头畸形	1
法洛四联症	1	隐性脊柱裂	2
泌尿系统		消化系统	
双侧肾发育不全	2	食管闭锁	0.3
多囊肾(婴儿型)	0.02	肛门闭锁	0.2
膀胱外翻	0.03		
肢体		其他	
横向截肢	0.2	唇腭裂	1.5
		膈肌先天缺损	0.5

(二) 出生缺陷的分类

1. **畸形(malformation)** 是某一器官或器官的某一部分原发性缺失。其基本原因是发育过程中的遗传缺陷,导致发育过程的阻滞或方向错误。例如:心脏房间隔缺损、室间隔缺损、唇裂、腭裂、神经管缺损等。单个器官的畸形常由多基因遗传,而多发性畸形由染色体畸变引起。

2. **畸化(disruption)** 是由于缺血、感染和外伤等外部干扰因素使原来正常发育的器官出现异常,也称为继发性畸形。

3. **变形(deformation)** 是一种因为不正常的机械力扭曲牵拉正常的结构而形成的缺陷。

4. **序列征(sequence)** 是指一种异常因素导致一系列继发性畸形。例如 Potter 序列征是由于各种原因导致羊水过少,胎儿在子宫内受压,出现面部扁平、手或脚错位、臀部转位、胸壁受压及肺发育不全等一系列畸形。

5. **综合征(syndrome)** 指已知致病病因并有一定可识别性的畸形模式。如染色体畸变引起的 Down 综合征。

器官发育异常相关的术语包括缺失、闭锁、发育不全、肥大和萎缩等。

（三）出生缺陷的原因

出生缺陷的原因复杂，可能：①与遗传有关：几乎所有的先天畸形综合征都与染色体畸变相关，如Down综合征、先天性卵巢（睾丸）发育不全综合征等。单基因突变也与部分出生缺陷有关，例如前脑无裂畸形。②与环境因素有关：母亲妊娠早期病毒感染、妊娠期服用某些致畸药物（如叶酸拮抗剂、华法林、过量维甲酸等）、受到射线照射、酗酒、患糖尿病等均可能导致胎儿畸形。③遗传与环境共同作用：此因素是引起先天畸形的常见原因，如唇裂、腭裂和神经管畸形。

尽管出生缺陷与遗传和（或）环境因素有密切关系，但还有多达50%的先天畸形原因不明。

二、早产和胎儿生长受限

（一）早产

胎儿在妊娠37周前出生称为早产（prematurity）。早产是继先天畸形之后导致新生儿死亡的第二常见原因。胎儿在子宫内不能正常生长发育增加了早产的风险。

（二）胎儿生长受限

胎儿生长受限（fetal growth restriction，FGR）也称为胎儿宫内生长迟缓，我国的发生率为3%~7%。

胎儿宫内生长受限的危险因素包括：①羊膜早破：33%的早产是由羊膜早破（孕37周前）所致。母亲吸烟、营养不良、孕期阴道流血等因素引起胎盘炎症和金属蛋白酶活化可导致羊膜早破。②宫内感染：25%的早产与宫内感染有关。病原体（细菌、支原体、衣原体、阴道滴虫等）感染导致胎盘绒毛膜炎或脐带炎，TOLL样受体活化，从而下调前列腺素表达，致使子宫平滑肌收缩。③子宫、宫颈或胎盘结构异常：如子宫肌瘤、双角子宫等。④多胎妊娠。

三、围产期感染

围产期感染（perinatal infection）通常经宫颈（上行）或经胎盘（血行）途径感染；偶尔病原体上行感染子宫内膜后，再经胎盘感染胎儿。

1. 经宫颈（上行）感染　大多数细菌或少数病毒通过子宫颈途径感染胎儿。病原体上行引起胎盘炎或脐带炎，也可在胎儿分娩经过产道时引起感染。胎儿将带细菌或病毒的羊水吸入而致肺炎；严重病例出现败血症和脑膜炎。

2. 经胎盘（血行）感染　大多数寄生虫（如弓形虫、疟原虫）、病毒、李斯特菌、梅毒螺旋体是经过胎盘进入胎儿血液感染的。感染既可发生在妊娠期，也可在分娩时（如乙肝病毒、HIV病毒）。妊娠不同时期、不同的病原体感染所导致的后果不同，可出现胎儿水肿和先天性贫血，严重的后果包括自然流产和死胎。

新生儿（出生后前7天）败血症常由B族溶血性链球菌感染引起。婴儿期常出现肺炎，偶尔出现脑膜炎。出生3个月后常出现李斯特菌或念珠菌感染。

TORCH[即弓形虫（T），梅毒螺旋体、乙肝病毒和HIV病毒（O），风疹病毒（R），巨细胞病毒（C），单纯疱疹病毒（H）]感染的患儿临床表现相似，包括发热、脑炎、脉络膜视网膜炎、肝脾肿大、肺炎、心肌炎和溶血性贫血，皮肤疱疹或出血。感染的后遗症包括生长迟缓和精神发育迟缓、白内障和先天性心脏病等。

四、坏死性小肠结肠炎

坏死性小肠结肠炎（necrotizing enterocolitis，NEC）最常见于早产儿，其发病率与胎龄成反比。

NEC的诱发因素复杂，除高渗溶液喂养、肠道菌群失调外，炎症介质也发挥了作用，如血小板活化因子促进肠黏膜上皮凋亡、使细胞间紧密连接削弱而有利于细菌透壁迁移，进而更加重了肠黏膜坏死。

NEC 常累及末端回肠、盲肠和右侧结肠。患儿表现为血便、腹胀和进行性肠麻痹。显微镜下肠黏膜和肠壁凝固性坏死,可出现溃疡和细菌菌落。早期 NEC 可保守治疗,但有 20% ~60% 的病例需手术切除坏死肠段。NEC 患儿围产期死亡率高,存活者可因病变部位的纤维性修复而出现肠狭窄。

五、儿童肿瘤和肿瘤样病变

儿童肿瘤的发病机制涉及先天性因素,即胚胎期已存在的 DNA 多发性突变成为易发肿瘤的基础因素,但这些突变并非一定来自亲代。在出生时已存在突变基因的基础上,遭遇后天次发因素时基因再次突变(双突变或多次突变),使肿瘤的发生概率明显增高,导致患者低年龄发病。少数儿童肿瘤有家族遗传倾向,由亲代遗传获得某一致病基因,成为易发某种肿瘤的基础,例如家族性腺瘤性息肉病。

(一) 良性肿瘤和肿瘤样病变

儿童肿瘤以良性肿瘤多见,尤其是间叶来源肿瘤如血管瘤、淋巴管瘤和纤维性肿瘤,此外,畸胎瘤也常见。有时良性肿瘤和肿瘤样病变在组织形态上难以区分。有两种肿瘤样病变常需要和良性肿瘤鉴别,包括:①异位(heterotopia)或迷芽(choristoma)是指正常的组织或细胞出现在异常部位。例如:胰腺组织出现在胃壁或小肠壁。②错构瘤(hamartoma)是指器官内成熟组织细胞过度增生并出现紊乱排列。

(二) 恶性肿瘤

儿童的恶性肿瘤较成人少见,15 岁以下儿童恶性肿瘤总体发病率为 1/10 000 ~1.3/10 000。常见的恶性肿瘤包括白血病、淋巴瘤、神经母细胞瘤、肾母细胞瘤、骨肉瘤、尤文肉瘤、横纹肌肉瘤和生殖细胞肿瘤等。

儿童恶性肿瘤有一定的年龄分布特征。0 ~4 岁恶性肿瘤发病率最高,以白血病、神经母细胞瘤、肾母细胞瘤、肝母细胞瘤、横纹肌肉瘤和中枢神经系统肿瘤常见;5 ~9 岁以白血病、神经母细胞瘤、软组织肉瘤如横纹肌肉瘤、中枢神经系统肿瘤、尤文肉瘤和淋巴瘤常见;10 ~14 岁以骨肉瘤、软组织肉瘤、霍奇金淋巴瘤等较常见。

儿童常见恶性肿瘤的原发部位见表 8-3。

表 8-3   儿童常见恶性肿瘤的原发部位

病名	原发部位
白血病	骨髓
非霍奇金淋巴瘤	中前纵隔、回盲部、腹腔淋巴结、外周淋巴结
霍奇金淋巴瘤	外周淋巴结,中纵隔
神经母细胞瘤	肾上腺、脊柱两侧交感神经链
肾母细胞瘤	肾
骨肉瘤	长骨干骺端
尤文肉瘤	四肢骨、躯干骨、软组织
横纹肌肉瘤	泌尿生殖道、颌面部软组织、肢体
生殖细胞肿瘤	睾丸、卵巢、骶尾部、盆腔、纵隔、松果体

儿童恶性肿瘤在就诊时已有远处转移者较多见,例如非霍奇金淋巴瘤、神经母细胞瘤、横纹肌肉瘤、尤文肉瘤和骨肉瘤可能在就诊时已经转移。常见的远处转移部位包括淋巴结、骨髓、骨、肺、肝、脾和颅内。

(徐曼   步宏)

第九章 心血管系统疾病

心血管系统由心脏和血管组成。心脏是血液循环的动力器官,它依靠节律性搏动,推动血液不断地在血管中流动,通过动脉将血液运输到全身各个器官和组织,经过毛细血管时,血液与组织或细胞间完成物质交换和气体交换,最后各器官的血液汇入静脉回流到心脏。

心血管系统疾病是当今严重威胁人类健康的常见的重要疾病。在我国和欧美等一些发达国家,心血管系统疾病的发病率和死亡率均居第一位。本章节主要介绍常见的心血管系统疾病。

第一节 动脉粥样硬化

动脉粥样硬化(atherosclerosis,AS)是心血管系统疾病中最常见的疾病,以血管内膜形成粥瘤(atheroma)或纤维斑块(fibrous plaque)为特征,主要累及大动脉和中等动脉,致管壁变硬、管腔狭窄和弹性减弱,引起相应器官缺血性改变。我国 AS 发病率仍呈上升趋势,多见于中、老年人。

动脉硬化(arteriosclerosis)泛指一类以动脉壁增厚、变硬和弹性减退为特征的动脉疾病,包括以下三种类型:①AS,在此类疾病中最常见且最具危险性;②动脉中层钙化(arterial medial calcification),很

153

少见,好发于老年人的中等肌型动脉,表现为中膜的钙盐沉积;③细动脉硬化(arteriolosclerosis),表现为细小动脉的玻璃样变,常见于高血压病和糖尿病。

一、病因和发病机制

(一) 危险因素

AS 的确切病因仍不清楚。下列因素被视为危险因素:

1. **高脂血症 (hyperlipidemia)**   是指血浆总胆固醇(total cholesterol,TC)和(或)甘油三酯(triglyceride,TG)异常增高。血脂在血液循环中以脂蛋白形式转运。脂蛋白分为乳糜微粒(chylomicron,CM)、极低密度脂蛋白(very low density lipoprotein,VLDL)、低密度脂蛋白(low density lipoprotein,LDL)、中等密度脂蛋白(intermediate density lipoprotein,IDL)和高密度脂蛋白(high density lipoprotein,HDL)。各种脂蛋白对 AS 的作用并不一样。LDL 是引起 AS 的主要因素,与 VLDL 共同被称为致 AS 性的脂蛋白,而 HDL 对 AS 有预防作用。所以,血浆 LDL、VLDL 水平的持续升高和 HDL 水平的降低与 AS 的发生率呈正相关。

研究发现,LDL 被动脉壁细胞氧化修饰后具有促进粥样斑块形成的作用。目前认为氧化 LDL(oxidized LDL,ox-LDL)是最重要的致粥样硬化因子,是致内皮细胞和平滑肌细胞(smooth muscle cell,SMC)损伤的主要因子。ox-LDL 不能被正常 LDL 受体识别,而易被巨噬细胞的清道夫受体(scavenger receptor)识别并快速摄取,促进巨噬细胞形成泡沫细胞(foam cells)。相反,HDL 可通过胆固醇逆向转运机制清除动脉壁的胆固醇,防止 AS 的发生。此外,HDL 还有抗氧化作用,能防止 LDL 的氧化,并可竞争性抑制 LDL 与内皮细胞的受体结合而减少其摄取。

LDL、VLDL、TG 的值异常增高是判断 AS 和 CHD 的最佳指标。

2. **高血压 (hypertension)**   高血压促进 AS 发生的机制还不十分清楚。越来越多的研究表明,随着抗高血压的治疗,CHD 事件明显减少。另外,使用 Ca^{2+} 通道阻滞剂和血管紧张素转换酶(ACE)抑制剂降低血压的同时,也同等程度地降低了心血管事件的发生。

据统计,高血压患者与同年龄、同性别无高血压者相比,前者 AS 发病较早,且病变较重。可能是由于高血压时血流对血管壁的机械性压力和冲击,引起血管内皮的损伤,使内膜对脂质的通透性增加,脂质蛋白易渗入内膜,单核细胞和血小板黏附并迁入内膜,中膜 SMC 迁入内膜,从而促进 AS 的发生。

3. **吸烟**   流行病学资料表明,吸烟是心肌梗死主要的独立的危险因子。无论是主动吸烟还是被动吸烟,都会损害血管内皮的舒张功能。内皮舒张是动脉健康的标准。吸烟致 AS 的机制可能是吸烟使血液中 CO 浓度增高,从而造成血管内皮细胞缺氧性损伤。大量吸烟可使血液中的 LDL 易于氧化,ox-LDL 可促进血液单核细胞迁入内膜并转化为泡沫细胞。烟内含有一种糖蛋白,可激活凝血因子Ⅷ以及某些致突变物质,后者可使血管 SMC 增生。

4. **致继发性高脂血症的疾病**   ①糖尿病(diabetes)患者血中 TG 和 VLDL 水平明显升高,HDL 水平较低,而且高血糖可致 LDL 氧化,促进血液单核细胞迁入内膜及转变为泡沫细胞;②高胰岛素血症(hyperinsulinemia)可促进动脉壁 SMC 增生,而且与血中 HDL 含量呈负相关;③甲状腺功能减退和肾病综合征均可引起高胆固醇血症,致血浆 LDL 明显增高。

5. **遗传因素**   CHD 的家族聚集现象提示遗传因素是 AS 发病的危险因素。LDL 受体的基因突变导致血浆 LDL 极度升高,年龄很小就可发病。另外,某些已知基因可能对脂质的摄取、代谢和排泄产生影响,是导致高脂血症最常见的原因。家族性高胆固醇血症(familial hypercholesterolemia)患者是由于 LDL 受体的基因突变使其功能缺陷导致血浆 LDL 水平极度增高。

6. **性别与年龄**   女性在绝经期前 AS 发病率低于同年龄组男性,HDL 水平高于男性,LDL 水平低于男性;绝经期后,这种差别消失,是由于雌激素具有改善血管内皮的功能、降低血浆胆固醇水平的作用。

7. 代谢综合征（metabolic syndrome，MS）　是一种合并有高血压以及葡萄糖与脂质代谢异常的综合征，伴有 LDL 升高和 HDL 降低。MS 是高血压、血糖异常、血脂紊乱和肥胖症等多种代谢成分异常聚集的病理状态，它的直接后果是导致严重心血管事件的发生，并可造成死亡。

（二）发病机制

AS 的发病机制尚未最后阐明。有多种学说从不同角度进行了阐述，现将有关机制归纳如下：

1. 脂质渗入学说　此学说认为，血浆增多的胆固醇及胆固醇酯等沉积于动脉内膜，引起结缔组织增生，使动脉壁增厚和变硬，继而结缔组织发生坏死而形成动脉粥样斑块。

CHD 患者体内以小、致密 LDL 为主。小、致密 LDL 微粒通常是高胆固醇及高甘油三酯血症患者 LDL 的主要成分，它有很强的致动脉粥样硬化的作用。其原因为小、致密 LDL 较易穿透动脉内膜，与动脉壁基质中的硫酸软骨素蛋白多糖有很强的亲和力。小、致密 LDL 微粒的抗氧化作用弱，进入富含脂质的动脉粥样斑块后，其致粥样硬化作用就更加明显。

2. 损伤-应答反应学说　即内皮损伤学说。内皮细胞不仅仅是血液和血管平滑肌之间的一层半通透性屏障，而且可通过释放具有抗增生效应的扩血管物质以及具有促有丝分裂作用的缩血管物质，对血管进行局部调节。各种刺激因素（机械性、LDL、高胆固醇血症、吸烟、毒素和病毒等）都可使内皮细胞结构和功能发生不同程度的损伤。轻者使其通透性增加，重者使内皮细胞变性、坏死、脱落。内皮细胞屏障功能的损伤，使血浆成分包括脂蛋白易于过量地沉积在内膜，同时引起血小板黏附、聚集和释放出各种活性物质，进一步加重了内皮细胞的损伤。

损伤的内皮细胞分泌细胞因子或生长因子，吸引单核细胞聚集、黏附于内皮，并迁入到内皮下间隙，经其表面的清道夫受体、CD36 受体和 Fc 受体的介导，源源不断地摄取已进入内膜发生氧化的脂质，形成单核细胞源性泡沫细胞。内皮细胞的损伤或非剥脱性的功能障碍以及内皮细胞更新、增生，均可引起其分泌生长因子，从而激活动脉中膜 SMC 经内弹力膜的窗孔迁入内膜，并发生增生、转化、分泌细胞因子以及合成细胞外基质。SMC 经其表面的 LPL 受体介导而吞噬脂质，形成 SMC 源性泡沫细胞（图 9-1）。

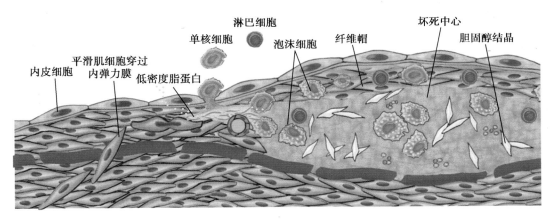

图 9-1　动脉粥样硬化发病机制示意图

LDL 通过内皮细胞渗入内皮下间隙，单核细胞迁入内膜；ox-LDL 与巨噬细胞表面的清道夫受体结合而被摄取，形成巨噬细胞源性泡沫细胞；动脉中膜的 SMC 经内弹力膜窗孔迁入内膜，吞噬脂质形成肌源性泡沫细胞；SMC 增生迁移，合成细胞外基质，形成纤维帽；ox-LDL 使泡沫细胞坏死崩解，形成糜粥样坏死物，粥样斑块形成

3. 动脉 SMC 的作用　动脉中膜 SMC 迁入内膜并增生，是动脉粥样硬化进展期病变的重要环节。迁移或增生的 SMC 发生表型转变，由收缩型转变为合成型。此种 SMC 细胞表面亦有脂蛋白受体，可以结合、摄取 LDL 和 VLDL，成为肌源性泡沫细胞，是此时期泡沫细胞的主要来源。增生的 SMC 还可合成胶原蛋白、蛋白多糖等细胞外基质，使病变的内膜增厚、变硬，促进斑块的形成，加速 AS 的发展。

4. 慢性炎症学说　炎症机制贯穿了 AS 病变的起始、进展和并发症形成的全过程，慢性促炎症因素可通过慢性炎症过程导致内皮细胞损害，内皮功能障碍致使 LDL-C 和炎细胞进入内皮下，形成泡沫细胞和 AS。各种炎症因素也是 AS 和心脑血管疾病的危险因素，最主要的生化标志是高敏 C 反应蛋白（c-reactive protein，CRP）。CRP 是一种炎症介质，它可刺激内皮细胞表达粘连分子；抑制内皮细胞产生一氧化氮（NO）；刺激巨噬细胞吞噬 LDL 胆固醇；增加内皮细胞产生血浆酶原激活剂抑制剂（PAI-1）；激活血管紧张素-1 受体；促进血管平滑肌增殖等。

二、病理变化

（一）基本病理变化

1. 脂纹（fatty streak）　是 AS 肉眼可见的最早病变。肉眼观，为点状或条纹状黄色不隆起或微隆起于内膜的病灶（图 9-2），常见于主动脉后壁及其分支开口处。光镜下，病灶处的内膜下有大量泡沫细胞聚集。泡沫细胞体积大，圆形或椭圆形，胞质内含有大量小空泡（图 9-3）。泡沫细胞来源于巨噬细胞和 SMC，苏丹 Ⅲ 染色呈橘黄（红）色，为脂质成分。

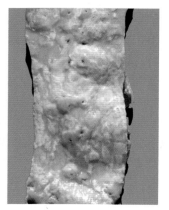

图 9-2　主动脉粥样硬化
主动脉内膜表面可见隆起的脂纹、纤维斑块

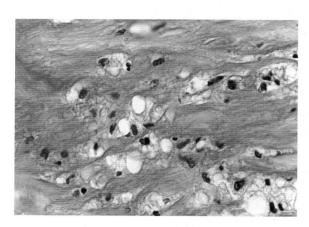

图 9-3　泡沫细胞
泡沫细胞体积大，胞质呈空泡状

2. 纤维斑块（fibrous plaque）　由脂纹发展而来。肉眼观，内膜表面见散在不规则隆起的斑块，颜色浅黄、灰黄色或瓷白色。光镜下，病灶表面为一层纤维帽，由大量的胶原纤维、蛋白聚糖及散在的 SMC 等组成，可厚薄不一，胶原纤维可发生玻璃样变。在纤维帽之下可见数量不等的泡沫细胞、SMC、细胞外基质和炎症细胞。

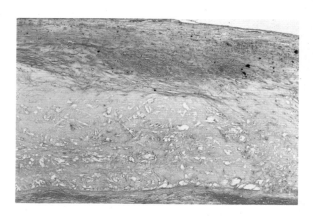

图 9-4　动脉粥样硬化
表层为纤维帽，其下可见散在的泡沫细胞，深层为一些坏死物质、沉积的脂质和胆固醇结晶裂隙

3. 粥样斑块（atheromatous plaque）　亦称粥瘤（atheroma），由纤维斑块深层细胞的坏死发展而来，是 AS 的典型病变。肉眼观，内膜面可见明显的灰黄色斑块。切面，斑块既向内膜表面隆起又向深部压迫中膜。斑块的管腔面为白色质硬组织，深部为黄色或黄白色质软的粥样物质。光镜下，在纤维帽之下含有大量不定形的坏死崩解产物、胆固醇结晶（针状空隙）、钙盐沉积，斑块底部和边缘出现肉芽组织，少量淋巴细胞和泡沫细胞，中膜因斑块压迫、SMC 萎缩、弹力纤维破坏而变薄（图 9-4）。

4. 继发性病变　是指在纤维斑块和粥样

斑块的基础上继发的病变,常见有:①斑块内出血:斑块内新生的血管破裂形成血肿,血肿使斑块进一步隆起,甚至完全闭塞管腔,导致急性供血中断(图9-5)。②斑块破裂:斑块表面的纤维帽破裂,粥样物自裂口溢入血流,遗留粥瘤样溃疡。排入血流的坏死物质和脂质可形成胆固醇栓子,引起栓塞。③血栓形成:斑块破裂形成溃疡后,由于胶原暴露,可促进血栓形成,引起动脉管腔阻塞,进而引起器官梗死。④钙化:在纤维帽和粥瘤病灶内可见钙盐沉积,致管壁变硬、变脆。⑤动脉瘤形成:严重的粥样斑块底部的中膜平滑肌可发生不同程度的萎缩和弹性下降,在血管内压力的作用下,动脉壁局限性扩张,形成动脉瘤(aneurysm)。动脉瘤破裂可致大出血(图9-6)。⑥血管腔狭窄:弹力肌层动脉(中等动脉)可因粥样斑块而导致管腔狭窄,引起所供应区域的血量减少,致相应器官发生缺血性病变。

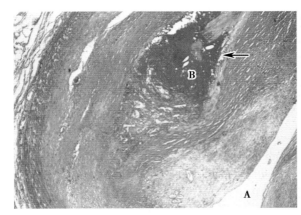

图9-5　斑块内出血
A. 血管腔;B. 出血(箭头示)
斑块内血管破裂,形成血肿,致管腔进一步狭窄

图9-6　腹主动脉瘤
腹主动脉壁局部向外明显扩张

(二) 主要动脉的病理变化

1. **主动脉粥样硬化**　病变好发于主动脉的后壁及其分支开口处,以腹主动脉病变最为严重,其后依次为胸主动脉、主动脉弓和升主动脉。前述主动脉内膜出现的各种 AS 病变均可见到,但由于主动脉管腔大,虽有严重粥样硬化,并不引起明显的症状。但病变严重者,因中膜萎缩及弹力板断裂使管腔变得薄弱,受血压作用易形成动脉瘤,动脉瘤破裂可致致命性大出血。

2. **冠状动脉粥样硬化及冠状动脉粥样硬化性心脏病**

(1) 冠状动脉粥样硬化(coronary atherosclerosis):是冠状动脉最常见的疾病,也是威胁人类健康最严重的疾病之一。冠状动脉狭窄在 35～55 岁时发展较快,以年平均 8.6% 的速度递增。据国内外统计,60 岁之前,男性显著高于女性,60 岁之后,男女检出率相近。根据病变检出率和统计结果,以左冠状动脉前降支为最高,其余依次为右主干、左主干或左旋支、后降支。

AS 的基本病变均可在冠状动脉中发生。由于其解剖学和相应的力学特点,斑块性病变多发生于血管的心壁侧,在横切面上,斑块多呈新月形,偏心位,使管腔呈不同程度狭窄(图9-7)。根据管腔狭窄的程度分为四级:Ⅰ级 ≤25%;Ⅱ级 26%～50%;Ⅲ级 51%～75%(图9-8);Ⅳ级≥76%。

冠状血管反应性的改变是粥样硬化性冠状动脉疾病的特点。冠状动脉粥样硬化常并发冠状动脉痉挛,造成急性心脏供血减少甚至中断,引起心肌缺血和相应的心脏病变,如心绞痛、心肌梗死等,成为心源性猝死的原因。

(2) 冠状动脉粥样硬化性心脏病(coronary atherosclerotic heart disease):冠状动脉性心脏病(coronary artery heart disease,CHD)简称冠心病,是因冠状动脉狭窄所致心肌缺血而引起,也称为缺血性心脏病(ischemic heart disease,IHD)。冠状动脉粥样硬化是 CHD 最常见的原因,习惯上将 CHD 视为冠状动脉粥样硬化性心脏病,其病变的程度一般多与 AS 程度相一致。但是,由于冠状动脉比其他所有

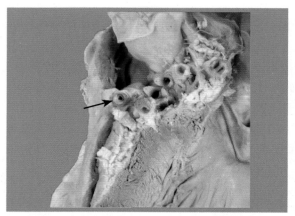

图 9-7　冠状动脉粥样硬化（大体观）
箭头示冠状动脉管壁增厚，管腔狭窄

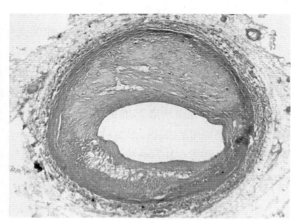

图 9-8　冠状动脉粥样硬化（Ⅲ级）
内膜不规则增厚，粥样斑块形成

动脉都靠近心室，最早并且承受最大的收缩压撞击，因而，冠状动脉粥样硬化的程度要比其他器官内同口径血管严重。CHD 多由冠状动脉粥样硬化引起，但是，只有当冠状动脉粥样硬化引起心肌缺血、缺氧的功能性和（或）器质性病变时，才可称为 CHD。

CHD 时心肌缺血缺氧的原因有冠状动脉供血不足和心肌耗氧量剧增。前者是由于斑块致管腔狭窄（>50%），加之继发性病变和冠状动脉痉挛，使冠状动脉灌注期血量下降；后者可因血压骤升、情绪激动、体力劳累、心动过速等导致心肌负荷增加，冠状动脉相对供血不足。

CHD 的主要临床表现：

心绞痛（angina pectoris）　是由于心肌急剧的、暂时性缺血、缺氧所造成的一种常见的临床综合征。心绞痛可因心肌耗氧量暂时增加，超出了已经狭窄的冠状动脉所能提供的氧而发生，也可因冠状动脉痉挛而导致心肌供氧不足而引起。临床表现为阵发性心前区疼痛或压迫感，可放射至心前区、左上肢，持续数分钟，用硝酸酯制剂或稍休息后症状可缓解。

心绞痛的发生机制：由于心肌缺血、缺氧而造成代谢不全的酸性产物或多肽类物质堆积，这些物质可刺激心脏局部的神经末梢，信号经 1~5 胸交感神经节和相应脊髓段传至大脑，产生痛觉。所以，心绞痛是心肌缺血所引起的反射性症状。

心绞痛根据引起的原因和疼痛的程度，国际上分为：①稳定性心绞痛（stable angina pectoris），又称轻型心绞痛，一般不发作，可稳定数月，仅在体力活动过度增加，心肌耗氧量增多时发作。冠状动脉横切面可见斑块阻塞管腔>75%。②不稳定性心绞痛（unstable angina pectoris），是一种进行性加重的心绞痛。通常由冠状动脉粥样硬化斑块破裂和血栓形成而引发。临床上颇不稳定，在负荷时、休息时均可发作。患者多有一支或多支冠状动脉病变。光镜下，常可见到因弥漫性心肌细胞坏死而引起的心肌纤维化。③变异性心绞痛（variant angina pectoris），又称 Prinzmetal 心绞痛，多无明显诱因，常在休息或梦醒时发作。患者冠状动脉明显狭窄，亦可因发作性痉挛所致。

心肌梗死（myocardial infarction，MI）　是由于冠状动脉供血中断，致供血区持续缺血而导致的较大范围的心肌坏死。临床上有剧烈而较持久的胸骨后疼痛，用硝酸酯类制剂或休息后症状不能完全缓解，可并发心律失常、休克或心力衰竭。MI 多发生于中老年人。部分患者发病前有附加诱因。

根据 MI 的范围和深度可分为心内膜下 MI 和透壁性 MI 两个主要类型。

1）心内膜下 MI（subendocardial myocardial infarction）：病变主要累及心室壁内层 1/3 的心肌，并波及肉柱和乳头肌，常表现为多发性、小灶性坏死，直径 0.5~1.5cm。病变分布常不限于某支冠状动脉的供血范围，而是不规则地分布于左心室四周，严重时病灶扩大融合累及整个心内膜下心肌，引起环状梗死（circumferential infarction）。患者通常有冠状动脉三大支严重的动脉粥样硬化性狭窄，当附加休克、心动过速、不适当的体力活动等诱因时可加重冠状动脉供血不足,造成各支冠状动脉最末梢的心内膜下心肌缺血、缺氧,导致心内膜下 MI。

2)透壁性 MI(transmural myocardial infarction):是典型 MI 的类型,也称为区域性 MI(regional myocardial infarction)。MI 的部位与闭塞的冠状动脉分支供血区一致,病灶较大,最大直径在 2.5cm 以上,累及心室壁全层或未累及全层而深达室壁 2/3,此型 MI 多发生在左冠状动脉前降支的供血区,其中以左心室前壁、心尖部及室间隔前 2/3 及前内乳头肌多见,约占全部 MI 的 50%。约 25% 的 MI 发生于右冠状动脉供血区的左心室后壁、室间隔后 1/3 及右心室。此外,还见于左心室侧壁,相当于左冠状动脉左旋支的供血区域。右心室和心房发生 MI 者较为少见。透壁性 MI 常有相应的一支冠状动脉病变突出,并常附加动脉痉挛或血栓形成。

病理变化　MI 多属贫血性梗死,其形态学变化是一个动态演变过程。一般梗死在 6 小时后肉眼才能辨认,梗死灶呈苍白色,8～9 小时后成土黄色。光镜下,心肌纤维早期凝固性坏死、核碎裂、消失,胞质均质红染或不规则粗颗粒状,即收缩带(图 9-9)。间质水肿,不同程度的中性粒细胞浸润(图 9-10)。4 天后,梗死灶外围出现充血出血带。7 天～2 周,边缘区开始出现肉芽组织,或肉芽组织向梗死灶内长入,呈红色。3 周后肉芽组织开始机化,逐渐形成瘢痕组织。

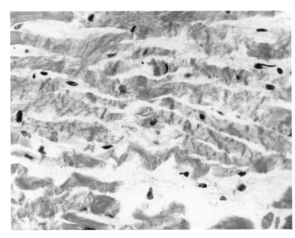
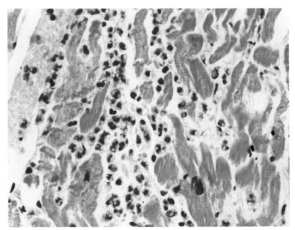

图 9-9　心肌梗死(收缩带)
心肌纤维凝固性坏死,核固缩,胞质均质红染,大量收缩带形成

图 9-10　心肌梗死
心肌细胞间大量的中性粒细胞浸润

一般心肌梗死后 30 分钟内,心肌细胞内糖原减少或消失。心肌细胞受损后,肌红蛋白迅速从心肌细胞溢出入血,在 MI 后 6～12 小时内出现峰值。心肌梗死后,心肌细胞内的谷氨酸-草酰乙酸转氨酶(SGOT)、谷氨酸-丙酮酸转氨酶(SGPT)、肌酸磷酸激酶(CPK)和乳酸脱氢酶(LDH)透过损伤的细胞膜释放入血。

MI 并发症　尤其是透壁性 MI,可并发下列病变:

1)心力衰竭(heart failure):当心内膜下 MI 累及二尖瓣乳头肌,可致二尖瓣关闭不全而诱发急性左心衰竭。梗死后心肌收缩力丧失,可致左、右心或全心衰竭。

2)心脏破裂(cardiac rupture):是急性透壁性 MI 的严重并发症,占 MI 致死病例的 3%～13%,发生于梗死后的 2 周内。好发部位是左心室下 1/3 处、室间隔和左心室乳头肌。破裂原因是由于梗死灶失去弹性,坏死的心肌细胞,尤其是坏死的中性粒细胞和单核细胞释放大量蛋白水解酶的作用,使梗死灶发生溶解所致。发生于左心室前壁者,破裂后血液涌入心包腔造成急性心脏压塞而迅速死亡。室间隔破裂后,左心室血液流入右心室,导致急性右心室功能不全。

3)室壁瘤(ventricular aneurysm):10%～30% 的 MI 合并室壁瘤,可发生在 MI 的急性期,但常见于 MI 的愈合期。原因是梗死心肌或瘢痕组织在左心室内压力作用下形成的局限性向外膨隆。多发生于左心室前壁近心尖处,引起心功能不全或继发血栓形成。

4)附壁血栓形成(mural thrombosis):多见于左心室,MI波及心内膜使之粗糙,或因室壁瘤形成处血流形成涡流等原因,可促进局部附壁血栓的形成。

5)心源性休克:MI面积>40%时,心肌收缩力极度减弱,心排出量显著下降,即可发生心源性休克而死亡。

6)急性心包炎:15%~30%患者MI后2~4天发生,由于坏死组织累及心外膜可引起纤维素性心包炎。

7)心律失常:MI累及传导系统,引起传导紊乱,严重者可导致心搏骤停、猝死。

心肌纤维化(myocardial fibrosis)　是由于中至重度的冠状动脉狭窄引起的心肌纤维持续性和(或)反复加重的缺血、缺氧所产生的结果,是逐渐发展为心力衰竭的慢性缺血性心脏病(chronic ischemic heart disease)。肉眼观,心脏体积增大,重量增加,所有心腔扩张,以左心室明显,心室壁厚度一般可正常。光镜下,心肌细胞肥大或(和)萎缩,核固缩,心内膜下心肌细胞弥漫性空泡变,多灶性的陈旧性心肌梗死灶或瘢痕(图9-11、图9-12)。

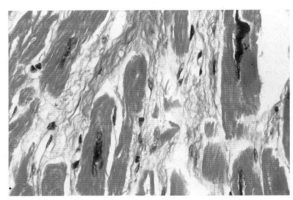

图9-11　心肌纤维化
心肌细胞肥大,核固缩,间质纤维化

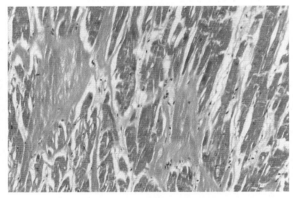

图9-12　心肌梗死
梗死灶机化,逐渐形成瘢痕

冠状动脉性猝死(sudden coronary death)　是心源性猝死中最常见的一种,多见于40~50岁成年人,男性比女性多3.9倍。猝死是指自然发生的、出乎意料的突然死亡。冠状动脉性猝死可发生于某种诱因后,如饮酒、劳累、吸烟及运动后,患者突然昏倒,四肢抽搐,小便失禁,或突然发生呼吸困难,口吐白沫,迅速昏迷。可立即死亡或在1小时至数小时后死亡,有的则在夜间睡眠中死亡。

冠状动脉性猝死多发生在冠状动脉粥样硬化的基础上,由于冠状动脉中至重度粥样硬化、斑块内出血,致冠状动脉狭窄或微循环血栓致栓塞,导致心肌急性缺血,冠状动脉血流的突然中断,引起心室颤动等严重心律失常。无心肌梗死时也可发生猝死,此类患者通常有致心律失常性基础病变,如心室瘢痕或左心室功能不全。

(3)**慢性缺血性心脏病**(chronic ischemic heart disease)或称缺血性心肌病(ischemic cardiomyopathy),是指长期缺血性心肌受损而进行性发展的充血性心力衰竭。

冠状动脉呈中到重度的动脉粥样硬化。心脏扩大,心腔扩张,见多灶性心肌纤维化,常伴有透壁性的瘢痕灶。尽管有心肌细胞的肥大,但由于伴随心肌壁的扩张而使得心肌壁厚度可大致正常。心内膜增厚,见不同阶段的机化血栓黏附内膜表面。镜下见由于慢性缺血导致的严重的心肌纤维化,残存的心肌细胞呈肥大或萎缩改变。心肌细胞胞质液化(细胞肌浆溶解)非常普遍,以心内膜下区域为明显。

慢性缺血性心脏病的临床特点是出现严重的、进行性的心力衰竭,有时由于偶发性的心绞痛和心肌梗死而加重病情。心律失常常见,若伴随充血性心力衰竭和间发性心肌梗死而往往致死。有时缺血性心脏病的表现和扩张型心肌病很难区别。

3. 颈动脉及脑动脉粥样硬化 最常见于颈内动脉起始部、基底动脉、大脑中动脉和 Willis 环。纤维斑块和粥样斑块常导致管腔狭窄,甚至闭塞(图 9-13)。由于脑动脉管腔狭窄,脑组织长期供血不足而发生脑萎缩,严重脑萎缩者智力减退,甚至痴呆。斑块处常继发血栓形成致管腔阻塞,引起脑梗死(脑软化)。脑 AS 病变常可形成动脉瘤,动脉瘤多见于 Willis 环部,患者血压突然升高时,可致小动脉瘤破裂引起脑出血。

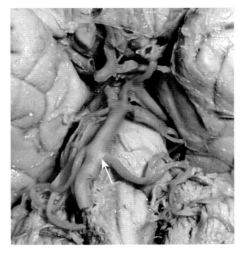

图 9-13 大脑基底动脉粥样硬化
箭头示动脉粥样硬化斑块

4. 肾动脉粥样硬化 最常累及肾动脉开口处及主动脉近侧端,亦可累及叶间动脉和弓状动脉。因斑块所致管腔狭窄,终致肾组织缺血、肾实质萎缩和间质纤维组织增生。亦可因斑块合并血栓形成致肾组织梗死,梗死灶机化后遗留较大凹陷瘢痕,多个瘢痕可使肾脏缩小,称为 AS 性固缩肾。

5. 四肢动脉粥样硬化 以下肢动脉为重,常发生在髂动脉、股动脉及前后胫动脉。当较大的动脉管腔狭窄时,可引起下肢供血不足,下肢疼痛而不能行走,但休息后好转,即所谓间歇性跛行(intermittent claudication)。当肢体长期慢性缺血时,可引起萎缩。当管腔完全阻塞,侧支循环又不能代偿时,可导致缺血部位的干性坏疽。

6. 肠系膜动脉粥样硬化 当管腔狭窄甚至阻塞时,患者有剧烈腹痛、腹胀和发热等症状,可导致肠梗死、麻痹性肠梗阻及休克等严重后果。

第二节 高 血 压 病

血压(blood pressure,BP)一般指体循环动脉血压,是推动血液在动脉血管内向前流动的压力,也是血液作用于动脉管壁上的侧压力。动脉血压(arterial blood pressure,ABP)由心室收缩射血、循环血量、动脉管壁顺应性、周围动脉阻力四个要素构成。高血压(high blood pressure,HBP)是指体循环动脉血压持续升高,是一种可导致心、脑、肾和血管改变的常见的临床综合征。成年人收缩压≥140mmHg和(或)舒张压≥90mmHg 被定为高血压。

高血压可分为原发性高血压(primary hypertension),又称特发性高血压(essential hypertension);继发性高血压(secondary hypertension),又称症状性高血压(symptomatic hypertension)和特殊类型高血压。

原发性或特发性高血压,又称高血压病(hypertensive disease),是我国最常见的心血管疾病(占90%~95%),是一种原因未明的、以体循环动脉压升高为主要表现的独立性全身性疾病。多见于中老年人,该病及其并发症的发病率在不同性别和种族间是有区别的。55 岁前,男性的患病率较高,到75 岁时,女性的患病率反而高于男性。非洲裔美国人的高血压发病率在世界上是最高的。根据我国流行病学调查,近 10 年来我国人群中心血管病,特别是高血压、冠心病、脑卒中的发病危险因素在升高。而值得提出的是随着我国经济的发展,伴随生活节奏的加快、精神紧张、心理的失衡也是促使高血压患病率升高不可忽视的诱因。

继发性高血压(占 5%~10%)较少见,是指患有某些疾病时出现的血压升高,如慢性肾小球肾炎、肾动脉狭窄、肾盂肾炎所引起的肾性高血压,也称肾血管性高血压。盐皮质激素增多症;嗜铬细胞瘤和肾上腺肿瘤所引起的内分泌性高血压,这种血压升高是某种疾病的病症之一,是一个体征。

特殊类型高血压是指妊娠高血压和某些疾病导致的高血压危象,如高血压脑病、颅内出血、不稳定性心绞痛、AMI、急性左心衰竭伴肺水肿、主动脉缩窄及子痫等。

2010年中国高血压防治指南发布了中国高血压的诊断标准,见表9-1。

表9-1　高血压的定义和分期(中国高血压防治指南 2010)

分类	收缩压(mmHg)		舒张压(mmHg)
正常血压	<120	和	<80
正常高值血压	120~139	和(或)	80~90
高血压	≥140	和(或)	≥90
1级高血压(轻度)	140~159	和(或)	90~99
2级高血压(中度)	160~179	和(或)	100~109
3级高血压(重度)	≥180	和(或)	≥110
单纯收缩期高血压	≥140	和	<90

注:当收缩压和舒张压分属于不同级别时,以较高的分级为准

一、病因和发病机制

目前认为高血压病是一种遗传因素和环境因素相互作用所致的疾病,同时,神经系统、内分泌系统、体液因素及血流动力学等也发挥着重要的作用,但其机制仍未完全明了。

(一)危险因素

1. 遗传和基因因素　高血压病有明显的遗传倾向,据估计人群中至少20%~40%的血压变异是由遗传决定的。从动物实验、流行病学研究、家系研究等提供的大量证据提示,高血压发病有明显的家族聚集性,双亲无高血压、一方有高血压或双亲均有高血压,其子女高血压发生几率分别为3%、28%和46%,所以,遗传因素是高血压的重要易患因素。

研究结果表明,某些基因的变异和突变,或遗传缺陷与高血压发生有密切关系。目前已发现肾素-血管紧张素系统(RAS)的编码基因有多种变化(多态性和突变点),如高血压患者伴有血管紧张素原位点和血管紧张素Ⅱ的Ⅰ型受体位点的多态性。另外,高血压患者及有高血压家族史而血压正常者的血清中有一种激素样物质,可抑制Na^+-K^+-ATP酶活性,使Na^+-K^+泵功能降低,向细胞外的转运减少,导致细胞内Na^+、Ca^{2+}浓度增加,细小动脉壁收缩加强,从而使血压升高。

2. 超重肥胖、高盐膳食及饮酒　这三大因素与高血压发病显著相关。①超重肥胖或腹型肥胖:中国成人正常体重指数为19~24(BMI:kg/m^2),≥24超重,≥28肥胖。②高盐膳食:日均摄盐量高的人群,高血压的患病率与日均摄盐低的人群比明显升高,摄盐量与血压呈正相关。但并非所有人都对钠敏感。③饮酒:中度以上饮酒是高血压发病因素之一。饮酒致血压升高可能是与血中的儿茶酚胺类和促皮质激素水平升高有关。

3. 社会心理因素　调查表明,精神长期或反复处于紧张状态的人或从事相应职业的人,大脑皮质易发生功能失调,失去对皮层下血管舒缩中枢的调控能力,当血管舒缩中枢产生持久的以收缩为主的兴奋时,可引起全身细、小动脉痉挛而增加外周血管阻力,使血压升高。

4. 体力活动　与高血压呈负相关,缺乏体力活动的人发生高血压的危险高于有体力活动的人。有的研究还发现,体力活动具有降压的作用,并且可以减少降压药物的剂量,维持降压效果。

5. 神经内分泌因素　一般认为,细动脉的交感神经纤维兴奋性增强是高血压病发病的主要神经因素。缩血管神经递质(去甲肾上腺素、神经肽Y等)和舒血管神经递质(降钙素基因相关肽、P物质等)具有升压或降压作用。

除此之外,高血压普遍存在"三高、三低、三不"现象。"三高",即高患病率、高危险性、高增长趋势。"三低",即知晓率低、治疗率低、控制率低。"三不",即普遍存在不长期规律服药、不坚持测量血

压、不重视非药物治疗。

（二）发病机制

高血压病的发病机制尚不完全清楚。目前多认为高血压病是在一定遗传背景下，并与环境因素的共同作用而产生的。

1. 遗传机制　已公认遗传机制是高血压发生的基础之一。遗传模式有两种，单基因遗传模式，是指一个基因突变引起的高血压；多基因遗传模式，更符合血压变异的数量性状特性。高血压病为多基因共同作用的产物，这些基因既有各自独立的效应，呈显性或隐性遗传，又相互作用，并通过分子、细胞、组织、器官等不同水平的数种中间表现型的介导，最终导致血压升高。

2. 高血压产生的机制　涉及神经、内分泌及代谢等多种系统。

（1）肾素-血管紧张素-醛固酮系统（RAAS）：由肾素、血管紧张素（angiotensin，Ang）原、Ang Ⅰ、Ang Ⅱ、Ang 转换酶、Ang 代谢产物、Ang Ⅱ 受体等组成，Ang Ⅱ 在高血压发病中是中心环节，其机制：①强烈收缩小动脉，增加外周阻力。收缩微静脉，增加回心血量和心排出量；②促进原癌基因表达，促进 SMC 增生，增加外周阻力；③作用于交感神经，使交感缩血管活性增强，并释放儿茶酚胺，促进血管内皮细胞释放缩血管因子；④促进醛固酮的释放，增加钠、水的重吸收，增加循环血量；⑤促进神经垂体释放抗利尿激素，增加血容量；⑥直接作用于肾血管，使其收缩，致尿量减少，增加血容量。

（2）交感神经系统：该系统分布于各种组织和器官，与血压调节相关的主要器官是心脏、血管、肾脏和肾上腺。①交感神经递质（NE）兴奋心脏 β_1 受体，导致心率增快、心肌收缩力增强，心排出量增加，致血压升高；②NE 作用于血管，收缩动脉，使血管重构，增加外周阻力；③交感神经作用于肾脏，可通过减少肾脏的血流量，增加肾素的释放；④交感神经作用于肾上腺髓质，增加儿茶酚胺的释放。

（3）血管内皮功能紊乱：血管内皮不仅仅是血液与血管平滑肌之间的生理屏障，也是人体最大的内分泌、旁分泌器官，能分泌数十种血管活性物质，而且还是许多血管活性物质的靶器官。高血压患者存在血管内皮功能紊乱，表现为内皮 NO 水平或活性下调；局部 RAAS 过度激活；类花生四烯酸物质代谢异常。

（4）胰岛素抵抗：胰岛素有舒张血管、抗炎、抗凋亡和抗动脉粥样硬化等心血管保护效应，50% 高血压患者，特别伴有肥胖的患者，具有胰岛素抵抗和高胰岛素血症。高胰岛素血症导致高血压的机制：①钠水潴留：肾小管对钠和水的重吸收增强，使血容量增加。②内皮细胞功能障碍：内皮细胞分泌的内皮素与 NO 失衡，加重高血压的进展。③增高交感神经活性，提高 RAAS 的兴奋性。④Na^+-K^+-ATP 酶和 Ca^{2+}-ATP 酶活性降低，使细胞对生长因子更敏感，促进 SMC 生长及内移，血管壁增厚等。⑤刺激血管 SMC 增殖。

3. 血管重构机制　血管重构（vascular remodeling，VR）指血管结构任何形式的病变。高血压血管重构分四型：①壁/腔比值增大型：这是由于压力增加，使血管壁增厚。②壁/腔比值减小型：主要是由于持续的高血流状态致血管扩张。③壁/腔比值不变型：主要是由于血流缓慢减少的缘故。④微血管减少型：毛细血管面积减少，血管外周阻力增加。

二、类型和病理变化

原发性高血压可分为良性高血压和恶性高血压两类。两种类型的高血压病理变化不同。

（一）良性高血压（benign hypertension）

又称缓进性高血压（chronic hypertension），约占高血压病的 95%，病程长，进程缓慢，可达十余年或数十年。按病变的发展分为三期：

1. 功能紊乱期　此期为高血压的早期阶段。全身细小动脉间歇性痉挛收缩、血压升高，因动脉无器质性病变，痉挛缓解后血压可恢复正常。

此期临床表现不明显，但有波动性血压升高，可伴有头晕、头痛，经过适当休息和治疗，血压可恢复正常。

2. 动脉病变期

（1）细动脉硬化（arteriolosclerosis）：是高血压病的主要病变特征，表现为细小动脉玻璃样变。细动脉玻璃样变最易累及肾的入球动脉（图9-14）、视网膜动脉和脾的中心动脉。

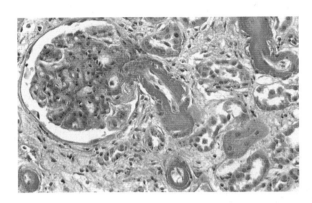

图9-14　高血压之肾小球入球动脉玻璃样变
肾入球动脉管壁增厚呈红染均质状，管腔狭窄

由于细动脉长期痉挛，加之血管内皮细胞受长期的高血压刺激，使内皮细胞及基底膜受损，内皮细胞间隙扩大，通透性增强，血浆蛋白渗入血管壁中。同时 SMC 分泌大量细胞外基质，SMC 因缺氧而变性、坏死，遂使血管壁逐渐由血浆蛋白、细胞外基质和坏死 SMC 产生的修复性胶原纤维及蛋白多糖所代替，正常管壁结构消失，逐渐凝固成红染无结构均质的玻璃样物质，致细动脉壁增厚，管腔缩小甚至闭塞。

（2）小动脉硬化：主要累及肌型小动脉，如肾小叶间动脉、弓状动脉及脑的小动脉等。小动脉内膜胶原纤维及弹性纤维增生，内弹力膜分裂。中膜 SMC 增生、肥大，不同程度的胶原纤维和弹力纤维增生，血管壁增厚，管腔狭窄。

（3）大动脉硬化：弹力肌型或弹力型大动脉无明显病变或并发 AS。

此期临床表现为明显的血压升高，失去波动性，需服降压药。

3. 内脏病变期

（1）心脏病变：主要为左心室肥大，是对持续性血压升高，心肌工作负荷增加的一种适应性反应。心脏重量增加，可达 400g 以上或更重（正常男性约 260g，女性约 250g）。肉眼观，左心室壁增厚，可达 1.5～2.0cm（正常≤1.0cm）。左心室乳头肌和肉柱明显增粗，心腔不扩张，相对缩小，称为向心性肥大（concentric hypertrophy）（图9-15）。光镜下，心肌细胞增粗、变长，有较多分支。心肌细胞核肥大，呈圆形或椭圆形，核深染。晚期当左心室代偿失调，心肌收缩力降低时，逐渐出现心腔扩张，称为离心性肥大（eccentric hypertrophy），严重者可发生心力衰竭。

心脏发生的上述病变，称为高血压性心脏病（hypertensive heart disease）。患者可有心悸，ECG 显示有左心室肥大和心肌劳损，严重者出现心力衰竭。当出现心力衰竭时则预后不良。

（2）肾脏病变：高血压时，由于肾入球动脉的玻璃样变和肌型小动脉的硬化，管壁增厚，管腔狭窄，致病变区的肾小球缺血发生纤维化、硬化或玻璃样变（图9-16），相应的肾小管因缺血而萎缩，间质纤维结缔组织增生，淋巴细胞浸润。病变相对较轻的肾单位肾小球代偿性肥大，肾小管代偿性扩张。肉眼观，双侧肾脏对称性缩小，质地变硬，肾表面凸凹不平，呈细颗粒状，单侧肾可小于 100g（正常成人约 150g）。切面肾皮质变薄（≤0.2cm，正常厚 0.3～0.6cm），皮髓质界限模糊，肾盂和肾周围脂肪组织增多。上述病变特点称为原发性颗粒性固缩肾（primary granular atrophy of the kidney）（图9-17）。

临床上，早期一般不出现肾功能障碍，晚期，由于病变的肾单位越来越多，肾血流量逐渐减少，肾小球的滤过率逐渐降低，患者出现水肿、蛋白尿和肾病综合征，严重者可出现尿毒症。

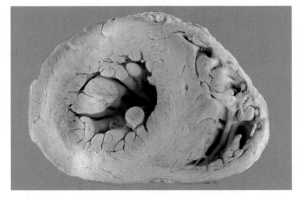

图9-15　原发性高血压左心室向心性肥大
心脏横断面示左心室壁增厚，乳头肌显著增粗，心腔相对较小

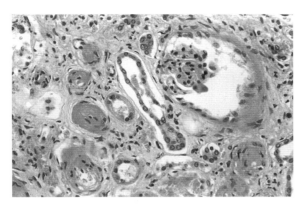

图 9-16　细小动脉性肾硬化

部分肾单位纤维化、萎缩,部分肾单位代偿性肥大、扩张

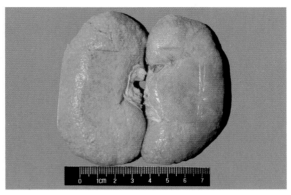

图 9-17　原发性颗粒性固缩肾

双侧肾脏对称性缩小,质地变硬,肾表面凸凹不平,呈细颗粒状

　　(3)脑病变:由于脑细小动脉硬化造成局部组织缺血,毛细血管通透性增加,脑可发生一系列病变。主要表现为:①脑水肿或高血压脑病(hypertensive encephalopathy),由于脑小动脉硬化和痉挛,局部组织缺血,毛细血管通透性增加,发生脑水肿。脑内细动脉痉挛和病变,患者可出现不同程度的高血压脑病症状,如头痛、头晕、眼花、呕吐、视力障碍等症状,有时血压急剧升高,患者可出现剧烈头痛、意识障碍、抽搐等症状,称为高血压危象(hypertensive crisis)。此种危象见于高血压的各个时期。②脑软化(softening of brain),是细小动脉病变造成的供血区域脑组织缺血的结果。供血区脑组织缺血而发生多数小坏死灶,即微梗死灶(microinfarct)。严重病例细小动脉壁可发生纤维素样坏死,并发血栓形成和微动脉瘤(microaneurysm)。光镜下,梗死灶组织液化坏死,形成质地疏松的筛网状病灶。后期坏死组织被吸收,由胶原组织增生来修复,形成胶质瘢痕。③脑出血(cerebral hemorrhage),是高血压最严重的、往往是致命的并发症。脑出血多为大出血。常发生于基底节、内囊,其次为大脑白质、脑桥和小脑。当出血范围扩大时,可破入侧脑室。出血区脑组织完全被破坏,形成囊腔状,其内充满坏死的脑组织和血凝块(图 9-18)。脑出血之所以多见于基底节区域(尤以豆状核区最多见),是因为供应该区域的豆纹动脉从大脑中动脉呈直角分支,直接受

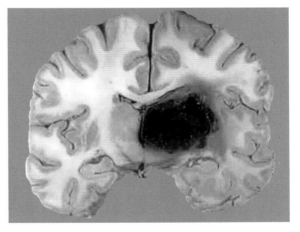

图 9-18　高血压病脑出血

内囊、基底节区脑组织被血凝块代替

到大脑中动脉压力较高的血流冲击和牵引,致豆纹动脉易破裂出血。出血常为大片状的,其区域脑组织完全破坏,形成充满血液和坏死脑组织的囊性病灶。脑出血的原因是由于脑血管的细小动脉硬化使血管壁变脆,当血压突然升高时引起破裂性出血,亦可由于血管壁弹性下降,局部膨出形成小动脉瘤和微小动脉瘤,当血压突然升高时,致小动脉瘤和微小动脉瘤破裂出血。

　　临床上,常因出血部位的不同、出血量多少而临床症状亦不同。内囊出血可引起对侧肢体偏瘫而感觉消失。出血破入侧脑室时,患者发生昏迷,甚至死亡。左侧脑出血常引起失语。脑桥出血可引起同侧面神经及对侧上下肢瘫痪。脑出血可因血肿占位及脑水肿,引起颅内高压,并发脑疝形成。

　　(4)视网膜病变:视网膜中央动脉发生细动脉硬化。眼底检查可见血管迂曲,反光增强,动静脉交叉处出现压痕。严重者视盘水肿,视网膜出血,视力减退。

（二）恶性高血压（malignant hypertension）

亦称急进型高血压（accelerated hypertension），

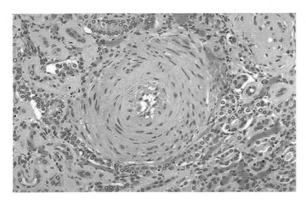

图 9-19　恶性高血压
增生性小动脉硬化，血管壁呈同心圆状增厚，管腔狭窄

多见于青少年，血压显著升高，常超过 230/130mmHg，病变进展迅速，可发生高血压脑病，或较早就出现肾衰竭，或常出现视网膜出血及视盘水肿。此型可由良性高血压病恶化而来，或有的起病即为急进型。

病理变化　特征性的病变是增生性小动脉硬化（hyperplastic arteriolosclerosis）和坏死性细动脉炎（necrotizing arteriolitis），主要累及肾。前者主要表现为动脉内膜显著增厚，伴有 SMC 增生，胶原纤维增多，致血管壁呈层状洋葱皮样增厚，管腔狭窄（图 9-19）。后者病变累及血管内膜和中膜，管壁发生纤维素样坏死，周围有单核细胞及中性粒细胞浸润。

上述小动脉病变主要累及肾、脑和视网膜。肾的入球小动脉最常受累，病变可波及肾小球，使肾小球毛细血管袢发生节段性坏死。大脑常引起局部脑组织缺血，微梗死形成和脑出血。

第三节　动　脉　瘤

动脉瘤（aneurysm）是指动脉壁因局部病变（可因薄弱或结构破坏）而向外膨出，形成永久性局限性扩张。动脉瘤病因有先天性和后天性之分，后天性动脉瘤多继发于 AS、细菌感染和梅毒等。

动脉瘤根据形态和结构可分为（图 9-20）：

1. **囊状动脉瘤（saccular aneurysm）**　某一段血管壁局部性向外膨出呈气球状囊性扩张，直径在 2cm 左右，有的达 5cm。此种动脉瘤可使血流形成逆行性旋涡。

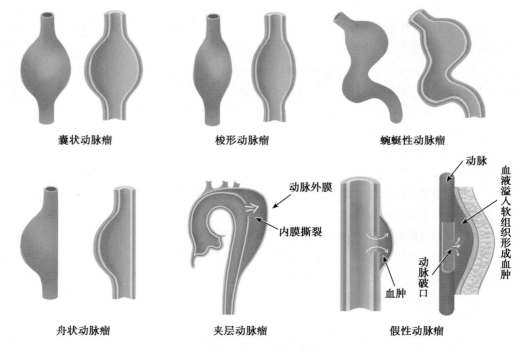

囊状动脉瘤　　　　梭形动脉瘤　　　　蜿蜒性动脉瘤

动脉外膜
内膜撕裂

动脉
血液溢入软组织形成血肿
血肿
动脉破口

舟状动脉瘤　　　　夹层动脉瘤　　　　假性动脉瘤

图 9-20　动脉瘤类型

2. **梭形动脉瘤**（fusiform aneurysm）　所累及的血管部位呈均匀性扩张,两端均匀性缩小,可回到正常血管直径。

3. **蜿蜒性动脉瘤**（serpentine aneurysm）　所累及的血管呈不对称性扩张,呈蜿蜒状膨隆。

4. **舟状动脉瘤**（navicular aneurysm）　累及的血管壁一侧扩张,对侧管壁正常。

5. **夹层动脉瘤**（dissecting aneurysm）　常发生于血压变动最明显的升主动脉和主动脉弓等部位。血液可从动脉内膜的破裂口进入动脉的中膜,使中膜形成假血管腔。

6. **假性动脉瘤**（false aneurysm or pseudoaneurysm）　多由外伤引起,也称外伤性动脉瘤。动脉瘤壁由动脉外膜和局部血管破裂形成的血肿及周围结缔组织构成,并与动脉腔相通。

动脉瘤最严重的并发症为破裂出血。

第四节　风　湿　病

风湿病（rheumatism）是一种与 A 组 β 型溶血性链球菌感染有关的变态反应性疾病。病变主要累及全身结缔组织及血管,常形成特征性风湿肉芽肿即 Aschoff 小体。病变最常累及心脏、关节和血管等处,以心脏病变最为严重。风湿病的急性期有发热、心脏和关节损害、皮肤环形红斑、皮下小结、舞蹈病等症状和体征;血液检查:抗链球菌溶血素抗体 O 滴度升高,血沉加快,白细胞增多;ECG 示 P-R 间期延长等表现,也称风湿热（rheumatic fever）,为风湿活动期。风湿热病变可呈急性或慢性反复发作,急性期过后,常造成轻重不等的心脏病变,可遗留心脏瓣膜病变,形成风湿性心瓣膜病。

风湿病多发于冬春阴雨季节,潮湿和寒冷是重要诱因。好发年龄为 5～15 岁,以 6～9 岁为发病高峰,男女患病率无差别。出现心瓣膜变形常在 20～40 岁。风湿病与类风湿关节炎、硬皮病、皮肌炎、结节性多动脉炎及系统性红斑狼疮等同属于结缔组织病（connective tissue disease）,也称胶原病（collagen disease）。

一、病因和发病机制

1. **A 组溶血性链球菌感染**　本病的发病与 A 组溶血性链球菌感染有关的观点已被普遍接受。按链球菌细胞壁中的多糖抗原不同可将其分为若干群组,对人致病的链球菌 90% 以上是 A 组。根据其是否产生溶血和溶血的性质,又可分为 α 溶血性链球菌、β 溶血性链球菌和 γ 链球菌,对人致病的 A 组链球菌多数呈 β 溶血性。A 组链球菌中的 M 蛋白质抗原与人心瓣膜和脑等组织存在交叉抗原性,可引起交叉免疫反应,所以,M 蛋白被认为是"致风湿源性"的标记。

部分风湿病的患者在发病前曾有咽峡炎、扁桃体炎等上呼吸道链球菌等感染的病史,抗生素广泛使用后,不但能预防和治疗咽峡炎、扁桃体炎,而且也明显地减少了风湿病的发生和复发。

2. **自身免疫反应机制**　20 世纪 90 年代就提出了风湿热的发病与自身免疫有关的理论。

A 组溶血性链球菌的某些成分,其分子结构可能和人体组织的分子结构相同或类似,因而产生交叉反应。

3. **遗传易感性**　风湿热患者亲属患病的风险要比无风湿热的家庭高。近年来发现,T 细胞表面标记物 CD3[+]在风湿热患者中的表达明显高于正常人群。此外,风湿热患者 60%～70% 为 HLA（人类白细胞抗原）-DR4,而非风湿热者仅为 10%～15%。

4. **链球菌毒素学说**　链球菌可产生多种细胞外毒素和一些酶,可以直接造成人体内组织器官的损伤。

二、基本病理变化

风湿病主要病变发生于结缔组织的胶原纤维,全身各器官均可受累,但以心脏、血管和浆膜等处的病变最为明显。风湿病的特征性病理变化为风湿小体,即 Aschoff 小体,对诊断风湿病有意义（图 9-21）。该病的发展过程较长,可分为三期:

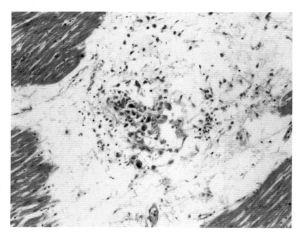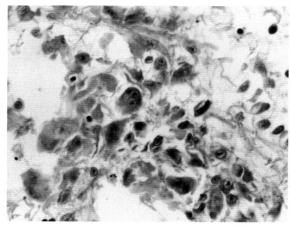

图 9-21　风湿性心肌炎（低倍和高倍）

心肌间质增生，水肿，风湿细胞或 Aschoff 细胞聚集。高倍视野下风湿细胞体积大，圆形、多边形，胞界清而不整齐。核大，圆形或椭圆形，核膜清晰，核周可见明显的亮晕，可见单核、双核或多核，核的切面似枭眼状或毛虫状

1. **变质渗出期**（alterative and exudative phase）　是风湿病的早期改变。在心脏、浆膜、关节、皮肤等病变部位表现为结缔组织基质的黏液样变性和胶原纤维素样坏死。同时在浆液纤维素渗出过程中，有少量淋巴细胞、浆细胞、单核细胞浸润。此期病变可持续 1 个月。

2. **增生期或肉芽肿期**（proliferative phase or granulomatous phase）　此期病变特点是在变质渗出的基础之上，在心肌间质、心内膜下和皮下结缔组织中，可见具有特征性的肉芽肿性病变，称为风湿小体或 Aschoff 小体。风湿小体由聚集于纤维素样坏死灶内的成群风湿细胞及少量的淋巴细胞和浆细胞构成。风湿细胞由增生的巨噬细胞吞噬纤维素样坏死物质后转变而来。风湿细胞也称为阿绍夫细胞（Aschoff cell），在心肌间质内的 Aschoff 细胞多位于小血管旁，细胞体积大，圆形，胞质丰富，略嗜碱性。核大，圆形或椭圆形，核膜清晰，染色质集中于中央，核的横切面似枭眼状，纵切面呈毛虫状，有时可见多个核的 Aschoff 巨细胞。此期病变可持续 2~3 个月。

3. **纤维化期或硬化期**（fibrous phase or harden phase）　Aschoff 小体中的坏死组织逐渐被吸收，风湿细胞转变为成纤维细胞，使风湿小体逐渐纤维化，最后形成梭形小瘢痕。此期病变可持续 2~3 个月。

上述整个病程在 4~6 个月。由于风湿病病变具有反复发作的性质，在受累的器官和组织中常可见到新旧病变同时并存的现象。病变持续反复进展，纤维化的瘢痕可不断形成，破坏组织结构，影响器官功能。

三、风湿病的各器官病变

（一）风湿性心脏病

风湿病引起的心脏病变可以表现为风湿性心内膜炎、风湿性心肌炎和风湿性心外膜炎。若病变累及心脏全层组织，则称风湿性全心炎（rheumatic pancarditis）或风湿性心脏炎（rheumatic carditis）。在儿童风湿病患者中，60%~80% 有心脏炎的临床表现。

1. **风湿性心内膜炎**（rheumatic endocarditis）　病变主要侵犯心瓣膜，其中二尖瓣最常受累，其次为二尖瓣和主动脉瓣同时受累。主动脉瓣、三尖瓣和肺动脉瓣极少受累。

病变初期，受累瓣膜肿胀，瓣膜内出现黏液样变性和纤维素样坏死，浆液渗出和炎细胞浸润。病变瓣膜表面，尤以瓣膜闭锁缘上形成单行排列、直径为 1~2mm 的疣状赘生物（verrucous vegetation）（图 9-22）。这些赘生物呈灰白色半透明状，附着牢固，不易脱落。赘生物多时，可呈片状累及腱索及邻近内膜。光镜下，赘生物由血小板和纤维蛋白构成，伴小灶状的纤维素样坏死。其周围可出现少量

的 Aschoff 细胞。病变后期,由于病变反复发作,引起纤维组织增生,导致瓣膜增厚、变硬、卷曲、短缩、瓣膜间互相粘连、腱索增粗、短缩,最后形成慢性心瓣膜病。当炎症病变累及房、室内膜时,引起内膜灶状增厚及附壁血栓形成。由于病变所致瓣膜口狭窄或关闭不全,受血流反流冲击较重,引起内膜灶状增厚,称为 McCallum 斑。

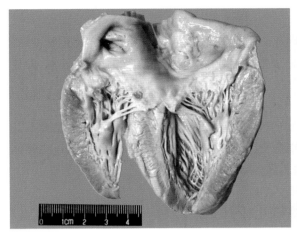

图 9-22　风湿性疣状心内膜炎
二尖瓣闭锁缘可见细小赘生物,有的呈溃疡改变

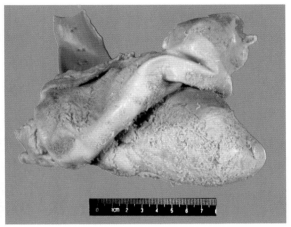

图 9-23　风湿性心外膜炎
心外膜表面有大量纤维素渗出,呈绒毛状

2. **风湿性心肌炎（rheumatic myocarditis）**　病变主要累及心肌间质结缔组织,常表现为灶状间质性心肌炎,间质水肿,在间质血管附近可见 Aschoff 小体(图 9-21)和少量的淋巴细胞浸润。病变反复发作,Aschoff 小体机化形成小瘢痕。病变常见于左心室、室间隔、左心房及左心耳等处。

风湿性心肌炎在儿童可发生急性充血性心力衰竭。累及传导系统时,可出现传导阻滞。

3. **风湿性心外膜炎（rheumatic pericarditis）**　病变主要累及心外膜脏层,呈浆液性或纤维素性炎症。当大量浆液渗出为主时,形成心外膜腔积液。当渗出以纤维素为主时,覆盖于心外膜表面的纤维素可因心脏的不停搏动和牵拉而形成绒毛状(图 9-23),称为绒毛心(cor villosum)。渗出的大量纤维素如不能被溶解吸收,则发生机化,使心外膜脏层和壁层互相粘连(图 9-24),形成缩窄性心外膜炎(constrictive pericarditis)。

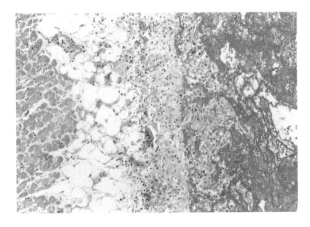

图 9-24　风湿性心外膜炎
渗出的纤维素与心外膜紧密相连

（二）风湿性关节炎

约 75% 的风湿热患者在疾病的早期出现风湿性关节炎(rheumatic arthritis)。最常侵犯膝、踝、肩、腕、肘等大关节,呈游走性、反复发作性。关节局部出现红、肿、热、痛和功能障碍。关节腔内有浆液及纤维蛋白渗出,病变滑膜充血肿胀,邻近软组织内可见不典型的 Aschoff 小体。急性期后,渗出物易被完全吸收,一般不留后遗症。

（三）皮肤病变

急性风湿病时,皮肤出现环形红斑和皮下结节,具有诊断意义。

1. **环形红斑（erythema annulare）**　为渗出性病变。多见于躯干和四肢皮肤,为淡红色环状红晕,中央皮肤色泽正常。光镜下,红斑处真皮浅层血管充血,血管周围水肿,淋巴细胞和单核细胞浸润。病变常在 1～2 天消退。

2. **皮下结节（subcutaneous nodules）**　为增生性病变。多见于肘、腕、膝、踝关节附近的伸侧面皮下结缔组织,直径 0.5～2cm,呈圆形或椭圆形,质硬、无压痛的结节。光镜下,结节中心为大片状纤维素样坏死物,周围为呈放射状排列的 Aschoff 细胞和成纤维细胞,伴有以淋巴细胞为主的炎细胞浸润。

（四）风湿性动脉炎

风湿性动脉炎（rheumatic arteritis）时大小动脉均可受累,以小动脉受累较为常见,包括冠状动脉、肾动脉、肠系膜动脉、脑动脉及肺动脉等。急性期,血管壁发生纤维素样坏死,伴淋巴细胞浸润,并伴有 Aschoff 小体形成。病变后期,血管壁纤维化而增厚,管腔狭窄,可并发血栓形成。

（五）风湿性脑病

多见于 5～12 岁儿童,女孩较多。主要病变为脑的风湿性动脉炎和皮质下脑炎。后者主要累及大脑皮质、基底节、丘脑及小脑皮层。光镜下,神经细胞变性,胶质细胞增生及胶质结节形成。当锥体外系受累时,患儿出现肢体的不自主运动,称为小舞蹈病（chorea minor）。

第五节　感染性心内膜炎

感染性心内膜炎（infective endocarditis,IE）是由病原微生物经血行途径直接侵袭心内膜,特别是心瓣膜而引起的炎症性疾病,常伴有赘生物的形成。常见病原体为链球菌。近年来,由于心脏手术和介入性治疗的开展、抗生素的广泛应用、免疫抑制剂的应用及静脉内药物的滥用等,感染性心内膜炎致病菌的构成比也发生了变化,葡萄球菌（尤其金黄色葡萄球菌）和肠球菌呈增多趋势。

感染性心内膜炎根据病情和病程,分为急性和亚急性心内膜炎;根据瓣膜类型,可分为自体瓣膜（native valve）和人工瓣膜（prosthetic valve）心内膜炎。

一、病因和发病机制

自体瓣膜感染性心内膜炎的病原体主要为链球菌,而葡萄球菌（尤其金黄色葡萄球菌）和肠球菌有增多趋势。急性感染性心内膜炎以金黄色葡萄球菌最为多见,少数为肺炎球菌、A 族链球菌、流感杆菌和淋球菌等。亚急性感染性心内膜炎仍以草绿色链球菌最多见,肠球菌次之。人工瓣膜感染性心内膜炎占感染性心内膜炎的 10%～15%,可分早期和晚期两种。早期是因手术期感染经由导管或静脉输液而累及心脏,主要致病菌为表皮葡萄球菌和金黄色葡萄球菌;晚期多由一过性菌血症所致,金黄色葡萄球菌占 50% 以上。另外,有器质性心血管疾病的患者易患感染性心内膜炎,如风湿性心瓣膜病（约 80%）、先天性心脏病（8%～15%）、人工瓣膜置换术及老年性退行性心脏病等。无器质性心血管疾病患者仅占 2%～10%。

一般情况下,经不同途径进入血液循环中的致病微生物均可被机体的防御机制所清除。但是,当有心血管器质性病变存在时,血流由正常的层流变成涡流,并从高压腔室分流至低压腔室,形成慢性的压力阶差。形成的涡流有利于病原微生物沉积和生长,受血流冲击处的内膜损伤,胶原暴露,血小板、纤维蛋白、白细胞、红细胞等积聚,将病原微生物覆盖,形成赘生物,微生物在其中生长繁殖成为感染灶,当赘生物破裂时可释放微生物进入血液,引起菌血症;当赘生物的碎片脱落,可致外周血管阻塞,形成转移性感染灶（脓肿）;赘生物通过血小板-纤维素聚集不断增大,可破坏瓣膜致穿孔、破裂、缩短、腱索断裂、心肌脓肿及急性心瓣膜功能不全;反复感染,可激活免疫系统,引起变态反应炎症。

主要介绍急性感染性心内膜炎和亚急性感染性心内膜炎。

二、病理变化及临床病理联系

（一）急性感染性心内膜炎

急性感染性心内膜炎（acute infective endocarditis），或称急性细菌性心内膜炎（acute bacterial endocarditis），主要是由于致病力强的化脓菌（如金黄色葡萄球菌、溶血性链球菌和肺炎球菌等）引起。通常病原体是在身体某部位发生感染，如化脓性骨髓炎、痈、产褥热等，当机体抵抗力降低时，细菌入血引起脓毒血症、败血症并侵犯心内膜。主要侵犯二尖瓣和主动脉瓣，引起急性化脓性心瓣膜炎，在受累的心瓣膜上形成赘生物。赘生物主要由脓性渗出物、血栓、坏死组织和大量细菌菌落混合而成。赘生物体积庞大、质地松软、灰黄或浅绿色，破碎后形成含菌性栓子，可引起心、脑、肾、脾等器官的感染性梗死和脓肿。受累瓣膜可发生破裂、穿孔或腱索断裂，引起急性心瓣膜功能不全。

此病起病急，病程短，病情严重，患者多在数日或数周内死亡。

（二）亚急性感染性心内膜炎

亚急性感染性心内膜炎（subacute infective endocarditis），也称为亚急性细菌性心内膜炎（subacute bacterial endocarditis），主要由毒力相对较弱的草绿色链球菌所引起（约占75%），肠球菌、革兰阴性杆菌、立克次体、真菌等均可引起此病的发生。这些病原体可自感染灶（扁桃体炎、牙周炎、咽喉炎、骨髓炎等）入血，形成菌血症，再随血流侵入瓣膜。也可因拔牙、心导管及心脏手术等医源性操作致细菌入血侵入瓣膜。

临床上，除有心脏体征外，还有长期发热、点状出血、栓塞症状、脾大及进行性贫血等迁延性败血症表现。病程较长，可迁延数月，甚至1年以上。

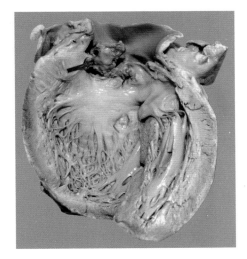

图 9-25　细菌性心内膜炎
主动脉瓣上可见体积较大的鸡冠状赘生物

1. **心脏**　此病最常侵犯二尖瓣和主动脉瓣，病变特点是常在有病变的瓣膜上形成赘生物（图 9-25）。赘生物呈息肉状或菜花状，质松脆，易破碎、脱落。受累瓣膜易变形，发生溃疡和穿孔。光镜下，赘生物由血小板、纤维蛋白、细菌菌落、坏死组织、中性粒细胞组成，溃疡底部可见肉芽组织增生、淋巴细胞和单核细胞浸润。

瓣膜损害可致瓣膜口狭窄或关闭不全。临床上，可听到相应的杂音。瓣膜变形严重可出现心力衰竭。

2. **血管**　由于细菌毒素和赘生物破裂脱落形成的栓子，引起动脉性栓塞和血管炎。栓塞最多见于脑，其次为肾、脾等。由于栓子不含菌或仅含极少的细菌，细菌毒力弱，常为无菌性梗死。

3. **变态反应**　因变态反应和（或）微栓塞的发生可引起局灶性或弥漫性肾小球肾炎。因皮下小动脉炎可致皮肤出现红色、微隆起、有压痛的小结节，称 Osler 小结。

4. **败血症**　脱落的赘生物内有细菌、侵入血流，并在血流中繁殖，致患者有长期发热、脾大、白细胞增多，皮肤、黏膜和眼底常有小出血点、贫血等表现。

第六节　心　瓣　膜　病

心瓣膜病（valvular vitium of the heart）或心脏瓣膜病（valvular heart disease），是指心瓣膜受各种原因损伤后或先天性发育异常所造成的器质性病变，表现为瓣膜口狭窄和（或）关闭不全，最后导致心功能不全，引起全身血液循环障碍，是最常见的慢性心脏病之一。

瓣膜口狭窄（valvular stenosis）的原因是相邻瓣膜互相粘连、瓣膜增厚，其弹性减弱或丧失，瓣膜环硬化和缩窄。瓣膜开放时不能完全张开,导致血流通过障碍。瓣膜关闭不全(valvular insufficiency)是由于瓣膜增厚、变硬、卷曲、缩短或瓣膜的破裂和穿孔,亦可因腱索增粗,缩短和粘连,使心瓣膜关闭时瓣膜口不能完全闭合,使部分血液发生反流。瓣膜狭窄和关闭不全可单独存在,亦可合并存在,后者称为联合瓣膜病。

心瓣膜病主要为二尖瓣受累,约占70%,二尖瓣合并主动脉瓣病变者为20%～30%,单纯主动脉瓣病变者为2%～5%,三尖瓣和肺动脉瓣病变者少见。心瓣膜病可引起血流动力学的变化,失代偿时出现心功能不全,并发全身血液循环障碍。

一、二尖瓣狭窄

二尖瓣狭窄(mitral stenosis,MS)主要的病因是风湿热,多由上呼吸道反复链球菌感染致风湿性心内膜炎反复发作所致。少数由感染性心内膜炎引起。多见于20～40岁的青壮年,女性好发(占70%)。正常二尖瓣口面积为5cm²,可通过两个手指,因瓣膜病变,瓣膜口狭窄可缩小到1.0～2.0cm²,严重时可达0.5cm²。病变早期瓣膜轻度增厚,呈隔膜状;后期瓣叶增厚、硬化、腱索缩短,使瓣膜呈鱼口状(图9-26)。腱索及乳头肌明显粘连短缩,常合并关闭不全。MS的标志性病变是相邻瓣叶粘连。单纯性MS不累及左心室。

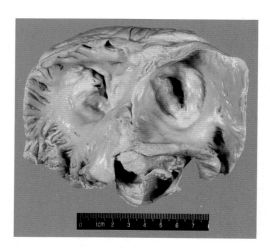

图9-26　心瓣膜病
二尖瓣呈鱼口状狭窄

血流动力学及心脏变化:早期由于二尖瓣口狭窄,心脏舒张期从左心房流入左心室的血流受阻,左心房代偿性扩张肥大,使血液在加压情况下快速通过狭窄口,并引起旋涡与震动,产生心尖区舒张期隆隆样杂音。后期左心房代偿失调,左心房内血液淤积,肺静脉回流受阻,引起肺淤血、肺水肿或漏出性出血。临床出现呼吸困难、发绀、咳嗽和咳出带血的泡沫状痰等左心衰竭症状。当肺静脉压升高(>25mmHg)时,通过神经反射引起肺内小动脉收缩或痉挛,使肺动脉压升高。长期肺动脉高压,可导致右心室代偿性肥大,继而失代偿,右心室扩张,三尖瓣因相对关闭不全,最终引起右心房淤血及体循环静脉淤血。

临床表现为颈静脉怒张,肝淤血肿大,下肢水肿及浆膜腔积液等心力衰竭症状。听诊心尖区可闻及舒张期隆隆样杂音。X线显示,左心房增大,晚期左心室缩小,呈"梨形心"。

二、二尖瓣关闭不全

二尖瓣是由正常功能的瓣叶、瓣膜联合部、瓣环、乳头肌、腱索及LV(左心室)所构成的复杂结构,其正常组成中的一个或多个组分不良均可导致二尖瓣关闭不全(mitral insufficiency)。此病多为风湿性心内膜炎的后果,也可由亚急性细菌性心内膜炎等引起。另外,二尖瓣脱垂、瓣环钙化、先天性病变以及腱索异常、乳头肌功能障碍等亦可导致此病的发生。

血流动力学及心脏变化:二尖瓣关闭不全,在左心收缩期,左心室部分血液通过未关闭全的瓣膜口反流到左心房内,并在局部引起旋涡与震动,产生心尖区全收缩期吹风样杂音。左心房既接受肺静脉的血液,又接受左心室反流的血液,致左心房血容量较正常增多,久之出现左心房代偿性肥大,继而左心房、左心室容积性负荷增加,使左心室代偿性肥大。当左心失代偿后,依次又引起肺淤血、肺动脉高压、右心室和右心房代偿性肥大进而右心衰竭和大循环淤血。X线显示,左心室肥大,呈"球形心"。二尖瓣狭窄和关闭不全常合并发生。

三、主动脉瓣狭窄

主动脉瓣狭窄(aortic valve stenosis)主要由风湿性主动脉炎引起,少数由先天性发育异常,动脉粥样硬化引起瓣膜钙化所致。因瓣膜间发生粘连、增厚、变硬,并发生钙化致瓣膜口狭窄。

血流动力学及心脏变化:主动脉瓣狭窄后,左心室血液排出受阻,左心室发生代偿性肥大,室壁增厚,向心性肥大。后期左心代偿性失调,出现左心衰竭,进而引起肺淤血、右心衰竭和大循环淤血。听诊主动脉瓣区可闻及粗糙、喷射性收缩期杂音。X线显示,心脏呈"靴形",患者出现心绞痛、脉压减小等症状。

四、主动脉瓣关闭不全

主动脉瓣关闭不全(aortic valve insufficiency)主要由风湿性主动脉炎引起,亦可由感染性心内膜炎、主动脉粥样硬化、梅毒性主动脉炎引起。另外,类风湿性主动脉炎及马方综合征也可使主动脉环扩大而造成主动脉关闭不全。

血流动力学及心脏变化:在舒张期,因主动脉瓣关闭不全,主动脉部分血液反流至左心室,使左心室血容量增加,发生代偿性肥大。久而久之,相继发生左心衰竭、肺淤血、肺动脉高压,进而引起右心肥大,大循环淤血。主动脉瓣区听诊可闻及舒张期吹风样杂音。患者可出现颈动脉搏动、水冲脉、血管枪击音及毛细血管搏动现象。

第七节　心　肌　病

心肌病(cardiomyopathy)是指除CHD、高血压性心脏病、心脏瓣膜病、先天性心脏病和肺源性心脏病等以外的以心肌结构和功能异常为主要表现的一组疾病。目前,对心肌病的病因和发病机制逐步有所了解,其分类是以病理生理学、病因学、病原学和发病因素为基础进行的,包括扩张型心肌病、肥厚型心肌病、限制型心肌病、致心律失常性右室心肌病、未分类的心肌病及特异性心肌病,同时,将我国地方性心肌病——克山病列入特异性心肌病之中。

一、扩张型心肌病

扩张型心肌病(dilated cardiomyopathy,DCM)亦称充血性心肌病(congestive cardiomyopathy,CCM),是一类既有遗传因素又有非遗传因素导致的复合性心肌病,以左心室、右心室或双心室腔扩大,收缩功能障碍等为特征。我国DCM发病率约19/10万,近年呈上升趋势,男性多于女性,以20~50岁多见。

(一)病因和发病机制

按病因可分为特发性、家族遗传性、获得性和继发性DCM等。免疫介导的心肌损害可能是重要的病因与发病机制。抗心肌抗体,如抗腺嘌呤核苷易位酶(ANT)抗体、抗β_1受体抗体、抗肌球蛋白重链(MHC)抗体和抗胆碱-2(M2)受体抗体等被公认是DCM的免疫标记物。

(二)病理变化

DCM主要表现为心脏扩大,并有一定程度的心肌肥厚。肉眼观,心脏重量增加,可达500~800g或更重(男性>350g,女性>300g)。两侧心腔明显扩张,心室壁略厚或正常(离心性肥大),心尖部室壁常呈钝圆形(图9-27)。二尖瓣和三尖瓣可因心室扩张致关闭不全。心内膜增厚,常见附壁血栓。光镜下,心肌细胞不均匀性肥大、伸长,细胞核大,浓

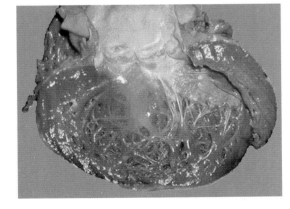

图9-27　扩张型心肌病
左心室明显扩张,肉柱和乳头肌变扁平

染,核型不整。肥大和萎缩心肌细胞交错排列。心肌细胞常发生空泡变、小灶性肌溶解,心肌间质纤维化和微小坏死灶或瘢痕灶。

临床上,主要表现为心力衰竭的症状和体征。ECG 显示,心肌劳损和心律失常,部分患者可发生猝死。

二、肥厚型心肌病

肥厚型心肌病(hypertrophic cardiomyopathy,HCM)是以左心室和(或)右心室肥厚、心室腔变小、左心室充盈受阻和舒张期顺应性下降为特征的心肌病。我国患病率为 180/10 万,20～50 岁多见,是青年猝死的常见原因之一。

(一)病因和发病机制

该病属遗传疾病,50% 患者有家族史,为常染色体显性遗传,由编码心肌的肌节蛋白基因突变所致。部分患者由代谢性或浸润性疾病所引起。内分泌紊乱,尤其是儿茶酚胺分泌增多、原癌基因表达异常和钙调节异常,是 HCM 的促进因子。

(二)病理变化

HCM 特征性的变化是非对称性室间隔肥厚,也可见均匀肥厚型、心尖肥厚型和左心室前壁肥厚

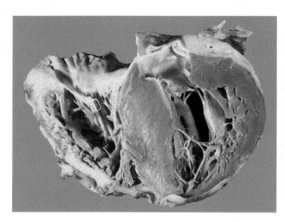

图 9-28　肥厚型心肌病
室间隔非对称性肥厚,心室腔及左室流出道狭窄

型等。肉眼观,心脏增大、重量增加,成人者心多重达 500g 以上,两侧心室壁肥厚、室间隔厚度大于左心室壁的游离侧,二者之比>1.3(正常为 0.95)(图 9-28)。乳头肌肥大、心室腔狭窄,左室尤其显著。由于收缩期二尖瓣向前移动与室间隔左侧心内膜接触,可引起二尖瓣增厚和主动脉瓣下的心内膜局限性增厚。光镜下,心肌细胞弥漫性肥大,核大、畸形、深染、明显的心肌纤维走行紊乱。电镜下,肌原纤维排列方向紊乱,肌丝交织或重叠状排列,Z 带不规则,并可见巨大线粒体。

临床上,心排出量下降,肺动脉高压可致呼吸困难,附壁血栓脱落可引起栓塞。

三、限制型心肌病

限制型心肌病(restrictive cardiomyopathy,RCM)以单侧或双侧心室充盈受限和舒张期容量减少为特征。收缩功能和室壁厚度正常或接近正常,间质纤维组织增生。热带地区多发,我国仅有散发病例,多数患者年龄在 15～50 岁。

(一)病因和发病机制

RCM 的病因目前仍未阐明。可能与非化脓性炎症、体液免疫反应异常、过敏反应和营养代谢不良等有关。最近报道本病可呈家族性发病。

(二)病理变化

肉眼观,心腔狭窄,心内膜及心内膜下纤维性增厚可达 2～3mm,呈灰白色,以心尖部为重,向上蔓延,累及三尖瓣或二尖瓣(可引起关闭不全)。光镜下,心内膜纤维化,可发生玻璃样变和钙化,伴有附壁血栓形成。心内膜下心肌常见萎缩和变性改变,亦称心内膜心肌纤维化(endomyocardial fibrosis)。

临床上,主要表现为心力衰竭和栓塞,少数可发生猝死。

四、致心律失常性右室心肌病

致心律失常性右室心肌病(arrhythmogenic right ventricular cardiomyopathy,ARVC)又称右室心肌病

（right ventricular cardiomyopathy），是指右心室心肌被纤维脂肪组织进行性替代的心肌病。早期呈区域性，晚期累及整个右心室，或向左心室和心房蔓延。多见于中青年，男性多发。

（一）病因和发病机制

家族性发病多见，占30%～50%，多为常染色体显性遗传，已经证实7种基因突变与致心律失常性右室心肌病有关。另外，约2/3患者的心肌可见散在的或弥漫性的炎细胞浸润，炎症反应亦在ARVC发病中起到重要作用。

（二）病理变化

主要病理变化是右室局部或全部心肌为脂肪组织或纤维脂肪组织替代，主要累及流出道、心尖或前下壁，心肌组织可见散在或弥漫性的淋巴细胞浸润（图9-29）。病变区域的心室壁变薄，可伴瘤样扩张。

临床上，主要表现为右心室进行性扩大、难治性右心衰竭和（或）室性心动过速。

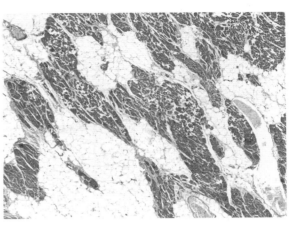

图9-29 致心律失常性右室心肌病
右心室局部被脂肪组织所替代

五、特异性心肌病

特异性心肌病（specific cardiomyopathy，SCM）也称继发性心肌病，多数SCM伴心室扩大和各种类型心律失常，临床表现类似DCM。

1. 克山病（keshan disease，KD） 是一种地方性心肌病（endemic cardiomyopathy）。1935年首先在黑龙江省克山县发现，因此命名为克山病。本病主要流行在我国东北、西北、华北和西南一带山区和丘陵地带。多数研究结果提出，KD可能是由于缺乏硒等某些微量元素和营养物质，干扰和破坏了心肌代谢而引起心肌细胞的损伤，伴有急、慢性充血性心力衰竭和心律失常。

病理变化 KD的病变主要表现是心肌严重的变性、坏死和瘢痕形成。肉眼观，心脏不同程度增大，重量增加。两侧心腔扩大，心室壁变薄，尤以心尖部为重，心脏呈球形（图9-30）。切面，心室壁可见散在分布瘢痕灶，部分病例（尸检）在心室肉柱间或左、右心耳内可见附壁血栓形成。光镜下，心肌细胞有不同程度的颗粒变性、空泡变性和脂肪变性，坏死灶凝固状或液化性肌溶解，心肌细胞核消失，肌原纤维崩解，残留心肌细胞膜空架（图9-31）。慢性病例以瘢痕为主。电镜下，I带致密重叠，肌节凝聚，钙盐沉积在变性的线粒体内，致线粒体肿胀，嵴消失。

2. 酒精性心肌病（alcoholic cardiomyopathy） 是因长期过量饮酒后出现的以心脏肥大、心力衰竭为特点的心脏病。可出现高血压、心血管意外、心律失常和猝死。多见于30～55岁男性，有10年以上大量饮酒史。病理变化与DCM相似，但与DCM相比，若能够早期发现，及早戒酒，可逆转或终止左心室功能减退。临床表现为心脏扩大，窦性心动过速，舒张期血压增高，脉压减小，常有室性或房性奔马律。

3. 围生期心肌病（peripartum cardiomyopathy） 是指在妊娠末期或产后5个月内首次发生的，以累及心肌为主的一种心肌病，曾称为产后心肌病。病因未明，可能与病毒感染和自身免疫等有关。病理变化与DCM相似。临床表现为呼吸困难、血痰、肝大、水肿等

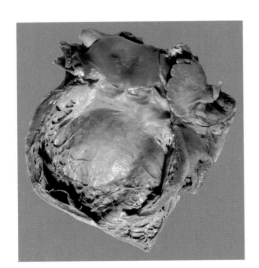

图9-30 克山病
左心室明显扩张，室壁变薄

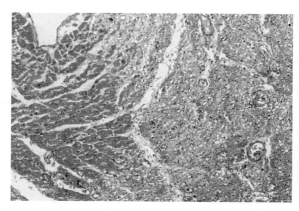
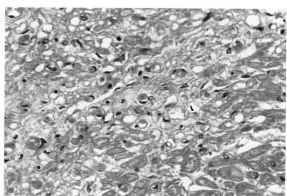

图 9-31   克山病（低倍和高倍）

心肌纤维溶解、坏死，残留肌细胞膜

心力衰竭症状。

4. 药物性心肌病（drug-induced cardiomyopathy）   是指接受了某些药物治疗的患者因药物对心肌的毒性作用而引起心肌的损害，产生类似 DCM 和非梗阻性 HCM 的心肌病。最常见的药物是抗肿瘤药物或抗精神病药物等。

第八节   心   肌   炎

心肌炎（myocarditis）是各种原因引起的心肌局限性或弥漫性炎症病变。常规尸检中可发现有 1%～2% 的病例在心肌细胞内可见局限性的炎细胞浸润，但一般临床无症状。部分心肌炎病例（心肌活检）其病理变化与 DCM 很难鉴别。

心肌炎根据病因可分感染性和非感染性。前者由病毒、细菌、螺旋体、立克次体、真菌及寄生虫等引起，后者由过敏、变态反应、理化因素或药物引起。心肌炎大多数由病毒感染引起。

一、病毒性心肌炎

病毒性心肌炎（viral myocarditis）是指嗜心肌性病毒感染引起的心肌非特异性间质性炎症病变。可为流行发病，在病毒流行感染期，约有 5% 患者发生心肌炎。常见病毒是柯萨奇 B 组 2～5 型和 A 组 9 型病毒，其次是埃可病毒和腺病毒，还有流感病毒、风疹病毒、巨细胞病毒及肝炎病毒等。目前发现 30 余种病毒可致病。

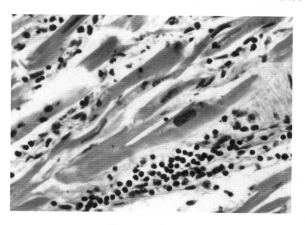

图 9-32   心肌炎

心肌细胞间和间质可见大量的淋巴细胞、单核细胞浸润，多数心肌细胞变细，可见散在的肥大的心肌细胞

（一）病因和发病机制

致病机制：①急性或持续性病毒感染所致心肌直接损害；②病毒介导免疫损伤，以 T 细胞免疫为主；③多种致炎因子和 NO 等介导的心肌损害和微血管损伤。

（二）病理变化

病毒直接导致心肌细胞损伤，也可以通过 T 细胞介导的免疫反应间接地引起心肌细胞的损伤。肉眼观，心脏略增大或无明显变化。光镜下，心肌细胞间质水肿，其间可见淋巴细胞和单核细胞浸润（图 9-32），将心肌分割成条索状，有的心肌断裂，伴有心肌间质纤维化等。临床表现轻重不一,如炎症累及传导系统,可出现不同程度的心律失常。

二、细菌性心肌炎

细菌性心肌炎(bacterial myocarditis)是由细菌引起的心肌炎症。常见的细菌有白喉杆菌、沙门菌属、链球菌、结核杆菌、脑膜炎双球菌和肺炎双球菌等。病理变化,可见心肌及间质有多发性小脓肿灶,其周围有不同程度的心肌细胞变性坏死,间质以中性粒细胞浸润为主。

三、孤立性心肌炎

孤立性心肌炎(isolated myocarditis)又称特发性心肌炎(idiopathic myocarditis)。1899年由Fiedler首先描述,也称为Fiedler心肌炎。其原因至今未明。多发生于20~50岁青中年人。

病理变化

1. **弥漫性间质性心肌炎（diffuse interstitial myocarditis）**　主要表现为心肌间质或小血管周围有较多淋巴细胞、单核细胞和巨噬细胞浸润。早期心肌细胞较少发生变性、坏死。病程较长者,心肌间质纤维化,心肌细胞肥大。

2. **特发性巨细胞性心肌炎（idiopathic giant cell myocarditis）**　病灶处可见心肌灶状坏死和肉芽肿形成,中心有红染、无结构的坏死物,周围有淋巴细胞、单核细胞、浆细胞或嗜酸性粒细胞浸润,并混有多量的多核巨细胞。

四、免疫反应性心肌炎

免疫反应性心肌炎(myocarditis due to immune-mediated reactions)主要见于一些变态反应疾病,如风湿性心肌炎(见本章第四节)、类风湿性心肌炎、系统性红斑狼疮和结节性多动脉炎所引起的心肌炎。其次是某些药物引起的过敏性心肌炎(hypersensitivity myocarditis),如磺胺类、抗生素(青霉素、四环素、链霉素、金霉素等)、消炎药以及抗癫痫药等。

病理变化　主要表现为心肌间质性炎。在心肌间质及小血管周围可见嗜酸性粒细胞、淋巴细胞、单核细胞浸润,偶见肉芽肿形成。心肌细胞有不同程度的变性、坏死。

第九节　心　包　炎

心包炎(pericarditis)是由病原微生物(主要为细菌)和某些代谢产物引起的脏层、壁层心外膜发生的炎症反应,大多数是一种并发性疾病,多继发于变态反应性疾病、尿毒症、心脏创伤及恶性肿瘤转移等。上述发病因素中,绝大多数因素可引起急性心包炎,少数结核和真菌等可引起慢性心包炎。

一、急性心包炎

急性心包炎(acute pericarditis)多为渗出性炎症,常形成心包积液。按渗出的主要成分可分为:

(一) 浆液性心包炎

浆液性心包炎(serous pericarditis)以浆液性渗出为主要特征,主要是由非感染性疾病引起,如风湿病、系统性红斑狼疮、硬皮病、肿瘤、尿毒症等。病毒感染以及伴有其他部位感染亦常引起心包炎。累及心肌者亦称心肌心包炎(myopericarditis)。

病理变化　心外膜血管扩张、充血,血管壁通透性增高。心包腔有一定量的浆液性渗出液,并伴有少量的中性粒细胞、淋巴细胞和单核细胞的渗出。

临床表现为患者胸闷不适。体检心界扩大,听诊心音弱而远。

(二) 纤维素性及浆液纤维素性心包炎

纤维素性及浆液纤维素性心包炎(fibrinous and serofibrinous pericarditis)是心包炎中最常见的类

型。常由系统性红斑狼疮、风湿病、尿毒症、结核、急性心肌梗死、Dressler 综合征以及心外科手术等引起。

病理变化　肉眼观,心包脏、壁两层表面附着一层粗糙的黄白色纤维素性渗出物,呈绒毛状,故称绒毛心(见图 9-23)。光镜下,渗出液由浆液、纤维蛋白、少量的炎细胞和变性的坏死组织构成。临床表现有心前区疼痛,听诊可闻及心包摩擦音。

(三) 化脓性心包炎

化脓性心包炎(purulent pericarditis)是由链球菌、葡萄球菌和肺炎双球菌等化脓菌侵袭心包所致。这些细菌可经多种途径侵入心包,如通过邻近组织病变直接蔓延;或经血液、淋巴道播散所致;或心脏手术直接感染。

病理变化　肉眼观,心包腔面覆盖一层较厚的呈灰绿色、浑浊而黏稠的纤维素性脓性渗出物。光镜下,心外膜表面血管扩张充血,大量中性粒细胞浸润。渗出物内可见大量变性、坏死的中性粒细胞及无结构粉染物质。炎症累及周围心肌细胞明显时,称为心肌心包炎(myopericarditis);若炎症累及心脏周围组织明显时,称纵隔心包炎(mediastinopericarditis)。临床表现除感染症状外,可伴有上述两种心包炎(浆液性、纤维素性)的症状和体征。当渗出物吸收不完全时,可发生机化,导致缩窄性心包炎(constrictive pericarditis)。

(四) 出血性心包炎

出血性心包炎(hemorrhagic pericarditis)大多数是由结核杆菌经血道感染引起,亦可由恶性肿瘤累及心包所致。心包腔含大量浆液性、血性的积液。此外,心外科手术可继发出血性心包炎,出血多时可致心脏压塞(tamponade)。

二、慢性心包炎

慢性心包炎(chronic pericarditis)多由急性心包炎转化而来,临床病程持续 3 个月以上。此型又分为两型。

(一) 非特殊型慢性心包炎(non-specific type of chronic pericarditis)

仅局限于心包本身,病变较轻,故临床无明显症状。常见病因有结核病、尿毒症、变态反应性疾病(如风湿病)等。

(二) 特殊型慢性心包炎(specific type of chronic pericarditis)

1. **粘连性纵隔心包炎(adhesive mediastinopericarditis)**　常继发于化脓性心包炎、干酪样心包炎、心外科手术或纵隔放射性损伤之后。心外膜因纤维粘连而闭塞,并与纵隔及周围器官粘连。心脏因受心外膜壁层的限制和受到与周围器官粘连的牵制而工作负担增加,引起心脏肥大、扩张。

2. **缩窄性心包炎(constrictive pericarditis)**　由于心包腔内渗出物机化和瘢痕形成,致心脏舒张期充盈受限,严重影响心排出量。多继发于化脓性心包炎、结核性心包炎和出血性心包炎。

第十节　先天性心脏病

先天性心脏病(congenital heart disease)是指出生时就存在心血管结构和功能异常的心脏病,是由于胎儿时期心血管系统发育异常或发育障碍以及出生后应当退化的组织未能退化所造成,也称先天性心脏畸形(congenital heart deformity)。这是新生儿和儿童时期最常见的心脏病。据统计,发病率在 10‰ 左右,随着外科手术和经导管介入治疗技术的发展,能存活至成人期的患者近年来显著增加,可达 85% 左右。

先天性心脏病的病因和发病机制尚未完全阐明。在母体妊娠早期(5~8 周),即胚胎的心脏大血管形成期间,母体患病毒性疾病,宫内缺氧,服用有致畸形作用的药物或母体患有糖尿病、系统性红斑狼疮、饮酒、接受放射线辐射等,影响了心脏的正常发育,均可导致胎儿心脏血管发生畸形。另外,先天性心脏病有明显的遗传倾向,不少单基因或多基因遗传性疾病常伴有心血管畸形。

先天性心脏病的类型较多,临床上按早期是否出现发绀等分为非发绀型(动脉导管未闭、房间隔缺损、室间隔缺损)、发绀型(法洛四联症、大动脉移位)和阻塞型(主动脉缩窄)三大类(图9-33)。

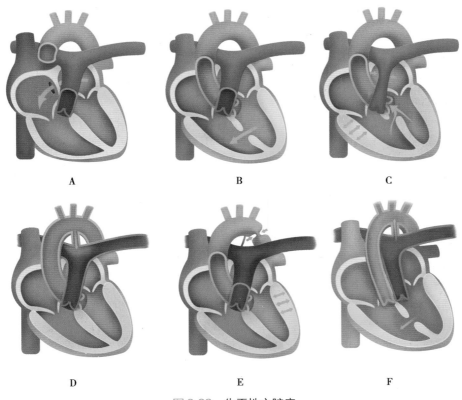

图 9-33　先天性心脏病

A. 房间隔缺损;B. 室间隔缺损;C. 法洛四联症;D. 动脉导管开放;
E. 主动脉缩窄;F. 大动脉移位

一、房间隔缺损

房间隔缺损(atrial septal defect,ASD)是先天性心脏病中常见的类型之一,其发病率占小儿先天性心脏病的第二位。ASD 根据解剖部位的不同可分为卵圆孔未闭、中央型缺损、静脉窦型、冠状静脉窦型及原发孔缺损等类型。ASD 时,虽然左右两心房压力接近,左房的血流在左心室舒张时通过缺损向右房、右室分流,由于右心血流量增加,导致右心舒张期负荷加重,右房右室扩大,肺动脉扩张,肺血流增多,促使右心室衰竭(见图9-33A)。X 线显示,心脏扩大,以右房右室最明显,肺动脉段突出,主动脉结缩小。ECG 提示,电轴右偏,不完全右束支传导阻滞。

临床上,单纯房间隔缺损在儿童期大多无症状,随年龄增长症状逐渐显现,劳力性呼吸困难为主要表现,继之可发生室上性心律失常。有些患者可因右室慢性容量负荷过重而发生右心衰竭。晚期约15%患者因重度肺动脉高压出现右向左分流而有青紫,形成艾森门格综合征(Eisenmenger syndrome)。最典型的体征为肺动脉瓣区第二心音亢进呈固定性分裂,并可闻及Ⅱ～Ⅲ级收缩期喷射性杂音。

二、室间隔缺损

室间隔缺损(ventricular septal defect,VSD)是临床上最常见的重要先天性心内畸形,可以单独存在,或合并其他心脏畸形。单纯 VSD 的病理生理取决于缺损大小及肺血管阻力。多数适合手术治疗的患者可分为两组:一组为充血性心力衰竭患者,通常是婴儿,生长停止,有反复胸部感染史,其缺损较大,肺血管阻力低,伴大量左向右分流。另一组为大儿童,症状不明显,缺损及左向右分流亦较大,可伴有肺血管压力或阻力增高(见图9-33B)。

临床上,在心前区触及收缩期震颤,第二心音通常分裂,伴有肺血管梗阻性病变时,第二心音分裂则消失。肺血管阻力增高不严重时,可在心尖部听到显著的第三心音及舒张期充盈性隆隆样杂音,表明大量血流通过二尖瓣。ECG提示,双侧心室负荷增加。X线显示,心脏增大和肺血管影加重。

三、法洛四联症

法洛四联症(tetralogy of Fallot)是由Fallot(1888)首先描述的,是成人最常见的发绀型先天性心肌病,占先天性心脏病的10%~15%。该病四个典型特征是:①室间隔缺损;②右心室流出道梗阻(肺动脉口狭窄);③主动脉骑跨;④右心室肥厚(见图9-33C)。其中室间隔缺损和肺动脉口狭窄为基本病变。法洛四联症也是存活婴儿中发病率最高的青紫型心脏病,即发绀是主要体征。出生时仅有轻度发绀,随着年龄增长,由于左心室漏斗部肥厚的进展而加重。ECG显示,右心室压力超负荷引起的右心室肥厚。X线显示,心脏大小一般正常,肺动脉相对偏小,呈"靴形心"。

四、动脉导管未闭

动脉导管未闭(patent ductus arteriosus,PDA)占先天性心脏病发病总数的15%~20%,女性多于男性。动脉导管是由胚胎第6对动脉弓的左侧演变而来,为降主动脉的下段与左肺动脉之间的一根导管。出生后随着呼吸的开始,动脉血氧含量急剧升高,肺动脉压及肺阻力迅速下降,激肽类的释放等因素,强烈地刺激动脉导管平滑肌收缩,故一般于出生后10~15小时内形成功能上的关闭。80%婴儿在出生后3个月,95%婴儿出生后1年内形成解剖上的关闭。未成熟儿可有关闭延长,但若持续开放则可产生病理生理改变(见图9-33D)。

临床上,分流量甚小即未闭动脉导管内径较小者,无主观症状,明显体征为胸骨左缘第2肋间及左锁骨下方可闻及连续性机械样杂音,伴有震颤,脉压轻度增大。中等分流量者常有乏力、劳累后心悸、气喘胸闷等症状,心脏听诊杂音性质同上,更为响亮,伴有震颤,传导范围广泛。分流量大者常伴有继发性严重肺动脉高压,致右向左分流。患者多有青紫,临床症状严重。

五、主动脉缩窄

主动脉缩窄(coarctation of aorta)是指主动脉局限性狭窄,分为婴儿型和成人型两种(见图9-33E)。前者为动脉导管之前的主动脉段狭窄,又称导管前狭窄;后者为动脉导管之后的主动脉峡部狭窄,又称导管后狭窄。

婴儿型(infantile form)狭窄常较重,常合并动脉导管开放,不合并动脉导管开放的患儿很难存活,而合并动脉导管开放的患儿,由于含氧量低的肺循环血液可经开放的导管进入主动脉远端供应下半身,患儿可以存活。下半部因动脉血氧含量低而青紫、下肢凉冷、跛行等。

成人型(adult form)狭窄程度常较轻,动脉导管常常闭锁。由于狭窄以上的主动脉段(胸主动脉以上)与狭窄以下的主动脉段(腹主动脉及分支)形成较大的脉压,两者之间的动脉分支常常形成广泛而明显的侧支循环,以代偿下肢的血液供应。

六、大动脉移位

大动脉移位(transposition of the great arteries)也称大血管移位(transposition of the great vessels),是由于胚胎时期主动脉和肺动脉转位异常而致的心血管畸形,有纠正型和非纠正型两种(见图9-33F)。

纠正型(corrected from)是主动脉移向前方,肺动脉移向后侧,但通常伴有左、右心室互相移位,故主动脉仍出自左心室,肺动脉出自右心室,血液循环无异常,患者无症状,可健康存活。

　　非纠正型(non-corrected from)又称完全性大动脉移位,即主动脉和肺动脉互相交换位置,主动脉出自右心室,肺动脉出自左心室。右心室血液不能注入肺,而经主动脉流入体循环;左心室血液不能流入体循环,而经肺动脉注入肺。

（王国平　陶仪声）

第十章　呼吸系统疾病

　　呼吸系统由呼吸道和肺构成。呼吸道包括鼻、咽、喉、气管、支气管。以喉环状软骨为界将呼吸道分为上、下两部分。

　　上呼吸道黏膜血液供应丰富，对吸入的空气有加温和湿润作用。黏膜分泌的黏液和浆液能黏附较大的粉尘或颗粒，并将其排出体外。

　　下呼吸道自气管逐级分支为支气管、小支气管、细支气管至终末细支气管，共同构成气体出入的传导部分；继终末细支气管之后为管壁有肺泡开口的呼吸性细支气管、肺泡管、肺泡囊直至肺泡，构成肺的呼吸部。肺动脉和支气管动脉的分布伴随支气管分支走行至肺泡间隔。终末细支气管直径小于1mm，管壁被覆单层纤毛柱状上皮（无杯状细胞），腺体和软骨消失。3～5个终末细支气管连同它们的分支及肺泡构成肺小叶（lobule）。相邻肺小叶由小叶间静脉、淋巴管和少量纤维组织间隔。肺小叶内的Ⅰ级呼吸性细支气管及其远端肺组织称为肺腺泡（pulmonary acinus），是肺的基本功能单位。每个肺小叶有15～25个肺腺泡。肺泡由肺泡上皮细胞覆盖，其中Ⅰ型上皮细胞覆盖肺泡内表面的95%以上。该细胞胞体扁阔，其外有基底膜，与毛细血管内皮细胞和基底膜共同构成的气血屏障是肺组织气血交换的场所。Ⅱ型肺泡上皮细胞数量较少，呈立方形，镶嵌于Ⅰ型上皮细胞间，通过分泌表面活性物质降低肺泡表面张力，防止肺泡塌陷。肺泡壁上有肺泡间孔（Cohn孔），使相邻肺泡彼此相通。

　　肺的传导部分除喉及声带被覆复层鳞状上皮外，其余均被覆假复层或单层纤毛柱状上皮，这些纤毛与管壁杯状细胞及黏液腺分泌的黏液共同构成黏液-纤毛排送系统。随空气进入的粉尘颗粒（直径2～10μm）和病原体沉积或黏附于气管、支气管表面的黏液层，由纤毛摆动自下向上排送，直至咳出而被清除。进入肺泡腔内的小粉尘颗粒（直径小于2μm）及病原物由肺泡腔内巨噬细胞吞噬、降解。肺泡巨噬细胞还能合成分泌多种生物活性物质如IFN-γ、TNF-α、溶菌酶等加强对病原物的杀灭作用；并能摄入抗原物质将抗原信息递呈给呼吸道的淋巴细胞，激发细胞免疫和体液免疫反应。当上述清除、防御功能受损或进入的病原物、有害粉尘数量过多和毒力过强或肺处于高敏状态时，将导致呼吸系统疾病发生。

第一节　呼吸道和肺炎症性疾病

呼吸系统是人体与外界相通并进行气体交换的主要门户,随空气进入呼吸道的病原微生物及有害物质常可导致呼吸道炎症性疾病的发生。炎症性疾病是呼吸系统最常见的一类疾病。主要包括鼻炎、鼻窦炎、咽炎、喉炎、气管支气管炎、细支气管炎和肺炎等。

一、鼻炎、鼻窦炎

(一)鼻炎

鼻炎(rhinitis)是鼻的常见疾病,有急性鼻炎和慢性鼻炎两类。

1. 急性鼻炎　根据病因可分为急性病毒性鼻炎和过敏性鼻炎。

(1)急性病毒性鼻炎:常为呼吸道病毒性疾病的一部分,可由各种呼吸道病毒引起,最常为鼻病毒,其次为冠状病毒、副流感病毒等。着凉、过劳、全身慢性疾病和鼻中隔偏曲等可致机体抵抗力降低或鼻黏膜防御功能削弱而导致病毒入侵、繁殖而发病。本病潜伏期为1~3天。初期,鼻黏膜充血、水肿(鼻塞),浆液渗出(浆液性卡他)。继而,寄生于鼻黏膜的链球菌、葡萄球菌增生繁殖,常常使病毒性鼻炎转化为黏液化脓性炎,表现为脓性卡他。黏膜上皮纤毛黏结,部分上皮脱落,2~3天后上皮开始再生,约2周后经修复痊愈。未发育完善的婴幼儿由于抵抗力和免疫力低下,有时可伴发鼻窦炎、中耳炎、肺炎、急性心肌炎等产生严重后果。

(2)过敏性鼻炎:属于Ⅰ型变态反应性疾病,最常见的变应原为吸入的花粉及草类、谷物和某些树木的粉尘、室内尘螨、动物的毛屑等;也可由碘、油漆、药品、某些食物和化妆品引起。镜下可见鼻黏膜上皮层内杯状细胞增多、纤毛受损,基膜增厚,间质水肿,肥大细胞增多,并有大量嗜酸性粒细胞、淋巴细胞和浆细胞浸润。

2. 慢性鼻炎

(1)慢性单纯性鼻炎:是由于鼻腔血管的神经调节功能紊乱,导致以鼻黏膜血管扩张、腺体分泌增多为特征的慢性炎症。病变表现为鼻黏膜肿胀,血管扩张、充血,黏液分泌增多,间质内淋巴细胞和浆细胞浸润。

(2)慢性肥厚性鼻炎:是由鼻腔血管神经调节功能障碍,过敏和激素的影响或粉尘、气候和职业等因素引起的以鼻黏膜肥厚、鼻甲肿胀为特征的慢性鼻炎。镜下除见黏膜肿胀、杯状细胞增多、小血管增生、内皮细胞肿胀和慢性炎细胞浸润外,尚有黏膜上皮增生、鳞状上皮化生和黏膜下结缔组织增生等。这些改变使鼻黏膜长期肥厚,有时尚可伴有息肉形成。鼻甲骨和骨膜亦可增生、肥大。

(3)慢性萎缩性鼻炎:目前病因尚不确定,可能与遗传因素有关。患者常伴有骨萎缩、缺铁性贫血、汗腺减少等疾病。该病多始于青春期,女性较男性多见。患部鼻黏膜萎缩,嗅觉障碍或消失,鼻腔内有痂样苔膜形成且易为腐败菌沾染并分解而产生恶臭,故又名臭鼻症。病变特点为黏膜上皮广泛鳞状上皮化生,小血管呈闭塞性脉管炎改变,黏膜和腺体萎缩,甚者鼻甲骨亦萎缩,纤维结缔组织增生。

(4)特异性鼻炎:多为全身性疾病,如结核、麻风、梅毒、结节病等在鼻黏膜形成的慢性肉芽肿性炎,常可破坏鼻黏膜乃至软骨和骨质,导致鼻和面部变形。

(二)鼻窦炎

鼻窦炎(sinusitis)是较常见的疾病,以上颌窦炎的发病率最高,其次为筛窦炎、额窦炎和蝶窦炎。如所有鼻窦受累则称为全鼻窦炎(pansinusitis)。本病多由鼻源性细菌感染引起,偶为牙源性或血源性感染。除病原菌的类型和毒力外,全身抵抗力降低、气压变化、鼻窦引流、通气障碍等在鼻窦炎发病中也起重要作用。

病理变化　急性浆液性卡他性鼻窦炎时,鼻窦黏膜充血水肿,黏膜上皮尚完整。发展为急性化脓性鼻窦炎时,鼻窦黏膜固有膜层内除有大量中性粒细胞浸润外,尚有黏膜上皮细胞坏死脱落。慢性鼻窦炎时黏膜增厚,固有膜水肿,血管壁增厚,管腔狭窄甚至闭塞,间质内有较多炎细胞浸润。急性化脓性鼻窦炎转入慢性期后,部分黏膜被破坏,常伴有鳞状上皮化生和肉芽组织形成,固有膜明显增厚,其内有大量淋巴细胞、浆细胞浸润。局部可有息肉形成。

并发症　病变严重时,可扩散并侵犯邻近组织,引起骨髓炎、眼眶蜂窝织炎、软脑膜炎和脑脓肿等,甚至导致败血症。

二、咽炎、喉炎

（一）咽炎

咽炎(pharyngitis)是咽部黏膜及淋巴组织的炎症,急性咽炎常为上呼吸道感染的一部分,多由柯萨奇病毒、腺病毒和副流感病毒引起,也可由链球菌、葡萄球菌和肺炎球菌等细菌感染引起。病变可表现为单纯性咽炎和急性化脓性咽炎。由溶血性链球菌引起的急性脓毒性咽炎,局部和全身症状及病变都较严重,甚至可发生脓毒败血症。

慢性咽炎是由急性咽炎迁延不愈、反复发作所致,也可因长期吸烟或吸入有害气体引起。根据病变特点,慢性咽炎可分为:①慢性单纯性咽炎:咽部黏膜充血、腺体增生,分泌增多伴淋巴细胞和浆细胞浸润。②慢性肥厚性咽炎:黏膜增厚,淋巴组织及纤维结缔组织明显增生,常于咽后壁形成颗粒状隆起。③慢性萎缩性咽炎:多由慢性萎缩性鼻炎蔓延而来,主要表现为黏膜和腺体的萎缩。

（二）喉炎

喉炎(laryngitis)可单独发生,也可以是上呼吸道感染的一部分。

1. 急性喉炎（acute laryngitis）　大多由病毒和细菌感染引起,常继发于感冒之后。病变因病原体的不同有所差异。由感冒病毒引起者,主要表现为急性卡他性喉炎,早期黏膜充血水肿,随后出现中性粒细胞浸润伴黏液脓性分泌物形成。白喉杆菌引起者表现为假膜性炎,且多由咽白喉蔓延而来。流感所致喉炎可有假膜形成,但最常表现为出血性炎,若夹杂葡萄球菌和链球菌感染,常导致黏膜坏死和溃疡形成。

另外,理化因素如粉尘、有害气体、过度吸烟,异物或检查器械所致的损伤均可引起急性喉炎。

2. 慢性喉炎（chronic laryngitis）　可由急性喉炎迁延而来,也可由吸烟、粉尘吸入,用声过度或发音不当及鼻咽腔慢性炎症等长期慢性刺激而引起。患者主要症状为声嘶、咽部干燥、异物感,发音时喉痛,时有痉挛性咳嗽。

根据病理变化,慢性喉炎可分为:①慢性单纯性喉炎:喉黏膜充血水肿,镜下见黏膜及黏膜下组织血管扩张、充血,间质水肿,淋巴细胞浸润。②慢性增生性喉炎:喉部黏膜增厚,镜下表现为黏膜上皮增生,甚至可角化,黏膜下纤维结缔组织明显增生,大量淋巴细胞、浆细胞浸润,可有淋巴滤泡形成。部分病例由于长期慢性炎症刺激可导致黏膜呈瘤样增生,形成息肉或小结,临床表现为声带息肉或声带小结。二者的病变基本相同,而发生部位不同。声带息肉常发生于声带前1/3和2/3交界处,多为单侧性,呈息肉状;声带小结多发生于声带前1/3和前联合处,呈小结节状。二者表面均被覆鳞状上皮且多有不同程度的萎缩而变薄(有时棘细胞层明显增厚),可见角化不全。早期病变主要表现为上皮下结缔组织水肿,小血管扩张;晚期以纤维组织增生为主,有时可见数量不等的淋巴细胞、浆细胞和中性粒细胞浸润。间质中常有淀粉样物质沉积。

三、急性气管支气管、细支气管炎

（一）急性气管支气管炎

急性气管支气管炎(acute tracheobronchitis)是呼吸道常见疾病,多见于儿童及老年人。常在寒冷季节继上呼吸道感染发病,主要在流感病毒、副流感病毒、呼吸道合胞病毒和腺病毒等感染的基础上继发细菌（如肺炎球菌、流感嗜血杆菌、金黄色葡萄球菌等）感染。在少数情况下，吸入各种有害气体（如氯气、二氧化硫）、粉尘、异物也可引起急性气管支气管炎。

气管和支气管的病变相同，且二者常常联合发生。肉眼观，黏膜红肿，表面黏附白色或淡黄色黏性分泌物，重症病例可出现黏膜坏死和溃疡形成。根据病变特点可分为：①急性卡他性气管支气管炎（acute catarrhal tracheobronchitis）：黏膜及黏膜下层充血、水肿，可有少量中性粒细胞浸润。管腔表面覆有较稀薄的黏性黄色分泌物，通常可被咳出，有时也可堵塞支气管腔。②急性化脓性气管支气管炎（acute suppurative tracheobronchitis）：多由急性卡他性炎发展而来，此时分泌物转变为脓性，黏膜及黏膜下层有大量中性粒细胞浸润，炎症也可经细支气管累及邻近肺泡。③急性溃疡性气管支气管炎（acute ulcerative tracheobronchitis）：多为病毒感染合并化脓性炎引起，病情较重，早期管腔黏膜发生浅表性坏死、糜烂，继而形成溃疡。损伤程度轻时，炎症消退后损伤的黏膜上皮由基底层细胞增生修复，可痊愈，溃疡则由肉芽组织修复后形成瘢痕。

特殊类型的气管支气管炎有白喉时的假膜性炎和麻疹时的巨细胞支气管炎等。

（二）急性细支气管炎

急性细支气管炎（acute bronchiolitis）是指管径小于 2mm 的细支气管的急性炎症，常见于 4 岁以下的婴幼儿，特别是 1 岁以内的婴儿，约占患儿的 90%。多在冬季发病，主要由病毒（如呼吸道合胞病毒、腺病毒和副流感病毒）感染引起。婴幼儿小气道狭窄，气流速度慢，病原微生物易于停留和聚集；加之免疫功能发育不完善，黏膜表面的 IgA 水平很低，故易发生病毒性感染。此外，细支气管管壁又无软骨支撑，故炎症时易于发生管腔阻塞，导致通气障碍，呼吸困难，严重者可出现呼吸衰竭和窒息。

病理变化表现为细支气管黏膜充血肿胀，单层纤毛柱状上皮坏死脱落，代之以增生的无纤毛柱状上皮或扁平上皮，杯状细胞增多，黏液分泌增加，管壁内有淋巴细胞和单核细胞浸润。管腔内充满由纤维蛋白、炎细胞和脱落的上皮细胞构成的渗出物，使管腔部分或完全阻塞而导致小灶性肺萎缩或急性阻塞性肺气肿。此外，由于细支气管管壁薄，炎症易扩散到周围的肺间质和肺泡，形成细支气管周围炎（peribronchiolitis）或局限性肺炎（focal pneumonitis）。当病变程度较轻、范围较局限时，炎症消退后渗出物被吸收或咳出而痊愈。少数病变严重者，管壁的损伤由瘢痕修复，腔内的渗出物发生机化，阻塞管腔，形成纤维闭塞性细支气管炎（bronchiolitis fibrosa obliterans）。

四、肺炎

肺炎（pneumonia）通常指肺的急性渗出性炎症，是呼吸系统的常见病、多发病。根据病因不同，由各种生物因子引起的肺炎分别称为细菌性肺炎、病毒性肺炎、支原体肺炎、真菌性肺炎和寄生虫性肺炎；由不同理化因素引起的，又分别称为放射性肺炎、类脂性肺炎和吸入性肺炎或过敏性肺炎等。根据肺部炎症发生的部位，如发生于肺泡者称肺泡性肺炎，发生于肺间质者称间质性肺炎。根据病变累及的范围又可称为大叶性肺炎、小叶性肺炎和节段性肺炎。按病变的性质又可分为浆液性、纤维素性、化脓性、出血性、干酪性及肉芽肿性肺炎等。以细菌性肺炎为最常见，大约占肺炎的 80%。

（一）细菌性肺炎

1. 大叶性肺炎（lobar pneumonia）　是主要由肺炎球菌引起的以肺泡内弥漫性纤维素渗出为主的炎症，病变通常累及肺大叶的全部或大部。本病多见于青壮年，临床起病急，主要症状为寒战高热、咳嗽、胸痛、呼吸困难和咳铁锈色痰，有肺实变体征及外周血白细胞增多等。一般经 5~10 天，体温下降，症状和体征消退。

病因和发病机制　大叶性肺炎 90% 以上是由肺炎链球菌引起的，其中 1、2、3 和 7 型多见，但以 3 型毒力最强。此外，肺炎杆菌、金黄色葡萄球菌、流感嗜血杆菌、溶血性链球菌也可引起，但均少见。肺炎链球菌存在于正常人鼻咽部，带菌的正常人常是本病的传播源。当受寒、醉酒、疲劳和麻醉时呼吸道的防御功能减弱，机体抵抗力降低，易致细菌侵入肺泡而发病。进入肺泡内的病原菌迅速生长繁殖并引发肺组织的变态反应，导致肺泡间隔毛细血管扩张、通透性升高，浆液和纤维蛋白原大量渗出并与细菌共同通过肺泡间孔（Cohn 孔）或呼吸性细支气管向邻近肺组织蔓延,波及部分或整个肺大叶,而肺大叶之间的蔓延则是经肺叶支气管播散所致。

病理变化及临床病理联系　大叶性肺炎的主要病理变化为肺泡腔内的纤维素性炎,常发生于单侧肺,多见于左肺或右肺下叶,也可同时或先后发生于两个或多个肺叶。典型的自然发展过程大致可分为四期:

（1）充血水肿期:发病的第 1～2 天,病变肺叶肿胀,暗红色。镜下见肺泡间隔内毛细血管弥漫性扩张充血,肺泡腔内有大量的浆液性渗出液,其内混有少量的红细胞、中性粒细胞和巨噬细胞。渗出液中常可检出肺炎链球菌。此期患者因毒血症而寒战、高热及外周血白细胞计数升高等。胸片 X 线检查显示片状分布的模糊阴影。

（2）红色肝样变期:一般于发病后的第 3～4 天,肿大的肺叶充血呈暗红色,质地变实,切面灰红,似肝脏外观,故称红色肝样变期。镜下见肺泡间隔内毛细血管仍处于扩张充血状态,而肺泡腔内则充满纤维素及大量红细胞,其间夹杂少量中性粒细胞和巨噬细胞。其中纤维素连接成网并穿过肺泡间孔与相邻肺泡内的纤维素网相连。此期渗出物中仍能检测出较多的肺炎链球菌。X 线检查可见大片致密阴影。若病变范围较广,患者动脉血中氧分压因肺泡换气和肺通气功能障碍而降低,可出现发绀等缺氧症状。肺泡腔内的红细胞被巨噬细胞吞噬、崩解后,形成含铁血黄素随痰液咳出,致使痰液呈铁锈色。病变波及胸膜时,则引起纤维素性胸膜炎,发生胸痛,并可随呼吸和咳嗽而加重。

（3）灰色肝样变期:发病后的第 5～6 天,病变肺叶仍肿大,但充血消退,由红色逐渐转变为灰白色,质实如肝,故称灰色肝样变期（图 10-1）。镜下见肺泡腔内渗出的纤维素增多,相邻肺泡纤维素丝经肺泡间孔互相连接的现象更为多见（图 10-2）。纤维素网中有大量中性粒细胞,因肺泡壁毛细血管受压迫,肺泡腔内几乎很少见到红细胞。

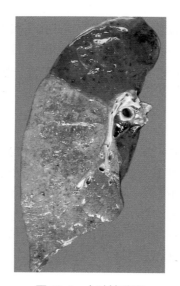

图 10-1　**大叶性肺炎**
病变肺叶肿胀,色灰黄,质实如肝

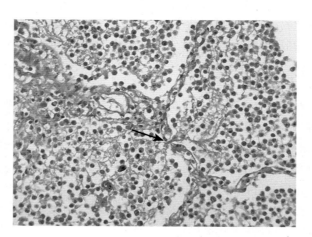

图 10-2　**大叶性肺炎（灰色肝样变期）**
肺泡腔内充满渗出的纤维素及中性粒细胞,箭头示
相邻的肺泡腔内纤维素经肺泡间孔互相连接

此期肺泡仍不能充气,但病变肺组织内因肺泡间隔毛细血管受压,血流量显著减少,静脉血氧含量不足反而减轻,使缺氧状况得以改善。患者咳出的铁锈色痰逐渐转为黏液脓痰。渗出物中的致病菌除被中性粒细胞吞噬杀灭外,此时机体的特异性抗体已形成,故不易检出细菌。

（4）溶解消散期:发病后 1 周左右进入该期。此时机体的防御功能显著增强,病菌消灭殆尽。肺泡腔内中性粒细胞变性坏死,并释放出大量蛋白水解酶将渗出物中的纤维素溶解,由淋巴管吸收或经气道咳出。肺内实变病灶消失,病变肺组织质地较软。肺内炎症病灶完全溶解消散后,肺组织结构和功能恢复正常,胸膜渗出物亦被吸收或机化。患者体温下降,临床症状和体征逐渐减轻、消失,胸部X线检查恢复正常。此期历时1~3周。

大叶性肺炎的上述病理变化是一个连续的过程,彼此之间无绝对的界限,同一病变肺叶的不同部位亦可呈现不同阶段的病变。现今常在疾病的早期即开始对患者使用抗生素类药物,干预了疾病的自然经过,故已很少见到典型的四期病变过程,临床症状也不典型,病变范围往往比较局限,表现为节段性肺炎,病程也明显缩短。

并发症　大叶性肺炎的并发症现已少见。

(1)肺肉质变(pulmonary carnification):亦称机化性肺炎。由于肺内炎性病灶中中性粒细胞渗出过少,释放的蛋白酶量不足以溶解渗出物中的纤维素,大量未能被溶解吸收的纤维素即被肉芽组织取代而机化(图10-3)。病变肺组织呈褐色肉样外观,故称肺肉质变。

(2)胸膜肥厚和粘连:大叶性肺炎时病变常累及局部胸膜伴发纤维素性胸膜炎,若胸膜及胸膜腔内的纤维素不能被完全溶解吸收而发生机化,则致胸膜增厚或粘连。

(3)肺脓肿及脓胸:当病原菌毒力强大或机体抵抗力低下时,由金黄色葡萄球菌和肺炎链球菌混合感染者,易并发肺脓肿,并常伴有脓胸。

(4)败血症或脓毒败血症:严重感染时,细菌侵入血液大量繁殖并产生毒素所致。

(5)感染性休克:见于重症病例,是大叶性肺炎的严重并发症。主要表现为严重的全身中毒症状和微循环衰竭,故又称中毒性或休克性肺炎,临床较易见到,死亡率较高。

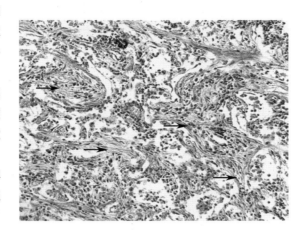

图10-3　肺肉质变
肺泡腔内纤维素性渗出物由纤维结缔组织取代

2. **小叶性肺炎(lobular pneumonia)**　是主要由化脓性细菌引起,以肺小叶为病变单位的急性化脓性炎症。病变常以细支气管为中心,故又称支气管肺炎(bronchopneumonia)。主要发生于儿童、体弱老人及久病卧床者。

病因和发病机制　小叶性肺炎大多由细菌引起,常见的致病菌有葡萄球菌、肺炎球菌、流感嗜血杆菌、肺炎克雷伯杆菌、链球菌、铜绿假单胞菌及大肠杆菌等。小叶性肺炎的发病常与上述细菌中致病力较弱的菌群有关,它们通常是口腔或上呼吸道内的常驻菌。其中致病力较弱的4、6、10型肺炎球菌是最常见的致病菌。当患传染病或营养不良、恶病质、昏迷、麻醉和手术后等情况下,由于机体抵抗力下降,呼吸系统防御功能受损,这些细菌就可能侵入通常无菌的细支气管及末梢肺组织生长繁殖,引起小叶性肺炎。因此,小叶性肺炎常是某些疾病的并发症,如麻疹后肺炎、手术后肺炎、吸入性肺炎、坠积性肺炎等。

病理变化　小叶性肺炎的病变特征是以细支气管为中心的肺组织化脓性炎症。

肉眼,双肺表面和切面散在分布灰黄、质实病灶,以下叶和背侧多见。病灶大小不一,直径多在0.5~1cm(相当于肺小叶范围),形状不规则,病灶中央常可见病变细支气管的横断面(图10-4)。严重病例,病灶可互相融合成片,甚或累及整个大叶,发展为融合性支气管肺炎(confluent bronchopneumonia),一般不累及胸膜。

镜下,不同的发展阶段,病变的表现和严重程度不一致。早期,病变的细支气管黏膜充血、水肿,表面附着黏液性渗出物,周围肺组织无明显改变或肺泡间隔仅有轻度充血。随着病情进展,病灶中支气管、细支气管管腔及其周围的肺泡腔内出现较多中性粒细胞、少量红细胞及脱落的肺泡上皮细胞。病灶周围肺组织充血,可有浆液渗出,部分肺泡过度扩张(代偿性肺气肿)。严重时,病灶中中性粒细

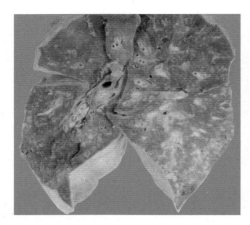

图 10-4　小叶性肺炎

肺切面散布大小不一、形状不规则的灰黄质实变灶,部分病灶中央可见细支气管横断面

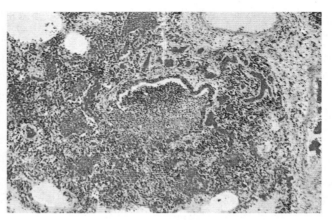

图 10-5　小叶性肺炎

病灶实变的肺组织,中央为病变的细支气管,管腔内及其周围肺泡腔内充满以中性粒细胞为主的炎性渗出物

胞渗出增多,支气管和肺组织遭破坏,呈完全化脓性炎症改变(图 10-5)。

临床病理联系　因小叶性肺炎多为其他疾病的并发症,其临床症状常被原发疾病所掩盖,但发热、咳嗽和咳痰仍是最常见的症状。支气管黏膜受炎症及渗出物的刺激引起咳嗽,痰液往往为黏液脓性或脓性。因病变常呈小灶性分布,故肺实变体征不明显,X 线检查则可见肺内散在不规则小片状或斑点状模糊阴影。由于病变部位细支气管和肺泡腔内含有渗出物,听诊可闻及湿啰音。

结局和并发症　经及时有效治疗,本病大多可以痊愈。婴幼儿、年老体弱者,特别是并发其他严重疾病者,预后大多不良。

小叶性肺炎的并发症远较大叶性肺炎多,且危险性也大,较常见的有呼吸功能不全、心力衰竭、脓毒血症、肺脓肿和脓胸等。

3. **军团菌肺炎（Legionella pneumonia）**　是由嗜肺军团杆菌(Legionella pneumophila)引起的,以肺组织急性纤维素性化脓性炎为病变特点的急性传染病。1976 年首次暴发流行于参加美国费城退伍军团会议的人员而得名。本病呈世界性分布,我国亦有散发病例。军团菌属现已确定有 40 余个菌种(近 70 个血清型),临床分离到的 90% 是嗜肺军团杆菌。患者常起病急,病情较严重,除高热伴呼吸道症状外,尚可有消化系统及神经系统症状;严重者可出现肺脓肿、胸膜炎、心肌炎、呼吸衰竭、肾衰竭、心功能不全等。由于临床表现复杂且缺乏特异性症状和体征,X 线检查亦难与其他肺炎鉴别,故给早期诊断及治疗造成困难。病死率可高达 15% 左右,尤以老年人、免疫缺陷者及伴有其他疾病(糖尿病、肿瘤)者死亡率高。

（二）病毒性肺炎

病毒性肺炎(viral pneumonia)常由上呼吸道病毒感染向下蔓延所致,引起该类肺炎常见的病毒有流感病毒,其次为呼吸道合胞病毒、腺病毒、副流感病毒、麻疹病毒、单纯疱疹病毒及巨细胞病毒等。除流感病毒、副流感病毒外,其余病毒所致肺炎多见于儿童。此类肺炎发病可由一种病毒感染,也可由多种病毒混合感染或继发于细菌感染。临床症状差别较大,除有发热和全身中毒症状外,还表现为频繁咳嗽、气急和发绀等。

病理变化　病毒性肺炎主要表现为肺间质的炎症。肉眼观,病变常不明显,病变肺组织因充血水肿而轻度肿大。镜下通常表现为肺泡间隔明显增宽,其内血管扩张、充血,间质水肿及淋巴细胞、单核细胞浸润,肺泡腔内一般无渗出物或仅有少量浆液(图 10-6)。病变较严重时,肺泡腔内则出现由浆液、少量纤维素、红细胞及巨噬细胞混合成的渗出物,甚至可见肺组织的坏死。由流感病毒、麻疹病毒和腺病毒引起的肺炎,其肺泡腔内渗出的浆液性渗出物常浓缩成薄层红染的膜状物贴附于肺泡内表面,即透明膜形成。细支气管上皮和肺泡上皮也可增生、肥大,并形成多核巨细胞。如麻疹性肺炎时出现的巨细胞较多,又称巨细胞肺炎。在增生的上皮细胞和多核巨细胞内可见病毒包涵体。病毒包涵体呈圆形或椭圆形,约红细胞大小,其周围常有一清晰的透明晕,其在细胞内出现的位置常因感染病毒的种类不同而异,腺病毒、单纯疱疹病毒和巨细胞病毒等病毒感染时,病毒包涵体出现于上皮细胞的核内或胞质内,可呈嗜碱性、嗜酸性或嗜双色性(图10-7);呼吸道合胞病毒感染时,出现于胞质(嗜酸性);麻疹肺炎时则胞核和胞质内均可见到。检见病毒包涵体是病理组织学诊断病毒性肺炎的重要依据。

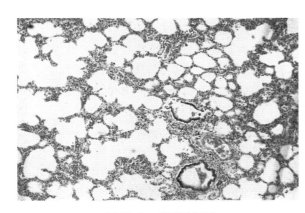

图10-6　**病毒性肺炎**
肺泡间隔明显增宽,血管扩张充血,间质水肿伴大量以单核细胞为主的炎细胞浸润,肺泡腔内基本无渗出物

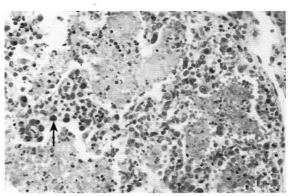

图10-7　**病毒性肺炎**
增生肥大的上皮细胞核内见嗜碱性,圆形或椭圆形,周围有一明显空晕的病毒包涵体

　　病毒性肺炎若为混合性感染引起,如麻疹病毒合并腺病毒感染,或继发细菌性感染,则其病变更为严重和复杂,病灶可呈小叶性、节段性和大叶性分布,且支气管和肺组织可出现明显的坏死、出血,或混杂有化脓性病变,从而掩盖了病毒性肺炎的病变特征。

(三)严重急性呼吸综合征

　　严重急性呼吸综合征(severe acute respiratory syndrome,SARS)是2003年由世界卫生组织命名的以呼吸道传播为主的急性传染病,国内又称传染性非典型肺炎。本病传染性极强,现已确定本病的病原体为一种以前未知的冠状病毒,并命名为SARS冠状病毒。SARS病毒以近距离空气飞沫传播为主,直接接触患者粪便、尿液和血液等也会受感染,故医务人员为高发人群,发病有家庭和医院聚集现象。发病机制尚未阐明。现有研究提示,SARS病毒的结构蛋白(S蛋白、E蛋白、N蛋白和M蛋白)和5个未知的蛋白刺激机体发生免疫超敏反应,引起强烈的肺组织免疫损伤;目前发现,SARS患者早期外周血CD4$^+$和CD8$^+$阳性淋巴细胞数量显著减少,后者尤为明显,表明患者T细胞免疫功能遭受严重破坏。SARS起病急,以发热为首发症状,体温一般高于38℃,偶有畏寒,可伴头痛、肌肉和关节酸痛、干咳、少痰,严重者出现呼吸窘迫。外周血白细胞计数一般不升高或降低,常有淋巴细胞计数减少。X线检查,肺部常有不同程度的块状、斑片状浸润性阴影。

　　病理变化　现有部分SARS死亡病例尸检报告显示该病以肺和免疫系统的病变最为突出,心、肝、肾、肾上腺等实质性器官也不同程度受累。

　　1. **肺部病变**　肉眼观双肺呈斑块状实变,严重者双肺完全性实变;表面暗红色,切面可见肺出血灶及出血性梗死灶。镜下,以弥漫性肺泡损伤为主,肺组织重度充血、出血和肺水肿,肺泡腔内充满大量脱落和增生的肺泡上皮细胞及渗出的单核细胞、淋巴细胞和浆细胞。部分肺泡上皮细胞胞质内可见典型的病毒包涵体,电镜证实为病毒颗粒。肺泡腔内可见广泛透明膜形成,部分病例肺泡腔内渗出物出现机化,呈肾小球样机化性肺炎改变。肺小血管呈血管炎改变,部分管壁可见纤维素样坏死伴血栓形成,微血管内可见纤维素性血栓(图10-8)。

　　2. **脾和淋巴结病变**　脾体积略缩小,质软。镜下见脾小体高度萎缩,脾动脉周围淋巴鞘内淋巴

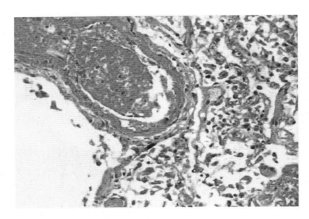

图 10-8　SARS 的肺部病变

肺泡腔内充满大量脱落的肺泡上皮及渗出的单核细胞、淋巴细胞、边缘见残存的透明膜。左上角示肺静脉管壁纤维素样坏死伴腔内血栓形成

细胞减少,红髓内淋巴细胞稀疏。白髓和被膜下淋巴组织大片灶状出血坏死。肺门淋巴结及腹腔淋巴结固有结构消失,皮髓质分界不清,皮质区淋巴细胞数量明显减少,常见淋巴组织呈灶状坏死。

心、肝、肾、肾上腺等器官除小血管炎症性病变外,均有不同程度变性、坏死和出血等改变。

本病若能及时发现并有效治疗大多可治愈;不足 5% 的严重病例可因呼吸衰竭而亡。其中并发症及后遗症有待进一步观察确定。

（四）支原体肺炎

支原体肺炎(mycoplasmal pneumonia)是由肺炎支原体引起的一种间质性肺炎(interstitial pneumonia)。寄生于人体的支原体有数十种,但仅有肺炎支原体对人体致病。儿童和青少年发病率较高,秋、冬季发病较多,主要经飞沫传播,常为散发性,偶尔流行。患者起病较急,多有发热、头痛、咽喉痛及顽固而剧烈的咳嗽、气促和胸痛,咳痰常不显著。听诊常闻及干、湿性啰音,胸部 X 线检查显示节段性纹理增强及网状或斑片状阴影。白细胞计数轻度升高,淋巴细胞和单核细胞增多。本病临床不易与病毒性肺炎鉴别,但可由患者痰液、鼻分泌物及咽拭培养出肺炎支原体而诊断。大多数支原体肺炎预后良好,死亡率为 0.1% ~1% 。

病理变化　肺炎支原体感染可波及整个呼吸道,引起上呼吸道炎、气管炎和支气管炎及肺炎。肺部病变常累及一叶肺组织,以下叶多见,偶可波及双肺。病变主要发生于肺间质,故病灶实变不明显,常呈节段性分布。肉眼观呈暗红色,切面可有少量红色泡沫状液体溢出,气管或支气管腔可有黏液性渗出物,胸膜一般不被累及。镜下,病变区内肺泡间隙明显增宽,血管扩张、充血,间质水肿伴大量淋巴细胞、单核细胞和少量浆细胞浸润。肺泡腔内无渗出物或仅有少量混有单核细胞的浆液性渗出液。小支气管、细支气管壁及其周围间质充血水肿及慢性炎细胞浸润,伴细菌感染时可有中性粒细胞浸润。严重病例,支气管上皮和肺组织可明显坏死、出血。

第二节　慢性阻塞性肺疾病

慢性阻塞性肺疾病(chronic obstructive pulmonary disease ,COPD)主要是由慢性支气管炎、支气管哮喘、支气管扩张症和肺气肿等一组疾病发展而来,其病理特征为肺实质和小气道受损,导致不可逆性慢性气道阻塞、呼吸阻力增加和肺功能不全。

一、慢性支气管炎

慢性支气管炎(chronic bronchitis)是发生于支气管黏膜及其周围组织的慢性非特异性炎性疾病,是一种常见病、多发病,中老年人群中发病率达 15% ~20% 。主要临床特征为反复发作的咳嗽、咳痰或伴有喘息症状,且症状每年至少持续 3 个月,连续 2 年以上。病情持续多年者常并发严重影响健康的肺气肿及慢性肺源性心脏病。

病因和发病机制　慢性支气管炎由多种因素长期综合作用引起发病,已确定的致病因素包括:①病毒和细菌感染:慢性支气管炎的发病与感冒密切相关,多发生于冬春季,凡能引起上呼吸道感染的病毒和细菌在慢性支气管炎病变的发展过程中都可起重要作用,鼻病毒、腺病毒和呼吸道合胞病毒是致病的主要病毒,而上呼吸道常驻菌中,肺炎球菌、肺炎克雷伯杆菌、流感嗜血杆菌等则可能是导致慢性支气管炎急性发作的主要病原菌。②吸烟:吸烟对慢性支气管炎的发病也起重要作用,吸烟者患病率较不吸烟者高 2～10 倍,且患病率与吸烟量成正比,香烟烟雾中含有的焦油、尼古丁和镉等有害物质能损伤呼吸道黏膜,降低局部抵抗力,烟雾又可刺激小气道产生痉挛,从而增加气道的阻力。③空气污染与过敏因素:工业烟雾、粉尘等造成的大气污染与慢性支气管炎有明显的因果关系;过敏性因素与慢性支气管炎也有一定关系,喘息型慢性支气管炎患者往往有过敏史。④机体内在因素:如机体抵抗力降低,呼吸系统防御功能受损及内分泌功能失调等也与本病的发生发展密切相关。

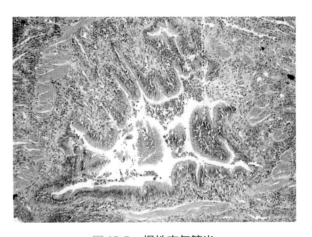

图 10-9　慢性支气管炎

病变支气管壁增厚,增生的黏膜突向管腔,间质内大量淋巴细胞及浆细胞浸润,管壁内平滑肌束增生、肥大

病理变化　早期,病变常限于较大的支气管,随病情进展逐渐累及较小的支气管和细支气管。主要病变为:①呼吸道黏液-纤毛排送系统受损,纤毛柱状上皮变性、坏死脱落,再生的上皮杯状细胞增多,并发生鳞状上皮化生;②黏膜下腺体增生肥大和浆液性上皮发生黏液腺化生,导致分泌黏液增多;③管壁充血水肿,淋巴细胞、浆细胞浸润;④管壁平滑肌断裂、萎缩(喘息型者:平滑肌束增生、肥大),软骨可变性、萎缩或骨化(图 10-9)。

慢性支气管炎反复发作必然导致病变程度逐渐加重,累及的细支气管也不断增多,终将引起管壁纤维性增厚,管腔狭窄甚至发生纤维性闭锁;而且,炎症易向管壁周围组织及肺泡扩展,形成细支气管周围炎。细支气管炎和细支气管周围炎是引起慢性阻塞性肺气肿的病变基础。

临床病理联系　患者因支气管黏膜受炎症的刺激及分泌的黏液增多而出现咳嗽、咳痰的症状。痰液一般为白色黏液泡沫状,在急性发作期,咳嗽加剧,并出现黏液脓性或脓性痰。支气管的痉挛或狭窄及黏液和渗出物阻塞管腔常致喘息。双肺听诊可闻及哮鸣音,干、湿性啰音。某些患者可因支气管黏膜和腺体萎缩(慢性萎缩性气管炎),分泌物减少而痰量减少或无痰。小气道的狭窄和阻塞可致阻塞性通气障碍,此时呼气阻力的增加大于吸气,久之,使肺过度充气,肺残气量明显增多而并发肺气肿。

二、支气管哮喘

支气管哮喘(bronchial asthma)简称哮喘,是一种由呼吸道过敏引起的以支气管可逆性发作性痉挛为特征的慢性阻塞性炎性疾病。患者大多具有特异性变态反应体质。临床表现为反复发作的伴有哮鸣音的呼气性呼吸困难、咳嗽或胸闷等症状。发作间歇期可完全无症状。严重病例常合并慢性支气管炎,并导致肺气肿和慢性肺源性心脏病。

病因和发病机制　本病的病因复杂,诱发哮喘的过敏原种类较多,如花粉、尘埃、动物毛屑、真菌(曲菌)、某些食品和药品等。这些物质主要经呼吸道吸入,也可食入或经其他途径进入人体。呼吸道感染和精神因素亦可诱发哮喘发作。支气管哮喘发作机制复杂,尚未完全明了。除过敏原方面的影响和机体本身的状态外,其发作过程主要涉及多种细胞(淋巴细胞、单核细胞、肥大细胞和嗜酸性粒细胞等)表面的受体及它们合成和分泌的多种介质和细胞因子,并经过信息的接收、传递和调控等复杂步骤共同完成全部反应过程。如过敏原可激活 T 淋巴细胞分化为 Th1 和 Th2 两个亚群,它们能释放多种白细胞介素(ILs)。Th2 可释放 IL-4 和 IL-5,IL-4 可促进 B 细胞产生 IgE,促进肥大细胞生成,并由 IgE 包裹的致敏肥大细胞与抗原反应,引发哮喘;而 IL-5 则可选择性地促使嗜酸性粒细胞分化、激活并滞留于炎症灶内,在气道上皮损伤、平滑肌细胞收缩、成纤维细胞增生和细胞外基质的形成等方面发挥重要作用。一般在接触过敏原后 15 分钟左右哮喘发作称为速发性反应,而 4～24 小时发病则称为迟发性反应。

此外,机体的特应性、气道壁的炎性增生和气道的高反应性均导致对过敏原的敏感性增高,以致轻微的刺激即可使气道发生明显的收缩,引起气道阻力显著增高,也是哮喘发病的重要环节。

病理变化 肺因过度充气而膨胀,常伴有灶性萎陷。支气管管腔内可见黏液栓,偶尔可见支气管扩张。镜下见黏膜上皮局部脱落,基底膜显著增厚及玻璃样变,黏膜下水肿,黏液腺增生,杯状细胞增多,管壁平滑肌增生肥大。管壁各层均可见嗜酸性粒细胞、单核细胞、淋巴细胞和浆细胞浸润。在管壁及黏液栓中常可见嗜酸性粒细胞的崩解产物夏科-莱登(Charcot-Leyden)结晶。

临床病理联系 哮喘发作时,因细支气管痉挛和黏液栓阻塞,引起呼气性呼吸困难并伴有哮鸣音。症状可自行缓解或经治疗后缓解。长期反复的哮喘发作可致胸廓变形及弥漫性肺气肿,有时可合并自发性气胸。

三、支气管扩张症

支气管扩张症(bronchiectasis)是以肺内小支气管管腔持久性扩张伴管壁纤维性增厚为特征的慢性呼吸道疾病。临床表现为慢性咳嗽、大量脓痰及反复咯血等症状。

病因和发病机制 支气管扩张症多继发于慢性支气管炎、麻疹和百日咳后的支气管肺炎及肺结核病等。因反复感染,特别是化脓性炎症常导致管壁平滑肌、弹力纤维和软骨等支撑结构破坏;同时受支气管壁外周肺组织慢性炎症所形成的纤维瘢痕组织的牵拉及咳嗽时支气管腔内压的增加,最终导致支气管壁持久性扩张。

此外,先天性及遗传性支气管发育不全或异常时,因支气管壁的平滑肌、弹力纤维和软骨薄弱或缺失,管壁弹性降低易致支气管扩张,如巨大气管支气管扩张症。常染色体隐性遗传性胰腺囊性纤维化病常合并肺囊性纤维化(pulmonary cystic fibrosis),患者因末梢肺组织发育不良,细小支气管常呈柱状及囊性扩张,且腔内有黏液栓塞,故常继发肺部感染和间质纤维化。

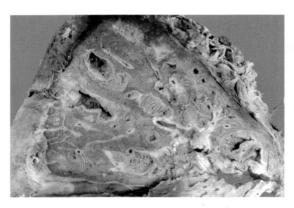

图 10-10　支气管扩张症
肺切面见多数显著扩张的支气管

病理变化 肉眼观,病变的支气管可呈囊状或筒状扩张,病变可局限于一个肺段或肺叶,也可累及双肺,以左肺下叶最多见。扩张的支气管、细支气管可呈节段性扩张,也可连续延伸至胸膜下,扩张的支气管数目多少不等,多者肺切面可呈蜂窝状(图 10-10)。扩张的支气管腔内可见黏液脓性渗出物或血性渗出物,若继发腐败菌感染可带恶臭,支气管黏膜可因萎缩而变平滑,或因增生肥厚而呈颗粒状。

镜下,支气管壁明显增厚,黏膜上皮增生伴鳞状上皮化生,可有糜烂及小溃疡形成。黏膜下血管扩张充血,淋巴细胞、浆细胞甚或中性粒细胞浸润,管壁腺体、平滑肌、弹力纤维和软骨不同程度遭受破坏,萎缩或消失,代之以肉芽组织或纤维组织。邻近肺组织常发生纤维化及淋巴组织增生。

临床病理联系 患者因支气管受慢性炎症及化脓性炎性渗出物的刺激,常有频发的咳嗽及咳出大量脓痰,若支气管壁血管遭破坏则可咯血,大量的咯血可致失血过多或血凝块阻塞气道,严重者可危及生命。患者常因支气管引流不畅或痰不易咳出而感胸闷、闭气,炎症累及胸膜者可出现胸痛。少数患者尚可合并肺脓肿、脓胸及脓气胸。慢性重症患者常伴严重的肺功能障碍,出现气急、发绀和杵状指等,晚期可并发肺动脉高压和慢性肺源性心脏病。

四、肺气肿

肺气肿(pulmonary emphysema)是末梢肺组织(呼吸性细支气管、肺泡管、肺泡囊和肺泡)因含气量过多伴肺泡间隔破坏,肺组织弹性减弱,导致肺体积膨大、通气功能降低的一种疾病状态,是支气管和肺部疾病最常见的并发症。

病因和发病机制　肺气肿常继发于其他肺阻塞性疾病,其中最常见的是慢性支气管炎。此外,吸烟、空气污染和肺尘埃沉着病(尘肺)等也是常见的发病原因。吸入的香烟烟雾和其他有害颗粒引起肺损伤和炎症,导致肺实质破坏(肺气肿),其发病机制主要与下列因素有关。

1. **阻塞性通气障碍**　慢性支气管炎时,因慢性炎症使小支气管和细支气管管壁结构遭受破坏及以纤维化为主的增生性改变导致管壁增厚、管腔狭窄;同时黏液性渗出物的增多和黏液栓的形成进一步加剧小气道的通气障碍,使肺排气不畅,残气量过多。

2. **呼吸性细支气管和肺泡壁弹性降低**　正常时细支气管和肺泡壁上的弹力纤维具有支撑作用,并通过回缩力排出末梢肺组织内的残余气体。长期的慢性炎症破坏了大量的弹力纤维,使细支气管和肺泡的回缩力减弱;而阻塞性肺通气障碍使细支气管和肺泡长期处于高张力状态,弹性降低,使残气量进一步增多。

3. **α_1-抗胰蛋白酶水平降低**　α_1-抗胰蛋白酶(α_1-antitrypsin,α_1-AT)广泛存在于组织和体液中,对包括弹性蛋白酶在内的多种蛋白水解酶有抑制作用。炎症时,白细胞的氧代谢产物氧自由基等能氧化α_1-AT,使之失活,导致中性粒细胞和巨噬细胞分泌的弹性蛋白酶数量增多、活性增强,加剧了细支气管和肺泡壁弹力蛋白、Ⅳ型胶原和糖蛋白的降解,破坏了肺组织的结构,使肺泡回缩力减弱。临床资料也表明,遗传性α_1-AT缺乏者因血清中α_1-AT水平极低,故肺气肿的发病率较一般人高15倍。

由于上述诸因素的综合作用,使细支气管和肺泡腔残气量不断增多,压力升高,导致细支气管扩张,肺泡最终破裂融合成含气的大囊泡,形成肺气肿。

类型　根据病变部位、范围和性质的不同,可将肺气肿分为下列类型:

1. **肺泡性肺气肿(alveolar emphysema)**　病变发生在肺腺泡(acinus)内,因其常合并有小气道的阻塞性通气障碍,故也称阻塞性肺气肿(obstructive emphysema),根据发生部位和范围,又将其分为(图10-11):

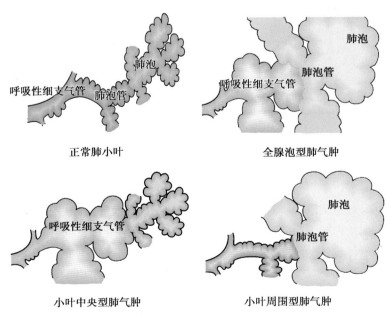

图 10-11　肺泡型肺气肿类型模式图

（1）腺泡中央型肺气肿（centriacinar emphysema）：此型最为常见，多见于中老年吸烟者或有慢性支气管炎病史者。病变特点是位于肺腺泡中央的呼吸性细支气管呈囊状扩张，而肺泡管和肺泡囊扩张不明显。

（2）腺泡周围型肺气肿（periacinar emphysema）：也称隔旁肺气肿（paraseptal emphysema），此型多不合并慢性阻塞性肺疾病。腺泡的呼吸性细支气管基本正常，而远侧端位于其周围的肺泡管和肺泡囊扩张。

（3）全腺泡型肺气肿（panacinar emphysema）：常见于青壮年、先天性 α_1-AT 缺乏症患者。病变特点是呼吸性细支气管、肺泡管、肺泡囊和肺泡都扩张，含气小囊腔布满肺腺泡内。肺泡间隔破坏严重时，气肿囊腔融合形成直径超过 1cm 的较大囊泡，则称囊泡性肺气肿。

2. 间质性肺气肿（interstitial emphysema）　肋骨骨折、胸壁穿透伤或剧烈咳嗽引起肺内压急剧增高等均可导致细支气管或肺泡间隔破裂，使空气进入肺间质形成间质性肺气肿。气体出现在肺膜下、肺小叶间隔，也可沿细支气管壁和血管周的组织间隙扩散至肺门、纵隔形成串珠状气泡，甚至可在上胸部和颈部皮下形成皮下气肿。

3. 其他类型肺气肿　包括：①瘢痕旁肺气肿（paracicatricial emphysema）：系指出现在肺组织瘢痕灶周围，由肺泡破裂融合形成的局限性肺气肿，因其出现的具体位置不恒定且大小形态不一，故也称为不规则型肺气肿，若气肿囊腔直径超过 2cm，破坏了肺小叶间隔时，称肺大疱（bullae），位于肺膜下的肺大疱破裂可引起气胸。②代偿性肺气肿（compensatory emphysema）：是指肺萎缩及肺叶切除后残余肺组织或肺炎性实变病灶周围肺组织的肺泡代偿性过度充气，通常不伴气道和肺泡壁的破坏或仅有少量肺泡壁破裂。③老年性肺气肿（senile emphysema）：是因老年人的肺组织弹性回缩力减弱使肺残气量增多而引起的肺膨胀。

病理变化　肺气肿时肺的体积显著膨大，色灰白，边缘钝圆，柔软而缺乏弹性，指压后压痕不易消退。切面因肺气肿类型不同，所见囊腔的大小、分布的部位及范围均有所不同（图 10-12）。

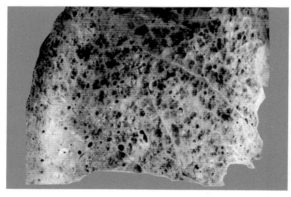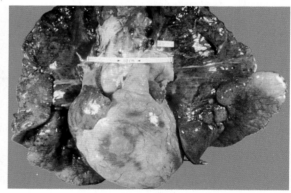

图 10-12　肺气肿、慢性肺源性心脏病
左图为腺泡中央型肺气肿，呼吸性支气管呈囊状扩张；右图为肺气肿、肺源性心脏病，肺显著膨大，边缘钝圆，色苍白，有肺大疱形成，右心肥大，心尖钝圆

镜下见肺泡扩张，肺泡间隔变窄并断裂，相邻肺泡融合成较大的囊腔（图 10-13）。肺泡间隔内毛细血管床数量减少，间质内肺小动脉内膜纤维性增厚。小支气管和细支气管可见慢性炎症改变。肺泡中央型肺气肿的气囊壁上常可见柱状或低柱状的呼吸上皮及平滑肌束的残迹。全腺泡型肺气肿的囊泡壁上偶见残存的平滑肌束片段，而较大的囊泡腔内有时还可见间质和肺小动脉构成的悬梁。

临床病理联系　患者除咳嗽、咳痰等慢性支气管炎症状外，常因阻塞性通气障碍而出现呼气性呼吸困难，气促、胸闷、发绀等缺氧症状。严重者因长期处于过度吸气状态使肋骨上抬，肋间隙增宽，胸廓前后径加大，形成肺气肿患者特有的体征"桶状胸"。因肺容积增大，X 线检查见肺野扩大、横膈下

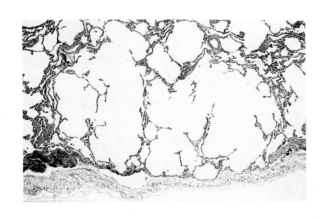

图 10-13 肺气肿

肺泡明显扩张,肺泡间隔变窄并断裂,相邻肺泡融合成较大囊腔

降、透明度增加。后期由于肺泡间隔毛细血管床受压迫及数量减少,使肺循环阻力增加,肺动脉压升高,最终导致慢性肺源性心脏病。

第三节 肺尘埃沉着病

肺尘埃沉着病(pneumoconiosis)简称尘肺,是长期吸入有害粉尘在肺内沉着,引起以粉尘结节和肺纤维化为主要病变的常见职业病。临床常伴有慢性支气管炎、肺气肿和肺功能障碍。按沉着粉尘的性质将其分为无机和有机尘肺两大类。国内最常见的无机尘肺主要有硅肺、石棉肺和煤矿工人肺尘埃沉着病。有机尘肺是吸入各种具有抗原性的有机尘埃,如含真菌孢子的植物粉尘、细菌产物和动物蛋白等所诱发的肺组织变态反应性炎症,如农民肺、蔗尘肺、皮毛尘肺等。

一、肺硅沉着病

肺硅沉着病(silicosis),简称硅肺(曾称矽肺),是长期吸入含游离二氧化硅(SiO_2)粉尘沉着于肺组织所引起的一种常见职业病。长期从事开矿、采石、坑道作业及在石英粉厂、玻璃厂、耐火材料厂、陶瓷厂生产作业的工人易患本病。患者多在接触硅尘 10~15 年后发病,病程进展缓慢,即使脱离硅尘接触后,肺部病变仍继续发展。晚期重症病例呼吸功能严重受损,常并发肺源性心脏病和肺结核病。

病因和发病机制 吸入空气中游离二氧化硅粉尘是硅肺发病的主要原因。发病与否与吸入二氧化硅的数量、形状及其颗粒大小密切相关。当吸入硅尘数量超出正常肺的清除能力或肺清除能力受呼吸道疾病的影响降低时均能使硅尘沉积于肺内。现有研究表明虽然不同形状的二氧化硅结晶都可致病,但以四面体的石英结晶致纤维化的作用最强。硅尘颗粒的大小是致病的又一决定因素,一般认为硅尘颗粒>5μm 者经过上呼吸道时易附着于黏膜表面,大多被黏液-纤毛排送系统清除出体外;而<5μm 者则可被吸入肺内直达肺泡并被聚集于肺泡间隔或支气管周围的巨噬细胞吞噬,形成早期硅肺的细胞性结节。硅尘颗粒越小致病力越强,其中以 1~2μm 者致病性最强。间质内部分吞噬了硅尘的巨噬细胞也可穿过淋巴管壁随淋巴回流至肺门淋巴结,引起淋巴结的同样病变。

硅尘颗粒引起硅肺的发病机制目前认为主要与 SiO_2 的性质和巨噬细胞有关。当吸入肺组织的硅尘被巨噬细胞吞入后,SiO_2 与水聚合形成硅酸,一种强的成氢键化合物,其羟基与吞噬溶酶体膜上的磷脂或脂蛋白上的氢原子形成氢键,使溶酶体膜通透性升高或破裂;被激活的巨噬细胞形成的氧自由基也可以直接损伤细胞质膜。溶酶体破裂后释放的多种溶酶体酶导致巨噬细胞崩解自溶,同时释放出硅尘,游离的硅尘又可被其他巨噬细胞再吞噬。另外,崩解的和已被激活的巨噬细胞均可释放多种细胞因子和炎症介质,如巨噬细胞生长因子(MDGF)、白细胞介素(IL)、纤维连接蛋白(FN)和肿瘤坏死因子(TNF)等引起肺组织的炎症反应、成纤维细胞增生和胶原沉积,导致肺纤维化。反复吸入并沉积在肺内的硅尘,特别是因巨噬细胞破裂再释放出的硅尘使肺部病变不断发展和加重。即便患者在脱离硅尘作业环境后,肺部疾病仍会继续发展。

免疫因素在硅肺的发病中也可能发挥作用,现有证据表明玻璃样变的硅结节内含较多的免疫球蛋白,患者血清中也出现 IgG、IgM 及抗核抗体等的异常,但确切机制尚未明了。

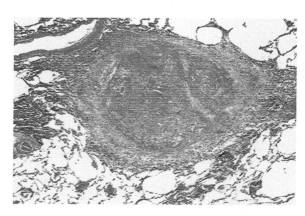

图 10-14　硅肺
图示纤维性硅结节,主要由玻璃样变的胶原纤维呈旋涡状排列构成

病理变化　硅肺的基本病变是硅结节(silicotic nodule)的形成和肺组织的弥漫性纤维化。

1. **硅结节**　硅结节为境界清楚的圆形或椭圆形结节,直径 3~5mm,色灰白,触之有沙砾感。硅结节形成的早期阶段是由吞噬硅尘的巨噬细胞聚集形成的细胞性结节。随病程进展,结节内成纤维细胞增生,结节发生纤维化遂形成纤维性结节。其内胶原纤维呈同心圆或旋涡状排列(图 10-14),部分结节中胶原纤维发生玻璃样变。结节中央常可见到管壁增厚,管腔狭窄的小血管。相邻的硅结节可以融合形成大的结节状病灶,其中央常因缺血、缺氧发生坏死和液化,形成硅肺性空洞(silicotic cavity)。偏光显微镜可观察到硅结节和病变肺组织内的硅尘颗粒。肺门淋巴结内也可有硅结节形成,致淋巴结肿大变硬。

2. **肺组织弥漫性纤维化**　病变肺组织内除见硅结节外,尚可见范围不等的弥漫性纤维化病灶,镜下为致密的玻璃样变胶原纤维。晚期病例纤维化肺组织可达全肺 2/3 以上。胸膜也可因弥漫性纤维化而广泛增厚,厚度可达 1~2cm。

硅肺的分期和病变特点　根据肺内硅结节的数量、大小、分布范围及肺纤维化程度,将硅肺分为三期:

Ⅰ期硅肺:主要表现为肺门淋巴结肿大,有硅结节形成和纤维化改变,肺组织内硅结节数量较少,主要分布于双肺中、下叶近肺门处,结节直径一般为 1~3mm。X 线检查肺门阴影增大,密度增强,肺野内可见少量类圆形或不规则形小阴影。肺的重量、体积和硬度无明显改变。胸膜可有硅结节形成,但增厚不明显。

Ⅱ期硅肺:硅结节数量增多,体积增大,伴有较明显的肺纤维化。结节性病变散布于双肺,但仍以中、下肺叶近肺门部密度较高,总的病变范围不超过全肺的 1/3。X 线检查肺野内见较多直径小于 1cm 的阴影,分布范围较广。肺的重量和硬度增加,体积增大,胸膜也增厚。

Ⅲ期硅肺(重症硅肺):硅结节密度增大并与肺纤维化融合成团块,病灶周肺组织常有肺气肿或肺不张。X 线检查肺内可出现直径超过 2cm 的大阴影。肺门淋巴结肿大,密度高,可见蛋壳样钙化。肺重量和硬度明显增加,新鲜肺标本可竖立(图 10-15),入水可下沉。切开时阻力大,有砂砾感,大团块病灶的中央可见硅肺空洞。

并发症

1. **肺结核病**　硅肺患者易并发结核病,称硅肺结核病(silicotuberculosis)。可能是由于病变组织

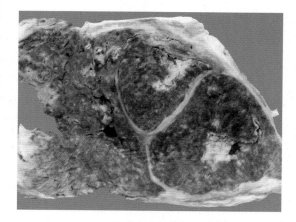

图 10-15　硅肺
Ⅲ期硅肺,肺体积缩小,重量和硬度明显增加,新鲜时可竖立,中上部可见肺空洞,胸膜弥漫纤维化

对结核杆菌的防御能力降低。硅肺病变愈严重,肺结核并发率愈高,Ⅲ期硅肺患者并发率可高达70%以上。硅肺病灶与结核病灶可以单独分开存在,也可以混合存在。此类患者结核病变的发展速度和累及范围均比单纯肺结核病者更快、更广,也更易形成空洞,导致大出血而死亡。

2. 慢性肺源性心脏病　有60%~75%的晚期硅肺患者并发慢性肺源性心脏病。肺组织弥漫性纤维化使肺毛细血管床减少,肺小动脉闭塞性脉管炎及缺氧引起的肺小动脉痉挛等均可导致肺循环阻力增大,肺动脉压升高,最终发展为慢性肺源性心脏病。患者可因右心衰竭而死亡。

3. 肺部感染和阻塞性肺气肿　患者抵抗力低下,呼吸道防御功能减弱,易继发严重的细菌和病毒感染,导致死亡。晚期硅肺患者常合并不同程度的阻塞性肺气肿,也可出现肺大疱,若破裂则形成自发性气胸。

二、肺石棉沉着病

肺石棉沉着病也称石棉肺(asbestosis),是长期吸入石棉粉尘引起的以肺组织和胸膜纤维化为主要病变的职业病。患者主要为长期从事石棉矿开采、选矿、运输、石棉加工及成品制作的工人。主要临床表现为咳嗽、咳痰、气急和胸痛等。晚期出现肺功能障碍和慢性肺源性心脏病的症状和体征,痰内可查见石棉小体。

发病机制　石棉是一种天然的矿物结晶,是含有铁、镁、铝、钙和镍等多种元素的硅酸复合物,其致病力与被吸入的石棉纤维数量、大小、形状及溶解度有关。石棉纤维有螺旋形和直形两种,二者都有致纤维化和诱发石棉肺的作用,但直形纤维因在呼吸道的穿透力强,故致病性更强,其中尤以长度大于8mm,厚度小于0.5mm者对肺组织造成的损伤最严重。

吸入的石棉纤维停留在细支气管的分支处,随后穿入黏膜下间质及肺泡;也有少量纤维吸入后直接抵达肺泡腔,然后被间质和肺泡内的巨噬细胞吞噬。被激活的吞噬细胞释放炎症介质和纤维化因子引起广泛的肺间质和胸膜的炎症及纤维化。纤维化形成的确切机制尚未完全阐明,由石棉纤维直接刺激成纤维细胞,促使脯氨酸羟化为羟脯氨酸从而加速胶原纤维合成,可能是纤维化形成的重要机制之一。

病理变化　肺石棉沉着病的病变特点为肺间质弥漫性纤维化(内含石棉小体)及胸膜脏层肥厚和胸膜壁层形成胸膜斑。

病变肺体积缩小、色灰、质硬。早期病变主要限于双肺下部和胸膜下肺组织,病变处纤维组织增生明显,切面呈网状。晚期肺组织弥漫性纤维化,常伴有明显的肺气肿和支气管扩张,使肺组织切面呈蜂窝状。胸膜脏层增厚,早期常以下部增生明显,愈至晚期纤维性增厚的范围更广泛,胸膜的壁层往往也出现纤维性斑块和广泛的纤维化。晚期胸膜腔闭塞,全肺被灰白的纤维组织所包裹。胸膜壁层凸起的局限性纤维瘢痕斑块称为胸膜斑(pleural plaque),灰白,质硬,半透明,状似软骨,常位于中、下胸壁,双侧呈对称性分布。

镜下,早期病变为石棉纤维引起的脱屑性肺泡炎,肺泡腔内出现大量脱落的肺泡上皮细胞和巨噬细胞,部分巨噬细胞胞质内可见吞噬的石棉纤维。细支气管管壁、细支气管和血管周围的结缔组织以及肺泡间隔内有多量淋巴细胞和单核细胞浸润,也可有嗜酸性粒细胞和浆细胞浸润。肺组织的纤维化始于细支气管周围,逐渐向肺泡间隔发展,随后肺泡遭破坏,由纤维组织取代,最终全肺弥漫性纤维化。细支气管和小血管亦被包裹于纤维组织之中,此时

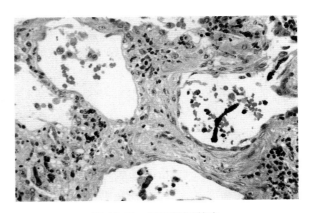

图10-16　**肺石棉沉着病**
肺泡腔和纤维化的间质内见多个深棕色、分节的棒状石棉小体

小动脉常呈闭塞性动脉内膜炎改变。尚未发生纤维化的肺泡上皮增生呈立方状,称腺样肺泡。在增生的纤维组织内可见多数石棉小体,系由铁蛋白包裹的石棉纤维(铁反应阳性),黄褐色,多呈棒状或蝌蚪形,有分节(图10-16),长短不一,长者可超过$100\mu m$,短者仅数微米。石棉小体旁可见异物巨细胞。石棉小体的检出是石棉肺的重要病理诊断依据。

并发症

1. 恶性肿瘤　动物实验和临床观察已证实石棉具有明显的致癌作用。石棉肺患者并发恶性肿瘤的种类按发生率的高低依次为恶性胸膜间皮瘤、肺癌、食管癌、胃癌和喉癌。有资料表明50%～80%以上恶性胸膜间皮瘤患者有石棉接触史。石棉肺并发肺癌的比例亦比一般人高出数倍至数十倍。石棉致瘤的机制尚不清楚,动物实验表明细长型的石棉纤维较短粗型更易致瘤,提示可能与石棉纤维的物理性状有关。

2. 肺结核病与肺源性心脏病　石棉肺合并肺结核病的几率远较硅肺低,约10%。石棉肺患者晚期常并发肺源性心脏病。

第四节　慢性肺源性心脏病

慢性肺源性心脏病(chronic cor pulmonale),简称肺心病,是因慢性肺疾病、肺血管及胸廓的病变引起肺循环阻力增加,肺动脉压升高而导致以右心室壁肥厚、心腔扩大甚或发生右心衰竭的心脏病。本病在我国常见,患病率接近0.5%。北方地区更为常见,且多在寒冷季节发病。患者年龄多在40岁以上,且随年龄增长患病率增高。

病因和发病机制

1. 肺疾病　最常引起肺心病的是慢性阻塞性肺疾病,其中又以慢性支气管炎并发阻塞性肺气肿最常见,占80%～90%,其后依次为支气管哮喘、支气管扩张症、肺尘埃沉着病、慢性纤维空洞型肺结核和肺间质纤维化等。此类疾病时肺毛细血管床减少,小血管纤维化、闭塞,使肺循环阻力增加。由于阻塞性通气障碍及肺气血屏障破坏使气体交换面积减少等均可导致肺泡气氧分压降低,二氧化碳分压升高。缺氧不仅能引起肺小动脉痉挛,还能使肺血管构型改建,即发生无肌细动脉肌化、肺小动脉中膜增生肥厚等变化,更增大了肺循环阻力而使肺动脉压升高,最终导致右心肥大、扩张。

2. 胸廓运动障碍性疾病　较少见。严重的脊柱弯曲、类风湿关节炎、胸膜广泛粘连及其他严重的胸廓畸形均可使胸廓活动受限而引起限制性通气障碍;也可因肺部受压造成肺血管扭曲、肺萎陷等增加肺循环阻力引起肺动脉压升高及肺心病。

3. 肺血管疾病　甚少见。原发性肺动脉高压症及广泛或反复发生的肺小动脉栓塞(如虫卵、肿瘤细胞栓子)等可直接引起肺动脉高压,导致肺心病。

病理变化

1. 肺部病变　除原有肺疾病(如慢性支气管炎、肺尘埃沉着病等)所表现的多种肺部病变外,肺心病时肺内的主要病变是肺小动脉的变化,特别是肺腺泡内小血管的构型重建,包括无肌型细动脉肌化及肌型小动脉中膜增生、肥厚,内膜下出现纵行平滑肌束等。此外,还可见肺小动脉炎,肺小动脉弹力纤维及胶原纤维增生,腔内血栓形成和机化以及肺泡间隔毛细血管数量减少等。

2. 心脏病变　以右心室的病变为主,心室壁肥厚,心室腔扩张,扩大的右心室占据心尖部,外观钝圆。心脏重量增加,可达850g。右心室前壁肺动脉圆锥显著膨隆,右心室内乳头肌和肉柱显著增粗,室上嵴增厚(见图10-12右图)。通常以肺动脉瓣下2cm处右心室前壁肌层厚度超过5mm(正常3～4mm)作为诊断肺心病的病理形态标准。镜下可见右心室壁心肌细胞肥大,核增大、深染;也可见缺氧引起的心肌纤维萎缩、肌浆溶解、横纹消失,间质水肿和胶原纤维增生等。

临床病理联系　肺心病发展缓慢,患者除原有肺疾病的临床症状和体征外,逐渐出现的呼吸功能不全(呼吸困难、气急、发绀)和右心衰竭(心悸、心率增快、全身淤血、肝脾大、下肢水肿)为其主要临床表现。病情严重者,由于缺氧和二氧化碳潴留,呼吸性酸中毒等可导致脑水肿而并发肺性脑病,出现头痛、烦躁不安、抽搐、嗜睡甚至昏迷等症状。

预防肺心病的发生主要是对引发该病的肺部疾病进行早期治疗并有效控制其发展。右心衰竭多由急性呼吸道感染致使肺动脉压增高所诱发,故积极治疗肺部感染是控制右心衰竭的关键。

第五节　呼吸窘迫综合征

一、成人呼吸窘迫综合征

成人呼吸窘迫综合征(adult respiratory distress syndrome,ARDS)是指全身遭受严重创伤、感染及肺内严重疾患时出现的一种以进行性呼吸窘迫和低氧血症为特征的急性呼吸衰竭综合征。现认为这是一种急性肺损伤的严重阶段,并常和全身多器官功能衰竭同时出现。因本病多发生在创伤和休克之后,故也称休克肺或创伤后湿肺;又因可由弥漫性肺泡毛细血管损伤而引起,故又称弥漫性肺泡损伤。本病起病急,呼吸窘迫症状不仅重而且难以控制,预后极差,病死率高达50%～60%。

病因和发病机制　本病多继发于严重的全身感染、创伤、休克和肺的直接损伤,如败血症、大面积烧伤、溺水、药物中毒、大量输血或输液、体外循环、透析以及弥漫性肺感染、肺挫伤、吸入性肺炎、吸入有毒气体等,它们均能引起肺毛细血管和肺泡上皮的严重损伤。毛细血管的损伤使管壁通透性升高,导致肺泡内及间质水肿和纤维素大量渗出。肺泡上皮,特别是Ⅱ型上皮损伤后,使肺泡表面活性物质缺失,导致肺泡表面透明膜形成及肺萎陷。上述改变都能造成肺内氧弥漫障碍,气/血比例失调而发生低氧血症,引起呼吸窘迫。

ARDS的确切发病机制尚未阐明,现认为肺毛细血管内皮和肺泡上皮的损伤是由白细胞及某些介质(如白细胞介素、细胞因子、氧自由基、补体及花生四烯酸的代谢产物等)所引起。如由严重感染引发的ARDS病例,血中细菌毒素除造成直接损伤外,还可激活巨噬细胞和中性粒细胞并增强肺毛细血管内皮细胞黏附分子的表达。大量黏附于肺毛细血管内皮细胞上的活化巨噬细胞和中性粒细胞释放氧自由基、蛋白水解酶(如胶原酶、弹力蛋白酶)、血管活性物质(如前列腺素、白细胞三烯、血栓素A_2)和血小板激活因子(PAF)等均可导致肺毛细血管广泛而严重的损伤。此外,其中部分介质尚有血管收缩和血小板凝集作用,则进一步减少肺泡血流灌注、加剧气血交换障碍。

病理变化　双肺肿胀,重量增加,暗红色,湿润,可有散在出血点或出血斑。切面膨隆,含血量多,可有实变区或萎陷灶。镜下主要表现为肺间质毛细血管扩张、充血,肺泡腔和肺间质内有大量含蛋白质浆液(肺水肿)。在肺呼吸性细支气管、肺泡管及肺泡的内表面可见薄层红染的膜状物被覆,即透明膜形成。透明膜的成分为血浆蛋白及坏死的肺泡上皮碎屑。间质内可有点状出血和灶状坏死,微血管内常见透明血栓和白细胞栓塞,肺泡上皮弥漫性损伤。电镜下见损伤的Ⅱ型肺泡上皮细胞的线粒体因嵴被破坏而呈空泡变,内质网扩张,板层小体变性、坏死。发病数日后即可见肺间质内成纤维细胞及Ⅱ型肺泡上皮大量增生,透明膜机化和胶原沉着,导致肺泡和肺间质弥漫性纤维化。患者常在上述病变的基础上并发支气管肺炎而死亡。

二、新生儿呼吸窘迫综合征

新生儿呼吸窘迫综合征(neonatal respiratory distress syndrome,NRDS)是指新生儿出生后仅出现数分钟至数小时的短暂自然呼吸便发生进行性呼吸困难、发绀等急性呼吸窘迫症状和呼吸衰竭综合征,多见于早产儿、过低体重儿或过期产儿。NRDS以患儿肺内形成透明膜为主要病变特点,故又称新生儿肺透明膜病(hyaline membrane disease of newborn)。该病有家族遗传倾向,预后差,病死率高。

病因和发病机制　新生儿呼吸窘迫综合征的发生主要与肺发育不全、缺乏肺表面活性物质有关。胎龄22周至出生时,Ⅱ型肺泡上皮合成肺表面活性物质的能力渐臻完善,分泌量也达最高水平,以保证在胎儿期肺发育的主要阶段肺泡能充分发育和肺容积增大;若在此期间胎儿缺氧或血液中有毒物质损伤Ⅱ型肺泡上皮,使其胞质内板层小体减少或缺如,则严重影响肺表面活性物质的合成和分泌(包括数量减少、活性降低和成分异常),引起肺泡表面张力增加,使肺泡处于膨胀不全或不扩张状态。由此引起的肺通气和换气功能障碍必然导致缺氧、CO_2潴留和呼吸性酸中毒,使肺小血管痉挛、血流灌注不足。严重的缺氧使肺毛细血管内皮受损伤,通透性增高,导致血浆纤维蛋白渗出至肺泡腔。同时,内皮细胞释放的 TNF-α 也能促进血管蛋白渗出。渗出到肺泡腔内的血浆纤维蛋白凝聚为透明膜并贴附于呼吸性细支气管、肺泡管和肺泡壁内层,加重了呼吸功能不全和肺损伤,使肺表面活性物质的形成障碍进一步加剧。如此恶性循环,导致病情越来越严重。

病理变化 双肺质地较坚实,色暗红,含气量少。镜下见呼吸性细支气管、肺泡管和肺泡壁内表面贴附一层均质红染的透明膜。所有肺叶均有不同程度的肺不张和肺水肿。严重病例肺间质及肺泡腔内可见较明显的出血。部分病例可见吸入的羊水成分(鳞状上皮细胞和角化物质等)。

第六节 呼吸系统常见肿瘤

一、鼻咽癌

鼻咽癌(nasopharyngeal carcinoma)是鼻咽部上皮组织发生的恶性肿瘤。本病可见于世界各地,但以我国广东、广西、福建等省,特别是广东珠江三角洲和西江流域发病率最高,有明显的地域性。男性患者多于女性,发病年龄多在 40 ~ 50 岁。临床症状为鼻出血、鼻塞、耳鸣、听力减退、复视、偏头痛和颈部淋巴结肿大等。

病因 鼻咽癌的病因尚未完全阐明。现有的研究表明鼻咽癌的发病与下列因素有关。

1. **EB 病毒** 已知 EB 病毒(Epstein-Barr virus,EBV)与鼻咽癌的关系密切,其主要证据为瘤细胞内存在 EBV-DNA 和核抗原(EBNA)。90%以上患者血清中有 EB 病毒核抗原、膜抗原和壳抗原等多种成分的相应抗体,特别是 EB 病毒壳抗原的 IgA 抗体(VCA-IgA)阳性率可高达 97%,具有一定的诊断意义。但 EB 病毒如何使上皮细胞发生癌变的机制尚不清楚,因而 EB 病毒是引发鼻咽癌的直接因素,还是间接或辅助因素还不能确定。

2. **遗传因素** 流行病学调查已表明鼻咽癌不仅有明显的地域性,部分病例亦有明显的家族性。高发区居民移居国外或外地后,其后裔的发病率仍远远高于当地人群,提示本病可能与遗传因素有关。

3. **化学致癌物质** 某些致癌的化学物质,如亚硝酸胺类、多环芳烃类及微量元素镍等与鼻咽癌的发病也有一定关系。

病理变化 鼻咽癌最常发生于鼻咽顶部,其次是外侧壁和咽隐窝,前壁最少见;也有同时发生于两个部位,如顶部和侧壁。

早期鼻咽癌常表现为局部黏膜粗糙或略隆起,或形成隆起黏膜面的小结节,随后可发展成结节型、菜花型、黏膜下浸润型和溃疡型肿块(图 10-17)。其中黏膜下浸润型的表面黏膜尚完好或仅轻度隆起,而癌组织在黏膜下已广泛浸润甚或转移至颈部淋巴结,故此类患者常以颈部淋巴结肿大为最常出现的临床症状。鼻咽癌以结节型最多见,其次为菜花型。

组织学类型 鼻咽癌绝大多数起源于鼻咽黏膜柱状上皮的储备细胞,少数来源于鳞状上皮的基底细胞。柱状上皮中的储备细胞是一种原始的具有多

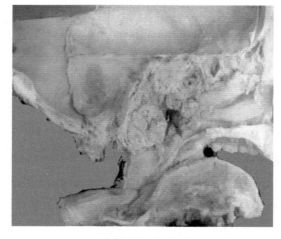

图 10-17 **鼻咽癌**
鼻咽癌正中矢状切面,结节状癌组织占据整个鼻咽部并侵犯颅骨,癌组织中央有溃疡形成

向分化潜能的细胞,既可分化为柱状上皮,又可分化为鳞状上皮,以致鼻咽癌的组织构象复杂,分类意见难以统一,迄今尚无完善的病理学分类。现将较常见的鼻咽癌组织学类型按其组织学特征及分化程度分述如下:

1. **鳞状细胞癌(squamous cell carcinoma)**　根据癌细胞的分化程度可将其分为分化性和未分化性两类。

(1)分化性鳞状细胞癌:又可分为角化型和非角化型鳞癌。前者也称高分化鳞癌,其癌巢内细胞分层明显,可见细胞内角化,棘细胞间有时可见细胞间桥,癌巢中央可有角化珠形成(图10-18)。非角化型鳞癌又称低分化鳞癌,其癌巢内细胞分层不明显,细胞大小形态不一,常呈卵圆形、多角形或梭形,细胞间无细胞间桥,无细胞角化及角化珠形成。此型为鼻咽癌中最常见的类型,且与EB病毒感染关系密切。

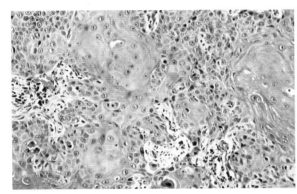

图10-18　**鼻咽高分化鳞状细胞癌**
癌细胞分化比较成熟,癌巢内可见角化珠形成

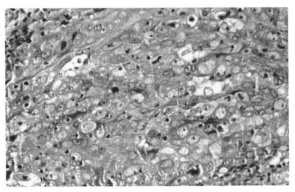

图10-19　**鼻咽未分化鳞状细胞癌**
癌细胞呈片状或不规则巢状,细胞境界不清,合体样,核空泡状,可见明显核仁,核分裂象少见

(2)未分化性鳞状细胞癌:有两种形态学表现,其一为泡状核细胞癌(vesicular nucleus cell carcinoma),癌细胞呈片状或不规则巢状分布,境界不如分化性癌清晰。癌细胞胞质丰富,境界不清,常呈合体状。细胞核大,圆形或卵圆形,空泡状,有1~2个大而明显的核仁,核分裂象少见(图10-19)。癌细胞或癌巢间有较多淋巴细胞浸润。该型占鼻咽癌总数10%左右,对放射治疗敏感。另一类未分化鳞癌的癌细胞小,胞质少,呈小圆形或短梭形,弥漫分布,无明显的巢状结构。此型易与恶性淋巴瘤及其他小细胞性肿瘤如未分化横纹肌肉瘤、神经母细胞瘤等混淆,必要时可分别作CK(细胞角蛋白)、LCA(白细胞共同抗原)、desmin(结蛋白)和NF(神经微丝蛋白)等的免疫组化染色或电镜检查以资鉴别。

2. **腺癌(adenocarcinoma)**　少见,主要来自鼻咽黏膜的柱状上皮,也可来自鼻咽部小腺体。高分化者表现为柱状细胞腺癌或乳头状腺癌。低分化腺癌癌巢不规则,腺样结构不明显,癌细胞小。也有极少病例为黏液腺癌。

扩散途径

1. **直接蔓延**　癌组织呈侵袭性生长,向上蔓延可破坏颅底骨质侵入颅内,损伤第Ⅱ~Ⅵ对脑神经;向下侵犯梨状隐窝、会厌及喉上部;向外侧可破坏耳咽管侵入中耳;向前可蔓延至鼻腔甚或眼眶,也可由鼻腔向下破坏硬腭和软腭;向后则可破坏上段颈椎、脊髓。

2. **淋巴道转移**　鼻咽黏膜固有膜内淋巴组织丰富,富含淋巴管网,故早期常发生淋巴道转移。癌细胞经咽后壁淋巴结转移至颈上深淋巴结,患者常在胸锁乳头肌后缘上1/3和2/3交界处皮下出现无痛性结节,并有一半以上的患者以此作为首发症状而就诊。此时,原发病灶尚小,其相关症状缺如或不明显。颈淋巴结转移一般发生在同侧,对侧极少发生,后期可双侧都受累。若相邻淋巴结同时受累则可融合成巨大肿块。颈部肿大淋巴结还可压迫第Ⅳ~Ⅺ对脑神经和颈交感神经引起相应症状。

3. 血道转移   较晚发生,常可转移至肝、肺、骨以及肾、肾上腺和胰等器官和组织。

结局   鼻咽癌因早期症状常不明显易被忽略,确诊时已多是中、晚期,常有转移,故治愈率低。本病的治疗以放疗为主,其疗效和预后与病理组织学类型有关。恶性程度高的低分化鳞状细胞癌和泡状核细胞癌对放疗敏感,经治疗后病情可明显缓解,但较易复发。

二、喉癌

喉癌(laryngeal carcinoma)是上呼吸道常见的恶性肿瘤。患者年龄多在40岁以上,大约96%为男性。长期大量吸烟或酗酒以及环境污染是主要危险因素。声嘶是喉癌(声带癌)患者常见的早期症状,发生于声带外侧者可无声嘶症状。

病理变化   根据喉镜检查,按喉癌发生的解剖部位分为四型:①声带型(声带癌),占全部喉癌的60%~65%,肿瘤起源于真声带,且最常位于声带前1/3;②声门上型,占全部喉癌的30%~35%,包括假声带、喉室、会厌的喉面和舌面及喉气囊肿发生的癌,其中发生于会厌者约占1/3;③跨声门型,占全部喉癌的5%以上,指肿瘤跨越喉室,淋巴结转移率高达52%;④声带下型,不足5%,包括真声带肿瘤向下蔓延超过1cm和完全局限于声带下区的肿瘤。

喉癌的主要组织学类型是鳞状细胞癌,占95%~98%,腺癌少见,约为2%。按鳞状细胞癌发展程度可分为三型:

1. 原位癌   癌仅限于上皮内,上皮全层均癌变但不突破基底膜。该型甚少见,有的原位癌可长期保持,不发展为浸润癌。

2. 早期浸润癌   一般由原位癌发展而来,部分癌组织突破上皮基底膜向下浸润,在固有膜内形成癌巢。

3. 浸润癌   根据喉镜检查所见将其分为浸润癌和疣状癌两型。浸润型喉癌最常见,癌组织已浸润喉壁。组织学上将其分为高分化、中等分化和低分化鳞状细胞癌三型,其中以高分化型多见,癌细胞间可见细胞间桥,有细胞角化和角化珠形成。低分化者细胞异型性大,常以梭形细胞为主,且弥散分布不呈巢状,似肉瘤结构。疣状癌(verrucous carcinoma)少见,仅占喉癌的1%~2%,是一种高分化鳞状细胞癌。癌组织主要向喉腔呈疣状突起,形成菜花状或息肉状肿块。镜下呈乳头状结构,癌细胞分化较好,可有不同程度的局限性浸润。疣状癌生长缓慢,大都不发生转移。

扩散途径   喉癌常向黏膜下浸润蔓延,侵犯邻近软组织。向前可破坏甲状软骨、颈前软组织、甲状腺,向后扩散可累及食管,向下蔓延至气管。

喉癌转移一般发生较晚,常经淋巴道转移至颈淋巴结,多见于颈总动脉分叉处淋巴结。血道转移较少见,主要转移至肺、骨、肝、肾等处。

三、肺癌

肺癌(carcinoma of the lung)是最常见的恶性肿瘤之一,半个世纪以来肺癌的发病率和死亡率一直呈明显上升趋势。据统计在多数发达国家肺癌居恶性肿瘤首位,在我国多数大城市肺癌的发病率和死亡率也居恶性肿瘤的第一位和(或)第二位。90%以上患者发病年龄超过40岁。近年来女性吸烟者不断增多,男女患者比例已由4:1上升到1.5:1。

病因   肺癌的病因复杂,目前认为主要与以下因素有关。

1. 吸烟   现世界公认吸烟是肺癌致病的最危险因素之一。大量研究已证明吸烟者肺癌的发病率比普通人高20~25倍,且与吸烟的量和吸烟时间的长短正相关。香烟燃烧的烟雾中含有的化学物质超过上千种,其中已确定的致癌物质有3,4-苯并芘、尼古丁、焦油等。此外,放射性元素钋-210、碳-14及砷、镍等也都有致癌作用。通过降低焦油含量或加用过滤嘴使烟草中致癌成分发生改变,则肺癌的组织学类型也能发生变化,更证明吸烟与肺癌发生密切相关。

2. **空气污染**　大城市和工业区肺癌的发生率和死亡率都较高,主要与交通工具或工业排放的废气或粉尘污染空气密切相关,污染的空气中 3,4-苯并芘、二乙基亚硝酸胺及砷等致癌物的含量均较高。有资料表明,肺癌的发病率与空气中 3,4-苯并芘的浓度呈正相关。此外,吸入家居装饰材料散发的氡及氡子体等物质也是肺癌发病的危险因素。

3. **职业因素**　从事某些职业的人群,如长期接触放射性物质(铀)或吸入含石棉、镍、砷等化学致癌粉尘的工人,肺癌发生率明显增高。

4. **分子遗传学改变**　各种致癌因素作用于细胞内多种基因,引起基因改变而导致正常细胞癌变。目前已知肺癌中有 10~20 种癌基因激活或抑癌基因失活,如 *KRAS* 基因突变,尤其是 12 和 13 密码子突变在约 25% 的腺癌、20% 的大细胞癌和 5% 的鳞癌中出现,该突变与腺癌的预后不良有关。*c-MYC* 基因的活化(过度表达)在 10%~40% 的小细胞癌中出现,而在其他类型中则很少见。肺癌中抑癌基因的失活主要包括 *p53* 和 *Rb* 基因。约有 80% 的小细胞癌和 50% 的非小细胞癌有 *p53* 突变。*Rb* 基因突变见于 80% 的小细胞癌和 25% 的非小细胞癌。3p(3 号染色体短臂)缺失可见于所有类型的肺癌,同时也见于正常上皮中。另外,原癌基因 *bcl-2* 在 25% 的鳞癌和 10% 的腺癌中有表达。

病理变化

1. **大体类型**　根据肿瘤在肺内分布部位,可将肺癌分为中央型、周围型和弥漫型三个主要类型。这种分型与临床 X 线分型基本一致。

(1)中央型(肺门型):肺癌发生于主支气管或叶支气管,在肺门部形成肿块。此型最常见,占肺癌总数的 60%~70%。早期,病变气管壁可弥漫增厚或形成息肉状或乳头状肿物突向管腔,使气管腔狭窄或闭塞。随病情进展,肿瘤破坏气管壁向周围肺组织浸润,扩展,在肺门部形成包绕支气管的巨大肿块(图 10-20)。同时,癌细胞经淋巴管转移至支气管和肺门淋巴结,肿大的淋巴结常与肺门肿块融合。

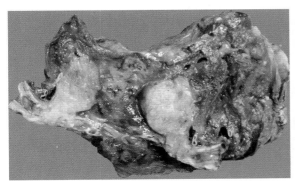

图 10-20　**肺癌（中央型）**
近肺门部癌组织包绕管壁增厚的支气管

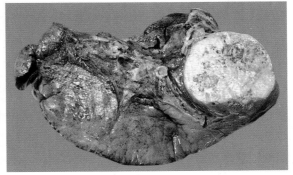

图 10-21　**肺癌（周围型）**

(2)周围型:此型起源于肺段或其远端支气管,在靠近肺膜的肺周边部形成孤立的结节状或球形癌结节,直径通常在 2~8cm,与支气管的关系不明显(图 10-21)。该型占肺癌总数的 30%~40%,发生淋巴结转移常较中央型晚,但可侵犯胸膜。

(3)弥漫型:该型较少见,仅占全部肺癌的 2%~5%。癌组织起源于末梢的肺组织,沿肺泡管及肺泡弥漫性浸润生长,形成多数粟粒大小结节布满大叶的一部分或全肺叶;也可形成大小不等的多发性结节散布于多个肺叶内,易与肺转移癌混淆。

早期肺癌和隐性肺癌　近年来国内外对早期肺癌(early lung cancer)和隐性肺癌(occult lung cancer)进行了较多研究。一般认为若发生于段支气管以上的大支气管者,即中央型早期肺癌,其癌组织仅局限于管壁内生长,包括腔内型和管壁浸润型,后者不突破外膜,未侵及肺实质,且无局部淋巴结转移。发生于小支气管者,又称周围型早期肺癌,在肺组织内呈结节状,直径小于 2cm,无局部淋巴结转移。隐性肺癌一般指肺内无明显肿块,影像学检查阴性而痰细胞学检查癌细胞阳性,手术切除标本经病理学证实为支气管黏膜原位癌或早期浸润癌而无淋巴结转移。

2. 组织学类型　肺癌组织学表现复杂多样,根据 2015 年 WHO 关于肺癌的分类,将其分为腺癌、鳞状细胞癌、大细胞癌、神经内分泌癌、腺鳞癌等基本类型。每种类型的癌根据细胞形态的不同分为若干个亚型。以下重点介绍几种常见类型的肺癌。

(1) 腺癌:近年其发生率有明显上升的趋势,是女性肺癌最常见的类型,多为非吸烟者。肺腺癌通常发生于较小支气管上皮,故大多数(65%)为周围型肺癌。肿块通常位于胸膜下,境界不甚清晰,常累及胸膜(77%)。腺癌伴纤维化和瘢痕形成较多见,有人称此为瘢痕癌,并认为是对肿瘤出现的间质胶原纤维反应。

腺癌的组织学类型主要分为原位腺癌(adenocarcinoma in situ, AIS)、微浸润性腺癌(microinvasive adenocarcinoma, MIA)和浸润性腺癌。AIS 被定义为局限性,肿瘤细胞沿肺泡壁呈鳞屑样生长,无间质、血管或胸膜浸润的小腺癌(≤3cm)。MIA 则被定义为孤立性、以鳞屑样生长方式为主且浸润灶≤0.5cm 的小腺癌(≤3cm)。浸润性腺癌其浸润灶>0.5cm。浸润性腺癌按分化程度,可分为高、中、低分化三类。高分化腺癌主要表现为癌细胞沿肺泡壁、肺泡管壁,有时也沿细支气管壁呈鳞屑样生长;肺泡间隔大多未被破坏,故肺泡轮廓依然保留(图 10-22)。中分化肺腺癌根据腺管、乳头或黏液分泌等形态特征在癌组织中所占比例又可分为腺泡型、乳头状和实体黏液细胞型等亚型。低分化肺腺癌常无腺样结构,呈实心条索状,分泌现象少见,细胞异型性明显。

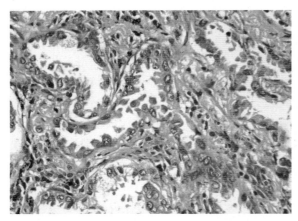

图 10-22　肺腺癌(高分化)
癌细胞沿肺泡壁呈多层生长,形似腺样结构,有乳头形成,肺泡间隔未被破坏,肺泡轮廓保留

(2) 鳞状细胞癌:为肺癌中最常见的类型之一,其中 80% ~ 85% 为中央型肺癌。患者绝大多数为中老年男性且大多有吸烟史。该型多发生于段以上大支气管,纤维支气管镜检查易被发现。组织学上鳞状细胞癌可分为角化型、非角化型和基底细胞样型。角化型癌巢中有角化珠形成,常可见细胞间桥;非角化型无角化珠形成,细胞间桥也很难见到;基底细胞样型是癌细胞较小,质少,似基底细胞样的形态,且癌巢周边的癌细胞呈栅栏状排列。

(3) 神经内分泌癌:包括小细胞癌、大细胞神经内分泌癌和类癌等。小细胞癌占全部肺癌的 15% ~ 20%,患者多为男性,且与吸烟密切相关。小细胞癌是肺癌中分化最低、恶性度最高的一种。生长迅速、转移早,五年存活率仅 1% ~ 2%。手术切除效果差,但对放疗及化疗较为敏感。多为中央型,常发生于大支气管,向肺实质浸润生长,形成巨块。镜下,癌细胞小,常呈圆形或卵圆形,似淋巴细胞,但体积较大;也可呈梭形或燕麦形,胞质少,似裸核,癌细胞呈弥漫分布或呈片状、条索状排列,称燕麦细胞癌(图 10-23);有时也可围绕小血管形成假菊形团结构。电镜下胞质内可见神经分泌颗粒,故认为其起源于支气管黏膜上皮的 Kulchitsky 细胞,是一种异源性神经内分泌肿瘤。免疫组化染色显示癌细胞对神经内分泌标记如神经元特异性烯醇化酶(neuron-specific enolase, NSE)、嗜铬蛋白 A (chromogranin A, CgA)、突触素(synaptophysin, Syn)及人自然杀伤细胞相关抗原(natural killer cell surface associated antigen, Leu7)等呈阳性反应,角蛋白亦可显示阳性。

(4) 大细胞癌:又称为大细胞未分化癌。半数大细胞癌发生于大支气管,肿块常较大。镜下,癌细胞常呈实性团块或片状,或弥漫分布。癌细胞体积大,胞质丰富,通常均质淡染,也可呈颗粒状或胞质透明。核圆形、卵圆形或不规则形,染色深,异型性明显,核分裂象多见。癌组织无任何腺癌、鳞癌或神经内分泌癌分化的组织学形态特点及免疫表型。大细胞肺癌恶性程度高,生长迅速,转移早而广泛,生存期大多在 1 年之内。

(5)腺鳞癌:较少见。癌组织内含有腺癌和鳞癌两种成分,且两种成分各占 10% 以上,不管是以何种组织结构为主,均称为腺鳞癌。

其他少见类型,有些在相关章节中描述,本节予以省略。

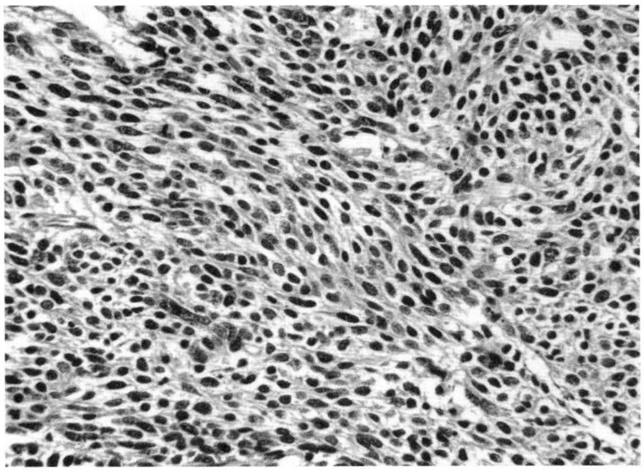

扩散途径

1. 直接蔓延 中央型肺癌常直接侵犯纵隔、心包及周围血管,或沿支气管向同侧甚至对侧肺组织蔓延。周围型肺癌可直接侵犯胸膜并侵入胸壁。

图 10-23 肺小细胞癌(燕麦细胞癌)
癌细胞小,梭形,胞质少,似裸核,平行排列呈片状

2. 转移 肺癌淋巴道转移常发生较早,且扩散速度较快。癌组织首先转移到支气管旁、肺门淋巴结,再扩散到纵隔、锁骨上、腋窝及颈部淋巴结。周围型肺癌时癌细胞可进入胸膜下淋巴丛,形成胸膜下转移灶并引起胸腔血性积液。血道转移常见于脑、肾上腺、骨等器官和组织,也可转移至肝、肾、甲状腺和皮肤等处。

临床病理联系 肺癌早期症状不明显,以后常有咳嗽、痰中带血、胸痛等症状,其中咯血较易引起患者的注意因而就诊。患者的症状和体征与肿瘤部位、大小及浸润转移有关,癌组织压迫支气管可引起远端肺组织局限性萎缩或肺气肿;若合并感染则引发化脓性炎或脓肿形成;癌组织侵入胸膜除引起胸痛外,还可致血性胸水;侵入纵隔可压迫上腔静脉,导致面、颈部水肿及颈胸部静脉曲张。位于肺尖部的肿瘤常侵犯交感神经链,引起病侧眼睑下垂、瞳孔缩小和胸壁皮肤无汗等交感神经麻痹症状;侵犯臂丛神经可出现上肢疼痛和肌肉萎缩等。有异位内分泌作用的肺癌可引起副肿瘤综合征,尤其是小细胞癌能分泌大量 5-羟色胺而引起类癌综合征,表现为支气管痉挛、阵发性心动过速、水样腹泻和皮肤潮红等。此外,患者还可以出现肺性骨关节病、肌无力综合征和类 Cushing 综合征等。

肺癌患者预后大多不良,早发现、早诊断、早治疗对于提高治愈率和生存率至关重要。40 岁以上,特别是长期吸烟者,若出现咳嗽、气急、痰中带血和胸痛或刺激性咳嗽、干咳无痰等症状应高度警惕并及时进行 X 线、痰液细胞学检查及肺纤维支气管镜检查及病理活体组织检查,以期尽早发现,提高治疗效果。

非小细胞肺癌的分子分型及临床意义

非小细胞肺癌(non-small cell lung cancer,NSCLC)占肺癌总数的 85% ~ 90%。NSCLC 存在不同基因的突变,以这些突变基因进行分子分型,对于指导其个体靶向治疗具有重要的意义。常见的突变基因有 *EGFR*(30%)、*KRAS*(4%)、*EML4-ALK*(2% ~ 7%)和 *ROS1*(1%)等,而在肺腺癌中突变的几率则更高。根据需要进行 *EGFR*、*KRAS* 和 *EML4-ALK* 等基因的检测,对于指导 NSCLC 的用药及疗效评价和预后判断有重要价值。

1. *EGFR* 基因突变检测 NSCLC 存在 *EGFR* 基因突变,其突变率约占 50%。突变主要在 *EGFR* 第 18 号外显子至 21 号外显子,其中 19 号外显子 746 ~ 750 密码子的缺失突变(48%)和 21 号外显子 858 密码子的点突变(43%)为主要突变类型。*EGFR* 突变型患者对酪氨酸激酶抑制剂如吉非替尼、盐酸厄洛替尼的疗效显著。

2. *KRAS* 基因突变检测 *KRAS* 是 EGFR 信号通路上的关键基因,其突变主要集中在第 12、13 号密码子。*KRAS* 基因突变的患者接受 EGFR 单抗药物治疗的有效率低,而且目前没有针对 *KRAS* 突变

的治疗方法。

3. **EML4-ALK 基因突变检测**　棘皮动物微管相关蛋白-4（echinoderm microtubule associated protein like 4，EML4）位于2p21，由981个氨基酸组成。间变性淋巴瘤受体酪氨酸激酶（anaplastic lymphoma kinase，ALK）位于2p23，由1620个氨基酸组成。EML4 的5'端与ALK 的3'端通过倒位融合，即inv（2）（p21p23），能形成 *EML4-ALK* 融合基因14种变异体。*EML4-ALK* 是 NSCLC 发生发展独立和关键的分子靶点。存在 *EML4-ALK* 融合基因突变的肺腺癌，应用克唑替尼效果较好。

4. **Ros1 基因重排和 c-MET 扩增检测**　Ros1 受体酪氨酸激酶基因重排是 NSCLC 的另外一个分子亚型。*Ros1* 基因重排可引起癌基因 *Ros1* 融合激酶的表达及对 *Ros1* 激酶抑制剂的敏感性。而 *c-MET* 的扩增同样会引起类似的效果。*Ros1* 基因重排和 *c-MET* 扩增的肿瘤也可以用克唑替尼进行治疗。

第七节　胸膜疾病

一、胸膜炎

多种原因可引起胸膜炎症，但较常见的是肺的炎症性疾病蔓延至胸膜，按病因可分为感染性胸膜炎（如细菌性、真菌性）和非感染性胸膜炎（如类风湿性、淀粉样变性等）。胸膜炎大多表现为渗出性炎症，根据渗出物的性质可分为浆液性胸膜炎、纤维素性胸膜炎及化脓性胸膜炎。

1. **浆液性胸膜炎**　又称湿性胸膜炎，主要表现为多量淡黄色浆液聚积于胸膜腔，形成胸腔积液。常见于肺炎及肺结核病初期，也可是类风湿关节炎、系统性红斑狼疮等自身免疫病时全身性浆膜炎的局部表现。胸腔内渗出液过多可导致呼吸困难。

2. **纤维素性胸膜炎**　又称干性胸膜炎，渗出物主要为纤维素伴不等量中性粒细胞浸润。多见于肺炎、肺结核、尿毒症、风湿病和肺梗死。渗出的纤维素附着于胸膜的腔面，因呼吸运动被牵拉成绒毛状，临床听诊可闻及胸膜摩擦音，并出现胸痛。晚期若纤维素不能被溶解吸收，则发生机化，导致胸膜纤维性肥厚和粘连，严重者胸膜厚度可达数厘米，使呼吸运动明显受限。

3. **化脓性胸膜炎**　常继发于肺炎球菌、金黄色葡萄球菌等化脓性细菌引起的肺炎、肺脓肿，也可由血行播散引起。脓性渗出液积聚于胸腔形成脓胸。肺结核空洞破裂穿入胸腔可形成结核性脓胸。

二、胸膜间皮瘤

胸膜间皮瘤（pleural mesothelioma）是原发于胸膜间皮的肿瘤，系由被覆胸膜的间皮细胞发生。间皮细胞具有分化为上皮和纤维组织的双向分化能力，故由间皮细胞发生的间皮瘤也具有双向分化特征。根据肿瘤的性质间皮瘤可分为良性和恶性两类，恶性者相对多见，但其发病率远低于肺癌，二者之比约为1:1000。

1. **良性胸膜间皮瘤**　罕见，多呈局限性生长，故也称良性局限性胸膜间皮瘤。瘤体常为有包膜的圆形肿块，基底部可较小，有蒂与胸膜相连，或广基性与胸膜相连。有的瘤体可呈分叶状，坚实。大多数瘤体较小，平均直径1～3cm，也有直径达12cm以上者。镜下瘤组织大多由梭形的成纤维细胞样瘤细胞组成，排列方式似纤维瘤。部分肿瘤在纤维样细胞内出现由上皮性瘤细胞形成的乳头状、腺管状或实体结构，称双向性间皮瘤。此瘤生长缓慢，易于手术切除。切除后极少复发，临床预后良好。

2. **恶性胸膜间皮瘤**　为高度恶性肿瘤，肿瘤沿胸膜表面弥漫浸润扩展，故也称恶性弥漫性胸膜间皮瘤。此瘤多见于老年人，现已证明其发病与吸入石棉粉尘密切相关。典型病例表现为气急、胸痛和胸腔积液，胸腔积液常为血性。肉眼观特征性的表现为胸膜弥漫性增厚呈多发性结节状，结节界限不清，灰白色，大小不等（图10-24），孤立性结节肿块相当罕见。肿瘤常累及一侧胸膜的大部分，也可扩散到对侧胸膜、肺叶间、心包膜、胸壁、膈肌甚至肺组织，少数病例可延及腹膜。镜下组织学构象复杂，按肿瘤主要细胞成分的不同，将瘤细胞形成管状和乳头状结构者称为腺管乳头状型；由梭形细胞和胶原纤维构成者称肉瘤样型；上述两种成分混合构成者称为混合型（或双向型）。其中混合型和腺管乳头状型约占该瘤总数70％以上，又以混合型最多见。各型肿瘤细胞均有不同程度异型性，核分裂象多少不等。

　　恶性胸膜间皮瘤预后差，若能手术切除大部分肿瘤并配合放、化疗，患者可存活2年以上。

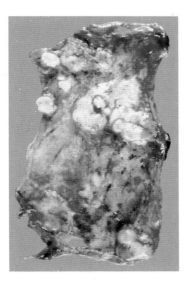

图10-24　恶性胸膜间皮瘤
肿瘤呈多发性结节状，大小不等，界限不清，灰白色

（陶仪声　王国平）

第十一章　消化系统疾病

消化系统包括消化管和消化腺。消化管是由口腔、食管、胃、肠及肛门组成的连续的管道系统。消化腺包括涎腺、肝、胰及消化管的黏膜腺体等。主要发挥消化、吸收、排泄、解毒以及内分泌等功能。消化系统疾病临床发病率高,本章仅介绍一些常见的消化系统疾病。

第一节　食管的炎症、狭窄与扩张

一、食管的炎症

食管的炎症除化学性和感染性因素外,还有其他多种因素可以引起。反流性食管炎(reflux esophagitis,RE)是食管炎症病变中的常见类型,它是反流性胃食管疾病(gastroesophageal reflux disease,GERD)表现之一,其可并发 Barrett 食管。

(一)反流性食管炎

反流性食管炎属于胃食管反流性疾病,是由于胃液反流至食管,引起食管下部黏膜慢性炎性改变。临床以胃灼热、胃内容物反流为突出症状,亦可出现疼痛、吞咽困难、呕血和黑便。有时临床症状的严重程度与食管炎的组织学改变程度并不一致。

1. 病因和发病机制　因功能性或器质性疾病导致食管抗反流屏障、食管的清除作用及食管黏膜屏障对反流物的抵抗力降低,胃内容物逆流入食管下段损伤食管黏膜,引起炎症。其本质上属于化学性因素引起的食管炎。

2. **病理变化**　肉眼观(可通过胃镜观察),大多仅表现为局部黏膜充血。光镜下,早期表现为上皮层内嗜酸性粒细胞浸润,以后出现基底细胞增生,固有膜乳头延长,可出现浅表性溃疡,上皮内见中性粒细胞浸润;炎症扩散到食管壁,可引起环状纤维化并可导致管腔狭窄。长期慢性炎症的病例可形成 Barrett 食管。

(二) Barrett 食管

Barrett 食管(Barrett esophagus)是指食管远端出现柱状上皮化生(鳞状上皮被柱状上皮取代)。Barrett 食管是大部分食管腺癌的癌前病变。

1. **病因和发病机制**　胃食管反流是 Barrett 食管形成的主要原因。Barrett 食管黏膜上皮癌变机制尚未阐明,但已有研究证明在这些上皮中存在分子遗传学改变,如 $p53$ 基因的突变和过度表达。有迹象表明 Barrett 食管的发生具有遗传倾向。

2. **病理变化**　肉眼观,Barrett 食管黏膜呈不规则形的橘红色、天鹅绒样改变,在灰白色正常食管黏膜的背景上呈补丁状、岛状或环状分布。可继发糜烂、溃疡、食管狭窄和裂孔疝。光镜下,Barrett 食管黏膜由类似胃黏膜或小肠黏膜的上皮细胞和腺体所构成。Barrett 黏膜的柱状上皮细胞兼有鳞状上皮和柱状上皮细胞的超微结构和细胞化学特征。

Barrett 食管的主要并发症与反流性食管炎一样,包括消化性溃疡、狭窄、出血,并可发生异型增生和腺癌。

二、食管狭窄、扩张与贲门弛缓不能

(一) 食管狭窄

食管狭窄(stenosis of esophagus)可分为先天性狭窄和后天性狭窄。在狭窄部位上方常伴有食管扩张和肥厚。炎症破坏或化学药品腐蚀修复后形成瘢痕、食管肿瘤(如食管癌)阻塞、食管周围组织病变(如肺及纵隔肿瘤、动脉瘤、甲状腺肿等)压迫食管是后天性狭窄的主要原因。

(二) 食管扩张

食管扩张(dilatation of esophagus)可分为原发性和继发性两种。

1. **原发性扩张**　根据扩张的范围又可分为广泛性扩张和局限性扩张。

(1) 广泛性扩张:又称为巨大食管症(megaesophagus)。为先天性扩张,食管神经肌肉功能障碍引起全段食管扩张,但发病原因不明。

(2) 局限性扩张:又称憩室(diverticulum)。常分为真性膨出性憩室和假性牵引性憩室。①真性膨出性憩室,多因食管壁平滑肌层先天发育不良所致,表现为表面的黏膜部分由该处脱出。憩室多突出于后壁,增大的憩室在脊柱前方下垂,故内存食物常压迫食管形成狭窄。真性膨出性憩室多发生在咽食管交界处,少数发生在食管下段。②假性牵引性憩室,常因食管周围组织的慢性炎症造成瘢痕性收缩而形成。病变呈漏斗状扩张。多发生在食管前壁。

2. **继发性扩张**　发生在食管狭窄部上方的扩张。

(三) 贲门弛缓不能

贲门弛缓不能(achalasia)发生在食管中下段及贲门。当食物通过时食管壁肌肉失去弛缓性调节而发生吞咽困难。食管中下段的管壁平滑肌运动功能受 Auerbach 神经丛调节,如该处神经节细胞发生器质性或功能性异常,甚至完全缺损,则可发生食管壁肌肉痉挛从而引起本病。由于中下段食管痉挛狭窄常伴发食管上段扩张,贲门部也发生痉挛,其肌层亦明显肥厚。

第二节　胃　　炎

胃炎(gastritis)是指胃黏膜的炎性病变,系消化系统常见疾病,可分为急性胃炎和慢性胃炎及特殊类型的胃炎。急性胃炎常有明确的病因,慢性胃炎病因及发病机制较复杂,目前尚未完全明了。

一、急性胃炎

急性胃炎常由理化因素及病原生物感染引起,常可分为以下几种类型。

1. 急性刺激性胃炎(acute irritant gastritis)   又称单纯性胃炎。多因暴饮暴食、食用过热或刺激性食品以及烈性酒所致。病变表现为黏膜充血、水肿,有黏液附着,或可见糜烂。

2. 急性出血性胃炎(acute hemorrhagic gastritis)   多因某些非甾体类抗炎药(non-steroidal anti-inflammatory drugs,NSAIDs)如阿司匹林等的服用或过度饮酒引起。创伤及手术等引起的应激反应也可诱发本病。病变表现为胃黏膜急性出血合并轻度糜烂,或多发性应激性浅表溃疡形成。

3. 急性感染性胃炎(acute infective gastritis)   少见,可由金黄色葡萄球菌、链球菌或大肠杆菌等化脓菌经血道(如败血症或脓毒血症时)或胃外伤直接感染所致,可表现为急性蜂窝织炎性胃炎(acute phlegmonous gastritis)。

二、慢性胃炎

慢性胃炎(chronic gastritis)是胃黏膜的慢性非特异性炎症,临床发病率高。

1. 病因和发病机制   目前尚未完全明了,大致可分为以下四类:①幽门螺杆菌(H. pylori)感染。幽门螺杆菌是一微弯曲棒状革兰阴性杆菌,常见于胃黏膜表面或胃小凹内,但不侵入黏膜层固有腺体内。幽门螺杆菌可分泌尿素酶、细胞毒素相关蛋白及细胞空泡毒素等物质而致病;②长期慢性刺激,如长期饮酒、吸烟、滥用水杨酸类药物、喜食热烫及刺激性食物,以及急性胃炎反复发作等;③十二指肠液反流对胃黏膜屏障的破坏;④自身免疫性损伤。

2. 类型及病理变化   慢性胃炎组织病理学变化主要包括 5 项组织学变化,即 Hp、慢性炎症改变、炎症活动性、萎缩、肠化生。根据病理变化的不同,分为以下两类。

(1)非萎缩性胃炎(non-atrophic gastritis):即慢性浅表性胃炎(chronic superficial gastritis),又称慢性单纯性胃炎,是胃黏膜最常见的病变之一,国内胃镜检出率高达20%~40%,以胃窦部为常见。病变呈多灶性或弥漫性。肉眼观察(胃镜检查),病变表现为胃黏膜充血、水肿,呈淡红色,可伴有点状出血和糜烂,表面可有灰黄或灰白色黏液性渗出物覆盖。镜下,病变主要表现为黏膜浅层固有膜内淋巴细胞、浆细胞等慢性炎症细胞浸润,但腺体保持完整,无萎缩性改变。严重者炎症可累及黏膜深层。

结局:大多经治疗或合理饮食而痊愈。少数转变为慢性萎缩性胃炎。

(2)慢性萎缩性胃炎(chronic atrophic gastritis):本病以胃黏膜萎缩变薄,黏膜腺体减少或消失并伴有肠上皮化生,固有层内多量淋巴细胞、浆细胞浸润为特点。本型胃炎的病因较复杂,部分可能与吸烟、酗酒或用药不当有关;部分由非萎缩性胃炎迁延发展而来;还有部分属自身免疫病。患者可出现消化不良、食欲不佳、上腹部不适等症状。

根据发病是否与自身免疫有关以及是否伴有恶性贫血,将本型胃炎分为 A、B 两型(表 11-1)。我国患者多属于 B 型。两型胃黏膜病变基本类似。肉眼观察(胃镜检查):胃黏膜由正常的橘红色变为灰色或灰绿色,黏膜层变薄,皱襞变浅甚至消失,黏膜下血管清晰可见,偶有出血及糜烂。

表 11-1   **慢性萎缩性胃炎 A、B 型比较表**

	A 型	B 型
病因与发病机制	自身免疫	H. pylori 感染(60%~70%)
病变部位	胃体部或胃底部	胃窦部
抗壁细胞和内因子抗体	阳性	阴性
血清胃泌素水平	高	低
胃内 G 细胞的增生	有	无
血清中自身抗体	阳性(>90%)	阴性
胃酸分泌	明显降低	中度降低或正常
血清维生素 B_{12} 水平	降低	正常
恶性贫血	常有	无
伴发消化性溃疡	无	高

镜下病变特点：①病变区胃黏膜变薄，腺体变小，数目减少，胃小凹变浅，并可有囊性扩张；②固有层内有多量淋巴细胞、浆细胞浸润，病程长的病例可形成淋巴滤泡；③胃黏膜内可见纤维组织增生；④常出现腺上皮化生（图 11-1）。可表现为肠上皮化生和假幽门腺化生，但以肠上皮化生为常见。在肠上皮化生中，可出现细胞不典型性增生。肠上皮化生可分为完全型（也称为小肠型或Ⅰ型化生）和不完全型（也称为Ⅱ型化生）两类。完全型肠化生上皮含有杯状细胞和吸收上皮细胞和潘氏细胞，PAS 染色吸收上皮细胞刷状缘阳性，免疫组化检测胃黏蛋白包括 MUC1、MUC5AC 和 MUC6 表达减少，

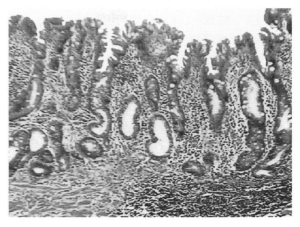

图 11-1　慢性萎缩性胃炎伴肠上皮化生

表达肠型黏蛋白 MUC2。不完全型化生中又可根据其黏液组化反应，分为胃型（也称Ⅱa 型）和结肠型（也称Ⅱb 型）化生。Ⅱa 型化生的柱状上皮细胞分泌中性黏液，Ⅱb 型化生的柱状上皮细胞分泌硫酸黏液，免疫组化检测同时表达胃黏蛋白与 MUC2。目前多数研究者发现结肠型不完全化生与肠型胃癌的发生关系较密切。

在慢性萎缩性胃炎中，有时还可见假幽门腺化生。

临床病理联系　本型胃炎由于病变特点主要为胃腺萎缩、壁细胞和主细胞减少或消失，因而胃液分泌也减少，患者出现消化不良、食欲不佳、上腹部不适等症状。A 型患者由于壁细胞破坏明显，内因子缺乏，维生素 B_{12} 吸收障碍，故易发生恶性贫血。萎缩性胃炎伴有不同程度的肠腺化生，在化生过程中，必然伴随局部上皮细胞的不断增生，若出现异型增生，则可能导致癌变。

三、特殊类型胃炎

特殊类型胃炎由不同病因引起，种类很多，但临床较少见。本部分仅介绍其中几种。

1. **慢性肥厚性胃炎（chronic hypertrophic gastritis）**　又称巨大肥厚性胃炎（giant hypertrophic gastritis）、Menetrier 病。原因尚不明了。病变常发生在胃底及胃体部。肉眼观察（胃镜检查）主要有以下特点：①黏膜皱襞粗大加深变宽，呈脑回状；②黏膜皱襞上可见横裂，有多数疣状隆起的小结；③黏膜隆起的顶端常伴有糜烂。镜下，腺体肥大增生，腺管延长，有时增生的腺体可穿过黏膜肌层。黏膜表面黏液分泌细胞数量增多，分泌增多。黏膜固有层炎细胞浸润不显著。

2. **化学性胃炎（chemical gastritis）**　亦称为化学性胃病（chemical gastropathy）、反应性胃炎（reactive gastritis），其主要因含胆汁、胰酶的十二指肠液长期大量反流入胃（可见于胃大部切除术后，此时幽门功能丧失）或长期服用 NSAIDs 或其他对胃黏膜损害的物质引起。病理变化主要表现为胃小凹上皮细胞增生，炎细胞浸润较少。

3. **疣状胃炎（gastritis verrucosa）**　原因不明，是一种有特征性病理变化的胃炎，病变多见于胃窦部。肉眼观察（胃镜检查）可见病变处胃黏膜出现许多中心凹陷的疣状突起病灶，镜下可见病灶中心凹陷部胃黏膜上皮变性坏死并脱落，伴有急性炎性渗出物覆盖。

第三节　消化性溃疡病

消化性溃疡病（peptic ulcer disease），亦称消化性溃疡（peptic ulcer）或慢性消化性溃疡（chronic peptic ulcer），是以胃或十二指肠黏膜形成慢性溃疡为特征的一种常见病，多见于成人（年龄在 20～50 岁）。本病多反复发作呈慢性经过，鉴于其发生与胃液的自我消化作用有关，故称为消化性溃疡病。

十二指肠溃疡病较胃溃疡病多见,前者约占70%,后者占25%,胃和十二指肠两者并存的复合性溃疡只占5%。临床上,患者有周期性上腹部疼痛、反酸、嗳气等症状。

(一) 病因和发病机制

消化性溃疡病的病因与发病机制复杂,尚未完全清楚,目前认为与以下因素有关。

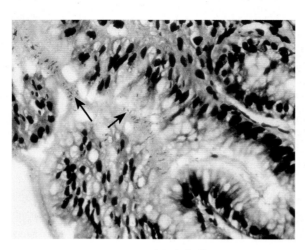

图 11-2 幽门螺杆菌
Warthin-Starry 银染示幽门螺杆菌呈黑色弯曲棒状(箭头),黏附于胃黏膜(胃小凹)表面

1. 幽门螺杆菌感染 大量研究表明,幽门螺杆菌(图 11-2)在溃疡病的发病机制中具有重要作用。幽门螺杆菌可释放一种细菌型血小板激活因子,促进表面毛细血管内血栓形成而导致血管阻塞、黏膜缺血等破坏胃十二指肠黏膜防御屏障;幽门螺杆菌能分泌催化游离氨生成的尿素酶和裂解胃黏膜糖蛋白的蛋白酶,还可产生能破坏黏膜表面上皮细胞脂质膜的磷酸酯酶,以及有生物活性的白细胞三烯和二十烷等,有利于胃酸直接接触上皮并进入黏膜内,并能促进胃黏膜 G 细胞增生,导致胃酸分泌增加;幽门螺杆菌还具有趋化中性粒细胞的作用,后者释放髓过氧化物酶而产生次氯酸,在氨存在下就可合成一氯化氨。次氯酸和一氯化氨均能破坏黏膜上皮细胞,诱发消化性溃疡。离体实验发现幽门螺杆菌易于黏附到表达 O 型血抗原的细胞上,这是否与 O 型血人群胃溃疡病发病率较高有关尚待进一步研究。

2. 黏膜抗消化能力降低 胃、十二指肠黏膜防御屏障功能的破坏是胃、十二指肠黏膜组织被胃酸与胃蛋白酶消化而形成溃疡的重要原因。正常胃和十二指肠黏膜通过胃黏膜分泌的黏液(黏液屏障)和黏膜上皮细胞的脂蛋白(黏膜屏障)保护黏膜不被胃液所消化。胃黏膜分泌的黏液形成黏液膜覆盖于黏膜表面,可以避免和减少胃酸和胃蛋白酶同胃黏膜的直接接触(胃酸和胃蛋白酶是从腺体通过腺体开口处陷窝以喷射的方式分泌到表面黏液层),碱性黏液还具有中和胃酸的作用,黏膜上皮细胞膜的脂蛋白可阻止胃酸中氢离子逆向弥散入胃黏膜内。当胃黏液分泌不足或黏膜上皮受损时,胃黏膜的屏障功能减弱,抗消化能力降低,胃液中的氢离子便可以逆向弥散入胃黏膜,一方面损伤黏膜中的毛细血管、促使黏膜中的肥大细胞释放组胺,引起局部血液循环障碍,黏膜组织受损伤,另一方面可触发胆碱能效应,促使胃蛋白酶原分泌,加强胃液的消化作用,导致溃疡形成。氢离子由胃腔进入胃黏膜的弥散能力在胃窦部为胃底的 15 倍,而十二指肠又为胃窦的 2~3 倍,故溃疡好发于十二指肠和胃窦部可能与此有关。

其他如长期服用非固醇类抗炎药物如阿司匹林等,除直接刺激胃黏膜外,还可抑制胃黏膜前列腺素的合成,影响血液循环;吸烟也可能损害黏膜血液循环,进而损害黏膜防御屏障。各种因素造成上述黏膜防御屏障的破坏均可诱发消化性溃疡的发生。

3. 胃液的消化作用 长期大量研究表明,溃疡病的发病是胃和十二指肠局部黏膜组织被胃酸和胃蛋白酶消化的结果。十二指肠溃疡时可见分泌胃酸的壁细胞总数明显增多,造成胃酸分泌增加。空肠与回肠内为碱性环境,一般极少发生这种溃疡病。但做过胃空肠吻合术后,吻合处的空肠则可因胃液的消化作用而形成溃疡。这均说明胃液对胃壁组织的自我消化过程是溃疡病形成的原因。

4. 神经、内分泌功能失调 溃疡病患者常有精神过度紧张或忧虑、胃液分泌障碍及迷走神经功能紊乱等现象。精神因素刺激可引起大脑皮层功能失调,从而导致自主神经功能紊乱。迷走神经功能亢进可促使胃酸分泌增多,这与十二指肠溃疡发生有关;而迷走神经兴奋性降低,胃蠕动减弱,通过胃泌素分泌增加,进而促使胃酸分泌增加,促进胃溃疡形成。

5. 遗传因素　溃疡病在一些家庭中有高发趋势,提示本病的发生也可能与遗传因素有关。

（二）病理变化

肉眼观,胃溃疡多位于胃小弯侧,愈近幽门愈多见,尤多见于胃窦部。少见于胃底及大弯侧。溃疡常一个,呈圆形或椭圆形,直径多在2cm以内。溃疡边缘整齐,状如刀切,底部平坦、洁净,通常穿越黏膜下层,深达肌层甚至浆膜层。由于胃的蠕动,一般溃疡的贲门侧较深,其边缘耸直为潜掘状。溃疡的幽门侧较浅,作阶梯状,即局部胃壁各层相断为阶梯状显露。溃疡周围的胃黏膜皱襞因受溃疡底瘢痕组织的牵拉而呈放射状向溃疡集中（图11-3）。

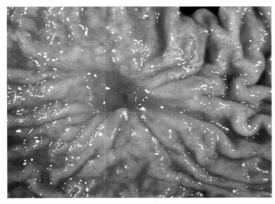

图11-3　**胃消化性溃疡**

胃小弯近幽门处溃疡,边缘整齐,周围黏膜水肿,黏膜皱襞放射状向溃疡集中

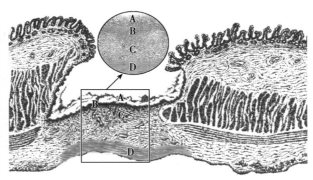

图11-4　**胃消化性溃疡**

溃疡断面呈斜置漏斗状,深达肌层,溃疡底部由内向外分为四层：A. 炎性渗出层；B. 坏死组织层；C. 肉芽组织层；D. 瘢痕层

镜下,溃疡底部由内向外分四层：最表层为少量炎性渗出物（白细胞、纤维素等）；其下为一层坏死组织；再下则见较新鲜的肉芽组织层；最下层为陈旧瘢痕组织（图11-4）。瘢痕底部小动脉因炎症刺激常有增殖性动脉内膜炎,使小动脉管壁增厚,管腔狭窄,亦可伴有血栓形成,可造成局部血供不足,影响组织再生使溃疡不易愈合。但这种变化却可防止溃疡血管破裂、出血。溃疡底部的神经节细胞及神经纤维常发生变性和断裂及小球状增生,这种变化可能是患者产生疼痛症状的原因之一。溃疡断面呈斜置漏斗状,深达肌层。

十二指肠溃疡与胃溃疡病变相似,但十二指肠多发生在球部的前壁或后壁,溃疡一般较小,直径常在1cm以内,溃疡较浅且易愈合。

（三）结局及并发症

1. 愈合　渗出物及坏死组织逐渐被吸收、排出,已被破坏的肌层不能再生,由底部的肉芽组织增生形成瘢痕组织修复,同时周围黏膜上皮再生覆盖溃疡面而愈合（图11-5）。

2. 并发症

（1）出血：占患者10%～35%。溃疡底部毛细血管破裂可使溃疡面有少量出血,此时患者大便潜血试验常阳性。若溃疡底部大血管破裂,患者则会出现呕血及柏油样大便,严重者出现失血性休克。

（2）穿孔：约占患者5%。十二指肠溃疡因肠壁较薄更易发生穿孔。穿孔后由于胃肠内容物漏入腹腔而引起腹膜炎。若穿孔发生

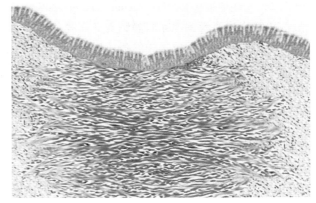

图11-5　**消化性溃疡愈合**

在胃后壁,胃肠内容物则漏入小网膜囊。

（3）幽门狭窄:约占患者3%。经久的溃疡易形成大量瘢痕。由于瘢痕收缩可引起幽门狭窄,使胃内容物潴留,继发胃扩张,患者出现反复呕吐,严重者可致碱中毒。

（4）癌变:癌变多发生于长期胃溃疡患者,癌变率一般小于1%。癌变来自溃疡边缘的黏膜上皮或腺体,因不断受到破坏及反复再生,在此过程中在某种致癌因素作用下细胞发生癌变。十二指肠溃疡几乎不发生癌变。

（四）临床病理联系

溃疡病患者常出现的周期性上腹部疼痛是由于溃疡病胃液中的胃酸刺激溃疡局部的神经末梢所引起;与胃壁平滑肌痉挛也有关系。十二指肠溃疡常出现半夜疼痛发作,这与迷走神经兴奋性增高,刺激胃酸分泌增多有关。反酸、嗳气与胃幽门括约肌痉挛、胃逆蠕动以及早期幽门狭窄导致胃内容物排空受阻,滞留在胃内的食物发酵等因素有关。

第四节 阑 尾 炎

阑尾炎（appendicitis）是消化系统常见疾病。临床主要表现为转移性右下腹疼痛、呕吐伴有体温升高及末梢血中性粒细胞升高。根据病程常分为急性和慢性两类。

（一）病因和发病机制

细菌感染和阑尾腔的阻塞是阑尾炎发病的两个主要因素。阑尾细长,管腔狭小,易潴留来自肠腔的粪便及细菌;阑尾壁富于神经组织（如肌神经丛等）,阑尾根部具有类似括约肌的结构,故受刺激时易于收缩使管腔更为狭窄。

阑尾炎因细菌感染引起,但无特定的病原菌。有50%~80%的阑尾炎病例伴有阑尾腔阻塞。阑尾腔可因粪石、寄生虫等造成机械性阻塞,也可因各种刺激引起阑尾挛缩,致使阑尾壁血液循环障碍造成黏膜损害,有利于细菌感染而引起阑尾炎。

（二）病理变化

1. **急性阑尾炎** 有三种主要类型:

（1）急性单纯性阑尾炎（acute simple appendicitis）:为早期的阑尾炎,病变以阑尾黏膜或黏膜下层较重。阑尾轻度肿胀、浆膜面充血、失去正常光泽。黏膜上皮可出现缺损,并有中性粒细胞浸润和纤维素渗出。黏膜下各层有炎性水肿。

（2）急性蜂窝织炎性阑尾炎（acute phlegmonous appendicitis）:或称急性化脓性阑尾炎,常由单纯性阑尾炎发展而来。阑尾显著肿胀,浆膜高度充血,表面可见脓苔。镜下,炎性病变呈扇面形由表浅层向深层扩延。阑尾壁各层均可见大量中性粒细胞弥漫浸润,并有炎性水肿及纤维素渗出。阑尾浆膜面可见渗出的纤维素和中性粒细胞（图11-6）。

（3）急性坏疽性阑尾炎（acute gangrenous appendicitis）:属重型的阑尾炎。阑尾因内腔阻塞、积脓、腔内压力增高及阑尾系膜静脉受炎症波及而发生血栓性静脉炎等,均可引起阑尾壁血液循环障碍而发生坏死。此时,阑尾呈暗红色或黑色,常导致穿孔,引起弥漫性腹膜炎或阑尾周围脓肿。

2. **慢性阑尾炎** 多为急性阑尾炎转变而来,也可开始即呈慢性经过。主要病变为阑尾壁的不同程度纤维化及慢性炎细胞浸润等。临床上有时有右下腹疼痛。慢性阑尾炎有时也可急性发作。

（三）结局及并发症

急性阑尾炎经过外科治疗,预后良好。只有少数病例因治疗不及时或机体抵抗力过低,出现并发症或转变为慢性阑尾炎。

并发症中主要有因阑尾穿孔引起的急性弥漫性腹膜炎和阑尾周围脓肿。有时因并发阑尾系膜静脉的血栓性静脉炎,细菌或脱落的含菌血栓可循门静脉血流入肝脏而形成肝脓肿。如果阑尾近端发生阻塞,远端常高度膨胀,形成囊肿,其内容物可为脓汁（阑尾积脓）或为黏液。

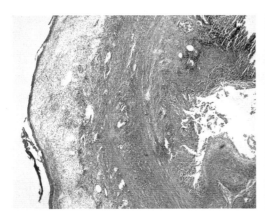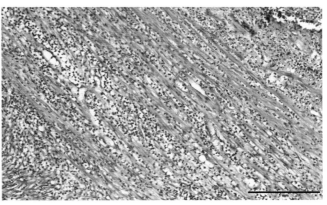

图 11-6　急性蜂窝织炎性阑尾炎

左图:HE(低倍);右图:HE(中倍)

第五节　非特异性肠炎

一、炎症性肠病

炎症性肠病(inflammatory bowel disease,IBD)是一组发病原因尚未明确的慢性非特异性肠道炎症性疾病,包括溃疡性结肠炎和克罗恩病,二者具有许多共同的临床特征,如均呈慢性经过、反复发作等,故统称为 IBD。IBD 可见于任何年龄。IBD 是北美和欧洲的常见病,在我国近十余年来就诊人数呈逐步增加趋势,已成为消化系统常见疾病。

(一) 克罗恩病

克罗恩病(Crohn disease,CD),又称为局限性肠炎(regional enteritis),是一种病因未明的主要侵犯消化道的全身性疾病。病变主要累及回肠末端,其次为结肠、回肠近端和空肠等处。临床主要表现为腹痛、腹泻、腹部肿块、肠溃疡穿孔、肠瘘形成及肠梗阻,还可出现肠外免疫性疾病,如游走性多关节炎和强直性脊柱炎等。本病呈慢性经过,经治疗后可缓解,但常复发。本病与肠结核、慢性溃疡性结肠炎等常甚难鉴别。

1. **病因和发病机制**　至今不明。近年发现本病常伴有免疫异常。在患者的血液中可测到抗结肠抗体。在病变部位用免疫荧光和酶标方法证明有免疫复合物沉积。

2. **病理变化**　肉眼观,病变呈节段性,由正常黏膜分隔,故又称为局限性肠炎。病变处肠壁变厚、变硬,肠黏膜高度水肿。皱襞块状增厚呈铺路石样(鹅卵石样)改变,黏膜面有纵行溃疡并进而发展为裂隙,重者可引起肠穿孔及瘘管形成。病变肠管常因纤维化而狭窄并易与邻近肠管或肠壁粘连。肠壁可黏合成团,与回盲部增殖型结核很相似。

镜下,病变复杂多样,裂隙状溃疡表面被覆坏死组织,其下肠壁各层可见大量淋巴细胞、巨噬细胞与浆细胞浸润,称为透壁性炎症,可见淋巴组织增生并有淋巴滤泡形成,约半数以上病例出现结核样肉芽肿,但无干酪样坏死改变。肠黏膜下层增厚、水肿,其中有多数扩张的淋巴管。

(二) 溃疡性结肠炎

溃疡性结肠炎(ulcerative colitis,UC)是一种原因不明的慢性结肠炎症。本病也常伴肠外免疫性疾病,如游走性多关节炎、葡萄膜炎及原发性硬化性胆管炎等。临床上有腹痛、腹泻和血性黏液便等症状。

1. **病因和发病机制**　病因不明,现多认为是一种自身免疫病,但机制不清楚。

2. **病理变化**　肉眼观,病变多从直肠开始,可累及结肠各段,偶尔见于回肠。病变呈连续性、弥漫性分布。可表现为多发性糜烂或表浅小溃疡并可累及黏膜下层。病变进一步发展,肠黏膜可出现大片坏死并形成大的溃疡。残存的肠黏膜充血、水肿并增生形成息肉样外观,称假息肉。假息肉细长,其蒂与体无明显区别。

镜下,固有膜内可见中性粒细胞、淋巴细胞、浆细胞及嗜酸性粒细胞浸润,继而有广泛溃疡形成,可见隐窝炎及隐窝脓肿。溃疡底部有时可见急性血管炎,血管壁呈纤维素样坏死。溃疡边缘假息肉形成处的肠黏膜上皮可见有异型增生,提示有癌变的可能。晚期病变区肠壁有大量纤维组织增生。

3. 并发症　本病除可引起结肠周围脓肿、腹膜炎外,尚可合并肠癌,且一般为多发性肠癌。癌变率取决于病程长短及病变范围。一般病变仅限于左侧结肠,癌变率低,而全结肠均有病变者,癌变率较高。病程达 20 年者癌变风险增加到 12% ~ 15% ,30 年者增加到 50% 。此外,在暴发型病例,结肠可因中毒丧失蠕动功能而发生麻痹性扩张,故有急性中毒性巨结肠之称。

二、急性出血性坏死性肠炎

急性出血性坏死性肠炎(acute hemorrhagic enteritis, AHE)简称坏死性肠炎,是以小肠急性出血坏死性炎症为主要病变的儿科急症。常发生于婴儿,临床主要表现为腹痛、便血、发热、呕吐和腹泻等,重者常引起休克致死。

1. 病因和发病机制　至今不明。有较多的报道提出,本病是一种非特异性感染如细菌、病毒或其分解产物所引起激烈的变态反应(Schwartzman 反应)性疾病。此外,有学者在本病患者肠腔中发现一种可产生剧烈毒素的 F 型厌气菌,其 B 毒素具有强烈的溶血、致组织坏死作用。但此种细菌的病因作用尚待进一步证实。

2. 病理变化　病变常呈节段性分布,以空肠及回肠最为多见且严重。病变肠壁增厚,黏膜肿胀,广泛出血、坏死。病变黏膜与正常黏膜分界清楚,常继发溃疡形成,溃疡深者可引起肠穿孔。黏膜下层亦可见严重水肿及炎细胞浸润,肌层平滑肌纤维断裂并可发生坏死。

三、菌群失调性肠炎

菌群失调性肠炎又称为抗生素性肠炎,多因长期使用广谱抗生素造成肠道菌群失调所致。可见于各年龄阶段。病变可发生于各段肠道,主要表现为纤维素渗出、黏膜坏死,假膜形成。

几种非特异性肠炎的病理特点见表 11-2。

表 11-2　**几种常见肠道炎症疾病的临床病理特点比较**

特点 ＼ 类型	急性出血性坏死性肠炎	克罗恩病(局限性肠炎)	溃疡性结肠炎	菌群失调性肠炎
常见人群	小儿	20 ~ 30 岁	30 岁以上	各年龄
主要部位	小肠	回肠末端	结肠	肠道各段
肉眼	节段性出血、坏死	病变节段性分布,水肿、增厚变硬、铺路石样(鹅卵石样)改变,黏膜面有纵行溃疡	病变呈连续性、弥漫性分布,溃疡伴假息肉形成	假膜形成
镜下	肠壁出血、坏死	肠壁全层炎、全层淋巴滤泡增生、非干酪样肉芽肿	慢性溃疡性炎症病变	纤维素渗出、黏膜坏死,假膜形成
临床	急性经过、便血、休克	慢性腹部包块、肠瘘、肠梗阻	经过缓慢,病程越长,癌变风险越高	长期使用广谱抗生素造成的并发症

第六节 病毒性肝炎

病毒性肝炎(viral hepatitis)是指由一组肝炎病毒引起的以肝实质细胞变性、坏死为主要病变特征的常见传染病。已证实引起病毒性肝炎的肝炎病毒有甲型(HAV)、乙型(HBV)、丙型(HCV)、丁型(HDV)、戊型(HEV)及庚型(HGV)六种(表11-3)。病毒性肝炎发病率较高,流行区广泛,各种年龄及不同性别均可罹患,严重危害人类的健康。

表11-3 各型肝炎病毒及其相应肝炎的特点

肝炎病毒型	病毒大小、性质	潜伏期(周)	传染途径	转成慢性肝炎	暴发型肝炎
HAV	27nm,单链RNA	2~6	肠道	无	0.1%~0.4%
HBV	43nm,DNA	4~26	密切接触、输血、注射	5%~10%	<1%
HCV	30~60nm,单链RNA	2~26	同上	>70%	极少
HDV	缺陷性RNA	4~7	同上	共同感染<5% 重叠感染80%	共同感染3%~4%
HEV	32~34nm,单链RNA	2~8	肠道	无	合并妊娠者20%
HGV	单链RNA	不详	输血、注射	无	不详

共同感染(coinfection):指HDV与HBV同时感染;重叠感染(Superinfection):指在慢性HBV感染的基础上重叠感染HDV

(一)病因及发病机制

病毒性肝炎的发病机制较复杂,至今尚未完全阐明,取决于多种因素,尤其是与机体的免疫状态有密切关系。

1. **甲型肝炎病毒(HAV)** 引起甲型肝炎,经消化道感染,潜伏期短(2~6周),可散发或流行。HAV通过肠道上皮经门静脉系统而达肝脏,病毒在肝细胞内复制,分泌入胆汁,故粪便中可查到病毒。HAV不直接损伤细胞,可能通过细胞免疫机制损伤肝细胞。HAV一般不引起携带者状态和慢性肝炎。通常急性起病,大多数可痊愈,极少发生急性重型肝炎。

2. **乙型肝炎病毒(HBV)** 完整的HBV颗粒呈球形,有双层衣壳,是Dane首先发现的,故又称Dane颗粒。HBV基因组是环状双链DNA结构,在HBV基因组内,主要有S、C、P与X基因。X基因编码的X蛋白在肝细胞癌发生中起着重要作用。HBV有一糖蛋白外壳称B型肝炎表面抗原(HBsAg),在感染的肝细胞表面可分泌大量HBsAg,使机体免疫系统,尤其是CD8$^+$的T细胞识别并杀伤感染细胞,导致肝细胞坏死或凋亡。当机体缺乏有效免疫反应时,表现为携带者状态。HBV的核壳体有"核心蛋白"(乙型肝炎核心抗原,HBcAg);在核心区还有一多肽转录物(HBeAg)。HBcAg在感染的肝细胞内,而HBeAg则分泌到血液中。HBV是中国慢性肝炎的主要致病原,最终导致肝硬化。HBV也可引起急性肝炎、急性重型肝炎和携带者状态。HBV主要经血流、血液污染物品、吸毒或密切接触传播。在高发区,母婴传播也很明显。

3. **丙型肝炎病毒(HCV)** 主要通过注射或输血传播。HCV是单链RNA病毒,与肝细胞癌发生密切相关,饮酒可促进病毒复制、激活和肝纤维化的发生。HCV可直接破坏肝细胞,较多实验证明免疫因素也是肝细胞损伤的重要原因。HCV感染者约3/4可演变成慢性肝炎,其中20%可进展为肝硬化,部分可发生肝细胞性肝癌。

4. **丁型肝炎病毒(HDV)** 复制缺陷型RNA病毒,须依赖同HBV复合感染才能复制。感染通过两种途径:与HBV同时感染,约90%可恢复,少数演变成HBV/HDV复合性慢性肝炎,少数发生急性重型肝炎;或在HBV携带者中再感染HDV,约80%转变成HBV/HDV复合性慢性肝炎,发生急性重型肝炎的比例较高。

5. **戊型肝炎病毒（HEV）**   单链 RNA 病毒，戊型肝炎主要通过消化道传播，易在雨季和洪水过后流行，多见于秋冬季。在环境与水源卫生状况差的地区，全年都有散发病例。HEV 多感染 35 岁以上的中年人和老年人（病情常较重），妊娠期戊型肝炎发生重症肝炎的比例较高。HEV 引起的肝炎主要见于亚洲和非洲等发展中国家。HEV 一般不导致携带者状态和慢性肝炎。大多数病例预后良好，但在孕妇中死亡率可达 20% 。

6. **庚型肝炎病毒（HGV）**   HGV 感染主要发生在透析的患者，通过污染的血液或血制品传播，也可经性接触传播。部分患者可变成慢性。目前认为 HGV 能在单核细胞中复制，故该病毒是否为肝炎病毒尚有争议。

（二） 基本病理变化

各型病毒性肝炎病变基本相同，都以肝细胞变性、坏死为主，同时伴有不同程度的炎细胞浸润、肝细胞再生和间质纤维组织增生。

1. 肝细胞变性

（1）细胞肿胀（cellular swelling）：最常见的病变。光镜下见肝细胞明显肿大，胞质疏松呈网状、半透明，称为胞质疏松化。进一步发展，肝细胞体积更加肿大，由多角形变为圆球形，胞质几乎完全透明，称气球样变（ballooning degeneration）。电镜下见内质网不同程度扩张，线粒体明显肿胀，溶酶体增多。

（2）嗜酸性变：一般仅累及单个或数个肝细胞，散在于肝小叶内。光镜下见病变肝细胞由于胞质水分脱失浓缩使肝细胞体积变小，胞质嗜酸性增强，故红染。细胞核染色亦较深。

（3）脂肪变性：肝细胞的胞质内出现大小不等的球形脂滴。

2. 肝细胞坏死与凋亡

（1）溶解性坏死（lytic necrosis）：由严重的细胞变性发展而来。根据坏死的范围和分布不同，可分为：

1）点状坏死（spotty necrosis）：散在分布的单个或数个肝细胞的坏死为点状坏死（图 11-7）。常见于急性普通型肝炎。

2）碎片状坏死（piecemeal necrosis）：指肝小叶周边部界板肝细胞的灶性坏死和崩解，使肝界板受到破坏，也叫界面性肝炎（interface of hepatitis），常见于慢性肝炎。

3）桥接坏死（bridging necrosis）：指中央静脉与门管区之间，两个门管区之间，或两个中央静脉之间出现的互相连接的坏死带，常见于较重的慢性肝炎。

4）亚大块及大块坏死（submassive and massive necrosis）：肝细胞坏死占肝小叶大部分为亚大块坏死；肝细胞坏死几乎占据整个肝小叶为大块坏死。相邻肝小叶的亚大块或大块坏死均可相互融合。常见于重型肝炎。

（2）凋亡：由嗜酸性变发展而来，胞质进一步浓缩，核也浓缩消失，最终形成深红色浓染的圆形小体，称为嗜酸性小体（acidophilic body or Councilman body）或凋亡小体。

3. 炎细胞浸润   主要为淋巴细胞和单核细胞浸润于肝细胞坏死区或门管区。

4. 再生

（1）肝细胞再生：坏死的肝细胞由周围的肝细胞通过直接或间接分裂再生而修复。再生的肝细胞体积较大，胞质略呈嗜碱性，细胞核大且深染，有

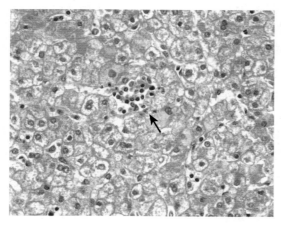

图 11-7   急性普通型肝炎
肝细胞水肿，箭头示点状坏死处伴炎细胞浸润

时可见双核。再生的肝细胞可沿原有的网状支架排列。但如坏死严重,原小叶内的网状支架塌陷,再生的肝细胞则呈团块状排列,称为结节状再生。

（2）间质反应性增生:有库普弗细胞(Kupffer cell)、间叶细胞和成纤维细胞增生。

（3）小胆管增生:慢性且坏死较重的病例,可见小胆管增生。

5. 纤维化　肝脏的炎症反应和中毒性损伤等可引起纤维化。一般来说纤维化多为不可逆,但有研究提示肝纤维化在一定情况下可吸收,故也是可逆的。纤维化时胶原的沉积对肝脏血流和肝细胞灌注有明显的影响。早期纤维化可沿门管区周围或中央静脉周围分布,或胶原直接沉积在 Disse 腔内。随着纤维化的不断进展,肝脏直接被分割成由纤维包绕的结节,最终形成肝硬化。

（三）各型病毒性肝炎的病变特点

1. 甲型肝炎病理改变特点　以急性肝炎病变为主,也可引起淤胆型肝炎和重型肝炎。主要病理变化:①肝细胞变性坏死:最常见者为早期肝细胞气球样变,并伴有肝细胞嗜酸性变及嗜酸性小体形成,致肝窦消失,引起肝小叶内肝细胞排列紊乱。肝小叶中央静脉周围的肝细胞呈溶解性坏死。②门管区见以大单核细胞和淋巴细胞为主的炎细胞浸润。③库普弗细胞增生。病变为可逆性,黄疸消退1~2 个月后恢复正常。无黄疸型病变程度较轻。

2. 乙型肝炎病理变化特点　毛玻璃样(ground glass)肝细胞是乙型肝炎的特殊形态学特征。HE 染色光镜下,在 HBsAg 携带者和慢性肝炎患者的肝组织常见到部分肝细胞体积较大,胞质内充满嗜酸性细颗粒物质,胞质不透明似毛玻璃样,此种细胞为毛玻璃样肝细胞。免疫组织化学和免疫荧光检查 HBsAg 反应阳性。电镜下见滑面内质网增生,内质网池内有较多的 HBsAg 颗粒。在少数情况,肝细胞核内可充以大量的 HBcAg,形成砂粒样细胞核(sanded nuclei),表示HBV 复制活跃。

3. 丙型肝炎病理变化特点　慢性丙型肝炎除了具有慢性肝炎的典型镜下病理学改变外,还有一些独特的改变:①肝细胞脂肪变性,由感染的肝细胞脂质新陈代谢的改变或胰岛素抵抗即所谓的代谢综合征引起;②门管区淋巴细胞浸润,可见到淋巴滤泡;③胆管损伤,可能与病毒直接感染胆管上皮细胞相关。

4. 丁型肝炎的病理变化特点　肝细胞嗜酸性变及小泡型脂肪变性,伴以炎细胞浸润及门管区炎症。慢性 HBV 感染者重叠感染 HDV 后,有加重肝组织病变现象。

5. 戊型肝炎病理变化特点　①门管区炎症,见大量库普弗细胞和多形核白细胞,但淋巴细胞少见;②肝细胞和毛细胆管胆汁淤积;③肝细胞灶状或小片状至亚大块或大块坏死。

6. 庚型肝炎病理变化特点　单一 HGV 感染的庚型肝炎病变较轻。急性肝炎以肝细胞肿胀和门管区炎症为主。慢性肝炎以肝细胞肿胀、点状坏死和门管区炎症及纤维组织轻度增生为主。

（四）临床病理类型

1. 普通型病毒性肝炎　分急性和慢性。

（1）急性(普通型)肝炎:最常见。临床分为黄疸型和无黄疸型。我国以无黄疸型多见,主要为乙型病毒性肝炎,部分为丙型。黄疸型肝炎病变稍重,病程较短,多见于甲型、丁型和戊型肝炎。

病理变化　黄疸型与无黄疸型肝炎病理变化基本相同。

肉眼观,肝脏肿大,质较软,表面光滑。

镜下,肝细胞广泛的肿胀变性(水样变)为主,伴有气球样变,因肝细胞体积增大,排列紊乱拥挤,肝血窦受压而变窄,肝细胞内可见淤胆现象。肝细胞坏死轻微,可见点状坏死与嗜酸性小体。肝小叶内与门管区少量炎细胞浸润。黄疸型坏死稍重,毛细胆管内常有淤胆和胆栓形成。

临床病理联系　弥漫性肝细胞肿大,使肝脏体积变大,包膜紧张,引起肝区疼痛。肝细胞变质性改变,造成肝细胞内酶释放入血,血清谷丙转氨酶(SGPT)升高,同时还可引起多种肝功能异常,病变严重者出现黄疸。

结局　本型肝炎患者多数在 6 个月内治愈。乙型、丙型肝炎常恢复较慢,其中乙型肝炎 5% ~

10%、丙型肝炎约 70% 可转为慢性肝炎。

（2）慢性（普通型）肝炎：病毒性肝炎病程持续半年以上者为慢性肝炎。有许多因素导致肝炎慢性化，如病毒类型、治疗不当、营养不良、饮酒、服用对肝有害的药物，以及免疫因素等。慢性肝炎的演变和患者的预后主要取决于所感染的病毒类型，如 HCV 患者由慢性肝炎演变为肝硬化的比率极高，与最初的肝病变程度无关，故对慢性病毒性肝炎的分类，按病因命名为佳，如慢性乙型肝炎、慢性丙型肝炎等。

病理变化　慢性肝炎的病变轻重不一。轻者，肝小叶结构保存完整，小叶内肝细胞坏死轻微；门管区少量慢性炎细胞浸润，及少量纤维组织增生。重者，门管区出现持续的碎片状坏死和桥接坏死，门管区周围纤维间隔或桥接纤维化形成。随着病变的进展，晚期转变为肝硬化。此外肝细胞和毛细胆管有不同程度的淤胆，小胆管增生、库普弗细胞肥大增生也较明显。

慢性肝炎的病变是一个连续动态的过程，轻、重病变之间可相互转化。慢性肝炎的炎症和纤维化程度的评估对临床治疗具有重要的意义，目前临床病理医生按 Scheuer 方案（表 11-4）对慢性肝炎进行诊断。

表 11-4　慢性肝炎分类（Scheuer 方案）

炎症活动度			纤维化程度	
分级（grade）	门管区周围	小叶内	分期（stage）	意义
G_0	无或轻度炎症	无炎症	S_0	无
G_1	门管区炎症	炎症但无坏死	S_1	门管区扩大（纤维化）
G_2	轻度碎片状坏死	点灶状坏死或嗜酸小体	S_2	门管区周围纤维化，小叶结构保留
G_3	中度碎片状坏死	重度灶性坏死	S_3	纤维化伴小叶结构紊乱，无肝硬化
G_4	重度碎片状坏死	桥接坏死（多小叶坏死）	S_4	可能或肯定的肝硬化

临床病理联系　慢性肝炎的临床表现多样化，部分患者长期乏力、厌食、持续反复发作的黄疸、肝区不适等。转氨酶和肝功能异常，并随病情反复而波动。有些病例直至出现腹水、消化道出血、肝功能不全时才引起注意；某些病例还伴有血管炎、关节炎等症状。

结局　慢性肝炎的转归不一，主要取决于感染病毒的类型。经适当治疗，大部分可恢复健康或病变趋于静止，症状缓解；部分病例发展为肝硬化。极少数可转为重型肝炎。

2. 重型病毒性肝炎　最严重的一型病毒性肝炎，较少见。根据发病缓急及病变程度的不同，分为急性和亚急性重型两种。

（1）急性重型肝炎（或暴发型肝炎）：少见，起病急骤，病程短，大多为 10 天左右，病变严重，死亡率高。

病理变化　肉眼观，肝体积明显缩小，重量可减至 600～800g。被膜皱缩，质地柔软，切面呈黄色或红褐色，部分区域呈红黄相间的斑纹状，因而又称急性黄色肝萎缩或急性红色肝萎缩（图 11-8）。

镜下，以肝细胞严重而广泛坏死（大块坏死）为特征。肝细胞坏死多从肝小叶中央开始并迅速向四周扩展，仅小叶周边部残留少许变性的肝细胞。溶解坏死的肝细胞很快被清除，仅残留网状支架。肝血窦明显扩张，充血甚至出血，库普弗细胞增生肥大，吞噬活跃。肝小叶内及门管区可见以淋巴细胞和巨噬细胞为主的炎细胞浸润。数日后网状支架塌陷，残留的肝细胞无明显再生现象（见图 11-8）。

临床病理联系　大量肝细胞溶解坏死可导致：①胆红素大量入血引起严重的肝细胞性黄疸；②凝血因子合成障碍导致明显的出血倾向；③肝衰竭，对各种代谢产物的解毒功能出现障碍导致肝性脑病。此外，由于胆红素代谢障碍及血液循环障碍等，还可诱发肾衰竭（肝肾综合征，hepatorenal syn-

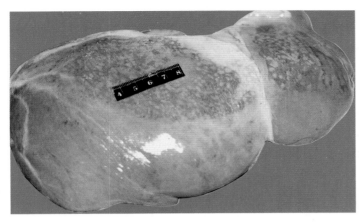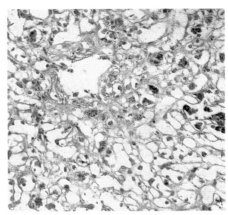

图 11-8　急性重型肝炎

左图示肝体积明显缩小,重量明显减轻,被膜皱缩,质地柔软;右图示镜下肝细胞弥漫性大片坏死消失,仅残留网状支架,库普弗细胞增生肥大,吞噬活跃

drome)。

结局　本型肝炎患者大多数在短期内死亡,死亡原因主要为肝衰竭(肝性脑病)、消化道大出血、肾衰竭及 DIC 等。少数迁延而转为亚急性重型肝炎。

(2)亚急性重型肝炎:起病较急性重型肝炎稍慢,病程较长(数周至数月),多数由急性重型肝炎迁延而来,少数由急性普通型肝炎恶化而来。

病理变化　肉眼观,肝体积缩小,表面包膜皱缩不平,质地软硬程度不一,部分区域呈大小不一的结节状。切面见坏死区呈红褐色或土黄色,再生的结节因胆汁淤积而呈现黄绿色。

镜下特点为既有肝细胞的亚大块坏死,又有结节状肝细胞再生。坏死区网状纤维支架塌陷和胶原化(无细胞硬化),因而使残存的肝细胞再生时不能沿原有支架排列,呈结节状。肝小叶内外可见明显的炎细胞浸润,主要为淋巴细胞和单核细胞,肝小叶周边部有小胆管增生,较陈旧的病变区有明显的结缔组织增生。

结局　如治疗恰当且及时,病变可停止发展并有治愈可能,但多数病例发展成肝硬化。

(五)携带者状态(carrier state)

无明显症状或仅有轻微临床表现的慢性病毒性肝炎,患者呈现病毒抗原阳性,但无明显的肝损伤。多由 HBV、HCV 或 HDV 感染导致,我国以 HBV 多见。

(六)其他病毒引起的肝炎

1. **EB 病毒(Epstein-Barr virus)感染**　急性期可引起轻度肝炎。

2. **巨细胞病毒(cytomegalovirus)感染**　特别是感染新生儿和免疫功能不全患者的几乎所有肝脏细胞,包括肝细胞、胆管上皮细胞、内皮细胞都可以产生病毒相关的巨细胞样改变。

3. **单纯疱疹病毒(herpes simplex virus)**　感染新生儿或免疫抑制者的肝细胞,导致细胞特征性病理变化和肝细胞坏死。

第七节　酒精性肝病和非酒精性脂肪肝病

一、酒精性肝病

酒精性肝病(alcoholic liver disease)是慢性酒精中毒的主要表现之一。欧美国家多见,我国尚无确切统计数字,但近年有明显增多的趋势。

(一)病理变化

慢性酒精中毒主要可引起肝脏的三种损伤,即脂肪肝、酒精性肝炎和酒精性肝硬化。三者可单独出现，也可同时并存或先后移行。

1. **脂肪肝(fatty liver)**　酒精中毒最常见的肝脏病变。肝大而软，黄色。镜下，肝细胞含有相当大的脂滴，可将细胞核挤到细胞一侧，肝细胞肿大变圆。小叶中央区受累明显，有时伴有不同程度的肝细胞水样变性。单纯的脂肪肝无症状，此时戒酒可使脂肪肝恢复。

2. **酒精性肝炎(alcoholic hepatitis)**　在有临床肝症状表现的病例，常出现三种病变：肝细胞脂肪变性、Mallory 小体形成和灶状肝细胞坏死伴中性粒细胞浸润。有上述病理变化，结合患者酗酒史和肝功能异常，可诊断为此病。

3. **酒精性肝硬化（alcoholic cirrhosis）**　此种肝硬化由脂肪肝和酒精性肝炎进展而来，是酒精性肝病最严重的病变。

（二）发病机制

肝脏是酒精代谢、降解的主要场所。酒精对肝有直接损伤作用，机制如下：酒精在其解毒过程中消耗大量二磷酸吡啶核苷酸（NAD），从而影响脂肪酸的氧化，加上酒精可影响脂蛋白的合成和分泌，结果引起中性脂肪在肝细胞内堆积；酒精还可诱导细胞色素 P450 的生成，可增加某些药物向有毒的代谢产物转化；酒精在微粒体醇氧化系统的氧化作用下可产生自由基直接作用于细胞膜和蛋白质；酒精不但直接影响微管和线粒体的功能及膜的流动性，而且可通过其中间代谢产物乙醛引起脂质过氧化和形成乙醛-蛋白质合成物，进一步破坏细胞骨架和膜的功能；有人甚至认为酒精及其代谢产物乙醛所引起的肝细胞蛋白质的改变有可能使肝细胞产生新的抗原，由此激发对肝细胞的免疫反应而引起肝细胞损伤。另外，嗜酒者常有营养不良，尤其是蛋白质和维生素缺乏。

二、非酒精性脂肪肝病

非酒精性脂肪肝病（nonalcoholic fatty liver disease，NAFLD），是最常见的脂类代谢疾病，与糖尿病和肥胖有关，发生机制主要涉及胰岛素抵抗增加氧应激，引起肝细胞脂肪变性和脂质过氧化增加等。组织学上的改变与酒精性肝病相近，可表现为单纯性肝脂肪变性，脂肪性肝炎和脂肪性纤维化，最终可发展成肝硬化。但该病患者无酗酒史。

第八节　肝　硬　化

肝硬化（liver cirrhosis）是各种病因引起的肝脏疾病的终末期病变，病变以慢性进行性、弥漫性的肝细胞变性坏死、肝内纤维组织增生和肝细胞结节状再生为基本病理特征，广泛增生的纤维组织分割原来的肝小叶并包绕成大小不等的圆形或类圆形的肝细胞团形成假小叶（pseudolobule），引起肝小叶结构及血管的破坏和改建。临床上早期可无明显症状，晚期常有不同程度的肝功能障碍和门脉高压症等表现。病程可达数年、十余年或更长。

（一）病因

在我国，引起肝硬化的病因以病毒性肝炎为主；在欧美国家，酒精性肝硬化占全部肝硬化的 50%～90%。

1. **病毒性肝炎**　流行病学等的资料已表明，尤其是乙型和丙型慢性病毒性肝炎与肝硬化的发生密切相关。

2. **慢性酒精中毒**　长期酗酒是引起肝硬化的另一个重要因素，由慢性酒精性肝病发展成酒精性肝硬化（alcoholic cirrhosis）。

3. **胆汁淤积**　任何原因引起的肝内、外胆道阻塞，持续胆汁淤积，都可发展为胆汁性肝硬化（biliary cirrhosis），此类较少见。

根据病因，分为原发性和继发性两种。原发性胆汁性肝硬化（primary biliary cirrhosis，PBC）在我国少见，是自身免疫性疾病。可由肝内小胆管的慢性非化脓性胆管炎引起。继发性的原因与长期肝外胆管阻塞和胆道上行性感染两种因素有关。长期的胆管阻塞、胆汁淤积,使肝细胞明显淤胆而变性坏死,坏死肝细胞肿大,胞质疏松呈网状,核消失,称网状或羽毛状坏死,该型假小叶周围结缔组织的分割包绕不完全。

4. **药物及化学毒物** 长期服用损肝的药物或接触有毒物质(如四氯化碳、磷、砷等)可引起肝细胞脂肪变性和弥漫性中毒性肝坏死,继而出现结节状再生而发展为肝硬化。

5. **代谢障碍** 先天性酶缺陷引起某些物质代谢障碍,使其沉积在肝脏,损害肝细胞,最后导致肝硬化。如铜代谢紊乱导致的肝豆状核变性引起的肝硬化。

6. **营养障碍** 长期食物中营养不足或不均衡、多种慢性疾病导致消化吸收不良,以及肥胖或糖尿病等导致的脂肪肝都可发展为肝硬化。

7. **其他** 血吸虫虫卵反复在肝脏沉积,可导致"血吸虫性肝硬化",而肝静脉和(或)下腔静脉阻塞(Budd-Chiari syndrome)和右心慢性衰竭造成长期肝脏慢性淤血,可导致"淤血性肝硬化"。

8. **原因不明** 肝硬化的发病原因一时难以确定者,称之为隐源性肝硬化(cryptogenic cirrhosis),在西方国家占肝硬化的 10% ~ 15%。

必须指出,"血吸虫性肝硬化""淤血性肝硬化"和"胆汁性肝硬化"均以肝内纤维组织增生为主要特征,而少有肝细胞再生形成结节和肝小叶结构改建,虽习惯被称为"肝硬化",事实上用"肝纤维化"更恰当。

(二) 发病机制

上述各种因素均可引起肝细胞弥漫性损伤,如长期作用,反复发作,可导致肝内广泛的胶原纤维增生。增多的胶原纤维有两种来源:其一是肝细胞坏死后,肝小叶内原有的网状支架塌陷、聚积、胶原化或由肝星状细胞转变为肌成纤维细胞样细胞产生胶原纤维;其二为门管区的成纤维细胞增生并分泌胶原纤维。

同时,肝细胞坏死可启动肝细胞再生,在人肝细胞生长因子(hHGF)、EGF、TGF-α 和其他一些多肽类生长因子的刺激下,肝细胞分裂增殖。肝小叶内网状支架塌陷后,再生的肝细胞不能沿原有支架排列,而形成不规则的再生肝细胞结节。广泛增生的胶原纤维可向肝小叶内伸展,分割肝小叶;也可与肝小叶内的胶原纤维连接形成纤维间隔包绕原有的或再生的肝细胞团,形成假小叶。这些病变随着肝细胞不断坏死与再生而反复进行,最终形成弥漫全肝的假小叶,并导致肝内血液循环改建和肝功能障碍而形成肝硬化。

(三) 分型

肝硬化的分类方法尚不统一,临床上常用病因分类法,分为肝炎后、酒精性、胆汁性、淤血性肝硬化等。以前也有人将其分为门脉性、坏死后性和胆汁性肝硬化。在国际上,根据大体形态学的特点,肝硬化被分为三型:

1. **小结节性肝硬化** 结节大小相仿,直径一般在 3mm 以下,纤维间隔较细。

2. **大结节性肝硬化** 结节粗大且大小不均,多数结节的直径大于 3mm,纤维间隔较宽,且宽窄不一。

3. **混合结节性肝硬化** 3mm 以下和 3mm 以上的结节约各占一半,为上述两型的混合型。

(四) 病理变化

肉眼观,早期肝体积可正常或稍增大,重量增加,质地正常或稍硬。晚期肝体积缩小,重量减轻,质地变硬。表面和切面呈弥漫全肝的结节(图 11-9),结节可呈现正常肝脏色泽、黄褐色(肝细胞脂肪变性)或黄绿色(淤胆)。纤维间隔多呈灰白色。如肝细胞坏死范围小,分布均匀,肝细胞再生与丢失相比超出不多,形成的再生结节小而均匀,纤维间隔较纤细,则为小结节性肝硬化(旧称门脉性肝硬化或临床上的酒精性肝硬化),该型肝硬化多由轻型肝炎或慢性酒精中毒所致。如肝细胞坏死范围大,分布不均匀,残留的肝细胞再生形成的结节较大,且大小不等,纤维间隔也宽大及宽窄不一,则为典型的大结节性肝硬化(旧称坏死后性肝硬化或临床上的肝炎后肝硬化),该型多由重型肝炎或中毒性炎所致。肝硬化的形态类型可因肝细胞坏死和肝细胞再生能力的变化而有所改变,如小结节性肝硬化可因肝细胞再生能力增强而变为混合结节性或大结节性肝硬化,此类肝硬化的纤维间隔仍较纤细,多由严重的慢性肝炎发展而来。

镜下:①肝小叶结构破坏,被假小叶取代。假小叶内的肝细胞排列紊乱,可见变性、坏死及再生的肝细胞;中央静脉常缺如,偏位或两个以上(图11-9)。也可见再生的肝细胞结节,其特点是肝细胞排列紊乱,再生的肝细胞体积大,核大且深染,或有双核。②假小叶外周被纤维间隔包绕。纤维间隔内有数量不等的炎细胞浸润及小胆管增生。

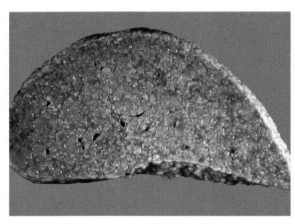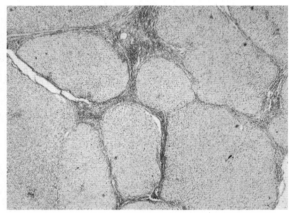

图 11-9　肝硬化

左图示表面和切面呈弥漫全肝的小结节;右图弥漫全肝的假小叶形成,纤维组织分割原来的肝小叶并包绕成大小不等的圆形或类圆形的肝细胞团形成假小叶,假小叶内中央静脉常缺如,偏位。VG 染色

不同病因引起的肝硬化,除了具有相似的基本形态学改变外,还可发现与病因有关的一些独特的组织学表现。如在慢性酒精中毒引起的肝硬化,肝细胞脂肪变性常见,并可出现具有相对特征性的马洛里(Mallory)小体。

（五）临床病理联系

早期的临床表现无特征性,可出现各种原有疾病(如慢性肝炎和酒精性肝炎)的症状和体征。晚期则因严重的肝实质破坏和肝脏结构及血管的改建,导致门静脉高压症和肝功能障碍。

1. 门脉高压症　门脉压力增高的原因有:①肝内广泛的结缔组织增生,肝血窦闭塞或窦周纤维化,使门静脉循环受阻(窦性阻塞);②假小叶压迫小叶下静脉,使肝血窦内血液流出受阻,影响门静脉血流入肝血窦(窦后性阻塞);③肝内肝动脉小分支与门静脉小分支在汇入肝血窦前形成异常吻合,使高压力的动脉血流入门静脉内(窦前性)。门静脉压力升高后,患者常出现一系列的症状和体征。主要表现如下:

（1）慢性淤血性脾大:肝硬化患者中有 70% ～85% 出现脾大。脾重量一般在 500g 以下,少数可达 800～1000g。镜下见脾窦扩张,窦内皮细胞增生、肿大,脾小体萎缩,红髓内纤维组织增生,部分可见含铁结节。脾大后可引起脾功能亢进。

（2）腹水:淡黄色透明的漏出液,量大时,可致腹部明显膨隆。腹水形成的原因有:①门静脉压力增高使门静脉系统的小静脉和毛细血管流体静压升高,加之管壁缺氧通透性增高,使水、电解质及血浆蛋白漏入腹腔;②门静脉高压使肝血窦压力升高,增高的静水压差使进入 Disse 间隙的富含蛋白的淋巴液增多,超过胸导管的回流能力,造成淋巴从淋巴管外溢入腹腔;③肝脏受损后,肝细胞合成蛋白质的功能减低(低蛋白血症),使血浆胶体渗透压降低,也与腹水形成有关;④肝功能障碍,对醛固酮、抗利尿激素灭活作用减少,血中水平升高,水钠潴留而促进腹水形成。腹水的形成又使有效循环血量下降,刺激上述两种激素的分泌,可进一步加重腹水。

（3）侧支循环形成：门静脉压力升高时，主要的侧支循环及其严重的并发症有：①门静脉血经胃冠状静脉、食管静脉丛、奇静脉入上腔静脉，常致胃底与食管下段静脉丛曲张，如破裂可发生致命性大出血，常发生在腹压升高或受粗糙食物磨损，是肝硬化患者常见的死亡原因之一；②门静脉血经肠系膜下静脉、直肠静脉丛、髂内静脉进入下腔静脉，引起直肠静脉丛曲张，形成痔核，破裂可出现便血；③门静脉血经附脐静脉，脐周静脉网，而后向上经胸腹壁静脉进入上腔静脉，向下经腹壁下静脉进入下腔静脉，引起脐周浅静脉高度扩张，形成"海蛇头"（caput medusae）现象，是门静脉高压的重要体征之一（图 11-10）。

（4）胃肠淤血、水肿：门静脉压力升高，胃肠静脉血回流受阻，导致胃肠壁淤血、水肿，影响胃肠的消化和吸收功能，患者可出现腹胀和食欲减退等症状。

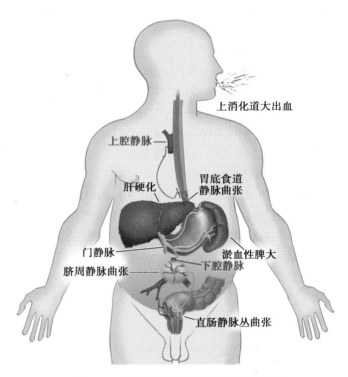

图 11-10　门静脉高压时侧支循环示意图

2. 肝功能障碍　主要是肝实质（肝细胞）长期反复受到损伤所致。当肝细胞不能完全再生补充和代偿损伤肝细胞的功能时，则出现以下肝功能不全的症状及体征。

（1）蛋白质合成障碍：肝细胞受损后，合成白蛋白的功能降低，使血浆白蛋白减少。由于从胃肠道吸收的一些抗原性物质未经肝细胞处理，直接经过侧支循环进入体循环，刺激免疫系统合成球蛋白增多，故血清学检查出现白蛋白降低，且白/球蛋白比值下降或倒置现象。

（2）出血倾向：可有皮肤、黏膜或皮下出血，主要是由于肝脏合成纤维蛋白原、凝血酶原、凝血因子 V 的减少所致。另外也与脾大、脾功能亢进及血小板破坏过多有关。

（3）胆色素代谢障碍：主要与肝细胞坏死及毛细胆管淤胆有关。患者在临床上常有肝细胞性黄疸。

（4）对激素的灭活作用减弱：使体内雌激素增多，引起男性睾丸萎缩和乳房发育，女性月经不调等。患者可在颈、面和上胸部等出现蜘蛛状血管痣，有的患者两手掌面大、小鱼际，指尖及指基部呈鲜红色，称之为肝掌。蜘蛛痣是体内雌激素水平升高，小动脉末梢扩张所致。

（5）肝性脑病（肝昏迷）：肝功能极度衰竭的表现，系患者最严重的后果。主要原因是来自肠道的有害物质（如氨和胺类等）未经肝细胞代谢解毒而进入体循环，或通过肝内及肝外的门-腔静脉之间的侧支循环直接进入体循环到达脑部。

（六）转归与并发症

肝硬化是一种慢性进行性疾病，如能早期及时治疗，肝脏可能恢复正常。即使病变已发展到相当程度，仍可处于相对稳定或停止发展的状态，患者可因肝脏强大的代偿能力，在很长时间内不出现症状，肝功能检查也可能是正常的。晚期肝硬化由于病变不断加重，代偿功能衰竭则引起一系列并发症，主要有肝性脑病、食管静脉曲张破裂出血、感染和肝细胞性肝癌等。一般而言，大结节性肝硬化并发肝性脑病的几率较高，而小结节性肝硬化患者门静脉高压的症状常较突出，易并发食管-胃底静脉曲张破裂出血。

第九节　肝代谢性疾病与循环障碍

一、肝代谢性疾病

（一）肝豆状核变性

肝豆状核变性（hepatolenticular degeneration）又称为威尔逊病（Wilson's disease），是位于 13 号染色体的隐性基因传递的遗传性疾病，家族性多发。患者多为儿童及青少年。本病的特点是铜代谢障碍，铜不能正常排出而蓄积于各器官。首先累及肝，之后中枢神经系统。铜也可蓄积于角膜，在角膜周围出现绿褐色环（Kayser-Fleischer 环）。肝病变：在肝细胞中可见脂褐素、铜结合蛋白及铁等沉着。铜或铜结合蛋白可由组织化学染色检出。可伴发急、慢性肝炎及肝硬化等病变。

（二）含铁血黄素沉着症

含铁血黄素沉着症（hemosiderosis），指组织内有可染性铁的色素沉着。大量红细胞破坏、血红蛋白分解是引起此病的主要原因，如慢性溶血性贫血。含铁血黄素主要沉积于肝细胞内，库普弗细胞内亦常有该色素沉着，但一般较肝细胞轻。因输血引起者库普弗细胞色素沉着则明显。

血色素沉着病（hemochromatosis），是先天性铁代谢异常的全身性疾病。发病机制不明。肝病变为全身病变的一部分，表现为肝内重度含铁血黄素沉着，全肝呈铁锈色。后期伴有肝纤维化或肝硬化。

二、肝循环障碍

（一）门静脉阻塞

较少见。多因肝、胰疾病（如肝硬化、肝癌、胰腺癌等）压迫、侵袭肝内门静脉及化脓性腹膜炎等引起门静脉的血栓形成或栓塞。门静脉完全而广泛的阻塞甚少见。肝内分支的一支或多支阻塞可引起梗死（Zahn 梗死，又称萎缩性红色梗死），为肝内少见的循环障碍性病变。病变以局部肝淤血为主，而不是真性梗死。病变区呈圆形或长方形，暗红色，界清。镜下为肝小叶中央区的高度淤血并有出血。局部肝细胞萎缩、坏死或消失。病变恢复期可见阻塞的门静脉周围出现新吻合支。本病变对机体无大影响，偶可成为腹腔内出血的来源。

（二）肝静脉阻塞

肝静脉阻塞一般分为两类：一类为肝内肝静脉小分支阻塞，称肝小静脉闭塞症（veno-occlusive disease）；另一类为肝静脉干至下腔静脉的阻塞，称 Budd-Chiari 综合征，其病因有原发（如先天性血管异常）和继发两种。继发性者可由血液凝固性升高疾病（如红细胞增多症）、肝癌及腹腔肿瘤及某些口服避孕药等引起的该段静脉血栓形成所致。病理变化主要为肝淤血，肝细胞萎缩、变性以致坏死。此外，还有肝出血，即淤积于肝窦内的红细胞进入窦外压力较低的 Disse 腔及萎缩的肝板内。慢性病例可发展为淤血性肝硬化。

第十节　胆囊炎与胆石症

一、胆囊炎

胆囊炎（cholecystitis）多由细菌引起，胆汁淤滞是发病的重要基础。主要的细菌为大肠杆菌、葡萄球菌等。炎症主要累及胆囊者称胆囊炎，若主要累及胆管者则称为胆管炎（cholangitis）。

（一）病理变化

1. 急性胆管炎和胆囊炎　黏膜充血水肿，上皮细胞变性、坏死脱落，管壁内不同程度的中性粒细胞浸润。发生在胆囊者常为卡他性胆囊炎，可发展成蜂窝织炎性胆囊炎。如胆囊管阻塞，可引起胆囊积脓。痉挛、水肿、阻塞及淤胆等导致胆管或胆囊壁的血液循环障碍时，可发生坏疽性胆囊炎，甚至穿孔,引起胆汁性腹膜炎。

　　2. 慢性胆管炎和胆囊炎　多由急性反复发作所致。胆管及胆囊黏膜多发生萎缩,各层组织中均有淋巴细胞、单核细胞浸润和明显纤维化。

二、胆石症

　　在胆道系统中,胆汁的某些成分(胆色素、胆固醇和钙等)可在各种因素作用下析出、凝集而形成结石。发生于各级胆管内的结石称胆管结石,发生于胆囊内的结石称胆囊结石,统称胆石症(cholelithiasis)。

　　（一）病因和发病机制

　　1. 胆汁理化性状的改变　正常胆汁中的胆红素多与葡萄糖醛酸结合成酯类而不游离。游离胆红素浓度增高可与胆汁中的钙结合形成不溶性的胆红素钙而析出。大肠杆菌等肠道细菌中的葡萄糖醛酸酶能分解上述酯类,使胆红素游离出来。胆汁中的胆固醇含量过多呈过饱和状态则易析出形成胆固醇结石。某些肠疾病丢失胆盐则促进胆固醇的析出形成结石。

　　2. 胆汁淤滞　胆汁中水分被过多吸收,胆汁过度浓缩,使胆色素浓度增高、胆固醇过饱和均可促进胆石形成。

　　3. 感染　胆道感染时的炎性水肿和慢性纤维增生可使胆道壁增厚,引起胆汁淤滞。炎症时渗出的细胞或脱落上皮和虫体或卵等也可作为结石的核心,促进胆石形成。

　　（二）胆石的种类和特点

　　1. 色素性胆石　泥沙样及砂粒状两种。常为多个。多见于胆管。

　　2. 胆固醇性胆石　常为单个,体积较大,类圆形。多见于胆囊。

　　3. 混合性胆石　由两种以上主要成分构成。在我国,胆红素为主的混合性胆石最多见,结石多为多面体,多种颜色。外层常很硬,切面成层。多发生于胆囊或较大胆管内,大小、数目不等,常为多个。

第十一节　胰　腺　炎

　　胰腺炎(pancreatitis)一般指各种原因引起胰腺酶的异常激活,导致胰腺自我消化所造成的胰腺炎性疾病。

一、急性胰腺炎

好发于中年男性暴饮暴食或胆道疾病后。

　　（一）病理类型及病变特点

　　1. 急性水肿性（间质性）胰腺炎　较多见。病变多局限在胰尾。胰腺肿大、变硬,间质充血水肿并有中性粒细胞及单核细胞浸润。可发生局限性脂肪坏死。腹腔可有少量渗出液,预后较好。少数病例可转成急性出血性胰腺炎。

　　2. 急性出血性胰腺炎　发病急骤,病情危重。以广泛出血坏死为特征。

　　肉眼,胰腺肿大,质软呈无光泽暗红色,胰腺原有的分叶结构模糊消失;胰腺、大网膜及肠系膜等处可见散在混浊的黄白色斑点(脂肪被酶解为甘油和脂肪酸后,又可与组织液中的钙离子结合成不溶性的钙皂),或小灶状脂肪坏死。

　　镜下,胰腺组织大片凝固性坏死,细胞结构不清,间质小血管壁也有坏死,故有大量出血。在坏死胰腺组织的四周,可见少量炎细胞。患者如度过危急关头,则炎性渗出及出血均可吸收,或可纤维化痊愈,或转为慢性胰腺炎。

（二）临床病理联系

1. 休克　主要原因有胰液外溢刺激腹膜导致剧烈腹痛,大量出血及呕吐造成大量体液丢失及电解质紊乱,及组织坏死、蛋白物质分解导致机体中毒等。

2. 腹膜炎　常由胰液外溢刺激所致,有急性腹膜炎的剧痛并可向背部放射。

3. 酶的改变　外溢的胰液中含大量淀粉酶及脂酶,被吸收入血并由尿排出,临床检测患者血和尿中此酶含量升高可助诊断。

4. 血清离子改变　患者血清中钙、钾、钠离子水平下降。胰腺炎时,因胰岛 A 细胞受刺激,分泌胰高血糖素引起甲状腺分泌降钙素,抑制钙从骨质内游离,使消耗的钙得不到补充,故血钙降低。因持续呕吐,发生血中的钾、钠含量降低。

二、慢性胰腺炎

由急性胰腺炎反复发作而来。患者常伴有胆道系统疾患,有时伴有糖尿病。慢性酒精中毒也常致本病发生。

肉眼,胰腺呈结节状萎缩,质较硬。切面见弥漫性纤维化,胰管扩张,管内偶见结石。有时胰腺内灶状坏死或被纤维包裹的假性囊肿可见。

镜下,胰腺组织内广泛纤维化,腺泡和胰腺组织萎缩、消失,间质有淋巴细胞和浆细胞浸润。

第十二节　消化系统常见肿瘤

一、食管癌

食管癌(carcinoma of esophagus)是由食管黏膜上皮或腺体发生的恶性肿瘤。在我国,其发病率及死亡率均位居前五名内。国内食管癌高发区为:太行山区、苏北地区、大别山区、川北地区、闽粤交界(潮汕地区)。男性发病率较高,发病年龄多在 40 岁以上。临床主要表现为不同程度的吞咽困难,故祖国医学称本病为"噎嗝"。

（一）病因和发病机制

尚未完全明了,相关因素有:

1. 生活习惯　长期饮酒与食管癌发病有关,酒精可以作为致癌物的溶剂,促进致癌物进入食管。有研究表明吸烟量、吸烟持续时间也与食管癌有关,并与食管癌存在一定的剂量反应关系。亚硝酸盐,例如自制的酸菜,此类物质可诱发食管癌。长期食用过热、过硬及粗糙的饮食,刺激和损伤食管黏膜,也可能与食管癌发生有关。

2. 慢性炎症　各种长期不愈的食管炎可能是食管癌的癌前病变。有研究表明,食管癌患者食管黏膜的非癌部分均有不同程度的慢性炎症,即使是非常早期的食管癌甚至是原位癌,其癌旁非癌上皮及固有膜均呈慢性炎症改变,有时炎症非常明显。

3. 遗传因素　在食管癌高发区中,食管癌家族聚集的现象较为明显。据历史与系谱记载,潮汕食管癌高危人群是由古中原起源经闽徙潮的中原汉族后裔,最新的分子生物学研究揭示潮汕食管癌高危人群与河南食管癌高危发人群有密切的血缘关系,提示食管癌发病可能与遗传易感性有一定的关系。最新代谢酶基因多态性(尤其是酒精代谢酶)与食管癌易感性的关系受到学者的关注。

（二）病理变化

食管癌好发于三个生理性狭窄部,以中段最多见,其次为下段,上段最少。

1. 早期癌　临床无明显症状。病变局限,多为原位癌或黏膜内癌,未侵犯肌层,无论是否存在淋巴结转移。

肉眼观,癌变处黏膜轻度糜烂或表面呈颗粒状、微小的乳头状。镜下,绝大部分为鳞状细胞癌。

2. 中晚期癌 又称为进展期癌。此期患者多出现吞咽困难等典型临床症状。根据肉眼形态特点可分为以下四型(图 11-11):

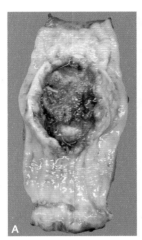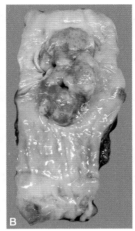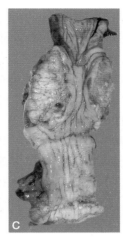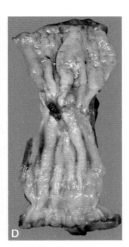

图 11-11 **食管癌大体类型**
A. 溃疡型;B. 蕈伞型;C. 髓质型;D. 缩窄型

(1)髓质型:最多见,癌组织在食管壁内浸润性生长累及食管全周或大部分,管壁增厚、管腔变小。切面癌组织质地较软,似脑髓,色灰白。癌组织表面常有溃疡。

(2)蕈伞型:癌呈扁圆形肿块,突向食管腔,表面有浅溃疡,边缘外翻。肿瘤组织侵犯食管管周的部分或大部。

(3)溃疡型:肿瘤表面有较深溃疡,深达肌层,底部凹凸不平。多浸润食管管周的一部分。

(4)缩窄型:癌组织质硬。癌组织内有明显的结缔组织增生并浸润食管全周,因而使局部食管壁呈环形狭窄。狭窄上端食管腔则明显扩张。

镜下,食管癌组织学类型包括鳞状细胞癌、腺癌、腺鳞癌、神经内分泌癌、黏液表皮样癌、腺样囊性癌等类型。中国人最常见的为鳞状细胞癌(约占 90% 以上),腺癌次之。大部分腺癌来自贲门,少数来自食管黏膜下腺体。其他类型少见。

Barrett 食管腺癌:由 Barrett 食管恶变而来,近年来白种人发病呈明显上升趋势。

(三)扩散

1. 直接蔓延 癌组织穿透食管壁向周围组织及器官浸润。依所发生的部位不同,其累及的范围及器官不同,影响亦不同。

2. 转移

(1)淋巴道转移:转移部位与食管淋巴引流途径一致。上段可转移至颈淋巴结和上纵隔淋巴结;中段常转移到食管旁或肺门淋巴结;下段常转移至食管旁、贲门旁及腹腔上部淋巴结。

(2)血道转移:晚期可发生血道转移,常转移至肝、肺。

(四)临床病理联系

早期癌组织无明显浸润,无肿块形成,故症状不明显,部分患者出现轻微的胸骨后疼痛、烧灼感或哽噎感,这些可能是由于食管痉挛或肿瘤浸润黏膜引起的。中晚期由于肿瘤不断浸润生长,使管壁狭窄,患者出现吞咽困难,甚至不能进食,最终导致恶病质使全身衰竭而死亡。

二、胃癌

胃癌(carcinoma of stomach)是由胃黏膜上皮和腺上皮发生的恶性肿瘤。占我国恶性肿瘤的第二位。好发年龄在 40~60 岁,男多于女。好发于胃窦部小弯侧。

（一）病因和发病机制

尚未完全阐明,可能与下述因素有关:

1. **环境因素**　胃癌的发生有一定的地理分布特点,如日本、智利、哥伦比亚、哥斯达黎加、匈牙利及中国的某些地区胃癌发病率高于美国和西欧4~6倍。移民流行病学调查显示,从高发区移民到低发区,其下一代胃癌的发病率相应降低。然而,由低发区移民到高发区,其下一代胃癌的发病率也相应升高。

2. **亚硝基类化合物**　动物实验证明,用亚硝基胍类(nitroguanidine)化合物饲喂大鼠、小鼠和犬等动物,均可成功诱发胃癌。如食物中不含这种亚硝基化合物,但含有二级胺及亚硝酸盐,在胃酸的作用下其可转变为有致癌性的亚硝基化合物。

3. **幽门螺杆菌**　流行病学调查揭示,幽门螺杆菌感染与胃癌发生可能有关。研究表明幽门螺杆菌感染可以导致胃黏膜上皮细胞肿瘤相关基因的CpG岛甲基化、诱导细胞凋亡等。

另外,某些长期未治愈的慢性胃疾病如慢性萎缩性胃炎、胃息肉、胃溃疡病伴有异型增生及胃黏膜大肠型肠上皮化生是胃癌发生的病理基础。

（二）病理变化

分早期胃癌与中晚期胃癌。

1. **早期胃癌**　指癌组织浸润仅限于黏膜层或黏膜下层,无论有无淋巴结转移。早期胃癌中,若直径小于0.5cm者称为微小癌,直径0.6~1.0cm者称小胃癌。内镜检查时在该癌变处钳取活检确诊为癌,但手术切除标本经节段性连续切片均未发现癌,称为一点癌。早期胃癌大体分为以下三种类型:

（1）隆起型:肿瘤从黏膜面明显隆起或呈息肉状。此型较少。

（2）表浅型:肿瘤呈扁平状,稍隆起于黏膜表面。

（3）凹陷型:又名溃疡周边癌性糜烂,系溃疡周边黏膜的早期癌,此型最多见。

镜下,早期胃癌管状腺癌多见,其次为乳头状腺癌,最少见者为未分化癌。

早期胃癌术后5年生存率90%以上,10年生存率75%,小胃癌及微小胃癌术后5年生存率100%。认识早期胃癌,提高对早期胃癌的发现率,可提高胃癌手术后的5年存活率及改善预后。

2. **中晚期胃癌（进展期胃癌）**　指癌组织浸润超过黏膜下层的胃癌。癌组织侵袭越深,预后越差,肉眼形态可分以下三型(图11-12):

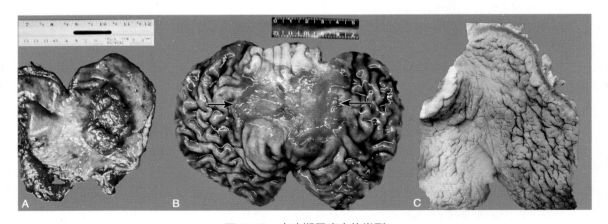

图11-12　**中晚期胃癌大体类型**
A. 结节蕈伞型;B. 溃疡型;C. 革囊胃

（1）息肉型或蕈伞型:又称结节蕈伞型,癌组织向黏膜表面生长,呈息肉状或蕈伞状,突入胃腔内。

（2）溃疡型:癌组织坏死脱落形成溃疡,溃疡一般比较大,边界不清,多呈皿状或隆起如火山口状,底部凹凸不平(表11-5)。

表 11-5　　胃良、恶性溃疡的大体形态鉴别表

	良性溃疡（胃溃疡）	恶性溃疡（溃疡型胃癌）
形状	圆形或椭圆形	不规则，皿状或火山口状
大小	溃疡直径一般<2cm	溃疡直径一般>2cm
深度	较深	较浅
边缘	整齐、不隆起	不整齐、隆起
底部	较平坦	凹凸不平，有坏死，出血明显
周围黏膜	黏膜皱襞向溃疡集中	黏膜皱襞中断，呈结节状肥厚

（3）浸润型：癌组织向胃壁内局限性或弥漫性浸润，与周围正常组织分界不清楚。其表面胃黏膜皱襞大部分消失，有时可见浅表溃疡。如为弥漫性浸润，可导致胃壁普遍增厚，变硬，胃腔变小，状如皮革，因而有"革囊胃"（linitis plastica）之称。

当癌细胞分泌大量黏液时，癌组织肉眼呈半透明的胶冻状，称为胶样癌（colloid carcinoma）。

镜下，组织学类型主要为腺癌，WHO 常见类型有管状腺癌、乳头状腺癌、黏液腺癌、低黏附性癌（包括印戒细胞癌）和混合性癌。此外，还有一些其他少见类型，如腺鳞癌、鳞状细胞癌、未分化癌等。

（三）扩散

1. 直接蔓延　癌组织向胃壁各层浸润，当穿透浆膜后，癌组织可向周围组织和邻近器官广泛蔓延生长，例如向肝脏和大网膜等部位浸润蔓延。

2. 转移

（1）淋巴道转移：为其主要转移途径，首先转移到局部淋巴结，最常见于幽门下胃小弯的局部淋巴结。进一步转移至腹主动脉旁淋巴结、肝门或肠系膜根部淋巴结。晚期可经胸导管转移至左锁骨上淋巴结（Virchow 信号结）。

（2）血道转移：多发生于胃癌的晚期，常经门静脉转移至肝，也可转移到肺、脑及骨等器官。

（3）种植性转移：胃癌特别是胃黏液癌癌细胞浸润至胃浆膜表面时可脱落至腹腔，种植于腹腔及盆腔器官的浆膜上。常在双侧卵巢形成转移性黏液癌，称克鲁根勃（Krukenberg）瘤（图 11-13）。

（四）胃癌的组织发生

1. 胃癌的细胞来源　从早期微小胃癌形态学观察推测，胃癌主要发生自胃腺颈部和胃小凹底部的组织干细胞，癌变常由此部位开始。

2. 肠上皮化生与癌变　学者们观察到结肠型不完全化生过渡到肠型胃癌的现象。

3. 异型增生与癌变　癌旁黏膜常见重度异型增生现象，有的与癌变呈移行关系。

三、大肠癌

大肠癌（carcinoma of large intestine）是大肠黏膜上皮和腺体发生的恶性肿瘤，包括结肠癌与直肠癌。大肠癌是全世界第三大常见的恶性肿瘤，常见于欧洲、北美、其他有英国血统人居住的地区。从全世界范围看，中国是大肠癌的低发区，但目前在中国已是名列第五位的常见恶性肿瘤。其发病率呈上升趋势，尤其是结肠癌发病率增长速度迅猛。在中国大肠癌的情况是城市高于农村，大城市高于小城市，男性比女性增加得快。这可能与生活水平提高、饮食结构发生改变密切相关。

临床上患者常有贫血、消瘦、大便次数增多、黏液血便、腹痛、腹块或肠梗阻等表现。

（一）病因和发病机制

1. 饮食习惯　高营养而少纤维的饮食与本病发生有关。这可能因为高营养而少消化残渣饮食不利于有规律的排便，延长了肠黏膜与食物中可能含有的致癌物质的接触时间。

2. 遗传因素　基于分子遗传学改变，结直肠癌可分为遗传性（家族性）和非遗传性（散发性）两

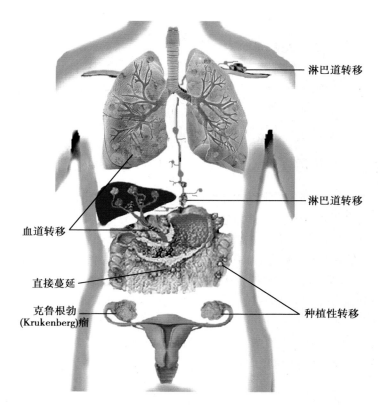

图 11-13   胃癌转移示意图

类。遗传性大肠癌典型代表主要有两类：①家族性腺瘤性息肉病（familial adenomatous polyposis，FAP）癌变（图 11-14），其发生是由于 *APC* 基因的突变；②遗传性非息肉病性大肠癌（hereditary nonpolyposis colorectal cancer，HNPCC），其发生是由于错配修复基因（mismatch repair genes）的突变，如 *hMSH2*、*hM-LH1* 等。

3. **某些伴有肠黏膜增生的慢性肠疾病**   例如肠息肉状腺瘤、增生性息肉病、幼年性息肉病、绒毛状腺瘤、慢性血吸虫病及慢性溃疡性结肠炎等由于黏膜上皮过度增生而发展为癌。

4. **大肠黏膜上皮逐步癌变的分子生物学基础**   大肠癌发生的分子机制尚未完全明了，但目前认为，在其发生的不同阶段，可出现多种基因异常，除少数遗传性肿瘤外，在大肠癌发生发展过程中，需要众多基因改变的相互作用如 *APC*、*c-myc*、*ras*、*p53*、*p16*、*DCC*、*MCC*、*DPC4*、*BRAF* 或错配修复基因等。其中约 90% 的大肠癌中可见 *c-myc* 癌基因的过度表达，多数大肠癌有 *p53* 基因的突变、*Von Hippel-Lindau* 基因的缺失。近年研究发现某些蛋白表达异常也可能与大肠癌的发生有关（图 11-15）。

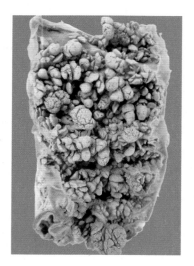

图 11-14   结肠多发性息肉病

目前认为，与大肠癌发生关系比较密切的分子机制通路为：

（1）APC-β-catenin 通路：大肠癌绝大多数来自原先存在的腺瘤，即所谓腺瘤腺癌顺序（adenoma-carcinoma sequence）。如家族性腺瘤性息肉病、遗传性非息肉病性大肠癌。*APC* 基因为一种抑癌基因，可抑制 Wnt 信号通路，调控细胞增殖和分化，其功能异常，可通过上调 β-catenin，激活促进细胞增殖的基因如 *myc*、*cyclinD1* 等基因的转录，使细胞异常增殖形成肿瘤；散发性大肠癌的发生多认为与 APC-β-catenin-T 细胞因子（APC-β-catenin-Tcf）途径异常、特异基因的甲基化静止、有丝分裂稽查点（checkpoint）功能异常等有关。

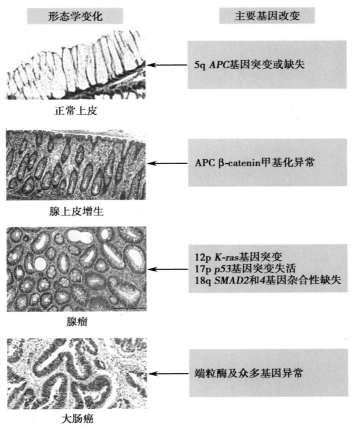

图 11-15　大肠黏膜上皮逐步癌变的分子生物学基础

（2）微卫星不稳定性（microsatellites instability，MSI）通路：微卫星不稳定可以使癌基因激活或抑癌基因失活、相关基因的信号传导异常，也可影响凋亡和转录调控及蛋白的转运修饰，增加细胞恶变风险。DNA 错配修复基因（deficient mismatch repair，dMMR）缺陷，即可引起微卫星不稳定。遗传性非息肉性结直肠癌微卫星不稳定性主要与 DNA 错配修复基因胚系突变有关，主要表现为 *MLH1*、*MSH2*、*MSH6*、*PMS2* 基因胚系突变，尤以 *MLH1*、*MSH2* 基因胚系突变较为常见。

（3）CpG 岛甲基化表型（CpG island methylator phenotype，CIMP）：散发性结直肠癌微卫星不稳定的发生主要与 *hMLH1* 基因失活有关，其 *MLH1* 失活 95% 与 *MLH1* 基因启动子区高甲基化有关。*MLH1* 基因启动子高甲基化引起基因功能失活的机制尚未完全明了。此外，此型常有 *BRAF* 基因突变，而 *K-ras*、*P53* 基因突变少有发生。

（二）病理变化

好发部位以直肠最多见（50%），其余依次为乙状结肠（20%）、盲肠及升结肠（16%）、横结肠（8%）、降结肠（6%）。

肉眼观，大体形态分以下四型：

1. **隆起型**　肿瘤呈息肉状或盘状向肠腔突出，可伴表浅溃疡，多为分化较高的腺癌。

2. **溃疡型**　肿瘤表面形成较深溃疡或呈火山口状，本型较多见。

3. **浸润型**　癌组织向肠壁深层弥漫浸润，常累及肠管全周，导致局部肠壁增厚、变硬，若同时伴有肿瘤间质结缔组织明显增多，则使局部肠管周径明显缩小，形成环状狭窄。

4. **胶样型**　肿瘤表面及切面均呈半透明、胶冻状。此型肿瘤预后较差。

大肠癌肉眼形态在左右半结肠略有不同，左半结肠癌浸润型多见，易引起肠壁狭窄，早期出现梗阻症状。右半结肠癌隆起息肉型多见。

镜下，组织学类型有：管状腺癌、黏液腺癌、印戒细胞癌（以形成大片黏液湖为特点）、锯齿状腺癌、髓样癌、筛状粉刺型腺癌、微乳头状腺癌、未分化癌、腺鳞癌、鳞状细胞癌、梭形细胞癌等多种类型。临床主要以管状腺癌多见。鳞状细胞癌常发生于直肠肛门附近。

（三）分期与预后

大肠癌的分期对预后判断有一定意义。Dukes 分期是由 Astler-Coller 于 1954 年提出经 Dukes 修改后又几经修改而成。其分期是依据大肠癌癌变扩散范围以及有无局部淋巴结与远隔脏器转移而定（图 11-16）。但目前临床广泛采用的是 WHO 的 TNM 分期。

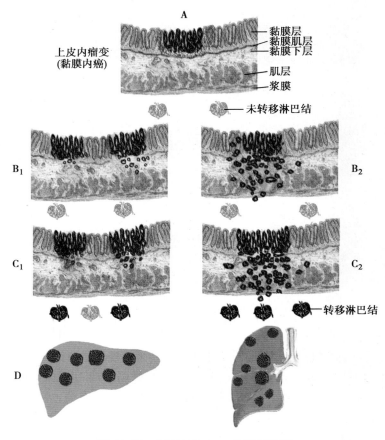

图 11-16　大肠癌 Dukes 分期示意图

WHO 肿瘤分类对大肠癌的定义已有明确的界定，大肠肿瘤组织只有侵犯黏膜肌层到达黏膜下层才称为癌。只要不超过黏膜肌层，就不称为癌，而称为上皮内瘤变。原先的上皮重度非典型增生和原位癌归入高级别上皮内瘤变。因为对大肠而言，学者们注意到黏膜内癌（未突破黏膜肌层）5 年存活率高达 100%。然而肿瘤细胞一旦浸润到黏膜下层，5 年存活率明显下降。

（四）扩散

1. 直接蔓延　当癌组织浸润肌层达浆膜层后，可直接蔓延至邻近器官，如前列腺、膀胱及腹膜等处。

2. 转移

（1）淋巴道转移：癌组织未穿透肠壁肌层时，较少发生淋巴道转移。一旦穿透肌层，则转移率明显增加。一般先转移至癌所在部位的局部淋巴结，再沿淋巴引流方向到达远隔淋巴结，偶尔可侵入胸导管而达锁骨上淋巴结。

（2）血道转移：晚期癌细胞可沿血道转移至肝，甚至更远的器官，例如肺和脑等。

（3）种植性转移：癌组织穿破肠壁浆膜后，癌细胞可脱落，播散到腹腔内形成种植性转移。

四、原发性肝癌

原发性肝癌（primary carcinoma of the liver）是肝细胞或肝内胆管上皮细胞发生的恶性肿瘤。根据组织学来源和特点分为三型：肝细胞癌、胆管细胞癌和兼有前两者的混合细胞型肝癌。由于各自的地理分布、病因及发病机制、病理形态和生物学特性等均不同，故分别叙述。

（一）肝细胞癌

肝细胞癌（hepatocellular carcinoma）发生于肝细胞，占原发性肝癌的90%以上。在我国发生率较高，多在中年后发病，男多于女。此癌发病隐匿，早期可无临床症状，故临床发现时多为晚期，死亡率较高。近年，甲胎蛋白（AFP）和影像学检查使早期肝癌的检出率明显提高。

1. 病因　尚不清楚，相关因素如下：

（1）肝炎病毒：资料已表明 HBV 和 HCV 与肝癌关系密切。学者们已发现，肝癌患者常见有 HBV 基因整合到肝癌细胞基因组内。HBV 基因组编码的 HBx 蛋白能抑制 p53 蛋白功能，还能激活有丝分裂原活化的蛋白激酶（MAPK）和 Janus 家族酪氨酸激酶（JAK）信号转导和转录激活因子通路（STATA），活化原癌基因，诱导肝癌发生。HCV 的致癌机制尚不明确，一些证据提示可能与 HCV 的直接细胞毒作用和宿主介导的免疫损伤有关。

（2）肝硬化：我国肝癌常合并肝硬化，尤其是 HBV 引起的肝硬化。据统计，一般需经 7 年左右肝硬化可发展为肝癌。

（3）酒精：肝癌的致癌因子，间接经由肝硬化，而后修补过程产生肝癌。

（4）真菌及其毒素：黄曲霉菌等可引起实验性肝癌，尤其是黄曲霉毒素 B1 与肝细胞肝癌的密切关系已被高度重视。

2. 病理变化

肉眼，肿块的大小因病程长短而异，单个或多个，局限性或弥漫性分布，肉眼形态一般可分为四种类型：

（1）小肝癌型：单个癌结节最大直径<3cm 或两个癌结节合计最大直径<3cm 的原发性肝癌（图11-17）。小肝癌多呈球形，界清，切面均匀一致，出血及坏死少见。大多数病例属于早期肝癌。

（2）（多）结节型：最常见，通常合并有肝硬化。癌结节可为单个或多个，散在，圆形或椭圆形，大小不等。

（3）弥漫型：癌组织弥散于肝内，结节不明显，常发生在肝硬化基础上，形态上与肝硬化易混淆。此型较少见，仅占1%左右。

（4）巨块型：肿瘤体积巨大，直径多>10cm，圆形，右叶多见。切面中心部常有出血、坏死。瘤体周围常有多少不一的卫星状癌结节（图11-18）。本型不合并或仅合并轻度肝硬化。

镜下，肝细胞癌分化程度差异较大。分化高者癌细胞类似于肝细胞，分泌胆汁，癌细胞排列呈巢状，血管多（似肝血窦），间质少。分化低者异型性明显。癌细胞大小不一，形态各异。除了巨块型外，常并发肝硬化。

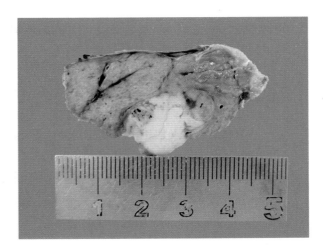

图11-17　小肝癌肉眼形态

3. 扩散　癌组织先在肝内直接蔓延，易在肝内沿门静脉分支播散、转移，使肝内出现多处转移结节。肝外转移通过淋巴道，可转移至肝门淋巴结、上腹部淋巴结和腹膜后淋巴结。晚期通过肝静脉转移至肺、肾上腺、脑及肾等处。侵入肝表面的癌细胞脱落后可形成种植性转移。

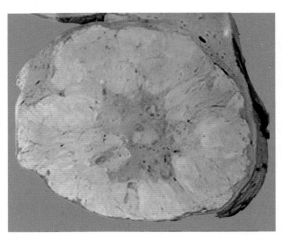

图 11-18　巨块型肝癌肉眼形态

（二）胆管细胞癌

胆管细胞癌发生于肝内胆管上皮,占原发性肝癌的 10% 以下。此型与肝硬化和 HBV 或 HCV 感染无关,目前病因不明确,可能与胆管内寄生虫或接触胆管造影剂有关。肉眼:多为单个肿块,含丰富纤维结缔组织,色苍白。镜下:癌细胞呈腺管状排列,可分泌黏液,癌组织间质较多。易发生肝外转移,常见部位为肺、骨、脑等。

（三）混合细胞型肝癌

含有肝细胞癌和胆管细胞癌的成分,极少见。

五、胰腺癌

胰腺癌(carcinoma of pancreas)为较少见的消化系统癌肿。患者多在 60～80 岁,吸烟可使风险加倍,男多于女。约 90% 的患者出现 *K-ras* 基因点突变,也可有 *c-myc* 过度表达和 *p53* 基因突变。

（一）病理变化

胰腺癌发生于胰腺的头(60%)、体(15%)、尾部(5%)或累及整个胰腺。

肉眼,肿块大小和形态不一,肿瘤呈硬性结节突出于胰腺表面,或瘤结节埋藏于胰腺内,不进行深部取材难以确诊。癌周组织常见硬化,使全腺变硬,甚至剖腹探查时都很难与慢性胰腺炎相鉴别。

镜下,常见组织学类型有导管腺癌(占病例 85% 以上)、囊腺癌、黏液癌及实性癌。还有未分化癌或多形性癌,少见类型有鳞状细胞癌或腺鳞癌。

（二）扩散及转移

胰头癌早期可直接蔓延至邻近组织和器官,如胆管、十二指肠。稍后转移至胰头旁及胆总管旁淋巴结。经门静脉肝内转移最为常见,尤以体尾部癌为甚,进而侵入腹腔神经丛周淋巴间隙,远处转移至肺和骨等。体尾部癌常伴有多发性静脉血栓形成。

（三）临床病理联系

胰头癌的主要症状为无痛性黄疸。体尾部癌的主要症状是深部刺痛(癌侵入腹腔神经丛)、腹水(癌侵入门静脉)、脾大(癌压迫脾静脉)、贫血、呕血及便秘等症状,但常无黄疸。如不能早期确诊,预后不佳,多在 1 年内死亡。

六、胆道肿瘤

（一）肝外胆管癌（extrahepatic cholangiocarcinoma）

病变特点:以胆总管和肝管、胆囊管汇合处多见。

肉眼:息肉状、结节状或胆管壁深部浸润的硬化状。

镜下:绝大多数为腺癌(乳头状腺癌、黏液性腺癌及伴有丰富的纤维性间质的硬化性胆管癌),少数为腺鳞癌或鳞癌。

临床表现:多见于老年人,以梗阻性黄疸、腹痛和包块等为主。

（二）胆囊癌（carcinoma of the gallbladder）

病变特点:多发生于胆囊底部和颈部。

肉眼:囊壁增厚、变硬,灰白色(多呈弥漫浸润性生长),也可呈息肉状生长,基底部较宽。

镜下:大多数为腺癌,部分为腺鳞癌或鳞癌。

临床表现:女性及老年人多发。因不易早期发现,预后较差。发生与胆石症和慢性胆囊炎等有关。

七、胃肠间质瘤

胃肠间质瘤(gastrointestinal stromal tumors,GIST)是胃肠道最常见的一类起源于胃肠道间叶组织的肿瘤。好发年龄为 50 岁以上,儿童罕见。

病变特点:最常见于胃,其次为小肠,少数可发生于大肠与食管及胃肠道以外(如网膜、肠系膜、盆腔、腹膜后等)。表现为圆形肿物,大多数肿瘤没有完整的包膜,可伴随囊性变、坏死和局灶性出血。其侵袭性行为的危险度与肿瘤大小、核分裂象及发生部位相关。镜下,70% 的胃肠道间质瘤呈现梭形细胞,20% 为上皮样细胞,胃肠道间质瘤的免疫组织化学的诊断特征是细胞强阳性表达 Kit(CD117 阳性),还可表达 Dog1,60%～70% 的胃肠道间质瘤中 CD34 阳性。

(王娅兰　刘秀萍)

第十二章 淋巴造血系统疾病

淋巴造血系统包括髓样组织（myeloid tissue）和淋巴样组织（lymphoid tissue）两个部分。髓样组织主要由骨髓和血液中的各种血细胞成分构成，包括红细胞、白细胞（粒细胞、淋巴细胞和单核细胞）以及血小板等。淋巴样组织包括胸腺、脾脏、淋巴结和在人体广泛分布的淋巴组织，如扁桃体、肠道淋巴组织等。

淋巴造血系统的疾病种类繁多，表现为淋巴造血系统各种成分的量和（或）质的变化。量的减少如贫血、白细胞减少症、血小板减少症等，量的增多如反应性白细胞增多症、反应性红细胞增多症、淋巴结反应性增生等；质的改变，即淋巴造血系统的恶性肿瘤。本章将简要介绍淋巴结的一些常见的良性病变，重点讨论淋巴组织的肿瘤性疾病。根据世界卫生组织（WHO）关于淋巴造血组织肿瘤的新版分类（2017 年，修订的第 4 版），分别介绍淋巴组织肿瘤、髓系肿瘤、组织细胞和树突状细胞肿瘤。

第一节 淋巴结的良性病变

淋巴结是外周淋巴器官，在人体颈部、腋窝和腹股沟等处浅表部位及纵隔、腹膜后等深部组织均有相对集中的淋巴结组群存在。淋巴结表面有纤维被膜，输入淋巴管穿越被膜与淋巴窦相连通。淋巴结分为皮质和髓质，皮质与髓质的交界区称为淋巴结的副皮质区。皮质位于被膜下方，由淋巴滤泡和弥散淋巴组织组成，主要是 B 淋巴细胞。发育良好的淋巴滤泡由生发中心和周围的套区组成。位于皮质深层的副皮质区主要为 T 淋巴细胞。髓质由髓索及其间的髓窦组成。淋巴液在淋巴窦中缓慢流动，清除抗原性异物，起到过滤作用。

淋巴结作为人体重要的免疫器官和防御屏障，常受到各种刺激，如各类病原微生物感染、化学药物、外来的毒物、异物、机体自身的代谢产物、变性坏死组织等，多种因素都可成为抗原或致敏原刺激淋巴结内的淋巴细胞、组织细胞和树突状细胞的增生，导致淋巴结肿大。淋巴结的增生是机体免疫反应的具体表现。根据病因、组织病理学改变及临床表现，可将淋巴结的良性病变分为三类：一是反应性淋巴结炎；二是特异性淋巴结炎；三是原因不明的淋巴增生性疾病，如巨大淋巴结增殖症以及伴巨大淋巴结病的窦组织细胞增生症等。

一、反应性淋巴结炎

反应性淋巴结炎（reactive lymphadenitis）是淋巴结最常见的良性病变，微生物感染或炎症刺激可导致白细胞增多和淋巴结肿大。引起淋巴结炎的原因多种多样,但其病理变化基本相似,缺乏特异性,故称为非特异性淋巴结炎,又可分为急性和慢性非特异性淋巴结炎。

（一）急性非特异性淋巴结炎

常见于局部感染的引流淋巴结,病原体可由发生感染的部位引流入引流区淋巴结。

病理变化　大体上,发炎的淋巴结肿胀,灰红色。镜下可见淋巴滤泡增生,生发中心扩大。如果是化脓菌感染,滤泡生发中心可能会发生坏死,形成脓肿;而感染不严重时,可见中性粒细胞在滤泡周围或淋巴窦内浸润。

临床表现　由于炎细胞浸润和水肿,病变淋巴结肿大。淋巴结被膜受到牵拉,产生局部疼痛和触痛。当有脓肿形成时,则有波动感,其被覆的皮肤发红,有时可穿破皮肤而形成窦道。

（二）慢性非特异性淋巴结炎

慢性非特异性淋巴结炎常引起淋巴结反应性增生(reactive hyperplasia of lymph nodes),根据病因不同,淋巴结的病理变化可表现为淋巴滤泡增生、副皮质区增生和窦组织细胞增生等不同的形态学改变。

1. **淋巴滤泡增生**　常由刺激 B 细胞增生的免疫反应引起。淋巴滤泡增大且数量增多,生发中心明显扩大,内有各种激活的 B 淋巴细胞(图 12-1)。生发中心周围有套区细胞围绕。在类风湿关节炎和人类免疫缺陷病毒(human immunodeficiency virus,HIV)感染的早期也有明显的淋巴滤泡增生。淋巴滤泡增生需要与滤泡性淋巴瘤相鉴别。

2. **副皮质区增生**　常见于病毒感染,特别是传染性单核细胞增生症、接种病毒性疫苗后以及药物引起的过敏反应等。病变特征是淋巴结的副皮质区增宽,可见活化的免疫母细胞,这些细胞的体积是静止淋巴细胞的 3～4 倍,核圆形,染色质块状,有一个或数个核仁,细胞质较丰富,略呈嗜碱性,常伴有血管内皮细胞增生和淋巴窦扩张。

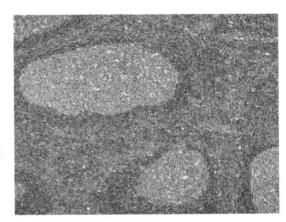

图 12-1　淋巴结反应性增生
淋巴滤泡增生,生发中心明显扩大,周围有套区细胞围绕;生发中心内细胞成分多样,核较大

3. **窦组织细胞增生**　这一类型多见于癌肿引流区的淋巴结,也见于淋巴造影后的淋巴结。表现为淋巴窦明显扩张,窦内巨噬细胞增生和内皮细胞肥大。

临床表现　淋巴结的慢性炎症反应患者无明显感觉,临床做淋巴结活检的目的是为了排除淋巴结的肿瘤疾病或特殊感染。

二、特异性淋巴结炎

除了非特异性淋巴结炎,淋巴结还可发生各种各样的特异性炎症。有些由特殊的病原微生物引起,有特殊的病理形态学改变,在病变组织、分泌物或体液中可能找到相关的病原体,在临床上需要特殊的药物治疗。有些由未知原因引起,具有特异的临床和病理特征。

（一）淋巴结真菌感染

淋巴结的真菌感染不多见,通常是作为机体全身感染的一部分而存在的,真菌是条件致病菌,常见于免疫力低下的人群。临床上患者常表现为局部或全身淋巴结不同程度的肿大,一般是先感染皮肤、黏膜和器官,而后继发于局部淋巴结。淋巴结感染的真菌有曲菌、新型隐球菌和组织胞浆菌等。曲菌感染的基本病变是化脓性炎及脓肿形成,采用 PAS 或六胺银特殊染色可清楚地显示曲菌的分隔菌丝。而新型隐球菌感染为肉芽肿性炎,黏液卡红或 PAS 染色在病灶中或多核巨细胞的胞质内可见到有较厚荚膜的菌体,呈球形的芽胞。组织胞浆菌感染的病灶中常有巨噬细胞增生和肉芽肿性炎,采用 Grocott 六胺银或吉姆萨(Giemsa)染色显示在巨噬细胞的胞质内吞噬有许多呈圆形的孢子体。

(二) 猫抓病

猫抓病(cat-scratch disease)是由汉赛巴通体属(Bartonella henselae)立克次体感染引起的自限性淋巴结炎。患者被猫抓伤或咬破皮肤后 1~2 周出现淋巴结肿大,皮损部位可出现红斑状丘疹、脓疱或痂皮。皮肤感染局部的引流区淋巴结肿大,多数位于腋下和颈部。病理变化是由组织细胞演变的上皮样细胞形成肉芽肿,肉芽肿中央可见中性粒细胞浸润,形成化脓性肉芽肿,有较多 B 淋巴细胞浸润。淋巴结的典型病变及有猫等宠物抓伤史和病原体检查阳性者,可以确定诊断。大多数患者淋巴结肿大在 2~4 个月后自行消退。

(三) 传染性单核细胞增多症

传染性单核细胞增多症(infectious mononucleosis)由嗜 B 淋巴细胞的 EB 病毒(疱疹病毒的一种)感染引起,病变可累及血液、淋巴结、脾脏、肝脏和中枢神经系统。周围血象的白细胞计数增高,淋巴细胞占比升高,其中可见到 CD8+ 的异型 T 淋巴细胞。

患者出现淋巴结肿大,尤其是颈后、腋下和腹股沟淋巴结,组织学上可见增生活跃的淋巴细胞主要分布在副皮质区,滤泡增大。偶见双核大细胞,有时形态与霍奇金淋巴瘤的标志性 R-S 细胞相似,此病容易被误诊为恶性淋巴瘤,需参考病史或做特殊检查以排除淋巴瘤的可能。

大多数病例出现脾大,脾脏的组织学改变与淋巴结类似,偶可出现脾脏自发破裂。

传染性单核细胞增多症好发于青少年,典型的临床表现为不规则发热、咽炎、淋巴结和肝脾大等症状,是一种自限性的淋巴组织增生性疾病,病程持续 4~6 周,多数预后较好。如果体内 T 淋巴细胞的功能和抗 EB 病毒抗体的形成占优势,受病毒感染的 B 淋巴细胞及其病毒本身将会被消灭清除;相反,若 T 细胞的免疫监视功能存在缺陷,则有可能转变为慢性持续性感染,引起 EB 病毒感染的 B 细胞无限增殖而转变为恶性淋巴瘤。

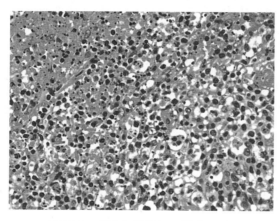

图 12-2　组织细胞性坏死性淋巴结炎
淋巴结发生灶性凝固性坏死(左上),有明显的核碎片,坏死灶周围可见组织细胞(巨噬细胞)和淋巴细胞活跃增生

(四) 组织细胞性坏死性淋巴结炎

组织细胞性坏死性淋巴结炎(histiocytic necrotizing lymphadenitis),多见于年轻女性,具体病因不明。患者颈部淋巴结轻度肿大、有轻微疼痛,常出现持续发热。组织学表现为淋巴结被膜下和副皮质区不规则的片状或灶性坏死,可见明显的核碎片,中性粒细胞稀少或缺如;在坏死灶及周边可有形态多样的巨噬细胞和前体浆细胞样树突细胞活跃增生(图 12-2),常见吞噬核碎片的现象;可见较多 T 淋巴细胞等。这种形态学表现很容易被误诊为淋巴瘤。而在病变周围区域淋巴结的结构和细胞形态基本正常。该疾病是自限性的,多数患者在 2~3 个月内自愈,再次复发者少见。

第二节　淋巴组织肿瘤

一、概述

(一) 淋巴组织肿瘤的概念

淋巴组织肿瘤(lymphoid neoplasms)指来源于淋巴细胞及其前体细胞的恶性肿瘤,包括淋巴瘤、淋巴细胞白血病、毛细胞白血病和浆细胞肿瘤等。近年来淋巴组织肿瘤的发病率在国内外均呈上升趋势。

淋巴瘤(lymphoma)可原发于淋巴结和结外淋巴组织,是人类较为常见的恶性肿瘤,占所有恶性肿瘤的 3% ~4%,占我国各种恶性肿瘤发病的第 11 位。可分为两大类:霍奇金淋巴瘤(Hodgkin lymphoma,HL)和非霍奇金淋巴瘤(non-Hodgkin lymphoma,NHL)。大多数淋巴瘤是 B 细胞源性,其次为 T/NK 细胞源性,组织细胞性肿瘤罕见。

各种类型淋巴瘤的临床表现与其病变部位关系密切,大多数患者会出现无痛性、进行性淋巴结肿大,肿大淋巴结的直径常大于 2cm,可表现为局部或全身性淋巴结肿大。淋巴瘤患者可出现发热、盗汗和体重下降的表现,被称为 B 症状(B symptom)。国际预后指数(international prognostic index)是评价淋巴瘤预后的重要参数,主要根据患者的年龄、分期、血清乳酸脱氢酶水平、ECOG/Zubrod 体力状况评分和结外部位受累数量进行评分。淋巴瘤患者常会出现各种免疫功能异常的现象,如对感染的易感性增加,或因免疫耐受的崩溃而出现自身免疫反应等。在淋巴细胞性白血病患者,因肿瘤细胞在骨髓内增生和浸润引起造血功能障碍而导致患者出现贫血和出血等表现。此外,一些淋巴组织肿瘤的临床表现还与其肿瘤细胞所产生或分泌的物质或细胞因子有关,如浆细胞肿瘤患者,因其肿瘤细胞产生过量的免疫球蛋白而致继发性肾脏损害等;T 细胞淋巴瘤患者常有发热,则是因肿瘤细胞产生的细胞因子和化学因子所致。淋巴瘤的确诊主要依靠淋巴结或者其他受累器官的病理组织学检查。

(二) 病因与发病机制

1. 病毒和细菌　EB 病毒(EBV)感染与恶性淋巴瘤的发生关系密切,在霍奇金淋巴瘤病例中 EB 病毒检出率可高达 75%;鼻型 NK/T 细胞淋巴瘤 EB 病毒检测阳性率可达 90% ~100%;非洲地方性 Burkitt 淋巴瘤几乎都存在 EB 病毒潜伏感染。体外实验证实 EB 病毒能使人类正常 B 淋巴细胞发生转化。EB 病毒的致瘤机制认为有两种可能途径:①EB 病毒感染宿主细胞后,EB 病毒基因整合到宿主基因组中,从而引起肿瘤的发生;②病毒基因组编码的产物可诱导和促进肿瘤的发生。如 EB 病毒编码的 LMP1 是一种致瘤性潜伏膜蛋白,能够抑制细胞 DNA 损伤修复,并能激活 NF-κB、PI3K/Akt 通路及其他信号转导通路,从而促进肿瘤的发生。

此外,人类 T 细胞白血病病毒-1(Human T cell leukemia virus type 1,HTLV-1)被认为是成人 T 细胞白血病/淋巴瘤的病因。幽门螺杆菌(*H. pylori*)的感染与胃黏膜相关淋巴组织淋巴瘤的发生有关。

2. 免疫缺陷或抑制　恶性淋巴瘤是免疫系统的恶性肿瘤,机体免疫功能低下是恶性淋巴瘤的重要原因和发病条件。很多原发性免疫缺陷及获得性免疫功能障碍的患者容易发生淋巴瘤,如共济失调性毛细血管扩张症、X 染色体连锁的淋巴组织增生症、人类免疫缺陷病毒(HIV)感染者、系统性红斑狼疮、类风湿关节炎、涎腺 Sjögren 综合征、桥本甲状腺炎及某些需要长期使用免疫抑制药物治疗的患者(接受器官移植的患者)等,淋巴瘤的发病几率明显高于常人。

3. 职业暴露和环境因素　长期接触溶剂、皮革、染料、杀虫剂和除草剂等暴露因素会增加患淋巴瘤的风险。木工行业,木尘、苯的暴露史与霍奇金淋巴瘤的发病率高度相关。医院放射科和核电厂工人等接触放射线的人群,浆细胞骨髓瘤的发病率也有所增加。

4. 遗传因素　淋巴瘤有时呈现明显的家族聚集性,如慢性淋巴细胞性白血病/小淋巴细胞淋巴瘤的一级亲属中发生淋巴瘤的风险增加 2 ~7 倍。浆细胞骨髓瘤患者直系亲属的患病率是普通人的 3.7 倍以上。某些类型的淋巴瘤常存在重现性的染色体缺失或扩增、易位和基因突变等遗传学异常。这些遗传学改变可引起癌基因的激活和(或)肿瘤抑制基因的失活,造成淋巴细胞恶性增殖,形成淋巴瘤。

(三) 淋巴细胞的分化与淋巴瘤

B 和 T 细胞都来自骨髓干细胞,在骨髓内发育为前体 B 细胞和前体 T 细胞。正常 B 细胞的分化开始于前体 B 淋巴细胞,它们经过 VDJ 基因重排并分化成表面膜免疫球蛋白(sIg)阳性、未受抗原刺激的初始 B 细胞(naïve B cell),然后离开骨髓,经血液循环迁移定居到外周淋巴器官初级滤泡的套区,介导体液免疫应答;当遇到外来抗原刺激,初始 B 细胞活化并向母细胞转化、增殖,形成次级滤泡,最终成熟为具有抗体分泌能力的浆细胞和记忆 B 细胞。骨髓前体 T 细胞在胸腺发育成熟为初始 T 细胞(naïve T cell),然后从胸腺迁出而进入外周淋巴器官;当与抗原接触后,活化、增殖并分化为不同效应功能的 T 细胞(辅助性 T 细胞、细胞毒性 T 细胞、调节性 T 细胞和记忆 T 细胞),γδT 细胞也是在胸腺分化而来,NK 细胞由骨髓的前体细胞分化而来。在淋巴细胞分化过程的任何阶段,都可能发生恶变,形成肿瘤。肿瘤性增生的淋巴细胞可看成是被阻断在 B 细胞和 T 细胞分化过程中的某一阶段淋巴细胞的克隆性增生所致(图 12-3),多数淋巴组织肿瘤类似于正常 B 细胞和 T 细胞分化过程中某个阶段的细胞形态和免疫表型,因此可以从形态学、免疫表型和基因水平上来判定肿瘤细胞的属性(cell lineage),这也是淋巴组织肿瘤的形态学和免疫表型分类,以及病理诊断的基础。

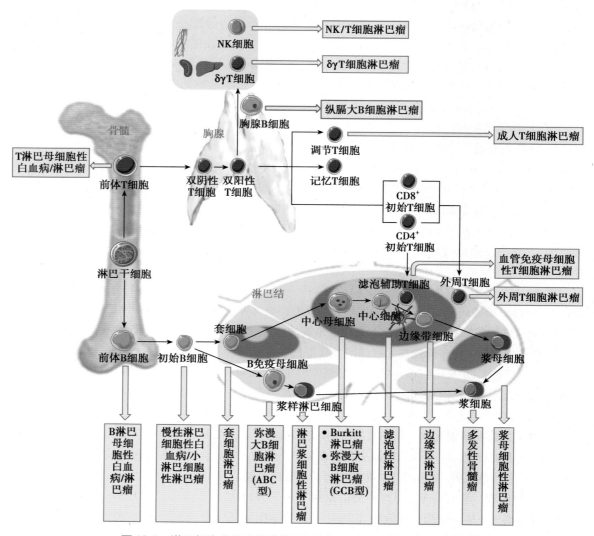

图 12-3 淋巴细胞分化成熟模式图及与各种类型淋巴瘤之间的关系

在正常 B 和 T 细胞分化过程中,需要发生抗原受体基因重排,这一机制确保每一个分化成熟的淋巴细胞具有独一无二的抗原受体。在多数淋巴组织肿瘤,肿瘤性祖细胞产生的所有子细胞具有相同的抗原受体基因构型和序列,并合成相同类型的抗原受体蛋白[免疫球蛋白(Ig)或 T 细胞受体(TCR)],即单克隆性。正常免疫反应是多克隆性的,其组成的淋巴细胞群体表达多种不同的抗原受体。因此,进行抗原受体基因及其蛋白产物的分析可用于区别反应性(多克隆性)和肿瘤性(单克隆性）淋巴增生。

在免疫表型上，CD2、CD3、CD4、CD7 和 CD8 是 T 细胞及其肿瘤的标志；CD19、CD20、CD79a、PAX5 和表面 Ig 是 B 细胞及其肿瘤的标记；CD56 是 NK 细胞的标记。幼稚的 B 和 T 细胞（淋巴母细胞）表达末端脱氧核苷酸转移酶（terminal deoxynucleotidyl transferase，TdT），区别于成熟的淋巴细胞肿瘤。而另一些标记如 CD13、CD33、CD117 和 MPO 常在髓样细胞表达，因此可用来区别髓系肿瘤与淋巴肿瘤。

（四）　WHO 关于淋巴组织肿瘤的分类

淋巴造血组织肿瘤分类较为复杂，特别是对于非霍奇金淋巴瘤（NHL）曾有许多不同的分类法，从1966 年 Rappaport 分类、1975 年 Lukes 和 Collins 分类、1982 年的工作分类、1992 年 Kiel 分类、1994 年REAL 分类、2001 年、2008 和 2017 年世界卫生组织（WHO）分类等（表 12-1），淋巴瘤分类的演变反映了淋巴瘤研究的进展。

表 12-1　WHO 淋巴组织肿瘤分类中的主要肿瘤类型

前体淋巴细胞肿瘤	成熟 T 和 NK 细胞肿瘤
B 淋巴母细胞白血病/淋巴瘤,非特殊类型	T 细胞幼淋巴细胞白血病
B 淋巴母细胞白血病/淋巴瘤伴重现性遗传学异常	侵袭性 NK 细胞白血病
T 淋巴母细胞白血病/淋巴瘤	成人 T 细胞白血病/淋巴瘤
成熟 B 细胞肿瘤	结外 NK/T 细胞淋巴瘤,鼻型
慢性淋巴细胞性白血病/小淋巴细胞淋巴瘤	皮下脂膜炎样 T 细胞淋巴瘤
B 细胞幼淋巴细胞白血病	原发皮肤 γδT 细胞淋巴瘤
脾脏边缘区淋巴瘤	单形性亲上皮性肠道 T 细胞淋巴瘤
毛细胞白血病	蕈样霉菌病/Sezary 综合征
淋巴浆细胞性淋巴瘤	外周 T 细胞淋巴瘤,非特殊类型
浆细胞肿瘤	血管免疫母细胞性 T 细胞淋巴瘤
结外边缘区黏膜相关淋巴组织淋巴瘤	间变性大细胞淋巴瘤,ALK 阳性
淋巴结内边缘区淋巴瘤	间变性大细胞淋巴瘤,ALK 阴性
滤泡性淋巴瘤	**霍奇金淋巴瘤**
套细胞淋巴瘤	结节性淋巴细胞为主型霍奇金淋巴瘤
弥漫性大 B 细胞淋巴瘤,非特殊类型	经典型霍奇金淋巴瘤
高级别 B 细胞淋巴瘤,伴有 MYC、BCL-2 和/或 BCL-6 转位	结节硬化型
高级别 B 细胞淋巴瘤,NOS	混合细胞型
浆母细胞淋巴瘤	富于淋巴细胞型
Burkitt 淋巴瘤	淋巴细胞减少型

目前，WHO 淋巴造血组织肿瘤分类已被广泛认同，历经几次修订，2017 年出版了第四版的修订版本，其分类原则和要点是：①以细胞谱系（lineage）为线索，根据细胞谱系的不同分为淋巴系肿瘤、髓系肿瘤、组织细胞与树突状细胞肿瘤；②结合形态学、免疫表型、遗传学和临床特点来判断恶性淋巴瘤的每一类型，将每一类型淋巴瘤都定义为一个独特的疾病实体（disease entity）；③引入临床亚型和形态学变异型的概念，对一些有特殊临床病理表现、免疫表型和遗传学改变的淋巴组织肿瘤被单独列出或作为新的亚型提出，随着现代肿瘤治疗的发展，淋巴造血组织肿瘤的亚型分类对于准确的个体化治疗非常重要；④根据淋巴瘤的临床经过及其生物学行为，采用了惰性（indolent）、局限性惰性（locally indolent）、侵袭性（aggressive）和高度侵袭性（highly aggressive）淋巴瘤的概念，更容易为临床医生所理解（表 12-2）。

表 12-2 主要类型淋巴瘤的生物学行为

惰性淋巴瘤	侵袭性淋巴瘤
滤泡性淋巴瘤	弥漫大 B 细胞淋巴瘤
B 细胞 CLL/小淋巴细胞淋巴瘤	外周 T 细胞淋巴瘤(包括 ALCL,AITL)
淋巴浆细胞性淋巴瘤	NK/T 细胞淋巴瘤
脾边缘区 B 细胞淋巴瘤	高度侵袭性淋巴瘤
套细胞淋巴瘤*	淋巴母细胞性淋巴瘤
局限性惰性淋巴瘤	Burkitt 淋巴瘤
结外边缘区 B 细胞淋巴瘤 MALT 型	
原发性皮肤间变大细胞淋巴瘤	

注:*代表在该组中侵袭性最强的

　　近几年各种类型淋巴瘤高通量测序成果进展非常快,很多淋巴瘤的重现性遗传变异被发现,这些重现性遗传变异的发现促进了对不同类型淋巴瘤发病机制的认识,同时也逐渐应用到了淋巴瘤的诊断、分型、预后判断和靶向治疗研究中,修订版分类中特别注重了这些重现性遗传变异。因此,淋巴瘤的诊断和分类必须结合形态学、免疫表型、分子细胞遗传学检测和临床特征。

二、非霍奇金淋巴瘤

　　非霍奇金淋巴瘤(non-Hodgkin lymphoma,NHL)占所有淋巴瘤的 80%～90%,其中 2/3 原发于淋巴结,1/3 原发于淋巴结外器官或组织,如消化道、呼吸道、皮肤、涎腺、甲状腺和中枢神经系统等部位。我国成人淋巴结发病率最高的 NHL 是弥漫性大 B 细胞淋巴瘤,在儿童和青少年则是急性淋巴母细胞白血病/淋巴瘤、Burkitt 淋巴瘤及间变性大细胞淋巴瘤。淋巴结外淋巴瘤主要有黏膜相关淋巴组织淋巴瘤和鼻型 NK/T 细胞淋巴瘤。

　　淋巴结和结外淋巴组织的 NHL 都有向其他淋巴结或全身其他器官组织如脾、肝和骨髓等扩散的倾向。NHL 侵犯骨髓或累及骨髓的现象,是指发生在髓外部位的淋巴瘤细胞侵犯骨髓。而在某些 NHL,淋巴瘤与淋巴细胞白血病有重叠,两者为同一疾病的不同发展阶段,当只表现为瘤块,不伴或仅有轻微血液和骨髓受累时,应视为淋巴瘤;当存在广泛骨髓、血液受累时诊断为淋巴细胞性白血病更为合适。

　　在 WHO 分类中,根据肿瘤细胞的起源和属性,非霍奇金淋巴瘤(NHL)分为三大类:前体淋巴细胞肿瘤(前体 B 细胞和 T 细胞肿瘤)、成熟(外周)B 细胞肿瘤、成熟(外周)T 细胞和 NK 细胞肿瘤,见表 12-1。下面将对 NHL 的一些常见类型进行介绍。

(一) 前体 B 细胞和 T 细胞肿瘤

　　前体淋巴细胞肿瘤,即急性淋巴母细胞白血病/淋巴瘤(acute lymphoblastic leukemia/lymphoma,ALL),是不成熟的前体淋巴细胞(又称淋巴母细胞)来源的一类高度侵袭性肿瘤,包括 B 淋巴母细胞白血病/淋巴瘤(B-ALL)、T 淋巴母细胞白血病/淋巴瘤(T-ALL)两种类型,两者的细胞形态和临床预后相似。

　　B-ALL 患者多为儿童,常表现为白血病,一般有广泛的骨髓累及和外周血白细胞数量增加。T-ALL 多见于青少年,表现为局部包块,常累及胸腺。

　　病理变化 淋巴结的正常结构完全破坏,被肿瘤性淋巴母细胞所取代,肿瘤细胞可浸润被膜和结外组织。瘤细胞的体积比小淋巴细胞略大,胞质稀少,核染色质均匀,可出现小核仁,核分裂象多见(图 12-4)。B 和 T 淋巴母细胞在形态学上不易区分,必须借助于免疫表型检测。

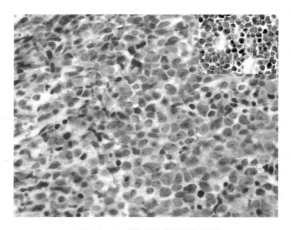

图 12-4 淋巴母细胞淋巴瘤
中等大小、形态一致的异型淋巴细胞密集分布,染色质均匀一致,偶见小核仁;右上插图显示肿瘤细胞 TdT 阳性

免疫表型和细胞遗传学　约 95% 病例的瘤细胞表达原始淋巴细胞的标记：TdT 和 CD34，还可表达 CD10、CD1a，以及 B 或 T 细胞抗原。细胞遗传学检测部分 ALL 瘤细胞有异常核型、染色体易位和重排。根据不同类型的重现性染色体易位，将 ALL 分类成为不同的遗传学亚型，这些亚型的预后和治疗不同。

临床表现　多数患者的年龄在 15 岁以下，常在数日或数周内发病，病情进展迅速。患者可有贫血、粒细胞和血小板减少、出血和继发感染等，常有淋巴结肿大和脾大。B-ALL 患者主要累及淋巴结。50%~70% 的 T-ALL 患者有纵隔（胸腺）肿块，因而有时可致纵隔内的大血管或气道受压，但也常有白血病征象。

ALL 对治疗反应很敏感，用强力化疗，95% 患者可获完全缓解。遗传学异常可影响 ALL 患者的预后，如存在 $t(9;22)(q34;q11.2)$（*BCR-ABL1* 基因融合）染色体易位的 B-ALL 患者预后最差。

（二）成熟 B 细胞肿瘤

约 85% 的 NHL 是成熟 B 细胞肿瘤，最常见的两种类型是弥漫性大 B 细胞淋巴瘤和滤泡性淋巴瘤。成熟的 B 细胞肿瘤是 B 淋巴细胞在其分化的不同阶段发生的克隆性肿瘤，其肿瘤细胞形态和免疫表型类似于不同分化阶段的正常 B 细胞，根据它们假定的细胞起源将其分为若干类型。

1. 慢性淋巴细胞性白血病/小淋巴细胞淋巴瘤（chronic lymphocytic leukemia /small lympho-cytic lymphoma，CLL/SLL）　是成熟 B 细胞来源的惰性肿瘤。因为肿瘤发展的时期不同，在临床和病理上可表现为小淋巴细胞淋巴瘤（SLL）、慢性淋巴细胞性白血病（CLL）或淋巴瘤与白血病共存的状态。CLL 和 SLL 在形态学、免疫表型和基因型等方面均相似。CLL 的诊断要求外周血 $CD5^+$ 肿瘤性 B 淋巴细胞绝对计数 $\geqslant 5 \times 10^9/L$。而 SLL 则代表单纯累及外周淋巴结组织，血象和骨髓象均无白血病改变。

病理变化　淋巴结的结构破坏，肿瘤细胞形态单一，小淋巴细胞弥漫性浸润。瘤细胞核为圆形或略不规则，染色质浓密，胞质少（图 12-5）。其中可见少数中等或较大的幼淋巴细胞散在分布。有时可见幼淋巴细胞灶性成团，在低倍镜下呈淡染区域，形成"增殖中心"，它对 CLL/SLL 具有一定的诊断意义。所有 CLL 和大多数 SLL 都有骨髓累及。肿瘤细胞常浸润脾脏的白髓和红髓，以及肝脏的门管区等处。CLL 患者外周血白细胞常明显增多，可达 $(30~100) \times 10^9/L$，绝大多数为成熟的小淋巴细胞；骨髓有核细胞增生明显活跃，以成熟小淋巴细胞为主，红系、粒系和巨核细胞系均减少。

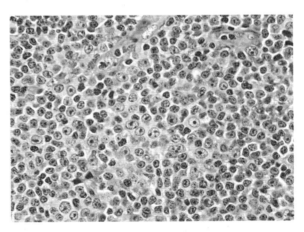

图 12-5　B 细胞慢性淋巴细胞白血病/小淋巴细胞淋巴瘤

单一形态的小淋巴细胞在淋巴结内弥漫浸润，部分体积稍大的幼淋巴细胞聚集在一起，形成增殖中心

免疫表型和细胞遗传学　CLL/SLL 肿瘤细胞表达 B 细胞标记 CD19 和 CD20，通常同时表达 CD5 和 CD23。最常见的细胞遗传学异常是 12 号染色体三倍体、11q22 缺失、17q13 缺失和 13q14 基因突变。*TP53*、*NOTCH1/2*、*SF3B1*、*BIRC3*、*ATM* 基因常出现突变，与患者预后差相关。

临床表现　CLL/SLL 常见于 50 岁以上老年人，男性明显多于女性，病情进展缓慢。一般无自觉症状或其表现缺乏特异性，半数患者有全身淋巴结肿大和肝脾大，还可出现低丙种球蛋白血症和自身免疫异常等。CLL/SLL 的病程和预后主要与临床分期有关，平均生存期为 4~6 年。有 11q 和 17q 缺失者，提示预后不良。随着病程的进展，极少数的 CLL 患者（约 5%）可转化为幼淋巴细胞白血病，约 3% 患者可转化为弥漫性大 B 细胞淋巴瘤。转化后患者的预后不良，多在 1 年内死亡。

2. 滤泡性淋巴瘤（follicular lymphoma，FL）　是滤泡中心 B 细胞发生的淋巴瘤。欧、美国家常见，占所有 NHL 的 29%；发病率在我国及其他亚洲国家较低，占 NHL 的 5%~10%。

病理变化　FL 肿瘤细胞常呈明显的滤泡样生长方式，滤泡大小形状相似，界限不清楚（图 12-6）。肿瘤性滤泡主要由中心细胞（centrocyte，CC）和中心母细胞（centroblast，CB）以不同比例组成。中心细胞的体积小至中等大，核形不规则，核仁不明显；中心母细胞的体积较大，比正常淋巴细胞大 2~3 倍，核圆形或卵圆形，染色质呈块状近核膜分布，有 1~3 个近核膜的小核仁。根据中心母细胞的数目将 FL 分为 1~3 级。

免疫表型和细胞遗传学　FL 的肿瘤细胞具有正常生发中心细胞的免疫表型，表达 CD19、CD20、CD10、Bcl6 和单克隆性的表面 Ig。t(14;18)染色体易位是 FL 的特征性细胞遗传学改变，其结果是 14 号染色体上的 *IgH* 基因和 18 号染色体上的 *BCL-2* 基因拼接，导致 *BCL-2* 基因的活化以及 Bcl2 蛋白的高表达，Bcl2 蛋白具有抗细胞凋亡作用。约 90% 病例的肿瘤细胞表达 Bcl2 蛋白（图 12-6），而正常滤泡生发中心 B 细胞为 Bcl2 阴性，这是区别反应性增生的滤泡和 FL 的肿瘤性滤泡的有用标记。*CREBBP*、*EZH2* 和 *MLL2* 等染色质稳定性的调控基因突变是 FL 中最常见的驱动基因。

临床表现　FL 多见于中老年人。主要表现为局部或全身淋巴结无痛性肿大，以腹股沟淋巴结受累多见。常有脾大，部分患者发热和乏力等，约 40% 病例有骨髓受累。FL 难以治愈，但在临床上表现为惰性过程，病情进展缓慢，预后较好，10 年生存率超过 50%。约 30% 的 FL 患者会转化或进展为弥漫性大 B 细胞淋巴瘤，预示治疗将很困难。特殊亚型：原位 FL、原发胃肠道 FL 和儿童型 FL 预后很好。

3. 弥漫大 B 细胞淋巴瘤（diffuse large B-cell lymphoma，DLBCL）　为弥漫性增生的大 B 细胞恶性肿瘤，是一组异质性的侵袭性淋巴瘤，占所有 NHL 的 30%~40%，是最常见的 NHL 类型。该肿瘤可原发于淋巴结或结外任何部位，如纵隔、口咽环、胃肠道、皮肤、骨和脑等处；也可以是其他惰性淋巴瘤发展和转化而来（继发性）。

病理变化　正常的淋巴结结构或结外组织被弥漫的肿瘤组织侵占取代。DLBCL 的组织学形态变异大，基本组织学表现为形态相对单一、体积较大的异型淋巴细胞弥漫浸润，瘤细胞的直径为小淋巴细胞的 3~5 倍。细胞形态多样，类似中心母细胞、免疫母细胞、间变大细胞或浆母细胞。核圆形或卵圆形，染色质块状，有单个或多个核仁（图 12-7）。

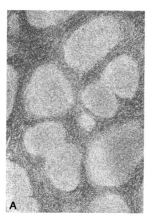
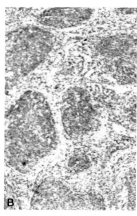
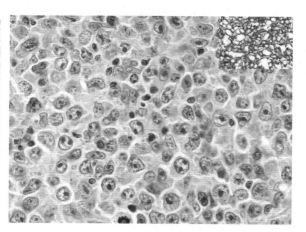

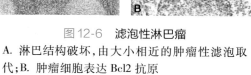

图 12-6　滤泡性淋巴瘤
A. 淋巴结构破坏，由大小相近的肿瘤性滤泡取代；B. 肿瘤细胞表达 Bcl2 抗原

图 12-7　弥漫大 B 细胞淋巴瘤
体积较大的肿瘤性淋巴细胞弥漫排列，核大，染色质块状，形态各异，可见小核仁，右上插图为 CD20 免疫组化染色

免疫表型和细胞遗传学　肿瘤细胞表达 B 细胞分化抗原 CD19、CD20 和 CD79a。同时高表达 Myc 和 Bcl2 蛋白的 DLBCL 被称为"双表达"DLBCL，预后较差。约 15% DLBCL 出现 *BCL2* 基因易位，约 10% 的 DLBCL 出现 *MYC* 基因异位，约 21% 出现 *BCL6* 基因异位，当在同一病例中同时出现 *MYC* 与 *BCL2* 异位或 *MYC* 与 *BCL6* 异位时，被称为"双打击"淋巴瘤（Double hit lymphoma），常常发生于老年人，对于常规的 R-CHOP 化疗方案反应差，预后不良。

利用 cDNA 芯片检测基因表达谱，发现 DLBCL 存在两种不同的分子亚群：①生发中心 B 细胞来源的 DLBCL（GCB-DLBCL）；②活化 B 细胞来源的 DLBCL（ABC-DLBCL）。提示 DLBCL 存在不同的 B 细胞起源及分子改变。GCB-DLBCL 的预后比 ABC-DLBCL 的预后好。高通量测序结果表明 DLBCL 存在大量的基因突变。与滤泡性淋巴瘤和 Burkitt 淋巴瘤这些生发中心来源的 B 细胞淋巴瘤相似，GCB-DLBCL 通常出现与表观遗传调控相关基因的突变，如：*MLL2*、*EZH2*、*MEF2b* 等基因；而 ABC-DLBCL 常常出现 B 细胞受体途径相关基因突变，如：*CD79B*、*MYD88*、*CARD11*、*TNFAIP3* 等基因，常常具有 NFκB 信号途径的激活。这种现象提示了两种类型淋巴瘤发病机制不同，对于治疗方案选择上有一定的指导意义。

临床表现　老年男性患者略多，平均年龄 60 岁，也可见于儿童和青年。常在短期内出现单个或多个淋巴结迅速长大，或结外部位出现迅速增大的肿块，病情进展迅速，可累及肝脾，但骨髓受累者少见。DLBCL 属于侵袭性肿瘤，预后较差，若未及时诊断和治疗，患者会在短期内死亡。DLBCL 对化疗敏感，采用加强联合化疗，60%~80% 的患者可完全缓解，约 50% 的患者可达临床痊愈。抗 B 细胞 CD20 的单克隆抗体（Rituximab，利妥昔单抗）与化疗方案的联合使用，可显著改善 DLBCL 患者的预后，是临床上生物治疗成功的范例之一。当前，针对 B 细胞受体途径中的重要靶分子进行的靶向治疗也取得了良好的疗效。

根据其发生部位、病变特征、临床表现或遗传改变不同，DLBCL 还有其他多种临床亚型，如原发纵隔大 B 细胞淋巴瘤、原发皮肤弥漫大 B 细胞淋巴瘤（腿型）、血管内大 B 细胞淋巴瘤、原发渗出性淋巴瘤、EBV 阳性大 B 细胞淋巴瘤、ALK 阳性大 B 细胞淋巴瘤、慢性炎症相关性大 B 细胞淋巴瘤和伴有 *IRF4* 基因转位相关大 B 细胞淋巴瘤等。

4. Burkitt 淋巴瘤（Burkitt lymphoma，BL）　是淋巴滤泡生发中心细胞或生发中心后 B 细胞起源的高度侵袭性肿瘤。BL 有三种临床亚型：①地方性 BL：多见于非洲赤道附近地区，是非洲儿童最常见的恶性肿瘤，发病高峰年龄在 4~7 岁；EB 病毒潜伏感染与非洲的地方性 BL 的发病密切相关，所有患者中的绝大多数肿瘤细胞内能检测到 EB 病毒基因，EB 病毒最早也是从非洲儿童 Burkitt 淋巴瘤组织传代培养中分离出来的。②散发性 BL：全球各地均可发生，但发病率不高，只占所有淋巴瘤的 1%~2%。③免疫缺陷相关性 BL：常见于 HIV 感染者，为 AIDS 的早期表现。20%~30% 的散发型 BL 和免疫缺陷相关性 BL 病例也伴有 EB 病毒感染。这三种 BL 的组织学改变相同，但在发生部位和某些临床表现方面有所不同。

病理变化　淋巴结的结构破坏，中等大小、形态单一的淋巴细胞弥漫性浸润。瘤细胞核圆或卵圆形，核内有 2~4 个小核仁，染色质粗糙，核分裂象较多。瘤细胞之间散在分布着胞质丰富而透亮的反应性巨噬细胞，构成所谓"满天星（starry sky）"图像（图 12-8），胞质内有被吞噬的细胞核碎片。

免疫表型和细胞遗传学　瘤细胞表达成熟 B 细胞分化抗原，如 CD19、CD20、CD79a，表达滤泡生发中心细胞标记 Bcl6 和 CD10 等，表

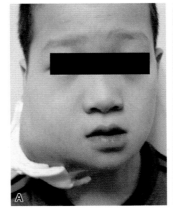
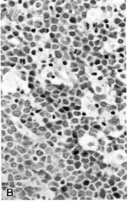

图 12-8　Burkitt 淋巴瘤
A. 患儿右侧颌面部巨大肿物；B. 中等大小的肿瘤细胞弥漫浸润，可见小核仁，瘤细胞中散在的组织细胞形成"满天星"图像

达 IgM,不表达 Bcl2 或呈弱阳性。瘤细胞增殖活性标记 Ki67 染色几乎 100% 阳性。BL 大都存在与第 8 号染色体上 *MYC* 基因有关的易位,最常见的为 *t*(8;14)(q24;q32),导致位于 8q24 的 *MYC* 癌基因易位到 14q32 上和免疫球蛋白重链基因相邻,因受免疫球蛋白重链增强子调控而使 *MYC* 癌基因过度表达,促使细胞发生恶性转化,这在淋巴瘤的发生中起了重要作用。BL 也可出现 *MYC* 基因、转录因子 *ID3* 及其负性调控基因 *TCF3* 的高频突变。

临床表现　BL 多见于儿童和青年人,地方性 BL 常发生于淋巴结外的器官和组织,可累及颌骨,表现为颌面部巨大包块(见图 12-8)。散发性 BL 常发生在回盲部,表现为腹腔内巨大肿物。在免疫缺陷相关性 BL,淋巴结和骨髓是常见的受累部位。BL 属于高度侵袭性淋巴瘤,肿瘤细胞倍增时间短,可看作淋巴瘤中的急症,需要尽早诊断和治疗;对短期、大剂量化疗反应好,多数儿童和年轻患者可治愈,而在年长成人患者预后较差。

5. 结外边缘区黏膜相关淋巴组织淋巴瘤（MALT 淋巴瘤）　边缘区淋巴瘤(marginal zone lymphoma,MZL)最初在黏膜部位被认识,又称之为黏膜相关淋巴组织(mucosa associated lymphoid tissue,MALT)淋巴瘤。MALT 淋巴瘤占所有 B 细胞淋巴瘤的 7% ~8%。多数为成人。发病部位以胃肠道最多见,其次为眼附属器、皮肤、甲状腺、肺、涎腺及乳腺等。MZL 也可以发生于脾脏、淋巴结等部位,是不同的亚型。

MALT 淋巴瘤之所以受到关注是因为其特殊的发病机制:①常有慢性炎症、自身免疫病或某些特殊病原微生物感染等基础疾病,如:涎腺的 Sjögren 综合征、桥本甲状腺炎和幽门螺杆菌性胃炎等,炎症刺激导致结外淋巴组织积聚,在上述疾病的基础上,发生 MALT 淋巴瘤;②病变可长期局限于原发部位而不扩散,仅在疾病的后期,才发生系统性播散;③初始病因根除后,肿瘤可能消退。采用抗幽门螺杆菌治疗,对幽门螺杆菌相关胃 MALT 淋巴瘤可达到长期缓解。

病理变化　MALT 淋巴瘤的病变特点是:①肿瘤细胞常见于淋巴滤泡套区的外侧,围绕淋巴滤泡浸润于边缘区;②瘤细胞主要是小到中等大小的 B 细胞,细胞核形态不规则;③淋巴瘤细胞常侵入腺体上皮组织中,形成淋巴上皮病变(lympho-epithelial lesion);④常见浆细胞分化;⑤有时瘤细胞侵入生发中心,形成滤泡内植入现象。

免疫表型和细胞遗传学　MALT 淋巴瘤的肿瘤细胞 CD20、CD79a 阳性,而 CD5、CD10、CD23、cyclin D1 阴性。表面免疫球蛋白 IgM、IgA 阳性,IgD 阴性。*t*(11;18)(q21;q21)染色体易位是胃和肺 MALT 淋巴瘤常发生的特征性细胞遗传学改变,导致了 *API2-MALT1* 基因的融合,预示抗生素的治疗效果不佳。

临床表现　在慢性炎症的基础上发生的 MALT 淋巴瘤经历了一个从反应性淋巴细胞增生向 B 细胞淋巴瘤发展的恶性转化过程,演变形成 B 细胞肿瘤。MALT 淋巴瘤具有惰性的临床过程,缓慢扩散,多数 MALT 淋巴瘤病例预后良好。但晚期可发生远距离转移,甚至累及骨髓,部分病例可向 DLBCL 转化。

6. 浆细胞肿瘤及其相关疾病　该组疾病的共同特征是处于分化末端的 B 细胞克隆性增生,瘤细胞合成并分泌单克隆的免疫球蛋白或其片段。这类疾病多数是恶性的,包括浆细胞骨髓瘤、孤立性浆细胞瘤、意义未定的单克隆 γ 球蛋白血症、轻链和重链沉积病等。

肿瘤性浆细胞常合成过量的轻链和重链,以及完全的免疫球蛋白(Ig)。有时只产生轻链或重链,游离的轻链即 Bence Jones 蛋白,因其分子量小,可以迅速经尿排出体外。在肾衰竭或有超高水平的轻链合成的患者,在外周血中可检出游离轻链。下面以浆细胞骨髓瘤为代表进行简要介绍。

浆细胞骨髓瘤,又名多发性骨髓瘤(multiple myeloma),以多灶性骨骼受累为特征,同时可播散到淋巴结和结外器官或组织。

病理变化　浆细胞骨髓瘤的特征性病理变化是全身骨骼系统的多发性溶骨性病变,其内充满质软、胶冻状、鱼肉样的肿瘤组织。肿瘤常累及骨髓中造血最活跃的部位,如:脊椎、肋骨、颅骨、盆骨、股骨、锁骨和肩胛骨等。病变从髓腔开始,可破坏骨皮质,常致病理性骨折。影像学检查表现为敲凿性骨缺损病灶(图 12-9)。组织学表现多为分化不成熟的浆细胞大量增生形成片状浸润病灶,肿瘤性浆细胞取代正常骨髓组织,瘤细胞胞质呈嗜碱性,核偏于一侧(见图 12-9)。在一些病例的骨髓中,也可出现不成熟的浆母细胞或多形性瘤细胞。随着疾病的进展,在脾、肝、肾、肺、淋巴结和其他部位的软组织中可见到异常浆细胞浸润。

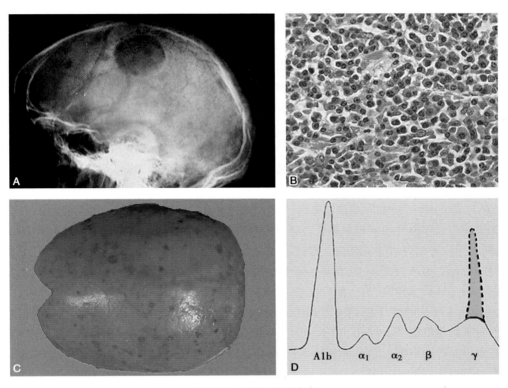

图 12-9　浆细胞骨髓瘤

A. X 线片示颅骨的多发性破坏病变;B. 肿瘤性浆细胞弥漫增生浸润,胞质偏嗜碱性;C. 患者颅骨标本,可见大小不等的骨质破坏区;D. 患者血清蛋白电泳图,示异常单克隆 γ 球蛋白(M 蛋白峰,绿色)

免疫表型和细胞遗传学　浆细胞骨髓瘤的瘤细胞表达 CD138 和 CD38 等浆细胞标记,但不表达 CD19 和 CD20。表达克隆性胞质内 Ig,以 IgG 和 IgA 多见,缺乏表面 Ig,有 Ig 轻链限制性表达。存在 Ig 重链和轻链基因的克隆性重排。20% ~60% 的病例有染色体的结构或数量的异常,最常见的是染色体 13 单体、13q14 缺失和 14q32 转位。约 55% 的病例出现免疫球蛋白重链基因位点的易位,大部分易位同时也累及了其他染色体上癌基因的位点,这些癌基因包括 *CCND1/11q13*、*MAF/16q23*、*FGFR3/MMSET/4p16. 3*、*CCND3/6p21* 和 *MAFB/20q11*,这些基因易位的出现提示预后不良。

临床表现　浆细胞骨髓瘤多发生于中、老年人,患者的临床表现主要是因为:肿瘤性浆细胞的器官浸润,尤其是骨的浸润;具有异常理化特性的 Ig 的产生;正常体液免疫受到抑制。肿瘤引起广泛骨骼破坏和溶骨病损,可造成骨痛、病理性骨折,破坏骨髓内造血组织可致贫血、白细胞和血小板减少。单克隆轻链蛋白尿损害肾小管导致肾衰竭,正常多克隆免疫球蛋白的数量减少可能是反复感染的原因之一。实验室检查,99% 的患者都有外周血 Ig 水平升高,血液内的这种单克隆 Ig 称为 M 蛋白,患者尿中可有 Bence Jones 蛋白。浆细胞骨髓瘤的诊断是建立在放射影像、临床和病理三项检查的基础上,当有特殊的影像学改变时,强烈提示该肿瘤的可能,但需骨髓检查确诊。患者的预后差别较大,有多发骨损害者,若不治疗,生存期为 6 ~12 个月。继发感染和肾衰竭是致死的主要原因。采用烷化剂治疗,50% ~70% 的患者可获缓解,但中位生存期仅为 3 年。

（三）成熟 T 细胞和 NK 细胞肿瘤

成熟 T 细胞肿瘤起源于成熟 T 细胞或胸腺后 T 细胞。由于 NK 细胞与 T 细胞密切相关，并且具有部分相同的免疫表型和功能特性，因此，这两类肿瘤放在一起介绍。

1. 外周 T 细胞淋巴瘤，非特殊类型（peripheral T-cell lymphoma，not otherwise specified，PTCL-NOS）　是胸腺后成熟 T 淋巴细胞来源的肿瘤。在 WHO 分类中，除已单列的、有独特临床病理表现的 T 细胞淋巴瘤以外的所有外周 T 细胞淋巴瘤均归于此项下。因此，PTCL-NOS 是一组异质性的侵袭性肿瘤。PTCL-NOS 占 NHL 的 7% ~ 10%，占所有成熟 T 细胞淋巴瘤的 30%。

病理变化　PTCL-NOS 的组织病理表现多样。淋巴结的结构有不同程度的破坏，肿瘤细胞在副皮质区浸润或呈弥漫浸润，有较多的高内皮血管及瘤细胞侵袭血管现象。背景中可见不等量的反应性细胞成分，如嗜酸性粒细胞、浆细胞、巨噬细胞和上皮样组织细胞等。瘤细胞核形态极不规则，可见核扭曲或多分叶状，核染色质呈粗颗粒状，部分瘤细胞有明显核仁，核分裂象多见；细胞质可透明、淡染、嗜酸性或嗜碱性。

免疫表型和细胞遗传学　瘤细胞表达 T 细胞分化抗原，如 CD2、CD3 和 CD4 等，但某些病例有部分 T 细胞抗原的丢失，如 CD5 和 CD7。大多数病例有 T 细胞受体（TCR）基因的克隆性重排。PTCL-NOS 常出现的突变基因包括：表观遗传调控基因（*MLL2*、*TET2*、*KDM6A*、*ARID1B*、*DNMT3A* 等）、信号转导基因（*TNFAIP3*、*APC* 等）和肿瘤抑制基因（*TP53*、*ATM* 等）。

临床表现　老年男性患者相对多见。部分患者有自身免疫病史。临床表现多数患者有全身淋巴结肿大，同时或仅有结外病变，如皮肤、胃肠道、肺脏、肝脾和骨髓受累等。属于侵袭性淋巴瘤，对治疗反应差，复发常见，患者预后不良，5 年生存率为 20% ~ 30%。少数病例伴有噬血细胞综合征（hemophagocytic syndrome，HPS），患者预后极差，在 6 ~ 12 个月内死亡。

2. 血管免疫母细胞性 T 细胞淋巴瘤（angioimmunoblastic T-cell lymphoma，AITL）　是一种系统性的 T 细胞淋巴瘤，以淋巴结内多形性细胞浸润，伴有明显的高内皮小静脉和滤泡树突状细胞增生为特点。其肿瘤细胞起源于滤泡生发中心辅助性 T 淋巴细胞（CD4、CD10、PD1、CXCL13 阳性）。占所有 NHL 的 1% ~ 2%。

病理变化　淋巴结的结构部分破坏，可见分支状的高内皮小静脉显著增生。早期常可见残存的滤泡。副皮质区明显扩大，可见多形性肿瘤细胞浸润灶，细胞中等大小，胞质淡染或透明，胞膜清楚，细胞异型性明显。瘤细胞常在滤泡旁或小静脉旁呈灶性分布，混杂有数量不等的反应性小淋巴细胞、嗜酸性粒细胞、浆细胞和组织细胞。

免疫表型和细胞遗传学　瘤细胞表达大多数 T 细胞抗原，如 CD2、CD3、CD4、CD5、CD10 和 CXCL13。多数病例有 T 细胞受体基因重排，最常见的细胞遗传学异常是 3、5 号染色体三倍体型和附加的 X 染色体。肿瘤常常出现 *TET2*、*IDH2*、*DNMT3A*、*RHOA* 和 *CD28* 基因突变。EB 病毒常出现在反应性的 B 细胞中，但是肿瘤性 T 细胞 EB 病毒阴性。

临床表现　AITL 发生在中年和老年人，患者表现为发热、皮疹和全身淋巴结肿大，并常累及脾、肝、皮肤和骨髓。临床过程为侵袭性，中位生存期少于 3 年，患者通常有感染性并发症而难以采用较强的化疗方案。

3. NK/T 细胞淋巴瘤　该肿瘤之所以称为 NK/T 细胞淋巴瘤（natural killer/T-cell lymphoma）是因为多数病例似乎是真正的自然杀伤细胞（NK 细胞）肿瘤，但一些病例常显示细胞毒性 T 细胞表型。肿瘤侵袭性强，病变局部组织坏死明显。约 2/3 的病例发生于中线面部，1/3 发生于其他器官和组织，如皮肤、软组织、胃肠道和附睾等。该肿瘤在欧美国家极少见，而在中国和亚洲较多见，占所有 NHL 的 5% ~ 20%，属 EB 病毒相关淋巴瘤。

病理变化　该肿瘤形态学表现为在凝固性坏死和混合炎细胞浸润的背景上，肿瘤性淋巴细胞散布或呈弥漫性分布（图 12-10）。瘤细胞大小不等、形态多样，胞核形态不规则，核深染，核仁不明显或有 1 ~ 2 个小核仁。瘤细胞可浸润血管壁内而致血管腔狭窄、栓塞或坏死。可见大量的反应性炎细胞，如淋巴细胞、浆细胞、组织细胞和嗜酸性粒细胞。

免疫表型和细胞遗传学　肿瘤细胞表达 NK 细胞相关抗原 CD56；也表达部分 T 细胞抗原如 CD2、胞质型 CD3（CD3ε），以及细胞毒性分子，如 T 细胞内抗原-1（T-cell intracellular antigen 1，TIA-1）、穿孔素（perforin）和颗粒酶 B（granzyme B）等。T 细胞受体基因在多数病例中呈胚系构型，少数病例可有克隆性重排，可能对应于细胞毒性 T 细胞来源的肿瘤。绝大多数病例可检出 EB 病毒编码的小 RNA 分子（EBER）。

临床表现　发病的高峰年龄在 40 岁前后，男、女之比为 4：1。NK/T 细胞淋巴瘤几乎总是累及结外部位，鼻腔是最好发的典型发病部位，其次是口腔腭部及鼻咽、鼻窦，也可累及外鼻（见图 12-10）。主要症状

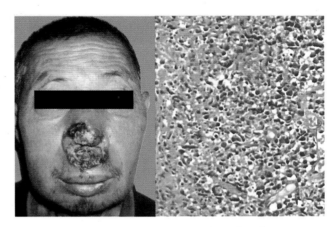

图 12-10　**鼻型结外 NK/T 细胞淋巴瘤**
左图示患者鼻部巨大溃疡；右图示肿瘤大片坏死，残余异型淋巴样存活细胞

有顽固性鼻塞、鼻出血、分泌物增加和鼻面部肿胀等。病变局部黏膜形成溃疡、肉芽样新生物及骨质破坏，如鼻中隔或硬腭穿孔等。晚期可发生播散，累及多处结外器官或组织。放射治疗是临床 Ⅰ、Ⅱ 期患者首选的治疗方法，近期疗效较好，但易复发。配合化疗，可减少或延缓复发。预后与临床分期有关，临床 Ⅰ、Ⅱ 期患者的 5 年生存率为 50% ~ 70%，Ⅲ 期和Ⅳ期患者的 5 年生存率为 17%。骨髓受累提示预后不良。

4. 蕈样霉菌病/Sezary 综合征　蕈样霉菌病（mycosis fungoides，MF）是一种原发于皮肤的成熟 T 细胞淋巴瘤。MF 病程经过缓慢，可大致分为红斑期、斑块期和瘤块期三个阶段，后期可发生皮肤外的扩散，累及淋巴结和内脏器官。Sezary 综合征是 MF 的变异型，以出现红皮病、淋巴结肿大和外周血中肿瘤性 T 细胞为特征。

病理变化　光镜下可见真皮浅层及血管周围有多数瘤细胞和多种类型炎细胞浸润。瘤细胞体积小到中等大，核高度扭曲，有深切迹，呈折叠状或脑回状，可见小核仁，胞质透明。真皮内瘤细胞常侵入表皮，在表皮内聚集成堆似小脓肿，称之为 Pautrier 微脓肿（图 12-11）。在患者血液中出现脑回状细胞核的瘤细胞，称为 Sezary 细胞。

免疫表型和细胞遗传学　瘤细胞 CD2、CD3、CD4 阳性，CD7 和 CD8 阴性。多数患者 T 细胞受体基因重排检测呈单克隆性。

临床表现　多发生于 40 ~ 60 岁。男多于女，约为 2：1。皮肤病变早期表现为湿疹样病损，皮肤瘙痒，表面有不规则的红色或棕色斑疹；病程经过多年，逐渐缓慢发展使皮肤增厚变硬呈斑块状，以后形成棕色瘤样结节，有时可破溃。病变局限于皮肤者预后较好，扩散至血液和内脏者治疗效果很差。

三、霍奇金淋巴瘤

霍奇金淋巴瘤（Hodgkin lymphoma，HL）是一个独特的淋巴瘤类型，占所有淋巴瘤的 10% ~ 20%。Thomas Hodgkin 医师首先认识并描述了该肿瘤。HL 有以下特点：①肿瘤原发于淋巴结，

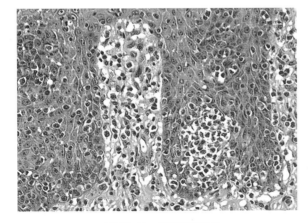

图 12-11　**蕈样霉菌病**
真皮内肿瘤性淋巴细胞侵入表皮，形成 Pautrier 微脓肿

病变往往从一个或一组淋巴结开始,逐渐由近及远地向周围的淋巴结扩散;②显微镜下,HL 的肿瘤细胞是一种独特的瘤巨细胞,分别由 Sternberg(1898 年)和 Reed(1902 年)首先描述,故称 Reed-Sternberg 细胞(R-S cell),在病变组织中只有少数肿瘤性大细胞(R-S 细胞),瘤细胞仅占所有细胞成分的 0.1%~10%,R-S 细胞在不同病例的肿瘤组织或同一病例不同时期的病变组织中所占的数量和比例各异;③病变组织中常有数量不等的、反应性的各种炎细胞存在;④在 HL 的后期,少数的病例(约 5%)可出现骨髓累及;⑤现已证实 98% 以上病例的 R-S 细胞有 Ig 基因克隆性重排,支持 R-S 细胞起源于滤泡生发中心 B 细胞的观点。

(一)病理变化

HL 好发于颈部淋巴结,其次是腋下或腹股沟、纵隔和主动脉旁淋巴结。原发于结外淋巴组织的 HL 很罕见。首发症状是局部淋巴结的无痛性、进行性肿大。晚期可累及脾、肝和骨髓等器官。

大体改变 受累淋巴结肿大,相邻的肿大淋巴结彼此粘连、融合,不活动。若发生在颈淋巴结时,可形成包绕颈部的巨大肿块(图 12-12)。肿块常呈结节状,切面灰白色,呈鱼肉样。

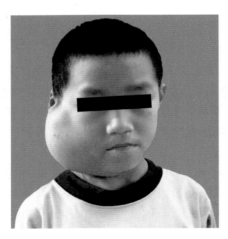

图 12-12 霍奇金淋巴瘤患儿出现右颈部巨大肿块

镜下改变 HL 的组织学特征是细胞类型的多样化,以多种炎细胞混合浸润为背景,包括淋巴细胞、浆细胞、中性粒细胞、嗜酸性粒细胞和组织细胞等反应性细胞成分;可见数量不等、形态不一的肿瘤细胞散布其间。肿瘤细胞包括 R-S 细胞及其变异型细胞。典型的 R-S 细胞是一种直径 15~45μm 的瘤巨细胞,瘤细胞胞质丰富,略嗜酸或嗜碱性,核圆形或椭圆形,双核或多核;核膜厚,核内有一大而醒目的、直径与红细胞相当的、包涵体样的嗜酸性核仁,核仁周围有空晕。双核 R-S 细胞的两个核呈面对面排列,彼此对称,形似镜中之影,称为"镜影细胞"(mirror image cell)(图 12-13上)。

除了典型的 R-S 细胞外,具有上述形态特征的单核瘤巨细胞称为霍奇金细胞(Hodgkin cells)。此外,还有一些其他变异的 R-S 细胞常见于 HL 的某些亚型中:①陷窝细胞(lacunar cells),瘤细胞体积大,细胞核染色质稀疏,有一个或多个较小的嗜碱性核仁。用甲醛固定的组织,细胞质收缩至核膜附近,与周围细胞之间形成透明的空隙,好似细胞位于陷窝内(图 12-13A);②LP 细胞(lymphocyte predominant cells),亦称"爆米花"细胞(popcorn cells),瘤细胞的体积大,多分叶状核,染色质稀少,有多个小的嗜碱性核仁,胞质淡染(图 12-13C);③木乃伊细胞(mummified cells),变性或凋亡的 R-S 细胞,核固缩浓染,胞质嗜酸性,即所谓木乃伊化,又称"干尸"细胞。

(二)组织学分型

在 WHO 分类中,将 HL 分为两大类:经典型霍奇金淋巴瘤(classical Hodgkin lymphoma,CHL)和结节性淋巴细胞为主型霍奇金淋巴瘤(nodular lymphocyte-predominant Hodgkin lymphoma,NL-PHL)。NLPHL 的瘤细胞为 LP 细胞,因特征性地表达成熟 B 细胞的免疫表型而单独列出,以区别于 CHL。

1. 结节性淋巴细胞为主型霍奇金淋巴瘤(NLPHL) 该类型不常见,约占所有 HL 的 5%。患者多为男性,年龄在 30~50 岁。病变淋巴结呈深染的模糊不清的大结节状构象,背景结构是由滤泡树突状细胞构成的球形大网,其中充满了大量的小 B 淋巴细胞和一些组织细胞,而嗜酸性粒细胞、中性粒细胞和浆细胞少见。典型 R-S 细胞难觅,肿瘤细胞是多分叶核的爆米花细胞,即 LP 细胞。瘤细胞表达 B 细胞标记,CD20 和 CD79a 阳性(图 12-13D),不表达 CD15,偶有 CD30 弱表达。瘤细胞不见 EB 病毒感染。主要表现是颈部和腋下肿块,绝大多数患者预后极好,10 年生存率高达 80%。有 3%~5% 的病例可转化为弥漫大 B 细胞淋巴瘤。

2. 经典型霍奇金淋巴瘤（CHL）　CHL 有两个发病高峰年龄,分别在 15～35 岁和 50 岁以后,以前者多见。既往有传染性单核细胞增多症病史的患者,CHL 的发病率增高 2～3 倍。根据病变组织中背景细胞成分与肿瘤细胞形态,CHL 可分为四个亚型:结节硬化型、混合细胞型、富于淋巴细胞型和淋巴细胞消减型。这 4 种不同组织亚型的 R-S 细胞具有相同的免疫表型:CD30$^+$（图 12-14）,大多数 CD15$^+$ 和 CD20$^-$。随着现代放疗和化疗技术的进步,CHL 各亚型的预后差别已不很明显了。

（1）结节硬化型（nodular sclerosis,NS）:这一亚型占 CHL 的 40%～70%,多见于青年妇女,发病高峰年龄在 15～34 岁。好发于颈部、锁骨上和纵隔淋巴结。组织学特征:肿瘤细胞为陷窝细胞;粗大的胶原纤维束分隔淋巴结为大小不等的结节,嗜酸性粒细胞和中性粒细胞常常较多。EBV 感染率低,为 10%～40%。纵隔形成巨大肿块是重要的危险因素。

（2）混合细胞型（mixed cellularity,MC）:较常见,MC 占 CHL 的 20%～25%。淋巴结的结构破坏,肿瘤细胞与各种炎细胞混合存在,诊断性 R-S 细胞及单核型 R-S 细胞均多见。背景中的小淋巴细胞主要是 T 细胞。MC 以男性、年长者多见,常伴有系统性症状,并累及脾脏和腹腔淋巴结。约有 75% 的病例存在 EB 病毒感染。

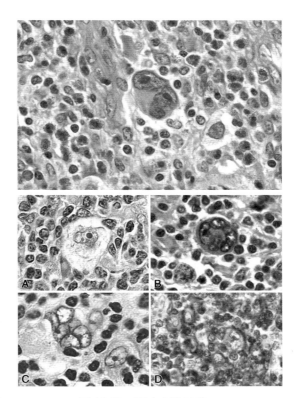

图 12-13　霍奇金淋巴瘤

上图:病变组织中可见 R-S 细胞和背景中的反应性细胞（小淋巴细胞及嗜酸性粒细胞）。下图:A. 陷窝细胞;B. 多核瘤巨细胞;C. 结节性淋巴细胞为主型 HL 中的 LP 细胞;D. 结节性淋巴细胞为主型 HL 中的 LP 细胞表达 B 细胞抗原 CD20

（3）富于淋巴细胞型（lymphocyte-rich,LR）:较少见,约占 CHL 的 5%。病变组织中有大量反应性淋巴细胞存在。诊断性 R-S 细胞散在分布于小淋巴细胞为主的背景中,可混杂有较多的组织细胞,但嗜酸性粒细胞、中性粒细胞和浆细胞都很少或缺乏。约 40% 的病例伴 EB 病毒感染。

（4）淋巴细胞减少型（lymphocyte depletion,LD）:最少见的 CHL 亚型,仅占所有 CHL 病例的 1%～5%。病变组织中只有极少量的淋巴细胞,而有大量的 R-S 细胞或多形性瘤细胞。有的病例以多形性 R-S 细胞为主,呈肉瘤样表现;另一些病例呈弥漫纤维化,R-S 细胞很少。LD 好发于 HIV 阳性者,在发展中国家和经济落后地区较多见,EBV 感染阳性率接近 100%。与其他亚型的 HL 相比较,LD 型患者的预后最差。

（三）病理诊断

典型的 R-S 细胞对 HL 具有诊断价值。当病变组织中缺乏诊断性 R-S 细胞或主要是各种变异型肿瘤细胞时,需借助于免疫组织化学染色来协助诊断。CD30 是一种活化淋巴细胞抗原,几乎所有 CHL 病例中的 R-S 细胞都呈 CD30 阳性;有 75%～85% CHL 病例的瘤细胞表达 CD15,约 95% 的 CHL 病例瘤细胞核弱表达 B 细胞特异性

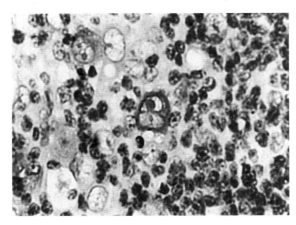

图 12-14　经典型霍奇金淋巴瘤 R-S 细胞表达 CD30

活化因子蛋白 PAX5/BSAP。因此,CD30、CD15 和 PAX5 是最常用于 CHL 的诊断和鉴别诊断的抗原标记。

有一部分 B 细胞淋巴瘤的临床过程、形态和免疫表型特征介于 CHL 和 DLBCL 之间,表现为体积较大的细胞成片聚集,免疫表型为 LCA+CD30+CD20+/−CD79a+/−,被称为"介于 CHL 和 DLBCL 之间的灰区淋巴瘤(gray zone lymphoma)",生物学行为和治疗效果较典型 CHL 和 DLBCL 差。

(四) 临床分期和预后

霍奇金淋巴瘤(HL)的临床分期目前使用的是修订后的 Ann Arbor 分期法,见表 12-3。确定淋巴组织肿瘤的临床分期需进行全面体检和一些实验室检查,如血象、血液生物化学检查、血清乳酸脱氢酶(LDH)水平、骨髓活检,以及胸腔和盆腹腔的影像学检查等。Ann Arbor 分期方法也同样适用于非霍奇金淋巴瘤(NHL)。HL 肿瘤细胞常表达 PD-L1 蛋白,临床也证实了针对免疫检查点 PD1 的抗体药物在难治复发 HL 中具有良好的疗效。

表 12-3　**霍奇金淋巴瘤的临床分期**

分期	肿瘤累及范围
Ⅰ 期	病变局限于一组淋巴结或一个结外器官或部位
Ⅱ 期	病变局限于膈肌同侧的两组或两组以上的淋巴结,或直接蔓延至相邻的结外器官或部位
Ⅲ 期	累及膈肌两侧的淋巴结,或再累及一个结外器官或部位
Ⅳ 期	弥漫或播散性累及一个或多个结外器官,如肝和骨髓等

局部淋巴结无痛性肿大是 HL 的主要临床表现,也是患者就诊的主要原因。多数患者就诊时为临床Ⅰ或Ⅱ期,常无系统症状;临床Ⅲ、Ⅳ期或 MC 和 LD 亚型者常有系统症状,如发热、夜汗和体重减轻等。

HL 可扩散至脾脏、肝脏,最后是骨髓累及和淋巴结外病变。HL 的临床分期对于估计患者的预后和治疗方案的选择上具有重要的指导意义。对局部病变者可采用放射治疗,临床Ⅰ和Ⅱ期患者的治愈率接近 90%。即使是进展性 HL,60% ~75% 的患者可获得 5 年的无病生存期,其中部分患者也可达到治愈。由于现代放疗技术的进步,配合高度有效的化疗,使得 HL 成为临床可治愈的疾病。

第三节　髓 系 肿 瘤

髓系肿瘤(myeloid neoplasms),是骨髓内具有多向分化潜能的造血干细胞克隆性增生。骨髓中的多能干细胞可以向两个方向分化:向髓细胞方向克隆性增生形成粒细胞、单核细胞、红细胞和巨核细胞系别的肿瘤,统称为髓系肿瘤;向淋巴细胞方向克隆性增生则形成淋巴组织肿瘤。因干细胞位于骨髓内,故髓系肿瘤多表现为白血病,且常有二级造血器官,如脾、肝和淋巴结的浸润累及。

白血病(leukemia)是骨髓造血干细胞克隆性增生形成的恶性肿瘤,其特征为骨髓内异常的白细胞弥漫性增生取代正常骨髓组织,并进入外周血和浸润肝、脾、淋巴结等全身各组织和器官,造成贫血、出血和感染。因异常增生的白细胞可见于外周血液中,白血病因此而得名。在我国各种恶性肿瘤死亡率中,白血病居第 6 或第 7 位;在儿童和青少年的恶性肿瘤中,白血病居第 1 位。根据白血病细胞的成熟程度和自然病程,白血病可分为急性和慢性白血病。急性白血病的细胞分化停滞在较早阶段,多为原始细胞和早期幼稚细胞;起病急,进展快,病程一般在半年内或半年左右,多发生于幼儿和青少年;开始时症状类似急性感染,如突发高热、全身乏力、骨骼(特别是胸骨)疼痛,患者还有进行性贫血和出血倾向。慢性白血病的细胞分化停滞在较晚的阶段,多为中晚幼细胞和成熟细胞;病情发展缓慢,病程可超过一年或数年,多见于成人;早期无明显症状,以后出现肝、脾、淋巴结肿大,消瘦、乏力、贫血等表现。与白血病有关的可能病因,包括病毒、放射线和苯,以及细胞毒药物治疗诱发的突变(如:烷化剂、拓扑异构酶Ⅱ抑制剂)等。

在 WHO 分类中,将髓系肿瘤分为六大类,它们是:①急性髓系白血病及其相关的前体细胞肿瘤

（acute myeloid leukemia and related precursor neoplasms），以不成熟髓细胞在骨髓内聚集，以及骨髓造血抑制为特征；②骨髓增殖性肿瘤（myeloproliferative neoplasms，MPN），以终末分化的髓细胞数量的增加，极度增生的骨髓象，以及外周血细胞数量的明显增加为特征；③骨髓增生异常综合征（myelodysplastic syndrome，MDS），以往称为白血病前期综合征，属于克隆性造血干细胞发育异常，其特征是外周血一系或多系血细胞减少，骨髓中一系或多系细胞发育异常、无效造血和发生急性髓系白血病的风险增高；④骨髓增生异常/骨髓增殖性肿瘤（myelodysplastic/myeloproliferative neoplasms，MDS/MPN），同时具有骨髓增生异常和骨髓增殖性肿瘤的特征，表现为不同程度的有效造血及发育异常；⑤伴有嗜酸性粒细胞增多和 PDGFRA、PDGFRB 或 FGFR1 基因异常的髓系和淋巴肿瘤，是主要依据遗传学异常界定的疾病，使用酪氨酸激酶抑制剂治疗有效；⑥急性未明系别白血病（acute leukemia of ambiguous lineage，ALAL），是指那些没有明确沿单一系别分化证据的白血病，包括没有系别特异性抗原的白血病（急性未分化白血病），和原始细胞表达一系以上的抗原，淋系和髓系分化抗原同时表达，以至不能肯定地将其分类为任何单一系别的白血病（混合表型急性白血病）。

　　在髓系肿瘤已发现很多遗传学改变比单一形态学指标更能预测肿瘤的临床行为及患者预后。重现性遗传学异常与表现一致的临床、实验室和形态学所见相关联，不仅为识别特定疾病提供了客观标准，而且能够鉴定出可作为潜在治疗策略的异常基因产物或分子靶标。

　　由于所有髓系肿瘤都来源于造血干细胞，故该组肿瘤在临床表现和病理形态学改变上常有重叠。与其他恶性肿瘤一样，随着疾病的进展，某种髓系肿瘤可能转化为侵袭性更高的疾病形式，如骨髓异常增生综合征和骨髓增殖性肿瘤常"转化"成急性髓系白血病。同时，也可见到骨髓增殖性肿瘤或慢性髓系白血病转化成急性淋巴母细胞白血病的情况，这与肿瘤性造血干/祖细胞的多向分化潜能有关。本节选择临床上较为常见的急性髓系白血病和骨髓增殖性肿瘤进行重点介绍。

一、急性髓系白血病

　　急性髓系白血病（acute myeloid leukemia，AML）是原始髓系细胞的克隆性增生。多数 AML 伴有遗传学异常，它阻止了造血干细胞向成熟方向的分化，使正常骨髓组织被相对不分化的母细胞所取代，瘤细胞停止在早期髓性分化阶段。AML 存在的染色体易位会干扰正常髓细胞发育所必需转录因子的基因表达和功能。以伴有 $t(15;17)$ 的急性早幼粒细胞白血病为例（图 12-15），染色体易位产生了维 A 酸受体 α（retinoic acid receptor，RARα）-PML 融合基因，其功能是抑制造血干细胞的成熟分化。除了染色体的易位和倒置之外，AML 患者还可发生特定的基因突变，如：酪氨酸激酶 3（FLT3）、核磷蛋白（NPM1）、异柠檬酸脱氢酶（IDH）、CEBPA、RUNX1、TP53、KIT、MLL 等突变，这些基因突变具有预后意义。

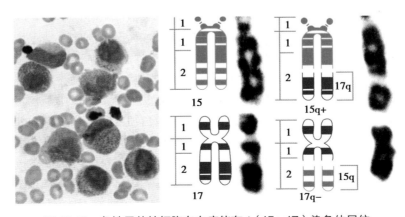

图 12-15　**急性早幼粒细胞白血病伴有 $t(15;17)$ 染色体易位**
图左：患者外周血涂片，可见几个核分叶的异常早幼粒细胞
图右：染色体分带显示 15 号和 17 号染色体相互易位，即 $t(15;17)$

病理变化   原始、幼稚细胞在骨髓内弥漫性增生,取代原有骨髓组织(图 12-16),在全身各器官、组织内广泛浸润,一般不形成肿块。外周血白细胞呈现质和量的变化,白细胞总数升高,达 $10 \times 10^9/L$ 以上,以原始细胞为主;但有时白细胞不增多,甚至在外周血涂片中难以找到原始和幼稚细胞,即非白血性白血病表现,此时骨髓活检是必需的(图 12-16)。AML 脏器浸润特点是肿瘤细胞主要在淋巴结的副皮质区及窦内浸润,在脾脏红髓浸润,以及肝窦内浸润。在有单核细胞的 AML,可见肿瘤细胞浸润皮肤和牙龈的现象。

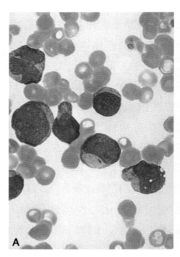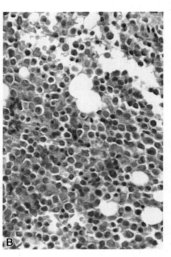

图 12-16   急性粒细胞白血病
A. 患者外周血涂片;B. 骨髓活检组织,均见大量幼稚粒细胞存在

髓系肉瘤(myeloid sarcoma)是髓系原始细胞在骨髓以外的器官或组织内聚集增生而形成的肿块。多见于 AML 患者,可先于 AML 或与 AML 同时发生,好发于扁骨和不规则骨,如颧骨、额骨、肋骨和椎骨等,肿瘤位于骨膜下;也可发生于皮肤、淋巴结、胃肠道、前列腺、睾丸和乳腺等处。有时因瘤组织含有原卟啉或绿色过氧化物酶,在新鲜时肉眼观呈绿色,而当暴露于日光后,绿色迅速消退,若用还原剂(过氧化氢或亚硫酸钠)可使绿色重现,故也称绿色瘤(chloroma)。髓系肉瘤通常由有或无成熟迹象的原始粒细胞构成,以往大多称为粒细胞肉瘤(granulocytic sarcoma),而其他系别(原单核细胞、原巨核细胞或红系前体细胞)形成的髓系肉瘤少见。显微镜下组织学表现为单一形态的原始髓系细胞的聚集性增生和浸润,所在部位的组织结构受到破坏。髓系肉瘤主要与恶性淋巴瘤鉴别,髓过氧化物酶(myeloperoxidase,MPO)的细胞化学染色或免疫组化阳性表明为髓系分化。

临床表现   AML 可发生于任何年龄,但多见于年轻人,发病高峰年龄在 15 ~ 39 岁之间。患者多在数周或数月内发病,由于大量异常的原始和幼稚细胞在骨髓内增生,抑制正常的造血干细胞和血细胞生成,患者主要表现为正常骨髓造血功能受抑制的症状,有贫血,白细胞减少,血小板减少和自发性皮肤、黏膜出血等。AML 瘤细胞浸润可致轻度淋巴结和肝脾肿大,骨痛是白血病患者的常见表现。白血病后期会出现恶病质,死亡原因主要是多器官功能衰竭、继发感染,特别是机会致病菌的感染等。

诊断   通过对骨髓穿刺液涂片和周围血涂片,观察分析白细胞质和量的变化,外周血或骨髓有核细胞中原始细胞比例≥20%,通常即可诊断为急性髓系白血病(AML)。但如果患者有 $t(8;12)(q22;q22)$、$t(15;17)(q22;q12)$、$t(16;16)(p13.1;q22)$ 或 $inv(16)(p13.1;q22)$ 染色体易位或倒置的遗传学异常,即使骨髓中原始细胞计数<20%,也应诊断为 AML,因为这些结构性染色体基因重排都能造成一个融合基因,编码一个融合蛋白,其在白血病发生中具有重要意义。髓外浸润的诊断必须依靠病理活检。骨髓活检是对白血病患者估计骨髓增生程度、观察疗效和化疗后残余病灶的重要手段,并可协助临床进行白血病的分类。

分类   急性髓系白血病是一组异质性的肿瘤,可累及一系或全部髓系细胞,它们在形态学、细胞遗传学、临床表现、治疗和预后上均不相同。在 WHO 分类中,急性髓系白血病(AML)及其相关的前体细胞肿瘤包括下列疾病:①伴重现性遗传学异常的 AML;②伴有骨髓增生异常改变的 AML;③治疗相关的髓系肿瘤;④髓系肉瘤;⑤Down 综合征相关骨髓增殖症;⑥原始(母)细胞性浆细胞样树突状细胞肿瘤;⑦非特指 AML。并用非特指型 AML 囊括了不符合上述单列肿瘤特征的其他 AML 类型,如:微分化型、有成熟迹象型、急性单核细胞白血病、急性巨核细胞白血病、急性红白血病等。

治疗和预后　AML 若不经特殊治疗,平均生存期仅 3 个月左右。经过化疗,已有不少的患者可获得病情缓解。伴有 $t(15;17)(q22;q12)$ 的急性早幼粒细胞白血病患者对分化诱导剂(全反式维 A 酸,ATRA)治疗特别敏感,ATRA 可诱导这一类型的白血病细胞分化成熟,复发性或难治性的急性早幼粒细胞白血病对三氧化二砷(As_2O_3)治疗也有很好的疗效。对于化疗反应不良的白血病或复发性白血病患者,可采用去除患者体内异常的骨髓造血组织,然后植入健康的同种异体造血干细胞(即骨髓移植)进行治疗,这是目前可能根治白血病的方法。

二、骨髓增殖性肿瘤

骨髓增殖性肿瘤(myelo-proliferative neoplasms,MPN)是骨髓中具有多向分化潜能干细胞克隆性增生的一类肿瘤性疾病。MPN 以骨髓中一系或一系以上髓系(如粒系、红系和巨核细胞系)发生增殖为特征,干细胞的成熟分化相对不受影响,因此 MPN 的瘤细胞可分化为成熟的红细胞、血小板、粒细胞和单核细胞,其结果是骨髓造血增加伴外周血细胞数量显著增多。

骨髓增殖性肿瘤(MPN)包括下列疾病:①慢性粒细胞白血病(chronic myelogenous leukemia,CML),BCR-ABL1 阳性(chronic myelogenous leukemia,BCR-ABL1 positive);②慢性中性粒细胞白血病(chronic neutrophilic leukemia,CNL),其特征是外周血中性粒细胞持续增多,骨髓的中性粒细胞显著增生,无 Ph 染色体或 BCR-ABL1 融合基因;③真性红细胞增多症(polycythemia vera,PV),由于酪氨酸激酶基因 JAK2 的突变,具有不依赖于红细胞生成素正常调节的红系细胞增殖,同时伴有粒系、巨核细胞系的增殖,外周血以红细胞、血红蛋白增多为主要表现;④原发性骨髓纤维化(primary myelofibrosis,PMF),骨髓中以巨核细胞和粒系细胞增生为主,在疾病后期出现纤维结缔组织显著增生和纤维化;⑤特发性血小板增多症(essential thrombocythemia,ET),以骨髓中细胞体积大、胞核分叶多的巨核细胞显著增生为特征,外周血中的血小板持续增多。

MPN 有其共性,如肿瘤性干细胞能够循环和回归至第二造血器官,特别是脾脏,因扣押过量的血细胞或异常造血细胞的浸润增殖,所有 MPN 患者都有不同程度的脾脏肿大。另外,在 MPN 的后期,都可能发生骨髓纤维化和外周血细胞数量减少,甚至转化为急性髓系白血病。

MPN 的病理变化是非特异性的,它们彼此之间以及 MPN 与反应性因素导致的骨髓增生之间均有重叠。因此,对于 MPN 的诊断和分型应结合形态学、临床特点和实验室检查结果进行。细胞遗传学和分子生物学基因分析在 MPN 的诊断和分型中具有不可替代的作用,如慢性粒细胞白血病有费城染色体和 BCR-ABL1 融合基因的存在,而其他 MPN 则缺乏之。下面主要介绍 BCR-ABL1 阳性的慢性粒细胞白血病。

慢性粒细胞白血病,BCR-ABL1 阳性

BCR-ABL1 阳性的慢性粒细胞白血病(CML)是最常见的一种骨髓增殖性肿瘤(MPN),以费城染色体(Philadelphia chromosome,Ph)和 BCR-ABL1 融合基因的形成为其遗传学特征。任何年龄均可发生,多见于中老年人,国内中位发病年龄为 45 ~ 50 岁。

发病机制　几乎所有 CML 都存在特征性 $t(9;22)(q34;q11)$ 易位,22 号染色体的长臂易位到 9 号染色体长臂,形成 Ph 染色体。这种易位使 9 号染色体长臂上的 ABL 原癌基因与 22 号染色体上的 BCR 基因序列发生拼接,形成 BCR-ABL1 融合基因。该融合基因编码 210 kDa 具有酪氨酸激酶活性的蛋白。$t(9;22)(q34;q11)$ 和 BCR-ABL1 融合基因的产生与 CML 的发病密切相关。动物实验将 BCR-

ABL1 融合基因导入鼠的骨髓细胞中可产生类似人类 CML 的症状,故认为 *BCR-ABL1* 融合基因的产生是 CML 发病的重要事件。正常情况下,配体介导的二聚体通过多条下游路径来调节酪氨酸激酶活性,后者可调控细胞生存和增生。*BCR* 提供了可促使 *BCR-ABL1* 融合基因自身联系的二聚体结构域,引起 *BCR-ABL1* 产物自身磷酸化和下游信号通路的活化,进而促进细胞分裂和异常增殖,抑制细胞凋亡,导致髓性增生失控而形成 CML。

病理变化和诊断   骨髓有核细胞增生明显活跃,取代脂肪组织;可见各分化阶段的粒细胞,以分叶核和杆状核粒细胞为主(图 12-17);巨核细胞数量增加,红系细胞数量正常或减少,还可见散在分布的泡沫细胞,随着疾病的进展,会发生不同程度纤维化改变。外周血白细胞计数显著增多,常超过 $20 \times 10^9/L$,甚至可高达 $100 \times 10^9/L$ 以上,以中、晚幼和杆状核粒细胞居多,原始粒细胞通常少于 2%;常有嗜酸性粒细胞和嗜碱性粒细胞增多,约 50% 的患者在肿瘤早期可有血小板增多。因肿瘤细胞浸润而致患者的脾脏明显肿大,肝脏和淋巴结肿大较轻微。临床上,可采用细胞遗传学的方法,通过核型分析来检测 Ph 染色体;也可采用荧光原位杂交(FISH)或反转录聚合酶链式反应(RT-PCR)技术来检测 *BCR-ABL1* 融合基因,以确诊 CML。

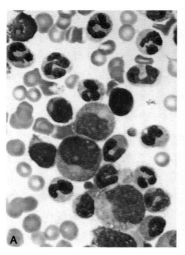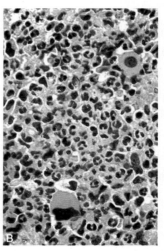

图 12-17   慢性粒细胞白血病
A. 患者周围血涂片;B. 骨髓活检组织,均见不同分化阶段的粒细胞存在,以分叶核粒细胞为主

临床表现   CML 起病隐匿,20% ~ 40% 的患者在初诊时几乎无症状,只是在常规体检提示白细胞增多时才发现患有 CML。部分患者可表现为轻度至中度贫血、易疲倦、虚弱、体重下降和纳差等。有的患者以脾脏极度肿大引起的不适或因脾破裂而致突发性左上腹疼痛为首发症状,体检时最突出的表现是脾肿大,即所谓"巨脾",肿大的脾脏占据腹腔大部,可达脐平面上下,质地坚硬。

临床上,未经治疗的 CML 自然病程可表现为两个或三个阶段:慢性期、加速期和急变期或为其中的两者。一般而言,CML 进展缓慢,如果未加治疗,其中位生存期 2 ~ 3 年。3 年后病情恶化,约 50% 的患者进入加速期,此时,外周血或骨髓中原始粒细胞占 10% ~ 19%,有的病例可出现外周血嗜碱性粒细胞明显增多,贫血和血小板减少等加重;在 6 ~ 12 个月以后,肿瘤进入急变期,外周血白细胞中或骨髓有核细胞中原始细胞≥20%,呈急性白血病表现。其余 50% 的患者可不经加速期,而直接进入急变期(母细胞危象)。约 70% 的病例呈急性髓系变,其瘤细胞为原始粒细胞;20% ~ 30% 的患者为急性淋系变,其瘤细胞为淋巴母细胞,多数为 B 前体细胞,少数为 T 前体细胞;极少数病例为粒系和淋系同时急性变。该事实进一步印证了 CML 肿瘤细胞的多向分化干细胞起源理论。

治疗和预后   以往使用传统的化疗药物(羟基脲、白消安),CML 患者的中位生存期约为 4 年,五年生存率只有 30%。现今根据 CML 发病的分子机制,在治疗中引入酪氨酸激酶的阻断剂(imatinib,伊马替尼,商品名称:格列卫)实施特定的分子靶向治疗,可使 90% 的患者血象获得完全缓解,使 CML

患者的五年无进展性生存和十年生存率达到 80% ~ 90%。然而,酪氨酸激酶的阻断剂只能够抑制肿瘤细胞的增生,但不能够清除 CML 克隆,不能够阻止肿瘤向急变期的演进。已进入急变期的患者最初对酪氨酸激酶阻断剂的治疗有反应,但会出现耐药而变成难治性疾病。同种异体骨髓移植对年轻(<45 岁)患者而言是较好的治疗选择,在肿瘤的稳定期进行骨髓移植是最好的,治愈率达 75%。

附：　类白血病反应

类白血病反应(leukemoid reaction)通常是由于严重感染、某些恶性肿瘤、药物中毒、大量出血和溶血反应等刺激造血组织而产生的异常反应,表现为外周血中白细胞数量的明显增多(可达 $50×10^9$/L 以上),并有幼稚细胞出现。类白血病反应与粒细胞白血病有本质的不同,患者的治疗和预后完全不同。一般根据病史、临床表现和细胞形态可以与白血病鉴别,但有时比较困难。类白血病反应有以下特点可协助鉴别:①引起类白血病反应的原因去除后,血象恢复正常;②一般无明显贫血和血小板减少;③粒细胞有严重中毒性改变,如胞质内有中毒性颗粒和空泡等;④中性粒细胞的碱性磷酸酶活性和糖原皆明显增高,而粒细胞白血病时,两者均显著降低;⑤慢性粒细胞白血病时可出现特征性的 Ph 染色体及 *BCR-ABL* 融合基因,类白血病反应时则无。

第四节　组织细胞和树突状细胞肿瘤

组织细胞(巨噬细胞)和树突状细胞在人体免疫系统的功能属于抗原提呈细胞,都起源于骨髓干细胞。

组织细胞肉瘤很少见,发生于成人,中位年龄 52 岁。可发生在淋巴结、皮肤、软组织和肠道,部分患者有全身性的表现,伴有多器官的累及。瘤细胞体积较大,胞质丰富,核圆形或不规则呈分叶状,有显著的核仁;电镜观察肿瘤细胞的胞质内可见许多溶酶体;免疫标记 CD68 和 CD163 阳性,溶菌酶染色呈颗粒状阳性。

树突状细胞肿瘤少见,包括下列疾病:Langerhans 细胞组织细胞增生症、Langerhans 细胞肉瘤、指状树突状细胞肉瘤、滤泡树突状细胞肉瘤等。本节对 Langerhans 细胞组织细胞增生症进行简要介绍。

Langerhans 细胞组织细胞增生症

Langerhans 细胞是一种不成熟的树突状细胞,正常情况下,散在分布于皮肤、口腔、阴道和食管黏膜,也存在于淋巴结、骨髓、胸腺和脾脏等处。Langerhans 细胞直径约 12μm,细胞表面有小的突起,胞质丰富,核形状不规则,常有核沟或呈分叶状。Langerhans 细胞表达 Langerin、S-100、HLA-DR 和 CD1a 蛋白,其中 Langerin 是 Langerhans 细胞及其肿瘤的特异性抗原标记。约一半的 Langerhans 细胞组织细胞增生症出现 *BRAF V600E* 的基因突变。电镜观察,在其细胞质内可见特征性的 Birbeck 颗粒(图 12-18B)。Birbeck 颗粒是一种呈杆状的管状小体,长 200 ~ 400nm,宽度一致为 33nm,有时一端呈泡状膨大似网球拍状。

Langerhans 细胞的克隆性增生性疾病,过去称组织细胞增生症 X,包括三种疾病类型,即 Letterer-Siwe 病、Hand-Schuller-Christian 病和骨嗜酸性肉芽肿,现在认为它们是同一种疾病的三种不同表现形式。

1. **Letterer-Siwe 病**　是多系统、多病灶的 Langerhans 细胞组织细胞增生症,多见于两岁以下的婴幼儿,3 岁以上的儿童中很少见,极少发生于成人。发病急,进展快,病程短。常表现为皮肤损害,皮损为脂溢性皮疹,主要分布在躯干前后和头皮等处。多数患者伴有内脏累及,如肝、脾和淋巴结肿大,肺部病变以及溶骨性骨质破坏。病变中 Langerhans 细胞呈卵圆形,10 ~ 15μm 大小,胞质中等丰富,核呈折叠状、凹陷或呈分叶状,常有核沟(图 12-18A)。光镜下观察增生的 Langerhans 细胞,其外观更像巨噬细胞(组织细胞),因而称为 Langerhans 细胞组织细胞增生症。骨髓的广泛浸润可致贫血、

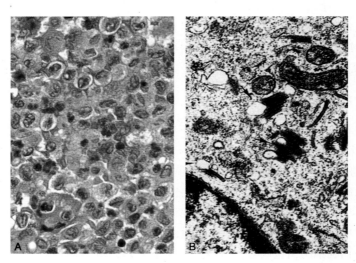

图 12-18　Langerhans 细胞组织细胞增生症
A. 肿瘤的组织学形态,多数细胞核有核沟;B. 电镜下示 Langerhans 细胞的胞质内 Birbeck 颗粒

血小板减少,患者反复感染。未经治疗者的病程是快速致死性的,但采用强力化疗,五年生存率可达 50%。

2. Hand-Schuller-Christian 病　是单系统、多病灶的 Langerhans 细胞组织细胞增生症,为慢性进行性疾病,病程较长。常发生于年龄较小的儿童,一般在 2~6 岁发病,也可见于青年人。病变表现为多个或连续发生的溶骨性、破坏性骨病变,颅骨和下颌骨是常被累及的部位。骨组织被大量增生的 Langerhans 细胞和肉芽组织破坏,可侵及周围软组织形成包块。病变侵犯颅骨、硬脑膜及邻近骨组织,可累及颅底、蝶鞍和眼眶。增生的组织侵犯压迫垂体后叶和下丘脑,可引起尿崩症。颅骨缺损、尿崩症和眼球突出是本病的三大特征。预后较好,约半数患者可自动消退,其余患者对化疗反应也好。

3. **骨嗜酸性肉芽肿**　是单一病灶的 Langerhans 细胞组织细胞增生症,见于年龄较大的儿童、青少年和成人。病变一般局限于骨骼,为孤立性病灶,以膨胀性、侵蚀性骨病变为特征,病灶直径为 1~6cm。主要病变为大量增生的 Langerhans 细胞与淋巴细胞、浆细胞、嗜酸性粒细胞和中性粒细胞等混合存在。常见明显的嗜酸性粒细胞的浸润,故称之为嗜酸性肉芽肿。所有骨骼均可受累,病灶最常见发生的部位是颅骨、肋骨和股骨。该疾病表现为惰性,预后良好,病变可自愈,也可以局部切除或放疗而治愈。

Langerhans 细胞组织细胞增生症的临床病程与诊断时累及的器官数量有关,单一病灶者的总生存率超过 95%,多器官受累者的生存率明显下降。有肺、肝、脾和骨髓受累者的预后较差。

（王哲　甘润良）

第十三章　泌尿系统疾病

泌尿系统由肾脏、输尿管、膀胱和尿道组成。泌尿系统疾病或病变种类较多,包括炎症、肿瘤、代谢性疾病、尿路梗阻、血管疾病和先天性畸形等。不同部位的疾病或病变引起的早期临床表现有所不同;不同部位对某种损伤因子的易感性也不尽相同,如肾小球病变多由免疫介导的损伤引起,而肾小管和肾间质的病变常由感染或中毒引起;肾脏各部分在结构和功能方面相互关联和依赖,有的损伤因子可引起多个部位的损伤,一个部位病变可发展累及其他部位。肾脏是泌尿系统中最重要的脏器,根据病变主要累及的部位,肾脏疾病分为肾小球疾病、肾小管疾病、肾间质疾病和血管性疾病。各种原因引起的肾脏慢性病变最终均可能引起慢性肾衰竭。

本章主要介绍肾小球疾病、肾小管间质性肾炎及肾和膀胱常见肿瘤。

第一节　肾小球疾病

肾小球疾病(glomerular diseases),是以肾小球损伤和病变为主的一组疾病。肾小球疾病可分为原发性肾小球疾病(primary glomerulopathy)、继发性肾小球疾病(secondary glomerular diseases)和遗传性疾病(hereditory diseases)。原发性肾小球疾病是原发于肾脏的独立疾病,肾是唯一或主要受累的脏器;继发性肾小球疾病是由免疫性、血管性或代谢性疾病引起的肾小球病变,肾脏病变是系统性疾病的组成部分;遗传性疾病是指一组以肾小球病变为主的遗传性家族性疾病,例如 Alport 综合征,由于编码Ⅳ型胶原 α 链的基因突变导致肾小球基膜变薄,出现血尿或蛋白尿等症状(表 13-1)。

表 13-1　肾小球疾病分类

原发性肾小球疾病	继发性肾小球疾病	遗传性疾病
急性弥漫性增生性肾小球肾炎	狼疮性肾炎	Alport 综合征
快速进行性(新月体性)肾小球肾炎	糖尿病性肾病	Fabry 病
膜性肾小球病	淀粉样物沉积症	薄基膜病
膜增生性肾小球肾炎	肺出血肾炎综合征	
系膜增生性肾小球肾炎	显微型多动脉炎	
局灶性节段性肾小球硬化	Wegener 肉芽肿	
微小病变性肾小球病	过敏性紫癜	
IgA 肾病	细菌性心内膜炎相关性肾炎	
慢性肾小球肾炎		

本节主要讨论原发性肾小球疾病。

一、病因与发病机制

原发性肾小球疾病的病因和发病机制尚不十分清楚,但目前已明确,大部分原发性肾小球疾病以及许多继发性肾小球疾病的肾小球损伤是由免疫机制抗原抗体反应所引起。

抗原抗体反应是肾小球损伤和病变的最主要的发病原因。

有关抗原分为内源性和外源性两大类。内源性抗原包括肾小球性抗原(肾小球基膜抗原、足细胞、内皮细胞和系膜细胞的细胞膜抗原等)和非肾小球性抗原(DNA、核抗原、免疫球蛋白、肿瘤抗原和甲状腺球蛋白等);外源性抗原包括细菌、病毒、寄生虫、真菌和螺旋体等生物性病原体的成分和药物、外源性凝集素、异种血清等。

与抗体有关的肾小球损伤主要通过两种机制:一种是在血液循环中形成的抗原-抗体复合物在肾小球内沉积,引起肾小球病变;一种是抗体与肾小球内的抗原在原位发生反应,引起肾小球病变。此外,针对肾小球细胞成分的细胞毒抗体等其他原因也可引起肾小球损伤。

抗原-抗体免疫复合物形成后,需要多种炎症介质的参与才能引起肾小球病变和各种不同类型的原发性肾小球肾炎或疾病。

1. 循环免疫复合物沉积　循环免疫复合物沉积(circulating immune complex deposition)中的抗原是非肾小球性的,也可以是外源性的。在抗原的作用下,机体产生相应的抗体与非肾小球性或外源性可溶性抗原结合,形成免疫复合物,随血液流经肾脏,沉积于肾小球,并常与补体结合,引起肾小球病变。局部常有中性粒细胞浸润,伴有内皮细胞、系膜细胞和脏层上皮细胞增生。免疫复合物在电镜下表现为高电子密度的沉积物,分别定位于:①系膜区;②内皮细胞与基膜之间,构成内皮下沉积物

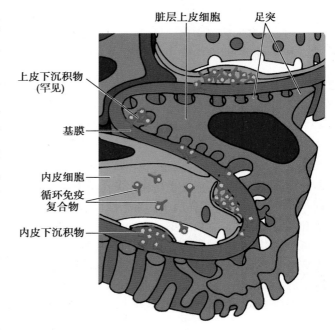

脏层上皮细胞　足突

上皮下沉积物
(罕见)

基膜

内皮细胞

循环免疫
复合物

内皮下沉积物

图13-1　循环免疫复合物性肾炎示意图

(subendothelial deposits);③基膜与足细胞之间,构成上皮下沉积物(subepithelial deposits)(图13-1)。免疫荧光检查可显示沉积物内的免疫球蛋白或补体。荧光标记的抗免疫球蛋白或抗补体抗体可显示在肾小球病变部位有颗粒状沉积物(图13-2)。

免疫复合物在肾小球内沉积后,可被巨噬细胞和系膜细胞吞噬和降解。在抗原作用为一过性时,炎症很快消退。如大量抗原持续存在,免疫复合物不断形成和沉积,则可引起肾小球的慢性炎症。

循环免疫复合物是否在肾小球内沉积、沉积的

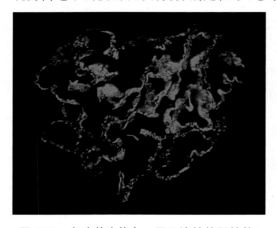

图13-2　免疫荧光染色,示不连续的颗粒状荧光

部位和数量受多种因素的影响,其中两个最重要的因素是免疫复合物分子的大小和免疫复合物携带的电荷。大分子复合物常被血液中的吞噬细胞清除,小分子复合物易通过肾小球滤过膜,均不易在肾小球内沉积,只有中分子复合物易沉积在肾小球内。含阳离子的复合物可穿过基膜,易沉积于上皮下;含阴离子的复合物不易通过基膜,常沉积于内皮下;电荷中性的复合物易沉积于系膜区。其他影响免疫复合物沉积的因素包括肾小球血流动力学、系膜细胞的功能和滤过膜的电荷状况等。

此种引起的肾炎称之循环免疫复合物性肾炎(nephritis caused by circulating immune complex)。

2. 原位免疫复合物沉积　原位免疫复合物沉积(immune complex deposition in situ)是抗体直接与肾小球本身的抗原成分或经血液循环植入肾小球的抗原发生反应,在肾小球内形成原位免疫复合物,引起肾小球病变。

此种引起的肾炎称之原位免疫复合物性肾炎(nephritis caused by in situ immune complex)。

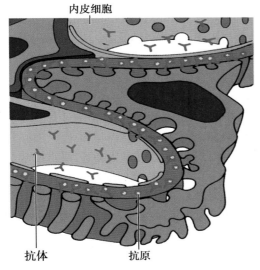

图13-3　抗肾小球基膜抗体引起的肾炎示意图

(1)抗肾小球基膜抗体引起的肾炎(anti-GBM antibody-induced nephritis):实验证明,此类肾炎由抗体与肾小球基膜本身的抗原成分反应引起(图13-3)。用大鼠肾皮质匀浆免疫兔,获取兔抗大鼠肾组织的抗体,将抗体注入健康大鼠后,抗体与大鼠肾小球基膜成分发生反应,引起肾小球肾炎。在人类,抗肾小球基膜肾炎是一种自身免疫性疾病,由抗GBM的自身抗体引起。抗体沿GBM沉积,免疫荧光检查显示特征性的连续的线性荧光(图13-4)。GBM抗原的形成可能是由于感染或其他因素使基膜结构发生改变,也可能是由于病原微生物与GBM成分具有共同抗原性而引起免疫交叉反应。与抗GBM抗体引起的肾炎发病有关的抗原为基膜Ⅳ型胶原α_3链羧基端非胶原区即α_3(Ⅳ)NC1结构域。

(2)Heymann肾炎(Heymann nephritis):Heymann肾炎是研究人类原发性膜性肾小球病的经典的动物模型。该模型以近曲小管刷状缘成分为抗原免疫大鼠,使大鼠产生抗体,并引起与人膜性肾小球病相似的病变。肾病变由抗体与位于脏层上皮细胞基底侧小凹细胞膜外表面的抗原复合物反应引起。该抗体与肾小管刷状缘具有免疫交叉反应性。大鼠的Heymann抗原是分子量为330kD的糖蛋白,又称megalin。Megalin与44kD的受体相关蛋白(receptor-associated protein,RAP)构成抗原复合物。抗体与足细胞小凹上的抗原复合物结合,并激活补体。免疫复合物自细胞表面脱落,形成典型的上皮下沉积物(图13-5)。免疫荧光检查显示弥漫颗粒状分布的免疫球蛋白或补体沉积。电镜检查显示毛细血管基膜与足细胞之间有许多小块状电子致密沉积物。与人膜性肾小球病相关的抗原尚未被确定。

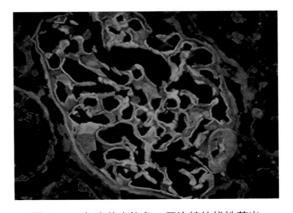

图13-4　免疫荧光染色,示连续的线性荧光

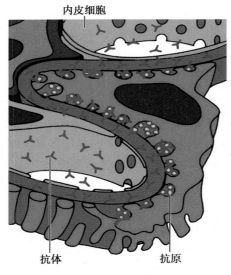

内皮细胞

抗体　　　　抗原

图13-5　Heymann 肾炎示意图

人类抗肾小球基膜抗体引起的肾炎和膜性肾小球病是抗体与内源性组织成分反应引起的自身免疫病。自身抗体形成的机制尚未阐明。实验研究显示氯化汞等药物、感染产物（如内毒素）和移植物抗宿主反应等均可导致自身免疫性肾小球肾炎。

（3）抗体与植入抗原的反应（antibodies against planted antigens）：植入性抗原是肾小球以外的成分，随血液流经肾脏时，通过与肾小球成分的反应定位于肾小球。体内产生的抗体与抗原反应，免疫荧光检查显示散在的颗粒状荧光。

其他，除以上两种发病机制外，细胞免疫可能是未发现抗体反应的肾炎发病的主要机制，有证据表明细胞免疫产生的致敏 T 淋巴细胞可以致肾小球损伤，引起细胞介导的免疫性肾小球肾炎（cell-mediated immunity glomerulonephritis）；抗肾小球细胞抗体（antibodies to glomerular cells）和补体替代途径的激活（activation of alternative complement pathway）也可引起肾小球损伤。

3. 肾小球损伤及疾病　在肾小球内形成抗原-抗体免疫复合物或产生致敏 T 淋巴细胞后，需要有多种炎症介质的参与才能引起肾小球损伤和各种类型肾小球疾病。

（1）补体-白细胞介导的机制（complement-leukocyte mediated mechanism）：是引起肾小球病变的一个重要途径。补体激活后产生 C5a 等趋化因子，引起中性粒细胞和单核细胞浸润。中性粒细胞释放蛋白酶、氧自由基和花生四烯酸代谢产物等介质发挥作用。蛋白酶使肾小球基膜降解，氧自由基引起细胞损伤，花生四烯酸代谢产物使肾小球滤过率降低。由补体 C5～C9 构成的膜攻击复合物可引起上皮细胞剥脱，刺激系膜细胞和上皮细胞分泌损伤性化学介质。膜攻击复合物还可上调上皮细胞表面的转化生长因子受体的表达，使细胞化基质合成过度、肾小球基膜增厚。许多肾炎病变中炎细胞数量很少，病变可能由不依赖白细胞的补体依赖性机制所引起。

（2）抗肾小球细胞抗体的作用：在未发现免疫复合物沉积的肾小球疾病中，抗肾小球细胞抗体引起的细胞损伤可能起主要作用。抗体可直接与肾小球细胞的抗原成分反应，通过抗体依赖的细胞毒反应等机制诱发病变。抗系膜细胞抗原的抗体造成系膜溶解，并使系膜细胞增生；抗内皮细胞抗原的抗体引起内皮细胞损伤和血栓形成；抗脏层上皮细胞糖蛋白抗体引起的损伤可导致蛋白尿。

（3）介质的作用：其他引起肾小球损伤的介质包括：①单核细胞和巨噬细胞：通过抗体或细胞介导的反应浸润至肾小球，被激活时释放大量生物活性物质，加剧肾小球损伤。②血小板：聚集在肾小球内的血小板可释放二十烷类花生酸衍生物和生长因子等，促进肾小球的炎性改变。③肾小球固有细胞（resident glomerular cells）：肾小球固有细胞包括系膜细胞、上皮细胞和内皮细胞，肾小球免疫损伤中生成的多种细胞因子、系膜基质和 GBM 降解产物可作用于细胞表面相应的受体，使之激活，并释放多种介质。系膜细胞受炎症刺激时可释放活性氧、细胞因子、趋化因子、花生酸衍生物、一氧化氮和内皮素等。在无炎细胞浸润的情况下，系膜细胞等肾小球固有细胞释放的介质可引起肾小球病变。④纤维素及其产物：可引起白细胞浸润和肾小球细胞增生。

二、基本病理变化

肾小球疾病的诊断有赖于肾穿刺活检进行病理学诊断并指导临床治疗和判断预后。不同于其他疾病的是肾小球疾病的诊断，肾穿刺活检组织不仅要进行常规染色和光镜观察，而且一般要进行特殊染色、免疫荧光和透射电镜检查。除苏木素伊红（HE）染色外，组织切片还可常规进行过碘酸-Schiff（PAS）染色、过碘酸六胺银（PASM）和 Masson 三色染色等特殊染色；PAS 染色可显示基膜和系膜基质；PASM 对基膜的染色更为清晰；Masson 染色可显示特殊蛋白性物质（包括免疫复合物），也可显示胶原纤维等；此外，还可用 Fibrin 染色显示血栓和纤维素样坏死。肾活检组织还常规运用免疫荧光法检查免疫球蛋白(IgG、IgM 或 IgA 等)和补体成分(C3、C1q 和 C4 等)沉积。透射电镜观察超微结构改变和免疫复合物沉积的状况及部位。

正常情况下,肾单位(nephron)是肾脏基本的结构和功能单位。人体的两侧肾脏共有约 200 万个肾单位。肾单位由肾小球和与之相连的肾小管两部分构成。肾小球(glomerulus)直径 150～250μm,由血管球和肾球囊组成。血管球由盘曲的毛细血管袢(capillary tuft)组成。肾小球毛细血管壁为滤过膜(filtering membrane),由毛细血管内皮细胞(endothelial cell)、肾小球基膜(glomerular basement membrane,GBM)和脏层上皮细胞构成。脏层上皮细胞为高度特化的足细胞(podocyte)。毛细血管间为肾小球系膜(mesangium),系膜由系膜细胞(mesangial cell)和基膜样的系膜基质(mesangial matrix)构成。肾球囊又称鲍曼囊(Bowman capsule),内层为脏层上皮细胞,外层为壁层上皮细胞。脏、壁两层细胞构成球状囊,其尿极与近曲小管相连(图 13-6、图 13-7)。

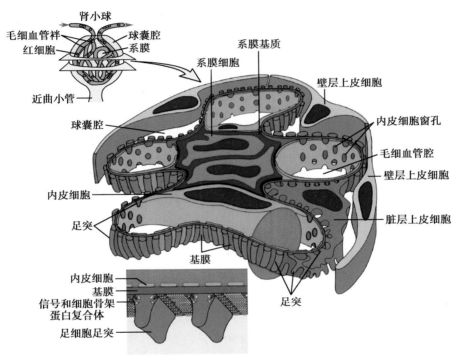

图 13-6 肾小球结构示意图

肾小球疾病时,不论是原发性还是继发性肾小球肾炎基本病理变化相似:

1. **细胞增多（hypercellularity）** 肾小球细胞数量增多,系膜细胞和内皮细胞增生或肥大,并可有中性粒细胞、单核细胞及淋巴细胞浸润。壁层上皮细胞增生可导致肾球囊内新月体形成。

2. **基膜增厚（basement membrane thickening）** 光镜下,PAS 和 PASM 等染色可显示基膜增厚。电镜观察表明基膜改变可以是基膜本身的增厚,也可为内皮下、上皮下或基膜内免疫复合物沉积所致。

3. **炎性渗出（inflammatory exudation）和坏死（necrosis）** 发生急性肾炎的肾小球内可有中性粒细胞等炎细胞浸润和纤维素渗出,毛细血管

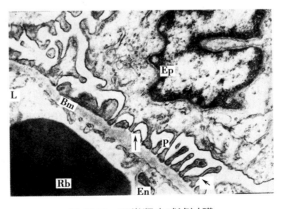

图 13-7 正常肾小球滤过膜
Bm. 基膜;En. 内皮细胞;Ep. 上皮细胞;L. 毛细血管腔;P. 上皮细胞足突;Rb. 红细胞;短箭头为滤过隙;长箭头为滤过隙膜

壁可发生纤维素样坏死,可伴有血栓形成。

4. 玻璃样变（hyalinization）和硬化（sclerosis） 肾小球玻璃样变指光镜下 HE 染色显示均质的嗜酸性物质沉积。电镜下见细胞外出现无定形物质,其成分为沉积的血浆蛋白、增厚的基膜和增多的系膜基质。严重时毛细血管管腔狭窄和闭塞,肾小球固有细胞减少甚至消失,胶原纤维增加,最终导致节段性或整个肾小球的硬化。肾小球玻璃样变和硬化为各种肾小球病变发展的最终结果。

5. 肾小管和间质的改变 由于肾小球血流和滤过性状的改变,肾小管上皮细胞常发生变性,管腔内可出现由蛋白质、细胞或细胞碎片浓聚形成的管型。肾间质可发生充血、水肿和炎细胞浸润。肾小球发生玻璃样变和硬化时,相应肾小管萎缩或消失,间质发生纤维化。

肾小球疾病的病理诊断应反映病变的分布状况。根据病变肾小球的数量和比例,肾炎分为弥漫性和局灶性两大类:弥漫性（diffuse）肾炎指病变累及全部或大多数（通常为 50% 以上）肾小球;局灶性（focal）肾炎指病变仅累及部分（50% 以下）肾小球;根据病变肾小球受累毛细血管袢的范围,肾炎分为球性和节段性两大类:球性（global）病变累及整个肾小球的全部或大部分毛细血管袢;而节段性（segmental）病变仅累及肾小球的部分毛细血管袢(不超过肾小球切面的 50%)。

三、临床与病理联系

原发性和继发性肾小球肾炎的临床症状相似,包括尿量、尿性状的改变、水肿和高血压等。尿量的改变包括少尿、无尿、多尿或夜尿。24 小时尿量少于 400ml 为少尿（oliguria）,少于 100ml 为无尿（anuria）。24 小时尿量超过 2500ml 为多尿。尿性状的改变包括血尿（hematuria）、蛋白尿（proteinuria）和管型尿。血尿分为肉眼血尿和显微镜下血尿。尿中蛋白含量超过 150mg/d 为蛋白尿,超过 3.5g/d 则为大量蛋白尿。管型（cast）由蛋白质、细胞或细胞碎片在肾小管凝集形成,尿中出现大量管型则为管型尿。

肾小球疾病临床上常表现为具有结构和功能联系的症状组合,即综合征（syndrome）。肾小球肾炎的临床表现与病理类型有密切的联系,但并非完全对应。不同的病变可引起相似的临床表现,同一病理类型的病变可引起不同的症状和体征。肾炎的临床表现还与病变的程度和阶段等因素有关。

（一）肾小球疾病综合征

肾小球疾病临床表现为综合征的有以下几种:

1. 急性肾炎综合征（acute nephritic syndrome） 起病急,常表现为明显的血尿、轻至中度蛋白尿,常有水肿和高血压。严重者出现氮质血症。引起急性肾炎综合征的病理类型主要是急性弥漫性肾小球肾炎。

2. 快速进行性肾炎综合征（rapidly progressive nephritic syndrome） 起病急,进展快。出现水肿、血尿和蛋白尿等改变后,迅速发展为少尿或无尿,伴氮质血症,并发生急性肾衰竭。主要见于快速进行性肾炎,又叫急进性肾小球肾炎。

3. 肾病综合征（nephrotic syndrome） 主要表现为大量蛋白尿（heavy proteinuria）,尿中蛋白含量达到或超过 3.5g/d;明显水肿（severe edema）;低白蛋白血症（hypoalbuminemia）;高脂血症（hyperlipidemia）和脂尿（lipiduria）。多种类型的肾小球肾炎均可表现为肾病综合征。

4. 无症状性血尿或蛋白尿（asymptomatic hematuria or proteinuria） 表现为持续或反复发作的镜下或肉眼血尿,或轻度蛋白尿,也可两者同时发生。主要见于 IgA 肾病。

5. 慢性肾炎综合征（chronic nephritic syndrome） 主要表现为多尿、夜尿、低比重尿、高血压、贫血、氮质血症和尿毒症,见于各型肾炎的终末阶段。

（二）临床表现的病理学基础

1. 尿的变化

少尿或无尿 肾小球疾病时,主要因肾小球细胞增生肥大及数量增多或新月体形成使肾小球毛细血管受压、滤过率下降引起少尿或无尿。

多尿、夜尿和低比重尿　主要由于大量肾单位结构破坏,功能丧失所致,特别是肾小管结构受累、重吸收功能下降所致;血液流经残留肾单位时速度加快,肾小球滤过率增加,但肾小管重吸收功能有限,尿浓缩功能降低可形成低比重尿。

肾小球毛细血管壁的损伤,血浆蛋白滤过增加,形成大量蛋白尿。如尿中主要为低分子量的白蛋白和转铁蛋白,则为选择性蛋白尿(selective proteinuria),提示滤过膜的损伤相对较轻。损伤严重时大分子量的蛋白也可滤过,形成非选择性蛋白尿(non-selective proteinuria)。

2. **低白蛋白血症**　长期大量蛋白尿使血浆蛋白含量减少,形成低白蛋白血症。

3. **水肿**　水肿的主要原因是低白蛋白血症引起的血液胶体渗透压降低;肾小球滤过下降,组织间液增多,血容量下降,醛固酮和抗利尿激素分泌增加,致使钠、水潴留,水肿加重;超敏反应引起的毛细血管通透性增高可使水肿加重。

4. **高脂血症**　高脂血症可能与低白蛋白血症时刺激肝脏脂蛋白合成有关,还可能与血液循环中脂质颗粒运送障碍和外周脂蛋白的分解障碍有关。

5. **高血压**　高血压的原因可能是钠水潴留并使血容量增加;由于肾小球硬化和严重缺血,肾素分泌增多所致;高血压导致细、小动脉硬化,肾缺血加重,使血压持续增高。

6. **贫血**　贫血主要由于肾组织破坏,促红细胞生成素分泌减少引起;体内代谢产物堆积对骨髓造血功能的抑制也起到一定作用。

7. **氮质血症和尿毒症**　肾小球病变可使肾小球滤过率下降、大量肾单位受损使代谢产物不能及时排出,水、电解质和酸碱平衡失调等,导致血尿素氮(blood urea nitrogen,BUN)和血浆肌酐水平增高,形成氮质血症(azotemia)。尿毒症(uremia)发生于急性和慢性肾衰竭晚期,除氮质血症的表现外,还具有一系列自体中毒的症状和体征。尿毒症时常出现胃肠道、神经、肌肉和心血管等系统的病理变化,如尿毒症性胃肠炎、周围神经病变、纤维素性心外膜炎等。急性肾衰竭表现为少尿和无尿,并出现氮质血症。慢性肾衰竭时持续出现尿毒症的症状和体征。

四、类型与病理特点

常见的原发性肾小球疾病的类型与病理特点如下。

(一)急性弥漫性增生性肾小球肾炎

急性弥漫性增生性肾小球肾炎(acute diffuse proliferative glomerulonephritis)的病变特点是弥漫性毛细血管内皮细胞和系膜细胞增生,伴中性粒细胞和巨噬细胞浸润。病变由免疫复合物引起,临床简称急性肾炎。本型肾炎又称毛细血管内增生性肾小球肾炎(endocapillary proliferative glomerulonephritis)。由于大多数病例与感染有关,又有感染后性肾小球肾炎(postinfectious glomerulonephritis)之称。根据感染病原体的类型,又分为链球菌感染后性肾炎(poststreptococcal glomerulonephritis)和非链球菌感染性肾炎。前者较为常见。后者由肺炎球菌、葡萄球菌等细菌和腮腺炎、麻疹、水痘和肝炎等病毒引起。

病因和发病机制　本型肾炎主要由感染引起。A族乙型溶血性链球菌中的致肾炎菌株(12、13、49、4和1型)为最常见的病原体。肾炎通常发生于咽部或皮肤链球菌感染1~4周之后。这一间隔期与抗体和免疫复合物形成所需的时间相符。大部分患者血清抗链球菌溶血素"O"和抗链球菌其他抗原的抗体滴度增高,说明患者近期有链球菌感染史。患者血清补体水平降低,说明有补体的激活和消耗。患者肾小球内有免疫复合物沉积,损伤由免疫复合物介导。

病理变化　双侧肾脏轻到中度肿大,被膜紧张。肾脏表面充血,有的肾脏表面有散在粟粒大小的出血点,故有大红肾或蚤咬肾之称(图13-8)。切面见肾皮质增厚。

病变累及双肾的绝大多数肾小球。肾小球体积增大,内皮细胞和系膜细胞增生,内皮细胞肿胀,可见中性粒细胞和单核细胞浸润。毛细血管腔狭窄或闭塞,肾小球血量减少。病变严重处血管壁发生纤维素样坏死,局部出血,可伴血栓形成。部分病例伴有壁层上皮细胞增生。近曲小管上皮细胞变性。肾小管管腔内出现蛋白管型、红细胞或白细胞管型及颗粒管型。肾间质充血、水肿并有炎细胞浸润。免疫荧光检查显示肾小球内有颗粒状 IgG、IgM 和 C3 沉积。电镜检查显示电子密度较高的沉积物，通常呈驼峰状，多位于脏层上皮细胞和肾小球基膜之间（图 13-9），也可位于内皮细胞下、基膜内或系膜区。

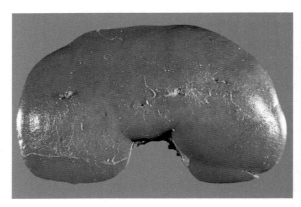

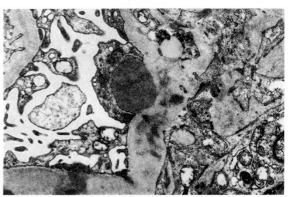

图 13-8　急性肾小球肾炎

图 13-9　弥漫性增生性肾小球肾炎
电镜下见驼峰状沉积物位于毛细血管基膜表面

临床病理联系　急性肾炎多见于儿童，主要表现为急性肾炎综合征。通常于咽部等处感染后 10 天左右出现发热、少尿和血尿等症状。血尿为常见症状，多数患者出现镜下血尿。尿中可出现各种管型，可有轻度蛋白尿，常出现水肿和轻到中度高血压。血浆肾素水平一般不增高。成人患者的症状不典型，可表现为高血压和水肿，常伴有血尿素氮增高。

儿童患者预后好，多数患儿肾脏病变逐渐消退，症状缓解和消失。但不到 1% 的患儿转变为急进性肾小球肾炎。少数患儿病变缓慢进展，转为慢性肾炎。成人患者预后较差。

（二）快速进行性肾小球肾炎

快速进行性肾小球肾炎（rapidly progressive glomerulonephritis，RPGN），又称急进性肾小球肾炎，本组肾炎的组织学特征是肾小球壁层上皮细胞增生，形成新月体（crescent），故又称新月体性肾小球肾炎（crescentic glomerulonephritis，CrGN）。

病因和发病机制　急进性肾小球肾炎为一组由不同原因引起的疾病，可为原发性，也可为继发性。大部分急进性肾炎由免疫机制引起。根据免疫学和病理学检查结果，急进性肾小球肾炎分为三个类型。

Ⅰ型为抗肾小球基膜抗体引起的肾炎。免疫荧光检查显示特征性的线性荧光，主要为 IgG 沉积，部分病例还有 C3 沉积。一些患者的抗 GBM 抗体与肺泡基膜发生交叉反应，引起肺出血，伴有血尿、蛋白尿和高血压等肾炎症状，常发展为肾衰竭。此类病变称为肺出血肾炎综合征（Goodpasture syndrome）。

Ⅱ型为免疫复合物性肾炎，在我国较常见。本型由链球菌感染后性肾炎、系统性红斑狼疮、IgA 肾病和过敏性紫癜等不同原因引起的免疫复合物性肾炎发展形成。免疫荧光检查显示颗粒状荧光，电镜检查显示电子致密沉积物。血浆除去法治疗通常无效。

Ⅲ型又称为免疫反应缺乏型（pauci-immune type）肾炎。免疫荧光和电镜检查均不能显示病变肾小球内有抗 GBM 抗体或抗原-抗体复合物沉积。

三个类型的急进性肾炎中约有 50% 的病例原因不明，为原发性疾病，其余的则与已知的肾脏和肾外疾病有关。三种类型的共同特点是有严重的肾小球损伤。

病理变化　双肾体积增大，颜色苍白，表面可有点状出血，切面见肾皮质增厚。

　　组织学特征是多数肾小球球囊内有新月体形成。新月体主要由增生的壁层上皮细胞和渗出的单核细胞构成,可有中性粒细胞和淋巴细胞浸润。这些成分附着于球囊壁层,在毛细血管球外侧形成新月形或环状结构(图13-10)。新月体细胞成分间有较多纤维素。纤维素渗出是刺激新月体形成的重要原因。早期新月体以细胞成分为主,称为细胞性新月体;之后胶原纤维增多,转变为纤维-细胞性新月体;最终成为纤维性新月体。新月体使肾小球球囊腔变窄或闭塞,并压迫毛细血管丛。

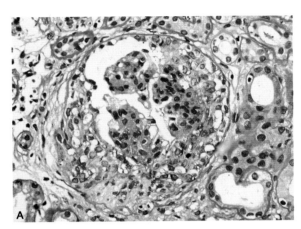
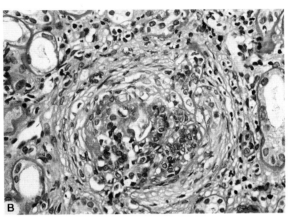

图13-10　新月体性肾小球肾炎,示新月体形成(PAS染色)
A. 细胞性新月体;B. 纤维性新月体

　　肾小管上皮细胞变性,因蛋白吸收导致细胞内发生玻璃样变。部分肾小管上皮细胞萎缩甚至消失。肾间质水肿,炎细胞浸润,后期发生纤维化。电子显微镜检查除见新月体外,Ⅱ型病例出现电子致密沉积物。几乎所有病例均可见肾小球基膜的缺损和断裂。免疫荧光检查Ⅰ型表现为线性荧光,Ⅱ型为颗粒状荧光,Ⅲ型免疫荧光检查结果为阴性。

　　临床病理联系　临床表现为急进性肾炎综合征,由蛋白尿、血尿等症状迅速发展为少尿和无尿。如不及时治疗,患者常在数周至数月内死于急性肾衰竭。Goodpasture综合征的患者可有反复发作的咯血,严重者可导致死亡。检测血清中的抗GBM抗体和ANCA等有助于部分类型急进性肾炎的诊断。急进性肾炎预后较差。

(三) 膜性肾小球病

　　膜性肾小球病(membranous glomerulopathy)是引起成人肾病综合征最常见的原因。本病早期光镜下肾小球炎性改变不明显,又称膜性肾病(membranous nephropathy)。病变特征是肾小球毛细血管壁弥漫性增厚,肾小球基膜上皮细胞侧出现含免疫球蛋白的电子致密沉积物。约有85%的膜性肾小球病为原发性。其余病例为系统性疾病的组成部分,属继发性膜性肾小球病。

　　病因和发病机制　膜性肾小球病为慢性免疫复合物介导的疾病。原发性膜性肾小球病被认为是与Heymann肾炎相似的与易感基因有关的自身免疫病。人膜性肾小球病和大鼠Heymann肾炎的易感性均与MHC位点有关,有关位点与抗肾组织自身抗体的产生有关。自身抗体与肾小球上皮细胞膜抗原反应,在上皮细胞与基膜之间形成免疫复合物。病变部位通常没有中性粒细胞、单核细胞浸润和血小板沉积,但有补体出现。实验研究提示,病变的发生与由补体C5b~C9组成的膜攻击复合物的作用有关。C5b~C9可激活肾小球上皮细胞和系膜细胞,使之释放蛋白酶和氧化剂,引起毛细血管壁损伤和蛋白漏出。

　　病理变化　双肾肿大,颜色苍白,有"大白肾"之称。光镜观察早期肾小球基本正常,之后肾小球毛细血管壁弥漫性增厚。电镜观察显示上皮细胞肿胀,足突消失,基膜与上皮之间有大量电子致密沉积物(图13-11)。沉积物之间基膜样物质增多,形成钉状突起。六胺银染色将基膜染成黑色,可显示增厚的基膜及与之垂直的钉突,形如梳齿。钉突向沉积物表面延伸并将其覆盖,使基膜明显增厚(图 13-12)。其中的沉积物逐渐被溶解吸收,形成虫蚀状空隙(图 13-13)。免疫荧光检查显示免疫球蛋白和补体沉积,表现为典型的颗粒状荧光。增厚的基膜使毛细血管腔缩小,最终导致肾小球硬化。近曲小管上皮细胞内常含有被吸收的蛋白小滴,间质有炎细胞浸润。

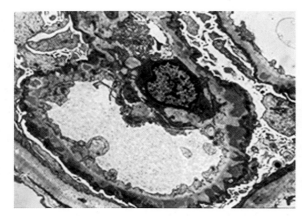

图 13-11　膜性肾小球病
电镜下见上皮细胞下电子致密沉积物,上皮细胞足突消失

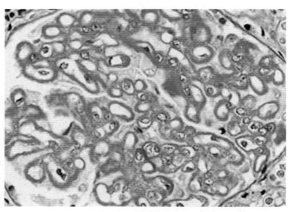

图 13-12　膜性肾小球病,肾小球基膜增厚(PAS 染色)

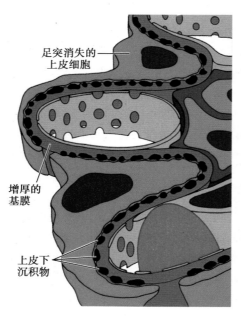

足突消失的
上皮细胞

增厚的
基膜

上皮下
沉积物

图 13-13　膜性肾小球病示意图

临床病理联系　膜性肾小球病多见于成人。临床常表现为肾病综合征。部分患者伴有血尿或轻度高血压。肾活检时见有肾小球硬化提示预后不佳。

(四)　膜增生性肾小球肾炎

膜增生性肾小球肾炎(membranoproliferative glomerulonephritis,MPGN)的组织学特点是肾小球基膜增厚、肾小球细胞增生和系膜基质增多。由于系膜细胞明显增生,本病又称为系膜毛细血管性肾小球肾炎(mesangiocapillary glomerulonephritis)。

病因和发病机制　膜增生性肾小球肾炎可以是原发性的,也可以是继发性的。原发性膜增生性肾小球肾炎根据超微结构和免疫荧光的特点分为两个主要类型(图 13-14)。

Ⅰ型由循环免疫复合物沉积引起,并有补体的激活。

Ⅱ型膜增生性肾小球肾炎的患者常出现补体替代途径的异常激活,血清 C3 水平明显降低,但 C1 和 C4 等补体早期激活成分水平正常或仅轻度降低。

病理变化　光镜下两个类型病变相似。肾小球体积增大,系膜细胞和内皮细胞数量增多,可有白细胞浸润。部分病例有新月体形成。由于肾小球系膜细胞增生和基质增多,沿毛细血管内皮细胞下向毛细血管基底膜广泛插入,导致毛细血管基底膜弥漫增厚,血管球小叶分隔增宽,呈分叶状。因插入的系膜基质与基底膜染色特点相似,所以在六胺银和 PASM 染色时基底膜呈双线或双轨状(图 13-15)。外侧为原有的基底膜,内侧为新形成的基膜样物质,其内有系膜细胞、内皮细胞或白细胞突起的嵌入。

Ⅰ型约占原发性膜增生性肾小球肾炎的2/3。电镜下特点是系膜区和内皮细胞下出现电子致密

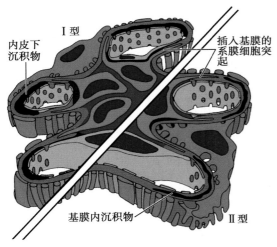

图 13-14　膜增生性肾小球肾炎示意图

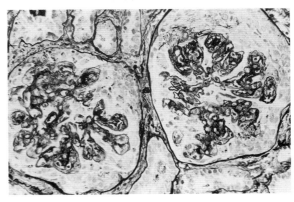

图 13-15　膜增生性肾小球肾炎
示双轨状改变（PASM 染色）

沉积物。免疫荧光显示 C3 颗粒状沉积，并可出现 IgG 及 C1q 和 C4 等早期补体成分。

Ⅱ型又称致密沉积物病（dense-deposit disease），较少见。超微结构特点是大量块状电子密度极高的沉积物在基膜致密层呈带状沉积。免疫荧光检查显示 C3 沉积，通常无 IgG、C1q 和 C4 出现。

临床病理联系　本病多发生于儿童和青年，主要表现为肾病综合征，常伴有血尿，也可仅表现为蛋白尿。本病常为慢性进展性，预后较差。

（五）系膜增生性肾小球肾炎

系膜增生性肾小球肾炎（mesangial proliferative glomerulonephritis）的病变特点是弥漫性系膜细胞增生及系膜基质增多。本病在我国和亚太地区常见，在欧美则较少发生。

病因和发病机制尚未明确，可能存在多种致病途径。

病理变化　光镜下主要改变为弥漫性系膜细胞增生和系膜基质增多。电镜观察除上述改变外，部分病例系膜区见有电子致密物沉积。免疫荧光检查，在我国最常见的是 IgG 及 C3 沉积，在其他国家则多表现为 IgM 和 C3 沉积（又称 IgM 肾病）。

临床病理联系　本病多见于青少年，男性多于女性。起病前常有上呼吸道感染等前驱症状。临床可表现为肾病综合征，也可表现为无症状蛋白尿和（或）血尿。

（六）局灶性节段性肾小球硬化

局灶性节段性肾小球硬化（focal segmental glomerulosclerosis，FSG）的病变特点为部分肾小球的部分小叶发生硬化。

病因和发病机制尚未阐明。本病主要由脏层上皮细胞的损伤和改变引起。导致通透性增高的循环因子可能和本病的发生有关。由于局部通透性明显增高，血浆蛋白和脂质在细胞外基质内沉积，激活系膜细胞，导致节段性的玻璃样变和硬化。患者在接受肾移植后常在很短时间内出现蛋白尿，提示其体内可能有损伤内皮细胞的细胞因子存在。

光镜下病变呈局灶性分布，早期仅累及皮髓交界处肾小球，以后波及皮质全层。病变肾小球部分毛细血管袢内系膜基质增多，基膜塌陷，严重者管腔闭塞（图 13-16）。电镜观察显示弥漫性脏层上皮细胞足突消失，部分上皮细胞从肾小球基膜剥脱。免疫荧光检查显示病变部位有 IgM 和 C3 沉积。随病变进展，受累肾小球增多。肾小球内系膜基质增多，最终引起整个肾小球的硬化，并伴有肾小管萎缩和间质纤维化。

临床主要表现为肾病综合征。出现血尿、肾小球滤过率降低和高血压的比例较高；蛋白尿多为非选择性；皮质类固醇治疗效果不佳。多发展为慢性肾小球肾炎。小儿患者预后较好。

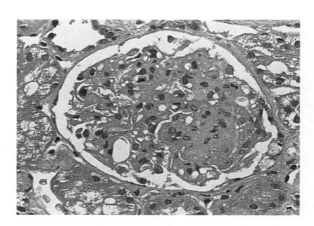

图 13-16   局灶性节段性肾小球硬化
肾小球毛细胞血管丛部分玻璃样变、硬化

（七） 微小病变性肾小球病

微小病变性肾小球病（minimal change glomerulopathy），又称微小病变性肾小球肾炎（minimal change glomerulonephritis）或微小病变性肾病（minimal change nephrosis）。病变特点是弥漫性肾小球脏层上皮细胞足突消失。光镜下肾小球基本正常，肾小管上皮细胞内有脂质沉积，故有脂性肾病（lipoid nephrosis）之称。

肾小球内无免疫复合物沉积，但很多证据表明本病与免疫机制有关。

病理变化   肉眼观，肾脏肿胀，颜色苍白。切面肾皮质因肾小管上皮细胞内脂质沉积而出现黄白色条纹。光镜下肾小球结构基本正常，近曲小管上皮细胞内出现大量脂滴和蛋白小滴。免疫荧光检查无免疫球蛋白或补体沉积。电镜观察肾小球基膜正常，无沉积物，主要改变是弥漫性脏层上皮细胞足突消失（图 13-17），胞体肿胀，胞质内常有空泡形成，细胞表面微绒毛增多。

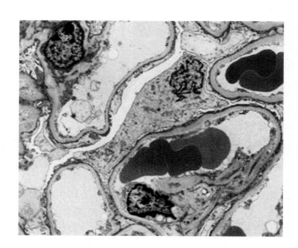

图 13-17   微小病变性肾小球病
电镜，肾小球脏层上皮细胞足突消失，无电子致密物沉积

临床病理联系   本病多见于儿童，是引起儿童肾病综合征最常见的原因。可发生于呼吸道感染或免疫接种之后。皮质类固醇治疗对 90% 以上的儿童患者有明显疗效，部分患者病情复发，有的甚至出现皮质类固醇依赖或抵抗现象，但远期预后较好，患儿至青春期病情常可缓解。

（八） IgA 肾病

IgA 肾病（IgA nephropathy）的特点是免疫荧光显示系膜区有 IgA 沉积，临床通常表现为反复发作的镜下或肉眼血尿。本病在全球范围内可能是最常见的肾炎类型。本病由 Berger 于 1968 年最先描述,又称 Berger 病(Berger disease)。

IgA 肾病可为原发、独立的疾病。过敏性紫癜、肝脏和肠道疾病可引起继发性的 IgA 肾病。

IgA 分为 IgA₁ 和 IgA₂ 两种亚型。仅 IgA₁ 可导致肾脏内免疫复合物的沉积。IgA 肾病的发生与某些 HLA 表型有关,提示遗传因素具有重要作用。

现有资料表明 IgA 肾病的发生与先天或获得性免疫调节异常有关。由于病毒、细菌和食物蛋白等对呼吸道或消化道的刺激作用,黏膜 IgA 合成增多,IgA₁ 或含 IgA₁ 的免疫复合物沉积于系膜区,并激活补体替代途径,引起肾小球损伤。

病理变化　最常见的是系膜增生性病变,也可表现为局灶性节段性增生或硬化。少数病例可有较多新月体形成。免疫荧光的特征是系膜区有 IgA 的沉积,常伴有 C3 和备解素,也可出现少量 IgG 和 IgM,通常无补体早期成分。电镜检查显示系膜区有电子致密沉积物。

临床病理联系　IgA 肾病可发生于不同年龄的个体,儿童和青年多发。发病前常有上呼吸道感染,少数发生于胃肠道或尿路感染后。可表现为急性肾炎综合征。本病预后差异很大,许多患者肾功能可长期维持正常,发病年龄大、出现大量蛋白尿、高血压或肾活检时发现血管硬化或新月体形成者预后较差。

(九) 慢性肾小球肾炎

慢性肾小球肾炎(chronic glomerulonephritis)为不同类型肾小球疾病发展的终末阶段,病因和发病机制及病理变化具有原肾小球疾病类型的特点。病变特点是肉眼观,双肾体积缩小,表面呈弥漫性细颗粒状(图 13-18);切面皮质变薄,皮髓质界限不清;肾盂周围脂肪增多;大体病变称为继发性颗粒性固缩肾。光镜下大量肾小球发生玻璃样变和硬化(图 13-19),又称慢性硬化性肾小球肾炎(chronic sclerosing glomerulonephritis);肾小管萎缩或消失,间质纤维化,伴有淋巴细胞及浆细胞浸润;病变轻的肾单位出现代偿性改变,肾小球体积增大,肾小管扩张,腔内可出现各种管型。

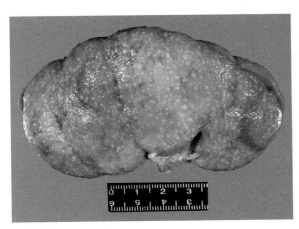

图 13-18　慢性肾小球肾炎

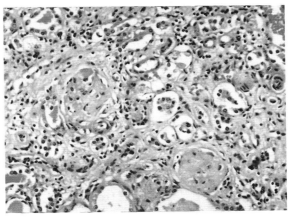

图 13-19　慢性肾小球肾炎
肾小球玻璃样变和硬化,肾小管萎缩。间质纤维增生,炎细胞浸润

临床上部分患者有其他类型肾炎的病史;部分患者起病隐匿;早期可有食欲差、贫血、呕吐、乏力和疲倦等症状;有的患者则表现为蛋白尿、高血压或氮质血症,亦有表现为水肿者。晚期主要表现为慢性肾炎综合征。慢性肾小球肾炎预后均很差。如不能及时进行血液透析或肾移植,患者最终多因尿毒症或由高血压引起的心力衰竭或脑出血而死亡。

肾小球疾病的病理诊断和鉴别诊断必须结合病史、临床表现、实验室检查和病理学检查进行全面分析。表 13-2 总结了常见原发性肾小球疾病的特点。

表 13-2　原发性肾小球疾病特点

类型	发病机制	光镜	电镜	免疫荧光	临床表现
急性弥漫性增生性肾小球肾炎	免疫复合物,循环或植入的抗原	弥漫性系膜细胞和内皮细胞增生	上皮下驼峰状沉积物	GBM 和系膜区颗粒状 IgG 和 C3 沉积	急性肾炎综合征
快速进行性肾小球肾炎	抗 GBM 型 免疫复合物型 免疫反应缺乏型	新月体形成	无沉积物 有沉积物 无沉积物	线性 IgG 和 C3 颗粒状 阴性或极弱	急进性肾炎综合征
膜性肾小球病	自身抗体与抗原原位反应	弥漫性 GBM 增厚,钉突形成	上皮下沉积物,GBM 增厚	基底膜颗粒状 IgG 和 C3	肾病综合征
膜增生性肾小球肾炎	Ⅰ型　免疫复合物 Ⅱ型　自身抗体,补体替代途径激活	系膜细胞增生、插入,基膜增厚、双轨状	Ⅰ型内皮下沉积物 Ⅱ型基膜致密沉积物	Ⅰ型 IgG + C3;C1q+C4 Ⅱ型 C3,无 IgG、C1q 或 C4	肾病综合征或血尿、蛋白尿或慢性肾衰
系膜增生性肾小球肾炎	免疫复合物沉积	系膜细胞增生,系膜基质增多	系膜区有沉积物	系膜区 IgG、IgM 和 C3 沉积	蛋白尿、血尿或肾病综合征
局灶性节段性肾小球硬化	不清,循环性通透性增高因子作用?足细胞损伤	局灶性节段性玻璃样变和硬化	上皮细胞足突消失、上皮细胞剥脱	局灶性,IgM 和 C3	肾病综合征或蛋白尿
微小病变性肾小球病	不清,肾小球阴离子丧失,足细胞损伤	肾小球正常,肾小管脂质沉积	上皮细胞足突消失,无沉积物	阴性	肾病综合征
IgA 肾病	免疫复合物,免疫调节异常	局灶性节段性增生或弥漫性系膜增宽	系膜区沉积物	系膜区 IgA 沉积,可有 C3、IgG 和 IgM	血尿或蛋白尿
慢性肾小球肾炎	具有原疾病类型特点	肾小球玻璃样变、硬化	因原疾病类型而异	因原疾病类型而异	慢性肾炎综合征、慢性肾衰竭

第二节　肾小管间质性肾炎

肾小管间质性肾炎(tubulointerstitial nephritis)为一组累及肾小管和肾间质的炎性疾病。分为急性和慢性两类。

本节主要讨论肾盂肾炎以及药物和中毒引起的肾小管间质性肾炎。

一、肾盂肾炎

肾盂肾炎(pyelonephritis)分为急性和慢性两类,是肾盂、肾间质和肾小管的炎性疾病,是肾脏最常见的疾病之一。急性肾盂肾炎通常由细菌感染引起,多与尿路感染有关。细菌感染在慢性肾盂肾炎的发病中起重要作用,膀胱输尿管反流(vesicoureteral reflux)和尿路阻塞等因素也和发病有关。

病因和发病机制　尿路感染主要由大肠杆菌等革兰阴性杆菌引起,其他细菌和真菌也可致病。大部分尿路感染的病原体为肠道菌属,属内源性感染。

细菌可通过两条途径累及肾脏:

1. **下行性感染**(hematogenous or descending infection)　发生败血症或感染性心内膜炎

时,细菌随血液进入肾脏,在肾小球或肾小管周围毛细血管内停留,引起炎症。病变多累及双侧肾脏。最常见的致病菌为金黄色葡萄球菌。

2. **上行性感染(ascending infection)**　尿道炎和膀胱炎等下尿路感染(lower urinary tract infection)时,细菌可沿输尿管或输尿管周围淋巴管上行至肾盂、肾盏和肾间质。致病菌主要为革兰阴性杆菌,大肠杆菌占绝大多数,其次为变形杆菌、产气杆菌、肠杆菌和葡萄球菌,也可由其他细菌引起。病变可为单侧性,也可为双侧性。

上行感染是引起肾盂肾炎的主要途径。上行感染起始于细菌在尿道末端或女性阴道口黏膜附着和生长。女性尿道感染远较男性多见,原因包括:女性尿道短,尿道括约肌作用弱,细菌容易侵入;女性激素水平的变化有利于细菌对尿道黏膜的黏附以及性交时黏膜容易受伤等。

插导尿管、膀胱镜检查和逆行肾盂造影等操作使细菌得以从尿道进入膀胱,引起膀胱炎(cystitis)。留置导尿管引起感染的可能性更大。引起肾盂肾炎的另一因素是肾内反流(intrarenal reflux),尿液通过肾乳头的乳头孔进入肾实质。

(一) 急性肾盂肾炎

急性肾盂肾炎(acute pyelonephritis)是肾盂、肾间质和肾小管的化脓性炎症,主要由细菌感染引起,偶可由真菌或病毒等引起。

病理变化　上行性感染引起的病变可为单侧性,也可为双侧性。下行性感染的病变则多为双侧性。肉眼观肾脏体积增大,表面充血,有散在、稍隆起的黄白色小脓肿,周围见紫红色充血带。病灶可弥漫分布,也可局限于某一区域。多个病灶可相互融合,形成大脓肿。肾脏切面肾髓质内见黄色条纹,并向皮质延伸。肾盂黏膜充血水肿,表面有脓性渗出物。严重时,肾盂内有脓液蓄积。

急性肾盂肾炎的组织学特征为灶状间质性化脓性炎或脓肿形成、肾小管腔内中性粒细胞集聚和肾小管坏死。上行性感染引起的病变首先累及肾盂,局部黏膜充血,组织水肿并有大量中性粒细胞浸润。早期中性粒细胞局限于肾间质,随后累及肾小管,导致肾小管结构破坏,脓肿形成。肾小管为炎症扩散的通道,管腔内可出现中性粒细胞管型。下行性感染引起的肾盂肾炎常先累及肾皮质,病变发生于肾小球及其周围的间质,逐渐扩展,破坏邻近组织,并向肾盂蔓延。

急性期后中性粒细胞数量减少,巨噬细胞、淋巴细胞及浆细胞增多。局部胶原纤维增多,逐渐形成瘢痕。上行性感染引起的病变多伴有肾盂和肾盏的变形。

并发症

1. **肾乳头坏死(renal papillary necrosis)**　肾乳头因缺血和化脓发生坏死。病变累及单个或所有肾乳头。显微镜下肾乳头发生凝固性坏死,正常组织和坏死组织交界处可见中性粒细胞浸润。

2. **肾盂积脓(pyonephrosis)**　严重尿路阻塞,特别是高位尿路阻塞时,脓性渗出物不能排出,潴留于肾盂和肾盏内,形成肾盂积脓。

3. **肾周脓肿(perinephric abscess)**　病变严重时,肾内化脓性改变可穿破肾被膜,在肾周组织形成脓肿。

临床病理联系　起病急,患者出现发热、寒战和白细胞增多等症状,常有腰部酸痛和肾区叩痛,并有尿频、尿急和尿痛等膀胱和尿道的刺激症状。尿检查显示脓尿、蛋白尿、管型尿和菌尿,也可出现血尿。白细胞管型对于诊断意义较大。急性肾盂肾炎病变呈灶状分布,肾小球通常较少受累,一般不出现高血压、氮质血症和肾功能障碍。大多数患者经抗生素治疗后症状于数天内消失,但尿中细菌可持续存在,病情常复发。

(二) 慢性肾盂肾炎

慢性肾盂肾炎(chronic pyelonephritis)为肾小管间质的慢性炎症。病变特点是慢性间质性炎症、纤维化和瘢痕形成,常伴有肾盂和肾盏的纤维化和变形。上皮间质转化参与了纤维化和瘢痕的形成。慢性肾盂肾炎是慢性肾衰竭的常见原因之一。

病因和发病机制　慢性肾盂肾炎根据发生机制可分为两种类型:

1. **反流性肾病（reflux nephropathy）**   又称慢性反流性肾盂肾炎（chronic reflux-associated pye-lonephritis），为常见的类型。具有先天性膀胱输尿管反流或肾内反流的患者常反复发生感染，多于儿童期发病，病变可为单侧或双侧性。

2. **慢性阻塞性肾盂肾炎（chronic obstructive pyelonephritis）**   尿路阻塞导致尿液潴留，使感染反复发作，并有大量瘢痕形成。肾脏病变可因阻塞部位的不同而分别呈双侧或单侧性。

病理变化   慢性肾盂肾炎大体改变的特征是一侧或双侧肾脏体积缩小，出现不规则的瘢痕。如病变为双侧性，则两侧改变不对称（图13-20）。肾脏切面皮髓质界限不清，肾乳头萎缩，肾盏和肾盂因瘢痕收缩而变形，肾盂黏膜粗糙。肾脏瘢痕数量多少不等，分布不均，多见于肾的上、下极。

镜下表现为局灶性的淋巴细胞、浆细胞浸润和间质纤维化。部分区域肾小管萎缩，部分区域肾小管扩张。扩张的肾小管内可出现均质红染的胶样管型，形似甲状腺滤泡（图13-21）。肾盂和肾盏黏膜及黏膜下组织出现慢性炎细胞浸润及纤维化。肾内细动脉和小动脉因继发性高血压发生玻璃样变和硬化。早期肾小球很少受累，肾球囊周围可发生纤维化。后期部分肾小球发生玻璃样变和纤维化。慢性肾盂肾炎急性发作时出现大量中性粒细胞，并有小脓肿形成。

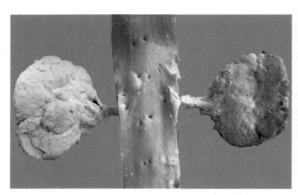

图 13-20   **慢性肾盂肾炎**

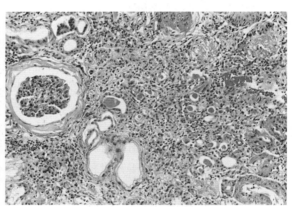

图 13-21   **慢性肾盂肾炎**
部分肾小球球囊壁增厚，纤维化；部分肾小管萎缩；部分肾小管扩张，腔内有胶样管型；间质纤维组织增生，有炎细胞浸润

临床病理联系   慢性肾盂肾炎常缓慢起病，也可表现为急性肾盂肾炎的反复发作，伴有腰背部疼痛、发热，频发的脓尿和菌尿。肾小管尿浓缩功能的下降和丧失可导致多尿和夜尿。钠、钾和重碳酸盐丢失可引起低钠、低钾及代谢性酸中毒。肾组织纤维化和小血管硬化导致局部缺血，肾素分泌增加，引起高血压。晚期肾组织破坏严重，出现氮质血症和尿毒症。X线肾盂造影检查显示肾脏不对称性缩小，伴不规则瘢痕和肾盂、肾盏的变形。病变严重者可因尿毒症或高血压引起的心力衰竭危及生命。

二、药物和中毒引起的肾小管间质性肾炎

抗生素和镇痛药的广泛应用已使药物成为引起肾脏损伤的主要原因之一。药物和中毒可诱发间质的免疫反应，引起急性过敏性间质性肾炎（acute hypersensitivity interstitial nephritis），也可造成肾小管的慢性损伤，最终导致慢性肾衰竭。

（一）急性药物性间质性肾炎

急性药物性间质性肾炎（acute drug-induced interstitial nephritis）可由抗生素、利尿药、非甾体抗炎药（NSAIDs）及其他药物引起。

患者常在用药后2～40天（平均15天）出现发热、一过性嗜酸性粒细胞增高等症状。约25%的患

者出现皮疹。肾脏病变引起血尿、轻度蛋白尿和白细胞尿。约50%患者血清肌酐水平增高,也可出现少尿等急性肾衰竭的症状。

肾间质出现严重的水肿、淋巴细胞和巨噬细胞浸润,并有大量嗜酸性粒细胞和中性粒细胞,可有少量浆细胞和嗜碱性粒细胞。新型青霉素 I(methicillin)和噻嗪类利尿药(thiazides)等药物可引起具有巨细胞的间质肉芽肿性改变。肾小管出现不同程度的变性和坏死。肾小球通常不受累,但 NSAIDs 引起的间质性肾炎可伴有微小病变性肾小球病和肾病综合征。

急性药物性间质性肾炎主要由免疫机制引起。药物作为半抗原与肾小管上皮细胞胞质或细胞外成分结合,产生抗原性,引起 IgE 的形成和(或)细胞介导的免疫反应,导致肾小管上皮细胞和基膜的免疫损伤和炎症反应。

(二) 镇痛药性肾炎

镇痛药性肾炎(analgesic nephritis),又称镇痛药性肾病(analgesic nephropathy),是混合服用镇痛药引起的慢性肾脏疾病,病变特点是慢性肾小管间质性炎症,伴有肾乳头坏死。

患者大量服用至少两种镇痛药。阿司匹林和非那西汀合剂可引起肾乳头坏死和肾小管间质的炎症。非那西汀代谢产物通过共价结合和氧化作用损伤细胞。阿司匹林通过抑制前列腺素的血管扩张作用使肾乳头缺血,加重细胞损伤。肾乳头损伤是药物的毒性作用和缺血共同作用的结果。

肉眼观,双肾体积正常或轻度缩小。肾皮质厚薄不一。坏死乳头表面皮质下陷。肾乳头发生不同程度的坏死、钙化和脱落。镜下见肾乳头早期出现灶状坏死。严重时整个肾乳头坏死,局部结构破坏,仅见残存的肾小管轮廓,并有灶状钙化。有的肾乳头从肾脏剥脱。皮质肾小管萎缩,间质纤维化并有淋巴细胞和巨噬细胞浸润。

临床常表现为慢性肾衰竭、高血压和贫血。贫血可能与镇痛药代谢产物对红细胞的损伤有关。实验室检查显示尿浓缩功能减退。肾乳头坏死可引起肉眼血尿和肾绞痛。磁共振和 CT 检查可显示肾乳头坏死和钙化。停用相关镇痛药可使病情稳定,并可能使肾功能有所恢复。

(三) 马兜铃酸肾病

马兜铃酸肾病(aristolochic acid nephropathy,AAN)是一种慢性间质性肾脏疾病,其发病与摄取含马兜铃酸的中草药密切相关。1964年以来,我国陆续有学者报道,患者大量服用中药木通后发生急性肾衰竭,并将此称为“中草药肾病”(chinese herbs nephropathy)。以后其他国家也有类似的报道。1999年后,我国学者提出马兜铃酸可能是引起所谓的“中草药肾病”的主要毒性物质,将其命名为马兜铃酸肾病。马兜铃属植物广泛分布于热带和亚热带地区,在我国有40余种,其含有马兜铃酸。

急性马兜铃酸肾病表现为急性肾衰竭,病理学特征是急性肾小管坏死。也可表现为肾小管功能障碍、酸中毒等。绝大多数病例表现为慢性马兜铃酸肾病。多数病例起病隐匿,少数病例进展迅速,出现尿异常后1年内发生尿毒症。

第三节　肾和膀胱常见肿瘤

一、肾细胞癌

肾细胞癌(renal cell carcinoma),又称肾癌或肾腺癌(adenocarcinoma of the kidney)或透明细胞肾腺癌。多发生于40岁以后,男性发病多于女性,是肾脏最常见的恶性肿瘤。

流行病学调查显示,吸烟是肾细胞癌最重要的危险因子,吸烟者肾癌的发生率是非吸烟者的两倍;其他危险因素包括肥胖(特别是女性)、高血压、接触石棉、石油产品和重金属等。

肾细胞癌具有散发性和遗传性两种类型。散发性占绝大多数,发病年龄大,多发生于一侧肾脏。家族性肾细胞癌为常染色体显性遗传,发病年龄小,肿瘤多为双侧多灶性。遗传性肾细胞癌仅占4%。

肾细胞癌多见于肾脏上、下两极(图 13-22),上极更为常见。常表现单个圆形肿物,直径 3 ~ 15cm。切面淡黄色或灰白色,伴灶状出血、坏死、软化或钙化等改变,表现为红、黄、灰、白等多种颜色相交错的多彩的特征。肿瘤界限清楚,可有假包膜形成。肿瘤较大时常伴有出血和囊性变。肿瘤可蔓延到肾盏、肾盂和输尿管,并常侵犯肾静脉,静脉内柱状的瘤栓可延伸至下腔静脉,甚至右心。

肾癌组织学分类包括肾透明细胞癌、乳头状肾细胞癌和嫌色性肾细胞癌等多种类型,在各种类型中肾透明细胞癌(renal clear cell carcinoma,RCCC)最多见,占肾细胞癌的 70% ~ 80%。镜下肿瘤细胞体积较大,圆形或多边形,胞质丰富,透明或颗粒状,间质具有丰富的毛细血管和血窦(图 13-23)。95% 的病例为散发性。散发和遗传性病例均有染色体 3p 的缺失。缺失区域含有 *VHL* 基因,具有抑癌基因的特征。

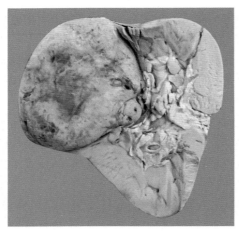

图 13-22   **肾细胞癌**
左肾上极一球形肿块,切面呈淡黄色与灰白色相间,可见出血坏死及黏液变,界限清楚

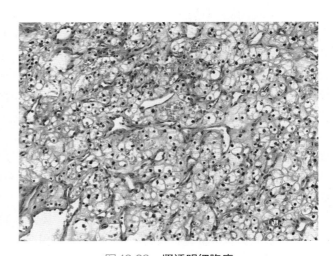

图 13-23   **肾透明细胞癌**
癌细胞呈圆形或多边形,胞质丰富,透明,核居中,排列成条索状,间质血管丰富

肾细胞癌早期症状不明显,发现时肿瘤体积常已较大。间歇无痛性血尿是其主要症状,早期可仅表现为镜下血尿。腰痛、肾区块和血尿为具有诊断意义的三个典型症状。肿瘤可产生异位激素和激素样物质,患者可出现多种副肿瘤综合征,如红细胞增多症、高钙血症、Cushing 综合征和高血压等。肾细胞癌容易转移。转移最常发生于肺和骨,也可发生于局部淋巴结、肝、肾上腺和脑。

二、肾母细胞瘤

肾母细胞瘤(nephroblastoma),由 Max Wilms 医师于 1899 年首先予以描述,又称 Wilms 瘤(Wilms tumor)。肿瘤起源于后肾胚基组织,为儿童期肾脏最常见的恶性肿瘤,多发生于儿童,偶见于成人。多数为散发性,但也有家族性病例的报道(占 1% ~ 2.4%),以常染色体显性方式遗传,伴不完全外显性。部分患者伴有先天畸形。其发生可能与间叶胚基细胞向后肾组织分化障碍并持续增殖有关。

肾母细胞瘤多表现为单个实性肿物,体积较大,边界清楚,可有假包膜形成。少数病例为双侧和多灶性。肿瘤质软,切面呈鱼肉状,灰白或灰红色,可有灶状出血、坏死或囊性变。镜下具有肾脏不同发育阶段的组织学结构,细胞成分包括间叶组织的细胞、上皮样细胞和幼稚细胞三种。上皮样细胞体积小,圆形、多边形或立方形,可形成小管或小球样结构,并可出现鳞状上皮分化。间叶细胞多为纤维性或黏液性,细胞较小,梭形或星状,可出现横纹肌、软骨、骨或脂肪等分化。胚基幼稚细胞为小圆形或卵圆形原始细胞,胞质少。

肾母细胞瘤的主要症状是腹部肿块。部分病例可出现血尿、腹痛、肠梗阻和高血压等症状。肿瘤可侵及肾周脂肪组织或肾静脉,可出现肺等脏器的转移。有的病例在诊断时已发生肺转移。

三、尿路与膀胱上皮肿瘤

尿路上皮肿瘤可发生于肾盂、输尿管、膀胱和尿道，但以膀胱最为常见，约95%的膀胱肿瘤起源于上皮组织，绝大多数上皮性肿瘤成分为尿路上皮（urothelium，即移行上皮），故称为尿路上皮肿瘤（uroepithelial tumor）或移行上皮肿瘤（transitional cell tumor）。

膀胱癌多发生于男性，男女之比约为3∶1。发达国家发病率较发展中国家高，城市人口发病率高于农村居民，大多数患者发病在50岁以后。

病因和发病机制　膀胱癌的发生与吸烟、接触芳香胺、埃及血吸虫感染、辐射和膀胱黏膜的慢性刺激等有关。吸烟可明显增加膀胱癌发病的危险性，是最重要的影响因素。

膀胱癌发生的分子模式包括两条途径。第一条途径是通过位于9p和9q的抑癌基因的缺失，引起浅表的乳头状肿瘤。一些病例在此基础上发生 *p53* 缺失或突变，肿瘤发生浸润。另一条途径是通过 *p53* 突变导致原位癌，再发生9号染色体的缺失，发展为浸润癌。

病理变化　膀胱癌好发于膀胱侧壁和膀胱三角区近输尿管开口处。肿瘤可为单个，也可为多灶性。肿瘤大小不等。可呈乳头状或息肉状（图13-24），也可呈扁平斑块状。镜下癌细胞核浓染，部分细胞异型性明显，核分裂象较多，可有病理性核分裂象。细胞排列紊乱，极性消失。有的可见乳头状结构和巢状浸润灶。

临床病理联系　膀胱肿瘤最常见的症状是无痛性血尿。肿瘤乳头的断裂、肿瘤表面坏死和溃疡均可引起血尿。部分病例因肿瘤侵犯膀胱壁，刺激膀胱黏膜或并发感染，出现尿频、尿急和尿痛等膀胱刺激症状。肿瘤阻塞输尿管开口时可引起肾盂积水、肾盂肾炎甚至肾盂积脓。膀胱移行细胞起源的肿瘤手术后容易复发。

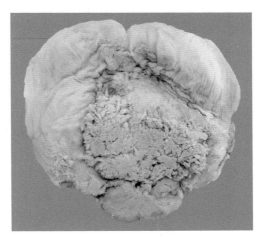

图13-24　膀胱癌
膀胱三角内可见一肿块，呈乳头状或细绒毛状，灰白色，与周围界限不清

（李连宏　吴强）

第十四章　生殖系统和乳腺疾病

本章包括男、女性生殖系统和乳腺的常见疾病,生殖系统和乳腺肿瘤是本章的学习重点。

第一节　子宫颈疾病

一、慢性子宫颈炎

子宫颈可发生急性或慢性炎症,以慢性炎症居多。慢性子宫颈炎(chronic cervicitis)是育龄期女性最常见的妇科疾病。常由链球菌、肠球菌和葡萄球菌、沙眼衣原体、淋球菌、人类乳头瘤病毒和单纯疱疹病毒等引起。此外,分娩、机械损伤也是慢性子宫颈炎的诱发因素。临床上主要表现为白带增多。镜下,子宫颈黏膜充血水肿,间质内有淋巴细胞、浆细胞和单核细胞等慢性炎细胞浸润。子宫颈腺上皮可伴有增生及鳞状上皮化生。如果增生的鳞状上皮覆盖和阻塞子宫颈管腺体的开口,使黏液潴留,腺体逐渐扩大呈囊,形成子宫颈囊肿,称为纳博特囊肿(Nabothian cyst);如果子宫颈黏膜上皮、腺体和间质结缔组织局限性增生,可形成子宫颈息肉;临床上常见的子宫颈糜烂实际上是子宫颈损伤的鳞状上皮被子宫颈管黏膜柱状上皮增生下移取代,由于柱状上皮较薄,上皮下血管较易显露而呈红色,病变黏膜呈边界清楚的红色糜烂样区,实际上不是真性糜烂。

二、子宫颈上皮内瘤变和子宫颈癌

六十余年以前,子宫颈癌(cervical carcinoma)曾是女性最常见的恶性肿瘤。近年来子宫颈癌前病变的发病率明显增加,目前仍是女性肿瘤死亡的主要原因之一。由于子宫颈脱落细胞学检查(papanicolaou smear technique)的推广和普及,使许多癌前病变和早期癌得到早期发现,浸润癌发生率较过去明显减少,5年生存率和治愈率显著提高。子宫颈癌多发生于30~60岁的女性,近年来有年轻化的趋势。

　　一般认为,子宫颈癌的发生与早婚、多产、宫颈裂伤、局部卫生不良、包皮垢刺激等多种因素有关,流行病学调查说明性生活过早和性生活紊乱是子宫颈癌发病的最主要原因。经性传播的人乳头瘤病毒(human papillomavirus,HPV)的感染可能是子宫颈癌致病主要因素,尤其是HPV-16、18、31、33、58等与子宫颈癌发生密切相关,为高风险性亚型。HPV的 *E6* 和 *E7* 基因是病毒癌基因,和宫颈上皮细胞的基因组整合后,可编码使肿瘤抑制基因 *p53* 和视网膜母细胞瘤基因(RB)封闭和失活的蛋白,改变细胞周期和DNA修复,诱导基因组不稳定性,最终导致细胞永生化和恶性转化。目前,针对HPV的预防性疫苗已在全球上市,对尚未感染HPV的女性而言,在预防宫颈癌、癌前病变方面均具有长期的有效性。

　　此外,吸烟和免疫缺陷可增加致癌风险,HIV感染可使子宫颈原位癌的发生几率增加5倍。某些癌基因和机体的免疫状态可能与HPV有协同作用,不仅决定HPV的亚临床潜伏感染,还可促使癌前病变以及癌的发生。

(一) 子宫颈上皮内瘤变

　　子宫颈上皮内瘤变(cervical intraepithelial neoplasia,CIN)是指子宫颈上皮被不同程度异型性的细胞所取代。表现为细胞大小形态不一,核增大深染,核质比例增大,核分裂象增多,细胞极性紊乱。病变由基底层逐渐向表层发展。依据其病变程度不同分为三级:Ⅰ级,异型细胞局限于上皮的下1/3;Ⅱ级,异型细胞累及上皮层的下1/3至2/3;Ⅲ级,增生的异型细胞超过全层的2/3,包含原位癌(图14-1)。子宫颈原位癌(carcinoma in situ)是指异型增生的细胞累及子宫颈黏膜上皮全层,但病变局限于上皮层内,未突破基膜。原位癌的细胞可由表面沿基底膜通过宫颈腺口蔓延至子宫颈腺体内,取代部分或全部腺上皮,但仍未突破腺体的基底膜,称为原位癌累及腺体,仍然属于原位癌的范畴(图14-2)。

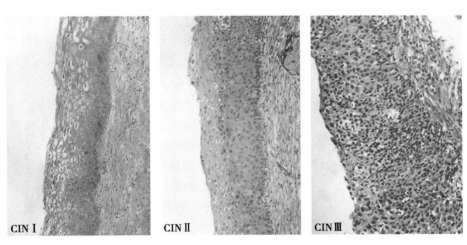

图14-1　子宫颈上皮内瘤变(CIN)Ⅰ、Ⅱ、Ⅲ级

　　子宫颈上皮CINⅠ并不一定都发展为CINⅡ和CINⅢ乃至浸润癌,如经适当治疗,大多数CINⅠ可逆转或治愈。发展为CINⅢ和浸润癌的几率和所需时间与上皮内瘤变的程度有关。病变级别越高,其转化几率越高,所需时间越短。大约一半的CINⅠ可自然消退,约10%的CINⅠ需经10年以上经由CINⅡ转变为CINⅢ,仅有不到2%的CINⅠ最终发展为浸润癌,而CINⅢ在10年内发展为浸润癌的几率则高达20%。CINⅠ可查见低危型HPV感染;而CINⅡ和CINⅢ多数可见高危型HPV基因与鳞状上皮基因的整合。

　　CINⅠ级到CINⅢ级呈逐渐演化的级谱样变化,

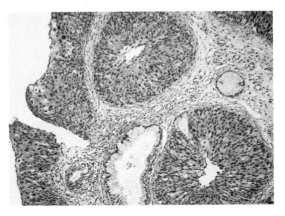

图14-2　**子宫颈原位癌累及腺体**
异型细胞占据宫颈上皮全层并累及腺体,但基膜完整

而不是相互分离的病变。为避免诊断差异,新近的分类将 CIN Ⅰ 级归入低级别鳞状上皮内病变(Low-grade Squamous Intraepithelial Lesion,LSIL),CIN Ⅱ 级和 Ⅲ 级归入高级别鳞状上皮内病变(High-grade Squamous Intraepithelial Lesion, HSIL)(表 14-1)。p16 和 Ki-67 免疫组化染色有助于鉴别 LSIL 和 HSIL,p16 弥漫连续的细胞核和(或)细胞质阳性和 Ki-67 弥漫的细胞核阳性更支持 HSIL 的诊断。

表 14-1　宫颈鳞状上皮癌前病变的分类

子宫颈上皮内瘤变		鳞状上皮内病变
子宫颈上皮内瘤变 Ⅰ 级	CIN Ⅰ	LSIL
子宫颈上皮内瘤变 Ⅱ 级	CIN Ⅱ	HSIL
子宫颈上皮内瘤变 Ⅲ 级/子宫颈原位癌	CIN Ⅲ	HSIL

CIN 多无自觉症状,肉眼观亦无特殊改变,子宫颈鳞状上皮和柱状上皮交界处是发病的高危部位,可疑之处可用碘液染色进行鉴别。正常子宫颈鳞状上皮富含糖原,故对碘着色,如患处对碘不着色,提示有病变。此外,醋酸可使子宫颈有 CIN 改变的区域呈白色斑片状。如要确诊,需进一步进行脱落细胞学或组织病理学检查。

(二) 子宫颈浸润癌

病理变化　肉眼观,分为四型:

1. **糜烂型**　病变处黏膜潮红、呈颗粒状,质脆,触之易出血。在组织学上多属原位癌和早期浸润癌。

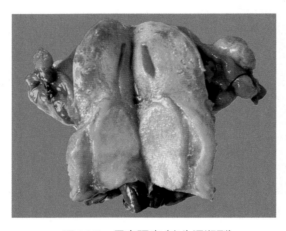

图 14-3　子宫颈癌(内生浸润型)
切面见癌组织灰白色,呈结节状在子宫颈管壁内浸润生长

2. **外生菜花型**　癌组织主要向子宫颈表面生长,形成乳头状或菜花状突起,表面常有坏死和浅表溃疡形成。

3. **内生浸润型**　癌组织主要向子宫颈深部浸润生长,使宫颈前后唇增厚变硬,表面常较光滑,临床检查容易漏诊(图 14-3)。

4. **溃疡型**　癌组织除向深部浸润外,表面同时有大块坏死脱落,形成溃疡,似火山口状。

子宫颈癌组织学类型以鳞状细胞癌居多,原发性子宫颈腺癌较鳞癌少见,近年来其发病率有上升趋势,约占子宫颈癌的 20%。

1. **子宫颈鳞状细胞癌**　子宫颈上皮的 CIN 和鳞状细胞癌大多累及子宫颈鳞状上皮和柱状上皮交界处,即移行带(transformation zone),或来源于宫颈内膜化生的鳞状上皮。依据其进展过程,分为早期浸润癌和浸润癌。

早期浸润癌或微小浸润性鳞状细胞癌(microinvasive squamous cell carcinoma)指癌细胞突破基底膜,向固有膜间质内浸润,在固有膜内形成一些不规则的癌细胞巢或条索,但浸润深度不超过基底膜下 5mm 且浸润宽度不超过 7mm 者。早期浸润癌一般肉眼不能判断,只有在显微镜下才能确诊。

浸润癌(invasive carcinoma)癌组织向间质内浸润性生长,浸润深度超过基底膜下 5mm 或浸润宽度超过 7mm 者,称为浸润癌。按癌细胞分化程度分为两型:角化型鳞癌和非角化型鳞癌。

2. **子宫颈腺癌**　子宫颈腺癌(cervical adenocarcinoma)肉眼观类型和鳞癌无明显区别。依据腺癌组织结构和细胞分化程度亦可分为高分化、中分化和低分化三型。子宫颈腺癌对放疗和化学药物疗法均不敏感,预后较差。

扩散

1. **直接蔓延**　癌组织向上浸润破坏整段子宫颈,但很少侵犯子宫体。向下可累及阴道穹隆及阴道壁,向两侧可侵及宫旁及盆壁组织,若肿瘤侵犯或压迫输尿管可引起肾盂积水和肾衰竭。晚期向前可侵及膀胱,向后可累及直肠。

2. **淋巴道转移**　是子宫颈癌最常见和最重要的转移途径。癌组织首先转移至子宫旁淋巴结,然后依次至闭孔、髂内、髂外、髂总、腹股沟及骶前淋巴结,晚期可转移至锁骨上淋巴结(图 14-4)。

3. **血道转移**　血行转移较少见,晚期可经血道转移至肺、骨及肝。

临床病理联系　早期子宫颈癌常无自觉症状,与子宫颈糜烂不易区别。随病变进展,因癌组织破坏血管,患者出现不规则阴道流血及接触性出血。因癌组织坏死继发感染,同时由于癌组织刺激宫颈腺体分泌亢进,使白带增多,有特殊腥臭味。晚期因癌组织浸润盆腔神经,可出现下腹部及腰骶部疼痛。当癌组织侵及膀胱及直肠时,可引起尿路阻塞、子宫膀胱瘘或子宫直肠瘘。

临床上,依据子宫颈癌的累及范围分期如下:0 期:原位癌(CIN Ⅲ);Ⅰ 期:癌局限于子宫颈以内;Ⅱ 期:肿

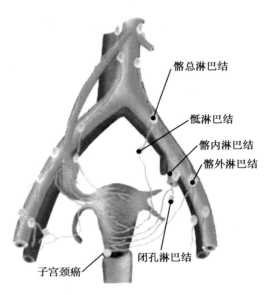

图 14-4　子宫颈癌局部淋巴道转移途径

瘤超出子宫颈进入盆腔,但未累及盆腔壁,癌肿侵及阴道,但未累及阴道的下 1/3;Ⅲ 期:癌扩展至盆腔壁及阴道的下 1/3;Ⅳ 期:癌组织已超越骨盆,或累及膀胱黏膜或直肠。预后取决于临床分期和病理分级。对于已婚妇女,定期做子宫颈细胞学检查,是发现早期子宫颈癌的有效措施。

第二节　子宫体疾病

一、子宫内膜异位症

子宫内膜异位症(endometriosis)是指子宫内膜腺体和间质出现于子宫内膜以外的部位,80% 发生于卵巢,其余依次发生于以下组织或器官:子宫阔韧带、直肠阴道陷窝、盆腔腹膜、腹部手术瘢痕、脐部、阴道、外阴和阑尾等。如子宫内膜腺体及间质异位于子宫肌层中(距子宫内膜基底层 2mm 以上),称作子宫腺肌病(adenomyosis)(图 14-5)。子宫内膜异位症的临床症状常表现为痛经或月经不调。

病因未明,有以下几种学说:月经期子宫内膜经输卵管反流至腹腔器官;子宫内膜因手术种植在手术切口或经血流播散至远处器官;异位的子宫内膜由体腔上皮化生而来。

病理变化　肉眼观为点灶状紫红或棕黄色结节,质软似桑葚,病灶出血区机化可与周围器官发生纤维性粘连。如发生在卵巢,反复周期性出血致使卵巢体积增大,形成囊腔,内含黏稠的咖啡色液体,称巧克力囊肿。

镜下,可见正常的子宫内膜腺体、子宫内膜间质及含铁血黄素;病程较长时,可仅见增生的纤维组织和吞噬含铁血黄素的巨噬细胞。

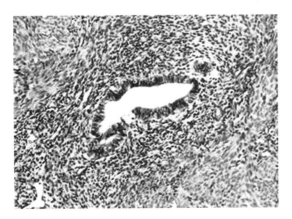

图 14-5　**子宫腺肌病**
子宫肌层中出现子宫内膜腺体及间质

二、子宫内膜增生症

子宫内膜增生症（endometrial hyperplasia）是由于内源性或外源性雌激素增高引起的子宫内膜腺体或间质增生，临床主要表现为功能性子宫出血，育龄期和更年期妇女均可发病。子宫内膜增生、非典型增生和子宫内膜癌，无论是形态学还是生物学都为一连续的演变过程。

病理变化　基于细胞形态和腺体结构增生和分化程度的不同，分型如下：

1. **单纯性增生（simple hyperplasia）**　以往称为腺囊性增生，子宫内膜腺体数量增加，腺体与间质的比例大于1∶1、小于3∶1，腺体形态和排列与增生期子宫内膜相似。部分腺体可扩张成小囊。衬覆腺体的上皮为单层或假复层，细胞呈柱状，无异型性。约1%的子宫内膜单纯性增生可进展为子宫内膜腺癌。

2. **复杂性增生（complex hyperplasia）**　以往称为腺瘤性增生，腺体增生显著，腺体与间质的比例大于3∶1，腺体结构复杂且不规则，可出现背靠背现象，但无细胞异型性。约3%可发展为腺癌。

3. **非典型增生（atypical hyperplasia）**　子宫内膜在单纯性或复杂性增生的基础上，腺体上皮细胞伴有异型性，细胞极性紊乱，体积增大，核浆比例增加，核染色质浓聚，核仁醒目，可见多少不等的核分裂象。非典型增生有时和子宫内膜癌较难鉴别，需借助准确测量病变范围（是否超过2mm）或判断有无子宫内膜间质浸润来确诊。约1/3的患者在5年内可发展为腺癌。

三、子宫肿瘤

（一）子宫内膜腺癌

子宫内膜腺癌（endometrial adenocarcinoma），是来源于子宫内膜上皮细胞的恶性肿瘤，多见于绝经期和绝经期后妇女，以55~65岁为发病高峰。近年来由于我国人口平均寿命延长，以及更年期激素替代疗法的应用，发病率呈上升趋势。

子宫内膜腺癌绝大多数组织学类型为子宫内膜样腺癌，与子宫内膜增生和雌激素长期持续作用有关，肥胖、糖尿病、不孕和吸烟均是其高危因素。近年来接受不孕症治疗的患者呈增加趋势，某些含雌激素药物的不规范使用，导致年轻患者的子宫内膜样腺癌发病率有所上升。由此导致的子宫内膜样腺癌，部分患者经大剂量高效孕激素内分泌治疗后，可以不同程度地逆转，为此类患者的治疗增加了处理方式；另外有些围绝经期的中老年妇女，不科学地使用雌、孕激素替代疗法或者食用某些含雌激素的保健品，也不同程度上提高了子宫内膜样腺癌的发病率。

另有部分子宫内膜腺癌发生于绝经后，平均年龄偏大，肿瘤组织形态和卵巢高级别浆液性癌相似，称为子宫内膜浆液性癌，常有肿瘤抑制基因 *p53* 突变，p53 免疫组化呈弥漫性强阳性。其次为子宫透明细胞癌，二者预后均较子宫内膜样腺癌差。

病理变化　肉眼观，子宫内膜腺癌分为弥漫型和局限型。弥漫型表现为子宫内膜弥漫性增厚，表面粗糙不平，常有出血坏死，并不同程度地浸润子宫肌层（图14-6）。局限型多位于子宫底或子宫角，常呈息肉或乳头状生长突向宫腔。如果癌组织小而表浅，可在诊断性刮宫时全部刮出，在切除的子宫内找不到癌组织。

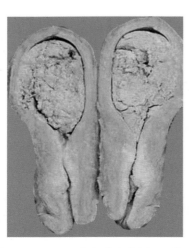

图14-6　子宫内膜腺癌(弥漫型)
切面见癌组织灰白色，质实，充满宫腔

镜下，根据癌组织内子宫内膜腺体所占的比例和细胞的分化程度，子宫内膜样腺癌分为高、中、低分化，以高分化腺癌居多。①高分化腺癌：腺体成分所占比例≥95%，腺体排列拥挤、紊乱，细胞轻-中度异型，形态似增生期的子宫内膜腺体。②中分化腺癌：腺体成分占50%~94%，腺体不规则，排列紊乱，细胞向腺腔内生长可形成乳头或筛状结构，并见实性癌灶。癌细胞异型性明显，核分裂象易见。③低分化腺癌：腺体成分所占比例<50%,癌细胞分化差,腺样结构显著减少,多呈实体片状排列,核异型性明显,核分裂象多见。约1/3 的子宫内膜样腺癌伴有鳞状细胞分化。子宫浆液性癌镜下细胞异型明显,核浆比例显著增大,核染色质丰富。

扩散　子宫内膜腺癌以直接蔓延为主,预后主要与子宫壁的浸润深度相关。晚期可经淋巴道转移,血道转移比较少见。

1. **直接蔓延**　向上可达子宫角,相继至输卵管、卵巢和其他盆腔器官;向下至宫颈管和阴道;向外可侵透肌层达浆膜而蔓延至输卵管、卵巢,并可累及腹膜和大网膜。

2. **淋巴道转移**　宫底部的癌多转移至腹主动脉旁淋巴结;子宫角部的癌可经圆韧带的淋巴管转移至腹股沟淋巴结;累及宫颈管的癌可转移至宫旁、髂内髂外和髂总淋巴结。

3. **血行转移**　晚期可经血道转移至肺、肝及骨骼。

临床病理联系　早期,患者可无任何症状,最常见的临床表现是阴道不规则流血,部分患者可有阴道分泌物增多,呈淡红色。如继发感染则呈脓性,有腥臭味。晚期,癌组织侵犯盆腔神经,可引起下腹部及腰骶部疼痛等症状。

根据癌组织的累及范围,子宫内膜癌临床分期如下:Ⅰ期,癌组织局限于子宫体;Ⅱ期,癌组织累及子宫颈;Ⅲ期癌组织向子宫外扩散,尚未侵入盆腔外组织;Ⅳ期,癌组织已超出盆腔范围,累及膀胱和直肠黏膜。Ⅰ期患者手术后的 5 年生存率接近 90%,Ⅱ期降至 30%～50%,晚期患者则低于 20%。

(二) 子宫平滑肌肿瘤

子宫平滑肌瘤(leiomyoma of uterus)是女性生殖系统最常见的肿瘤。如果将微小的平滑肌瘤也计算在内,30 岁以上妇女的发病率高达 75%。多数肿瘤在绝经期以后可逐渐萎缩。发病有一定的遗传倾向,雌激素可促进其生长。

病理变化　肉眼观,多数肿瘤发生于子宫肌层,也可位于黏膜下或浆膜下,脱垂于子宫腔或子宫颈口。肌瘤小者仅镜下可见,大者可超过 30cm。单发或多发,多者达数十个,称多发性子宫肌瘤。肿瘤表面光滑,界清,无包膜(图 14-7)。切面灰白,质韧,编织状或旋涡状。有时肿瘤可出现均质的透明、黏液变性或钙化。当肌瘤间质血管内有血栓形成时,肿瘤局部可发生梗死伴出血,肉眼呈暗红色,称红色变性。

镜下,瘤细胞与正常子宫平滑肌细胞相似,梭形、束状或旋涡状排列,胞质红染,核呈长杆状,两端钝圆,核分裂象少见,缺乏异型性。肿瘤与周围正常平滑肌界限清楚(图 14-8)。

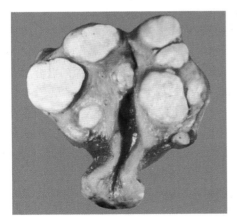

图 14-7　**子宫平滑肌瘤**
肿瘤位于子宫肌层内,境界清楚,切面灰白色,挤压宫腔

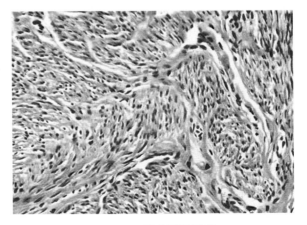

图 14-8　**子宫平滑肌瘤**
瘤细胞束状或旋涡状排列,瘤细胞呈长梭形,肿瘤组织与周围正常组织境界清楚

平滑肌瘤极少恶变,多数子宫平滑肌肉瘤从开始即为恶性。如肿瘤组织出现坏死,边界不清,细胞异型,核分裂增多,应考虑为平滑肌肉瘤(leiomyosarcoma)(图14-9)。

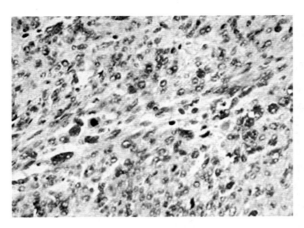

图 14-9　子宫平滑肌肉瘤
瘤细胞密集呈梭形或椭圆形,大小不等、形状不一,可见核分裂象

临床病理联系　最主要的症状是由黏膜下平滑肌瘤引起的出血,或压迫膀胱引起的尿频。血流阻断可引起突发性疼痛。其次,平滑肌瘤可导致自然流产,胎儿先露异常和绝经后流血。

平滑肌肉瘤切除后有很高的复发倾向,一半以上可通过血流转移到肺、骨、脑等远隔器官,也可在腹腔内播散。

第三节　滋养层细胞疾病

滋养层细胞疾病(gestational trophoblastic diseases,GTD)包括葡萄胎、侵蚀性葡萄胎、绒毛膜癌和胎盘部位滋养细胞肿瘤,其共同特征为滋养层细胞异常增生。患者血清和尿液中人绒毛膜促性腺激素(human chorionic gonadotropin,hCG)含量高于正常妊娠,可作为临床诊断、随访观察和评价疗效的辅助指标。

一、葡萄胎

葡萄胎(hydatidiform mole)又称水泡状胎块,是胎盘绒毛的一种良性病变,可发生于育龄期的任何年龄,以 20 岁以下和 40 岁以上女性多见,这可能与卵巢功能不足或衰退有关。本病发生有明显地域性差别,欧美国家比较少见,约 2000 次妊娠中有一次发病,而东南亚地区的发病率比欧美国家高 10 倍左右。该病在我国亦比较常见,23 个省、市和自治区调查统计表明发病率为 1/150 次妊娠。

病因和发病机制　病因未明,近年来葡萄胎染色体研究表明,80% 以上完全性葡萄胎为 46XX,可能在受精时,父方的单倍体精子 23X 在丢失了所有的母方染色体的空卵中自我复制而成纯合子 46XX,两组染色体均来自父方;缺乏母方功能性 DNA。其余 10% 的完全性葡萄胎为空卵在受精时和两个精子结合(23X 和 23Y),染色体核型为 46XY,上述情况提示完全性葡萄胎均为男性遗传起源。由于缺乏卵细胞的染色体,故胚胎不能发育。

部分性葡萄胎的核型绝大多数为 69XXX 或 69XXY,极偶然的情况下为 92XXXY。由带有母方染色体的正常卵细胞(23X)和一个没有发生减数分裂的双倍体精子(46XY)或两个单倍体精子(23X 或 23Y)结合所致。

病理变化　葡萄胎分为完全性和部分性。若所有绒毛均呈葡萄状,称之为完全性葡萄胎;部分绒毛呈葡萄状,仍保留部分正常绒毛,伴有或不伴有胎儿或其附属器官者,称为不完全性或部分性葡萄胎。绝大多数葡萄胎发生于子宫内,个别病例也可发生在子宫外异位妊娠的所在部位。

肉眼观,病变局限于宫腔内,不侵入肌层。胎盘绒毛高度水肿,形成透明或半透明的薄壁水泡,内含清亮液体,有蒂相连,形似葡萄(图14-10)。

镜下,葡萄胎有以下三个特点:①绒毛因间质高度疏松水肿黏液变性而增大;②绒毛间质内血管消失,或见少量无功能的毛细血管,内无红细胞;③滋养层细胞有不同程度增生,增生的细胞包括合体细胞滋养层细胞(syncytiotrophoblast)和细胞滋养层细胞(cytotrophoblast),两者以不同比例混合存在,并有轻度异型性。滋养层细胞增生为葡萄胎的最重要特征(图14-11)。

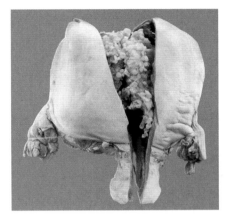

图14-10　**葡萄胎**
子宫体积增大,子宫腔内充满大小不等的透明水泡

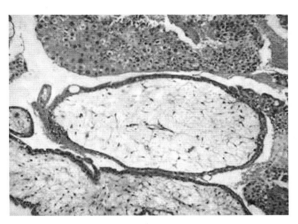

图14-11　**完全性葡萄胎**
胎盘绒毛显著肿大,间质水肿,血管消失,滋养层细胞明显增生

细胞滋养层细胞(朗格汉斯细胞)位于正常绒毛内层,呈立方或多边形,胞质淡染,核圆居中,染色质较稀疏。合体滋养层细胞位于正常绒毛的外层,细胞体积大而不规则,胞质嗜酸呈深红色,多核,核深染。正常绒毛在妊娠3个月后,滋养层细胞仅剩合体滋养层细胞,而葡萄胎时这两种细胞皆持续存在,并活跃增生,失去正常排列,呈多层或成片聚集。

临床病理联系　患者多在妊娠的第11~25周出现症状,由于胎盘绒毛水肿致子宫体积明显增大,超出相应月份正常妊娠子宫体积。因胚胎早期死亡,虽然子宫体积超过正常5个月妊娠,但听不到胎心,亦无胎动。由于滋养层细胞增生,患者血和尿中绒毛膜促性腺激素(hCG)明显增高,是协助诊断的重要指标。滋养层细胞侵袭血管能力很强,故子宫反复不规则流血,偶有葡萄状物流出。如疑为葡萄胎时,大多数患者可经超声检查确诊。

葡萄胎经彻底清宫后,绝大多数能痊愈。约有10%患者可转变为侵蚀性葡萄胎,2%左右可恶变为绒毛膜上皮癌。因葡萄胎有恶变潜能,应彻底清宫,密切随访观察,定期监测血清hCG。

伴有部分性葡萄胎的胚胎通常在妊娠的第10周死亡,在流产或刮宫的组织中可查见部分胚胎成分,其生物学行为亦和完全性葡萄胎有所不同,极少演化为绒毛膜上皮癌。

二、侵蚀性葡萄胎

侵蚀性葡萄胎(Invasive mole)为介于葡萄胎和绒毛膜上皮癌之间的交界性肿瘤。侵蚀性葡萄胎和良性葡萄胎的主要区别是水泡状绒毛侵入子宫肌层,引起子宫肌层出血坏死,甚至向子宫外侵袭累及阔韧带,或经血管栓塞至阴道、肺和脑等远隔器官。绒毛不会在栓塞部位继续生长并可自然消退,和转移有明显区别。

镜下,滋养层细胞增生程度和异型性比良性葡萄胎显著。常见出血坏死,其中可查见水泡状绒毛或坏死的绒毛,有无绒毛结构是本病与绒毛膜上皮癌的主要区别。

大多数侵蚀性葡萄胎对化疗敏感,预后良好。

三、绒毛膜癌

绒毛膜癌(choriocarcinoma)简称绒癌,是源自妊娠绒毛滋养层上皮的高度侵袭性恶性肿瘤,少数可发生于性腺或其他组织的多潜能细胞。绝大多数与妊娠有关,约50%继发于葡萄胎,25%继发于自然流产,20%发生于正常分娩后,5%发生于早产和异位妊娠等。20岁以下和40岁以上女性为高危年龄,发病和年龄密切相关提示该肿瘤较可能发生自非正常的受精卵,而不是来自绒毛膜上皮。

病理变化　肉眼观,癌结节呈单个或多个,位于子宫的不同部位,大者可突入宫腔,常侵入深肌层,甚而穿透宫壁达浆膜外。由于明显出血坏死,癌结节质软,暗红或紫蓝色(图14-12)。

镜下,瘤组织由分化不良的似细胞滋养层和似合体细胞滋养层两种瘤细胞组成,细胞异型性明显,核分裂象易见。两种细胞混合排列成巢状或条索状,偶见个别癌巢主要由一种细胞组成。肿瘤自身无间质血管,依靠侵袭宿主血管获取营养,故癌组织和周围正常组织有明显出血坏死,有时癌细胞大多坏死,仅在边缘部查见少数残存的癌细胞(图14-13)。癌细胞不形成绒毛和水泡状结构,这一点和侵蚀性葡萄胎明显不同。

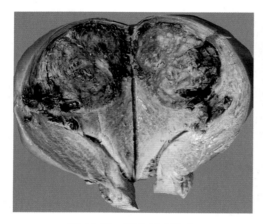

图14-12　**子宫绒毛膜癌**
癌组织位于子宫底部,呈暗紫红色,结节状,
可见出血坏死

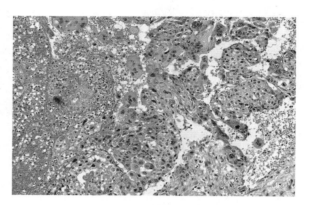

图14-13　**绒毛膜癌**
由细胞滋养层和合体滋养层两种瘤细胞组成,细胞异
型性明显,肿瘤内无间质和血管

除子宫外,和葡萄胎一样,异位妊娠的相应部位也可发生绒毛膜癌。

扩散　绒毛膜癌侵袭破坏血管能力很强,除在局部破坏蔓延外,极易经血道转移,以肺(90%以上)最常见,其次为脑、胃肠道、肝和阴道壁等。少数病例在原发灶切除后,转移灶可自行消退。

临床与病理联系　临床主要表现为葡萄胎流产和妊娠数月甚至数年后,阴道出现持续不规则流血,子宫增大,血或尿中hCG显著升高。血道转移是绒毛膜癌的显著特点,出现在不同部位的转移灶可引起相应症状。如有肺转移,可出现咯血;脑转移可出现头痛、呕吐、瘫痪及昏迷;肾转移可出现血尿等症状。

绒癌是恶性度很高的肿瘤,治疗以往以手术为主,多在1年内死亡。自应用化疗后,大多数患者可治愈,即便已发生转移的病例治愈率可达70%,甚至治愈后可正常妊娠。

四、胎盘部位滋养细胞肿瘤

胎盘部位滋养细胞肿瘤(placental site trophoblastic tumor)源自胎盘绒毛外中间滋养叶细胞,相当少见。核型多为双倍体,46XX,常在妊娠几个月时发病。

病理变化　肉眼观,肿瘤位于胎盘种植部位,呈结节状,棕黄色,切面肿瘤侵入子宫肌层,与周围组织界限不清,肌层的浸润程度不一,少数情况下,肿瘤可穿透子宫全层。一般无明显出血。

镜下,在正常妊娠过程中,中间型滋养叶细胞的功能是将胚体固定在肌层表面。当中间型滋养叶细胞呈肿瘤增生时,浸润的方式和胎盘附着部位的正常滋养叶上皮相似,仍然位于滋养叶上皮生长旺盛的典型部位。一般无坏死和绒毛。与绒毛膜上皮癌不同的是,胎盘部位滋养细胞肿瘤由单一增生的胎盘中间滋养叶细胞组成,而绒毛膜上皮癌由两种细胞构成。免疫组织化学染色大多数中间性滋养叶细胞胎盘催乳素(human placental lactogen,HPL)阳性;而仅少部分细胞hCG阳性。

少数情况下,肿瘤细胞可出现异型,细胞丰富密集,核分裂象多见,并伴有较广泛的坏死,呈恶性组织学表现。

临床病理联系　胎盘部位滋养细胞肿瘤虽然在局部呈浸润性生长,但一般较局限,临床表现多为良性,10%的病例可发生转移,偶致患者死亡。若 HCG 持续阳性,则预后和绒毛膜上皮癌相似。

第四节　卵 巢 肿 瘤

卵巢肿瘤种类繁多,结构复杂,依照其组织发生主要分三大类:

1. **上皮性肿瘤**　浆液性肿瘤、黏液性肿瘤、子宫内膜样肿瘤、透明细胞肿瘤、移行细胞肿瘤、浆-黏液性肿瘤和未分化癌。

2. **生殖细胞肿瘤**　畸胎瘤、无性细胞瘤、内胚窦瘤及绒毛膜癌。

3. **性索间质肿瘤**　颗粒细胞-卵泡膜细胞瘤、支持-间质细胞瘤。

一、卵巢上皮性肿瘤

卵巢上皮性肿瘤是最常见的卵巢肿瘤,占所有卵巢肿瘤的 60%～70%,可分为良性、恶性和交界性(borderline)。卵巢交界性肿瘤也称为非典型增生性肿瘤(atypical proliferative tumor),其特征为上皮性肿瘤细胞呈轻至中度异型性,在卵巢表面和(或)在实质内生长,无毁损性间质浸润;非典型增生的范围≥10%。

大多数卵巢上皮肿瘤来自输卵管或卵巢皮质的上皮囊肿。许多过去认为是覆盖在卵巢表面的上皮引起的肿瘤,现在认为是从输卵管的末端引起的。上皮形成的皮质包涵囊肿可能源于不断更新的卵巢表面上皮或输卵管上皮。囊肿可以化生或肿瘤转化形成不同的上皮肿瘤。依据上皮的类型分为浆液性、黏液性和子宫内膜样等。

(一) 浆液性肿瘤

浆液性囊腺瘤(serous cystadenoma)是卵巢最常见的肿瘤,其中浆液性癌占全部卵巢癌的 1/3。良性和交界性肿瘤多发于 30～40 岁的女性,而恶性患者则年龄偏大。

浆液性癌分低级别和高级别两种类型。前者来源于良性或交界性肿瘤,并逐步进展成为浸润性癌。低级别浆液性癌具有高频的 *KRAS* 或 *BRAF* 突变。此型肿瘤发生率较低,发展较慢,预后较好。高级别浆液性癌起源于输卵管末端上皮,95% 以上存在 *TP53* 突变。其他经常突变的基因包括 *NF1*、*RB*、*BRCA1* 和 *BRCA2*。此型肿瘤发生率较高,发展迅速,预后较差。

肉眼观,典型的浆液性囊腺瘤由单个或多个

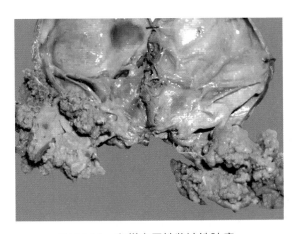

图 14-14　**卵巢交界性浆液性肿瘤**
肿瘤囊壁部分区域增生,呈乳头状向囊内突起

纤维分隔的囊腔组成,囊内含有清亮液体,偶混有黏液。良性瘤囊内壁光滑,一般无囊壁的上皮性增厚和乳头状突起。交界性浆液性肿瘤可见较多的乳头(图 14-14),大量实性组织和乳头在肿瘤中出现时应疑为癌。约 15% 的良性浆液性囊腺瘤和 34% 的交界性浆液性肿瘤为双侧性。

镜下,良性瘤囊腔由单层立方或矮柱状上皮衬覆,具有纤毛,与输卵管上皮相似,虽有乳头状结构形成,但一般乳头较宽,细胞形态较一致,无异型性(图 14-15)。交界瘤上皮细胞层次增加,达两至三层,乳头增多,细胞异型,核分裂象增加。浆液性癌最主要的特征是有明显的癌细胞破坏性间质浸润(图 14-16);其乳头分支多而复杂,呈树枝状分布,常可见砂粒体(psammoma bodies)。对于低级别浆液性癌,其瘤细胞大小相对一致,异型性小,核分裂少,缺少异常核分裂;常见良性与交界性浆液性肿瘤的区域。而高级别浆液性癌,其瘤细胞显著异型,大小形状不一,常见奇异的瘤巨细胞,核分裂活跃,伴异常核分裂。

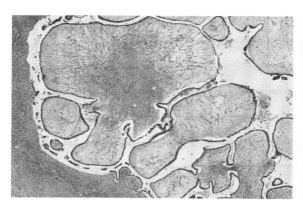

图 14-15　卵巢浆液性囊腺瘤
肿瘤呈乳头状生长,表面被覆单层立方上皮,形态一致,无异型性

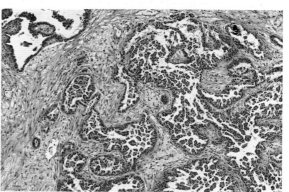

图 14-16　卵巢浆液性癌
瘤细胞层次增多,异型性明显,向卵巢间质浸润,并可见砂粒体

(二) 黏液性肿瘤

黏液性肿瘤(mucinous tumors)较浆液性肿瘤少见,占所有卵巢肿瘤的25%。其中80%是良性,交界性和恶性各占10%。发病年龄与浆液性肿瘤相同。

肉眼观,肿瘤表面光滑,由多个大小不一的囊腔组成,腔内充满富于糖蛋白的黏稠液体,较少形成乳头。双侧发生比较少见(图14-17),6%的交界性黏液性肿瘤为双侧性。体积巨大者可达100kg。如肿瘤查见较多乳头和实性区域,或有出血,坏死及包膜浸润,则有可能为恶性。

镜下,良性黏液性囊腺瘤的囊腔被覆单层高柱状上皮,核在基底部,核的上部充满黏液,无纤毛,和胃及小肠的上皮相似(图14-18)。交界性黏液性肿瘤镜下特征和交界性浆液性肿瘤相似。黏液性癌上皮细胞明显异型,形成复杂的腺体和乳头结构,可有出芽、搭桥及实性巢状区,如能确认有间质明显破坏性浸润,则可诊断为癌。

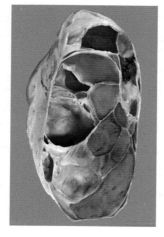

图 14-17　卵巢黏液性囊腺瘤
肿瘤表面光滑,包膜完整,由多个大小不一的囊腔组成,其中某些腔内充满富于糖蛋白的黏稠液体

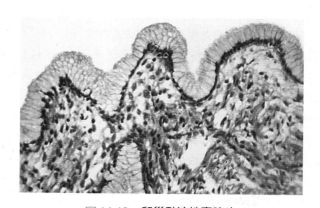

图 14-18　卵巢黏液性囊腺瘤
肿瘤囊腔被覆单层高柱状上皮,核位于基底部,胞质内充满黏液

黏液性癌的预后决定于临床分期,一般好于浆液性癌。

二、卵巢性索间质肿瘤

卵巢性索间质肿瘤(sex cord-stromal tumors)起源于原始性腺中的性索和间质组织,分别在男性和女性衍化成各自不同类型的细胞,并形成一定的组织结构。女性的性索间质细胞称作颗粒细胞(granulose cell)和卵泡膜细胞(theca cell),男性则为支持细胞(sertoli cell)和间质细胞(leydig cell),它们可各自形成女性的颗粒细胞瘤和卵泡膜细胞瘤,或男性的支持细胞瘤和间质细胞瘤。亦可混合构成颗粒细胞-卵泡膜细胞瘤或支持-间质细胞瘤。由于性索间质可向多方向分化,卵巢和睾丸可查见所有这些细胞类型来源的肿瘤。卵泡膜细胞和间质细胞可分别产生雌激素和雄激素,患者常有内分泌功能改变。

(一) 颗粒细胞瘤

颗粒细胞瘤(granulosa cell tumor)是伴有雌激素分泌的功能性肿瘤。虽然该瘤极少发生转移,但可发生局部扩散,甚至在切除多年后复发,应被看作低度恶性肿瘤。

颗粒细胞瘤和其他卵巢肿瘤一样,体积较大,呈囊实性。肿瘤的部分区域呈黄色,为含脂质的黄素化的颗粒细胞,间质呈白色,常伴发出血。镜下,瘤细胞大小较一致,体积较小,椭圆形或多角形,细胞质少,细胞核通常可查见核沟,呈咖啡豆样外观。瘤细胞排列成弥漫型、岛屿型或梁索型,分化较好的瘤细胞常围绕一腔隙,排列成卵泡样的结构,中央为粉染的蛋白液体或退化的细胞核,称为 Call-Exner 小体。

(二) 卵泡膜细胞瘤

卵泡膜细胞瘤(thecoma)为良性功能性肿瘤,因为肿瘤细胞可产生雌激素,绝大多数患者有雌激素产生增多的体征,患者常表现为月经不调和乳腺增大,多发生于绝经后的妇女。卵泡膜细胞瘤呈实体状,由于细胞含有脂质,切面色黄。镜下,瘤细胞由成束的短梭形细胞组成,核卵圆形,胞质由于含脂质而呈空泡状。玻璃样变的胶原纤维可将瘤细胞分割成巢状。瘤细胞黄素化时,与黄体细胞相像,称为黄素化的卵泡膜细胞瘤。

(三) 支持-间质细胞瘤

支持-间质细胞瘤(sertoli-leydig cell tumors)主要发生在睾丸,较少发生于卵巢,任何年龄均可发病,多发于年轻育龄期妇女。该瘤可分泌少量雄激素,若大量分泌可表现为男性化。

肿瘤单侧发生,呈实体结节分叶状,色黄或棕黄。镜下,由支持细胞和间质细胞按不同比例混合而成,依其分化程度分为高分化、中分化和低分化支持-间质细胞瘤。高分化的肿瘤手术切除可治愈,低分化的肿瘤可复发或转移。

三、卵巢生殖细胞肿瘤

来源于生殖细胞的肿瘤约占所有卵巢肿瘤的15%~20%。儿童和青春期的卵巢肿瘤的60%为生殖细胞肿瘤,绝经期后则很少见。原始生殖细胞具有向不同方向分化的潜能,由原始性生殖细胞组成的肿瘤称作无性细胞瘤;原始生殖细胞向胚胎的体壁细胞分化称为畸胎瘤;向胚外组织分化,瘤细胞和胎盘的间充质细胞或它的前身相似,称作卵黄囊瘤;向覆盖在胎盘绒毛表面的细胞分化,则称为绒毛膜癌。

(一) 畸胎瘤

畸胎瘤是来源于生殖细胞的肿瘤,具有向体细胞分化的潜能,大多数肿瘤含有至少两个或三个胚层组织成分。占所有卵巢肿瘤的15%~20%,好发于20~30岁女性。

1. 成熟性畸胎瘤(mature teratoma)　又称成熟囊性畸胎瘤,是最常见的生殖细胞肿瘤。

肉眼观,肿瘤呈囊性,充满皮脂样物,囊壁上可见头节,表面附有毛发,可见牙齿。镜下,肿瘤由三个胚层的各种成熟组织构成。常见皮肤、毛囊、汗腺、脂肪、肌肉、骨、软骨、呼吸道上皮、消化道上皮、甲状腺和脑组织等(图 14-19)。以表皮和附件组成的单胚层畸胎瘤称为皮样囊肿(dermoid cysts);以甲状腺组织为主的单胚层畸胎瘤则称为卵巢甲状腺肿(struma ovarii)。

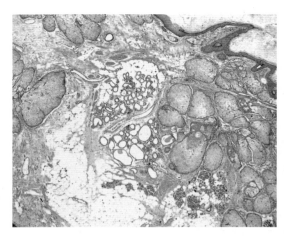

图 14-19　卵巢成熟畸胎瘤
可见鳞状上皮、皮脂腺、汗腺及胰腺组织

1% 可发生恶性变,多发生在老年女性,组织学特点与发生在机体其他部位的癌相似。3/4 为鳞状细胞癌,其他包括类癌、基底细胞癌、甲状腺癌和腺癌等。

2. 未成熟性畸胎瘤　卵巢未成熟性畸胎瘤(immature teratoma)和成熟囊性畸胎瘤的主要不同是在肿瘤组织中查见未成熟组织。未成熟性畸胎瘤占 20 岁以下女性所有恶性肿瘤的 20%,平均发病年龄为 18 岁,随年龄的增大,发病率逐渐减少。

肉眼观,未成熟性畸胎瘤呈实体分叶状,可含有许多小的囊腔。实体区域常可查见未成熟的骨或软骨组织。镜下,在与成熟畸胎瘤相似的组织结构背景上,可见未成熟神经组织组成的原始神经管和菊形团,偶见神经母细胞瘤的成分。此外,常见未成熟的骨或软骨组织。预后和肿瘤分化有关,高分化的肿瘤一般预后较好,而主要由未分化的胚胎组织构成的肿瘤则预后较差。

（二）无性细胞瘤

卵巢无性细胞瘤(dysgeminoma)是由未分化、多潜能原始生殖细胞组成的恶性肿瘤,同一肿瘤发生在睾丸则称为精原细胞瘤(seminoma)。大多数患者的年龄在 10～30 岁。无性细胞瘤仅占卵巢恶性肿瘤的 2%,精原细胞瘤则是睾丸最常见的肿瘤。

肉眼观,肿瘤一般体积较大,质实,表面结节状,切面质软鱼肉样。镜下,细胞体积大而一致,细胞膜清晰,胞质空亮,充满糖原,细胞核居中,有 1～2 个明显的核仁,核分裂象多见。瘤细胞排列成巢状或条索状。瘤细胞巢周围的纤维间隔中常有淋巴细胞浸润。约 15% 的无性细胞瘤含有和胎盘合体细胞相似的合体细胞滋养层成分。肿瘤细胞胎盘碱性磷酸酶阳性可有助于诊断的确立。

无性细胞瘤对放疗和化疗敏感,5 年生存率可达 80% 以上。晚期主要经淋巴道转移至髂部和主动脉旁淋巴结。

（三）胚胎性癌

胚胎性癌(embryonal carcinoma)主要发生于 20～30 岁的青年人,比无性细胞瘤更具有浸润性,是高度恶性的肿瘤。

肉眼观,肿瘤体积小于无性细胞瘤,切面肿瘤边界不清,可见出血和坏死。

镜下,肿瘤细胞排列成腺管、腺泡或乳头状,分化差的细胞则排列成片状。肿瘤细胞形态呈上皮样,显著异型,细胞之间界限不清,细胞核大小形态不一,核仁明显,常见核分裂象和瘤巨细胞。若伴有畸胎瘤、绒毛膜癌和卵黄囊瘤成分,应视为混合性肿瘤。

（四）卵黄囊瘤

卵黄囊瘤(yolk sac tumor)又称内胚窦瘤(endodermal sinus tumor),因组织形态和小鼠胎盘的结构很相似而取此名,多发生在 30 岁以下妇女,是婴幼儿生殖细胞肿瘤中最常见的类型,生物学行为呈高度恶性。体积一般较大,结节分叶状,边界不清。切面灰黄色,呈实体状,局部可见囊腔形成,可有局部出血坏死。镜下见多种组织形态:①疏网状结构,是最常见的形态,相互交通的间隙形成微囊和乳头,内衬立方或扁平上皮,背景呈黏液状;②S-D(Schiller-Duval)小体,由含有肾小球样结构的微囊构成,中央有一纤维血管轴心。免疫组织化学显示肿瘤细胞 AFP 和 α_1-抗胰蛋白酶阳性。③多泡性卵黄囊结构,形成与胚胎时期卵黄囊相似大小不等的囊腔,内衬扁平上皮、立方上皮或柱状上皮,囊之间为致密的结缔组织;④细胞外嗜酸性小体也是常见的特征性结构。

第五节　前列腺疾病

一、前列腺增生症

良性前列腺增生(benign prostatic hyperplasia)又称结节状前列腺增生(nodular hyperplasia)或前列腺肥大(hypertrophy),以前列腺上皮和间质增生为特征,前列腺增生发生和雄激素有关。此外,年龄相关的雌激素水平升高可通过增加实质细胞双氢睾酮受体表达,增加双氢睾酮促进前列腺增生的效应。

前列腺增生症是50岁以上男性的常见疾病,发病率随年龄的增加而递增。

病理变化　肉眼观,呈结节状增大,重者可达300g。颜色和质地与增生的成分有关,以腺体增生为主的呈淡黄色,质地较软,切面可见大小不一的蜂窝状腔隙,挤压可见奶白色前列腺液体流出;而以纤维平滑肌增生为主者,色灰白,质地较韧,和周围正常前列腺组织界限不清(图14-20)。

镜下,前列腺增生的成分主要由纤维、平滑肌和腺体组成,三种成分所占比例因人而异。增生的腺体和腺泡相互聚集或在增生的间质中散在随机排列,腺体的上皮由两层细胞构成,内层细胞呈柱状,外层细胞呈立方或扁平形,周围有完整的基膜包绕。腔内常含有淀粉小体。

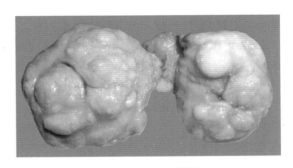

图14-20　前列腺增生
前列腺明显增大,切面呈结节状,部分区域可见扩张成小囊的腔隙

临床病理联系　由于增生多发生在前列腺的中央区和移行区,尿道前列腺部受压而产生尿道梗阻的症状和体征,患者可有排尿困难,尿流变细,滴尿、尿频和夜尿增多。时间久者,继而产生尿潴留和膀胱扩张。尿液潴留可进一步诱发尿路感染或肾盂积水,严重者最后可致肾衰竭。一般认为,前列腺增生极少发生恶变。

二、前列腺癌

前列腺癌(prostatic cancer)是源自前列腺上皮的恶性肿瘤,多发在50岁以后,发病率随年龄增加逐步提高。其发病率和死亡率在欧美国家仅次于肺癌,居所有癌肿的第二位。亚洲地区的发病率则较低,但近年来呈逐渐上升趋势。去势手术(切除睾丸)或服用雌激素可抑制肿瘤生长,说明雄激素和前列腺癌的发生相关。和正常前列腺一样,前列腺癌上皮细胞也具有雄激素受体,激素和受体结合可促进肿瘤生长。

病理变化　肉眼观察,约70%的肿瘤发生在前列腺的周围区,灰白结节状,质韧硬,和周围前列腺组织界限不清。

镜下,多数为分化较好的腺癌,肿瘤腺泡较规则,排列拥挤,可见背靠背现象。腺体由单层细胞构成,外层的基底细胞缺如及核仁增大是高分化腺癌的主要诊断依据。前列腺癌并不全是高分化癌,在低分化癌中,癌细胞排列成条索、巢状或片状。

临床病理联系　5%~20%的前列腺癌可发生局部浸润和远处转移,常直接向精囊和膀胱底部浸润,后者可引起尿道梗阻。血道转移主要转移到骨,尤以脊椎骨最常见,其次为股骨近端、盆骨和肋骨。男性肿瘤骨转移应首先想到前列腺癌转移的可能。偶见内脏的广泛转移。淋巴转移首先至闭孔淋巴结,随之到内脏淋巴结、胃底淋巴结、髂骨淋巴结、骶骨前淋巴结和主动脉旁淋巴结。

早期前列腺癌一般无症状,常在因前列腺增生的切除标本中,或在死后解剖中偶然发现。因为大多数前列腺癌呈结节状位于被膜下,肛诊检查可直接扪及。正常前列腺组织可分泌前列腺特异性抗原(prostatic-specific antigen,PSA),但前列腺癌的 PSA 的分泌量明显增高时,应高度疑为癌,亦对鉴别原发于前列腺的肿瘤和转移癌有帮助。必要时,可行前列腺组织穿刺,由组织病理检查确诊。

第六节　睾丸和阴茎肿瘤

一、睾丸肿瘤

除卵巢囊腺瘤极少发生在睾丸以外,和卵巢性索间质及生殖细胞肿瘤相同类型的肿瘤均可发生在睾丸,发生在睾丸或卵巢的同一类型的肿瘤的肉眼观、组织学改变、和生物学行为无明显区别,本节不再赘述。

二、阴茎肿瘤

阴茎鳞状细胞癌是起源于阴茎鳞状上皮的恶性肿瘤,多发于 40 ~ 70 岁的男性。发病与 HPV 有一定关系,包皮环切可保持生殖器局部的卫生,减少含有 HPV 和其他致癌物质的包皮垢,降低 HPV 的感染几率,有效地防止阴茎癌的发生。

病理变化　阴茎鳞状细胞癌通常发生在阴茎龟头或包皮内接近冠状沟的区域。肉眼观呈乳头型或扁平型:乳头型似尖锐湿疣,或呈菜花样外观;扁平型局部黏膜表面灰白,增厚,表面可见裂隙,逐渐可出现溃疡。镜下为分化程度不一的鳞状细胞癌,一般分化较好,有明显的角化。

疣状癌(verrucous carcinoma)为发生在男性或女性的外阴黏膜的高分化鳞癌,低度恶性。肿瘤向外向内呈乳头状生长,仅在局部呈舌状向下推进性浸润,极少发生转移。因大体观和镜下观均和尖锐湿疣相似,外观似疣状而得名。

临床病理联系　阴茎鳞状细胞癌进展缓慢,可局部转移,除非有溃疡形成或感染,一般无痛感,常可伴有出血。早期肿瘤可转移至腹股沟和髂淋巴结,除非到晚期,广泛播散极其少见。5 年生存率可达 70%。

第七节　乳　腺　疾　病

乳腺解剖结构和各部位主要病变如图 14-21 所示:

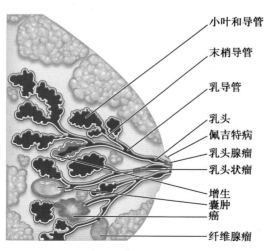

图 14-21　乳腺解剖结构和各部位主要病变

（图中标注：小叶和导管、末梢导管、乳导管、乳头、佩吉特病、乳头腺瘤、乳头状瘤、增生、囊肿、癌、纤维腺瘤）

一、乳腺增生性病变

（一）乳腺导管增生

1. 普通型导管增生　普通型导管增生(usual ductal hyperplasia,UDH)在导管内增生性病变中最为常见,是以增生细胞呈流水样分布为特征的良性导管增生,2012 年 WHO 乳腺肿瘤分类将其归类于乳腺癌的前驱病变。UDH 的患者长期随访结果显示,其发生浸润癌的风险为普通人群的 1.5 ~ 2 倍。

2. 非典型导管增生　非典型导管增生(atypical ductal hyperplasia,ADH),是介于良、恶性之间的一种病变,属于导管内肿瘤性病变,以分布均匀、单一形态的上皮细胞增生为特征(图 14-22),有进展为浸润乳腺癌的中度危险性,演变为浸润性癌的风险约为普通人群的 5 倍。病变范围相当小,被累及的导管范围合计≤2mm,一般临床体检不能触及肿块。乳腺 X 线照射检查中,多发性微小钙化是 ADH 的最常见表现。

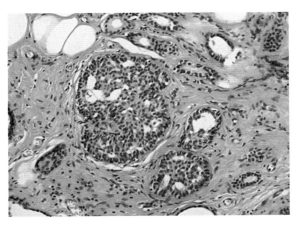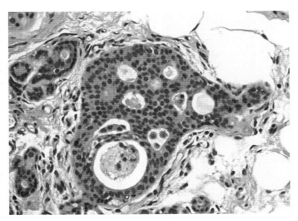

图 14-22　乳腺导管增生

普通型导管增生细胞呈流水样分布为特征(左);非典型导管增生以分布均匀、单一形态的上皮细胞增生
为特征(右)

（二）硬化性腺病

硬化性腺病(sclerosing adenosis)是增生性纤维囊性乳腺病的少见类型,主要特征为小叶中央或小叶间纤维组织增生使小叶腺泡受压而扭曲变形,一般无囊肿形成。影像学检查易和癌混淆。

肉眼观,灰白、质硬,与周围乳腺界限不清。镜下,每一终末导管的腺泡数目增加,小叶轮廓尚存。病灶部位纤维组织呈不等程度的增生,腺泡受压而扭曲。在偶然情况下,腺泡明显受挤压,管腔消失,成为细胞条索,组织图像和浸润性癌相似。腺泡外层的肌上皮细胞明显可见,这是区别于浸润性癌的主要特征。

二、乳腺纤维腺瘤

纤维腺瘤(fibroadenoma)是乳腺最常见的良性肿瘤,可发生于青春期后的任何年龄,多在20～35岁。通常单个发生,可为多个。肉眼观,圆形或卵圆形结节状,与周围组织界限清楚,切面灰白色、质韧、略呈分叶状,可见裂隙状区域,常有黏液样外观。镜下,肿瘤主要由增生的纤维间质和腺体组成:腺体圆形或卵圆形,或被周围的纤维结缔组织挤压呈裂隙状(图14-23)。

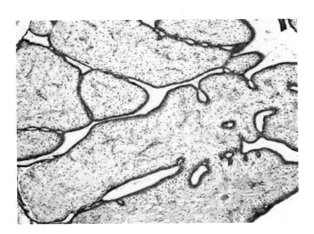

图 14-23　乳腺纤维腺瘤
由增生的腺体和间质组成

三、乳腺癌

乳腺癌(breast cancer)是来自乳腺终末导管小叶单位的上皮性恶性肿瘤(图14-24)。发病率在过去50年中呈缓慢上升趋势,已跃居女性恶性肿瘤第一位。乳腺癌常发于40～60岁的妇女,小于35岁的女性较少发病。男性乳腺癌罕见,约占全部乳腺癌的1%。癌肿半数以上发生于乳腺外上象限,其次为乳腺中央区和其他象限。

乳腺癌的发病机制尚未完全阐明,雌激素长期作用、家族遗传倾向,环境因素和长时间大剂量接触放射线和乳腺癌发病有关。5%～10%的乳腺癌患者有家族遗传倾向,研究发现抑癌基因 *BRCA1* 点突变或缺失和具有遗传倾向的乳腺癌发病相关。预计约20%的遗传性乳腺癌患者中可查见突变的 *BRCA1* 基因(约占所有乳腺癌的3%)。

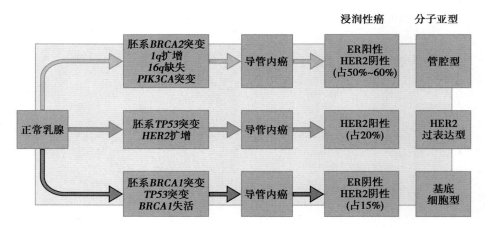

图 14-24　乳腺癌发生途径

最常见的途径（黄色箭头）导致管腔型乳腺癌。基因改变包括染色体 1q 扩增、16q 的缺失和 *PIK3CA*（编码 PI3K 的基因）突变，这是胚系 *BRCA2* 突变个体中最常见的癌症类型。不太常见的是由于基因扩增而过度表达 *HER2* 的乳腺癌（绿色箭头）。*ER* 表达可能是阳性也可能是阴性，并且通常与胚系 *TP53* 突变相关。*ER* 和 *HER2* 阴性（三阴性乳腺癌，灰色箭头）是最不常见但最具分子特征的乳腺癌类型，具有 *BRCA1* 失活和 *TP53* 功能缺失，并且在基因组上不稳定。大多数三阴性乳腺癌据基因表达谱分类为基底细胞型乳腺癌

病理变化　乳腺癌组织形态十分复杂，类型较多，大致上分为非浸润性癌和浸润性癌两大类。

（一）非浸润性癌（noninvasive carcinoma）

分为导管原位癌和小叶原位癌，二者均来自终末导管-小叶单位上皮细胞，局限于基底膜以内，未向间质或淋巴管、血管浸润。具有发展为浸润癌的趋势，但非必然如此。

1. **导管原位癌（ductal carcinoma in situ，DCIS）**　导管明显扩张，癌细胞局限于扩张的导管内，导管基膜完整。由于乳腺放射影像学检查和普查，检出率明显提高，已由过去占所有乳腺癌的 5% 升至 15% ~ 30%。

DCIS 为非浸润性癌，是局限于乳腺导管内的原位癌。钼靶 X 线检查上多表现为簇状微小钙化灶。采用以核分级为基础，兼顾坏死、核分裂象，将 DCIS 分为 3 级，即低级别、中级别和高级别。高级别 DCIS 往往由较大的多形性细胞构成，核仁明显、核分裂象常见，管腔内常出现伴有大量坏死碎屑的粉刺样坏死（图 14-25）。低级别 DCIS，病变范围超过 2mm，由小的、单形性细胞组成，细胞形态、大小一致，核仁不明显，核分裂象少见；中级别 DCIS 结构表现多样，细胞异型性介于高级别和低级别 DCIS 之间。

经活检证实的导管原位癌如不经任何治疗，20 年后，其中 30% 可发展为浸润癌，说明并不是所有的导管内原位癌都转变为浸润癌，如转变为浸润癌，通常需历经几年或十余年。转变为浸润癌的几率与组织类型有关，高级别 DCIS 远远高于低级别 DCIS。

2. **小叶原位癌（lobular carcinoma in situ，LCIS）**　扩张的乳腺小叶末梢导管和腺泡内充满呈实体排列的肿瘤细胞，小叶结构尚存；细胞体积较导管内癌的细胞小，大小形状较为一致，核圆形或卵圆形，核分裂象罕见。

约 30% 的小叶原位癌累及双侧乳腺，常为多中心性，因肿块小，临床上一般扪不到明显肿块，不易和乳腺小叶增生区别。LCIS 发展为浸润性癌的风险相对较小，具有癌变间期长、双侧乳房、多个象限发病的特点。终生发生癌变的概率为 5% ~ 32%，平均癌变率为 8%。

（二）浸润性癌（invasive carcinoma）

1. **浸润性导管癌（invasive ductal carcinoma）**　即非特殊型浸润性癌，由导管内癌发展而来，癌细胞突破导管基膜向间质浸润，是最常见的乳腺癌类型，约占乳腺癌 70%。镜下，组织学形态多种

多样,癌细胞排列成巢状、团索状,或伴有少量腺样结构。可保留部分原有的导管内原位癌结构,或完全缺如。癌细胞大小形态各异,多形性常较明显,核分裂象多见,常见局部肿瘤细胞坏死。肿瘤间质有致密的纤维组织增生,癌细胞在纤维间质内浸润生长(图14-26),二者比例各不相同。

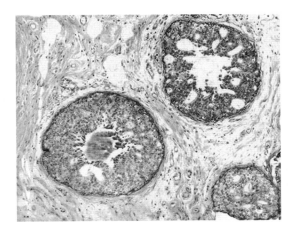

图14-25 **高级别导管内癌**
导管内癌细胞排列紧密,大小不一,胞质丰富、嗜酸,中央有大片坏死

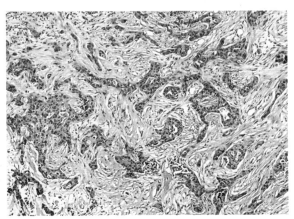

图14-26 **乳腺浸润性导管癌**
癌组织呈条索或岛屿状分布,在间质内浸润性生长

肉眼观,肿瘤呈灰白色,质硬,切面有砂粒感,无包膜,与周围组织分界不清,活动度差。常可见癌组织呈树根状侵入邻近组织内,大者可深达筋膜。如癌肿侵及乳头又伴有大量纤维组织增生时,由于癌周增生的纤维组织收缩,可导致乳头下陷。如癌组织阻塞真皮内淋巴管,可致皮肤水肿,而毛囊汗腺处皮肤相对下陷,呈橘皮样外观。如癌组织穿破皮肤,可形成溃疡。

2. **浸润性小叶癌(invasive lobular carcinoma)** 由小叶原位癌穿透基膜向间质浸润所致,占乳腺癌的5%~10%。癌细胞呈单行串珠状或细条索状浸润于纤维间质之间,或环形排列在正常导管周围。癌细胞小,大小一致,核分裂象少见,细胞形态和小叶原位癌的瘤细胞相似(图14-27)。

大约20%的浸润性小叶癌累及双侧乳腺,在同一乳腺中呈弥漫性多灶性分布,因此不容易被临床和影像学检查发现。肉眼观,切面呈橡皮样,色灰白柔韧,与周围组织无明确界限。浸润性小叶癌的扩散和转移亦有其特殊性,常转移至脑脊液、浆膜表面、卵巢、子宫和骨髓。

(三)特殊类型浸润性癌

乳腺特殊类型浸润性癌的预后有较大差异。患者预后较好的类型包括:髓样癌、小管癌、黏液癌、分泌性癌、实性乳头状癌等。患者预后较差的类型包括:浸润性微乳头状癌、化生性癌、炎性乳癌、富于脂质性癌等。

扩散

1. **直接蔓延** 癌细胞沿乳腺导管直接蔓延,可累及相应的乳腺腺泡。或沿导管周围组织间隙向周围扩散到脂肪组织。随着癌组织不断扩大,甚至可侵及胸大肌和胸壁。

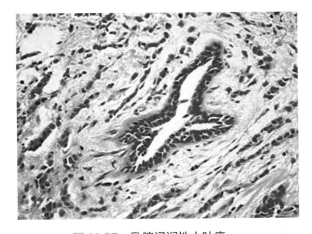

图14-27 **乳腺浸润性小叶癌**
癌细胞呈列兵样排列,浸润于纤维间质中,部分围绕乳腺小导管环行排列

2. **淋巴道转移** 淋巴道转移是乳腺癌最常见的转移途径。首先转移至同侧腋窝淋巴结,晚期可相继至锁骨下淋巴结、逆行转移至锁骨上淋巴结。位于乳腺内上象限的乳腺癌常转移至乳内动脉旁

淋巴结,进一步至纵隔淋巴结。偶尔可转移到对侧腋窝淋巴结。少部分病例可通过胸壁浅部淋巴管或深筋膜淋巴管转移到对侧腋窝淋巴结。

3. **血道转移**　晚期乳腺癌可经血道转移至肺、骨、肝、肾上腺和脑等组织或器官。

乳腺癌的分子亚型及其与治疗和预后的关系

在正常乳腺上皮细胞的胞核内均含有雌二醇受体(estrogen receptor,ER)和孕酮受体(progesterone receptor,PR)。激素在细胞核内与受体形成二聚体,启动细胞分裂周期。阻断 ER 和 PR 的作用环节可抑制乳腺癌的生长。大约70%的乳腺癌含有数量不等的雌激素受体,35%的乳腺癌同时有孕激素受体,分为激素受体阳性和阴性。受体阳性者,尤其是两种受体均阳性者,可应用内分泌治疗作为乳腺癌治疗的辅助手段。其次,ER 和 PR 还与乳腺癌的预后有关,阳性者转移率低,无瘤存活时间长。乳腺癌患者预后还和原癌基因 *HER2* 的表达密切相关。*HER2* 过度表达者,乳腺癌增殖活性高,预后差。可应用抗 *HER2* 基因的单克隆抗体"Herceptin"对 *HER2* 过度表达的乳腺癌采用靶向治疗。

近年来,将乳腺癌分为4类分子亚型(表14-2)。研究表明,ER 和 PR 阳性、HER2 阴性的乳腺癌分化较好,对激素治疗敏感,预后较好;ER 和 PR 阴性、HER2 阳性的乳腺癌一般分化较差,对激素治疗不敏感,而对化疗敏感,相对预后较差。三者均阴性的乳腺癌称作"三阴性"乳腺癌,三者均阴性的乳腺癌同时 CK5/6、EGFR 阳性,称作基底样型乳腺癌,分化差,增殖活性高,转移早,预后不良。可见,乳腺癌的分子标志及分子分型对于指导临床治疗与判断预后具有重要意义。

表14-2　**乳腺癌的分子亚型及其标志**

乳腺癌的分子亚型	分子标志
Luminal A(管腔 A 型)	ER+/PR+,HER2−
Luminal B(管腔 B 型)	ER+/PR+,HER2+
HER2 过表达型	ER−,PR−,HER2+
basal-like 型(基底样型)	ER−,PR−,HER2−,CK5/6+或 EGFR+

四、男性乳腺发育

男性乳腺发育(gynecomastia)是指由于乳腺腺体和间质的共同增生引起的乳腺肥大,功能性睾丸肿瘤和肝硬化所致的雌激素过多,或外源性雌激素药物均有可能导致男性乳腺发育。

男性乳腺发育可单侧或双侧发生。在乳晕下可查见结节性增大,大者像女性青春期乳腺。镜下,导管上皮呈乳头状增生,细胞形态规则,呈柱状或立方状,很少有小叶形成。必须和少见的男性乳腺癌鉴别。

（高鹏　郑洪）

第十五章 内分泌系统疾病

内分泌系统(endocrine system)包括内分泌腺、内分泌组织和弥散在于各器官、系统或组织内的内分泌细胞。内分泌系统与神经系统共同调节机体组织、细胞的生长发育和代谢,维持体内平衡或稳定。由内分泌腺或散在的内分泌细胞所分泌的高效能的生物活性物质,发挥其调节作用,这种化学物质称为激素(hormone)。大多数激素经血液运输至远距离的靶细胞或组织而发挥作用,这种方式称为远距离分泌(telecrine);某些激素不经血液运输,仅由组织液扩散而作用于机体各器官、系统或组织内的邻近细胞,此种方式称为旁分泌(paracrine);有些激素作用于分泌激素细胞本身,称此为自分泌;还有的内分泌细胞的信息物质以原位作用该细胞质内的细胞器上,称此为胞内分泌(endocellular secretion)。

内分泌系统的器官、组织或细胞发生的增生、肿瘤、炎症、血液循环障碍、遗传及其他病变均可引起内分泌系统的器官、组织或细胞的激素分泌异常增多或减少,导致功能的亢进或减退,使相应靶器官或组织增生、肥大或萎缩。内分泌系统疾病很多,本章主要介绍部分常见病、多发病。

第一节 垂 体 疾 病

垂体位于蝶鞍垂体窝内,0.5cm×0.9cm×1.5cm 大小、0.5～0.9g 重。垂体由神经垂体和腺垂体两部分组成。前者分为神经部和漏斗两部分;后者分为远侧部、中间部及结节部三部分。腺垂体的远侧部又称垂体前叶,神经部和中间部合称后叶。垂体内有不同形态和功能的内分泌细胞,并分泌不同激素(表 15-1)。

一、下丘脑、垂体后叶疾病

下丘脑-垂体后叶轴的功能性或器质性病变,均可引起其内分泌功能异常而出现各种综合征,如尿崩症等。

表 15-1　　**垂体的内分泌细胞与分泌功能**

部位		分泌功能
垂体前叶	嗜酸性细胞	促生长素细胞→生长激素growth hormone,GH 催乳素细胞→催乳素prolactin,PRL
	嗜碱性细胞	促甲状腺素细胞→促甲状腺素thyroid stimulating hormone,TSH 促性激素细胞→促卵泡素follicle stimulating hormone,FSH 　　　　　↘促黄体素luteinizing hormone,LH 促肾上腺皮质激素细胞→促肾上腺皮质激素adrenocorticotropin hormone,ACTH 　　　　　↘促脂解激素lipotrophic hormone,LPH
	嫌色细胞	有少量分泌功能→可分泌上述某种激素 无分泌功能
垂体后叶		分泌加压素,即抗利尿激素antidiuretic hormone,ADH 分泌催产素oxytocin,OT

尿崩症(diabetes insipidus)是由于垂体后叶的抗利尿激素(ADH)缺乏或显著减少而出现多尿、低比重尿、口渴和多饮等临床综合征。根据其病因不同可把尿崩症分为四类:①垂体性尿崩症;②肾性尿崩症;③继发性尿崩症;④原发性尿崩症等。以继发性尿崩症较为多见。

二、垂体前叶功能亢进与低下

垂体前叶功能亢进(hyperpitui tarism)是前叶的某一种或多种激素分泌异常增加,一般由前叶的功能性肿瘤引起,少数由下丘脑作用或其靶器官的反馈抑制作用消失所致,最常见的如性早熟症、垂体性巨人症及垂体性肢端肥大症、催乳素过高血症和垂体性 Cushing 综合征(详见本章第三节)。任何原因造成垂体前叶多数组织的破坏都能引起垂体功能低下,主要病因是肿瘤、血液循环、外科手术或外伤等均可使前叶激素分泌减少所致,常见的临床表现如 Sheehan 综合征、Simmond 综合征和垂体性侏儒症等。

(一)性早熟症

性早熟症(precocious puberty)是因中枢神经系统疾病(如脑肿瘤、脑积水等)或遗传异常而使下丘脑-垂体过早分泌释放促性腺激素所致,表现为女孩 6~8 岁、男孩 8~10 岁前出现性发育。

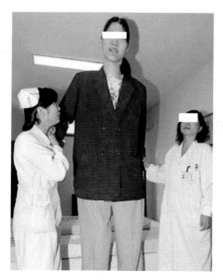

图 15-1　　**垂体性巨人症**
两边为同龄正常人

(二)垂体性巨人症及肢端肥大症

本病多由垂体生长激素细胞腺瘤分泌过多的生长激素所致。如果在青春期以前发生,骨骺未闭合时,人体和骨骼、器官和组织按比例地过度生长,身材异常高大,称为垂体性巨人症(pituitary gigantism)(图 15-1);如果在青春期后发生,骨骺已闭合,表现为头颅骨增厚,下颌骨、眶上嵴及颧骨弓增大突出,鼻、唇、舌增厚肥大,皮肤增厚粗糙,面容特异,四肢手足宽而粗厚,手(足)指(趾)粗钝,称之为肢端肥大症(acromegaly)(图 15-2)。

(三)高催乳素血症

催乳素过高血症(hyperprolactinemia)一部分是由于垂体催乳激素细胞腺瘤分泌过多的催乳素(PRL)引起,一部分由下丘脑病变或药物所致,表现为溢乳-闭经综合征(galactorrhea-amenorrhea syndrome):女性闭经、不育和溢乳;男性性功能下降。

（四）垂体性侏儒症

垂体性侏儒症（pituitary drawfism）是指因垂体前叶分泌生长激素（GH）部分或完全缺乏所致儿童期生长发育障碍性疾病，表现为骨骼、躯体生长发育迟缓，体型停滞于儿童期，身材矮小，皮肤和颜面可有皱纹，常伴性器官发育障碍，但智力发育正常。

（五）Simmond 综合征

Simmond 综合征（simmond syndrome）是由于炎症、肿瘤、血液循环障碍、损伤等多种因素使前叶各种激素分泌障碍的一种综合征，导致相应的靶器官

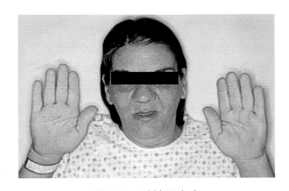

图 15-2　肢端肥大症

如甲状腺、肾上腺、性腺等萎缩，病程呈慢性经过，以出现恶病质、过早衰老及各种激素分泌低下和产生相应临床症状为特征。

（六）Sheehan 综合征

Sheehan 综合征（Sheehan syndrome）是垂体缺血性萎缩、坏死，导致前叶各种激素分泌减少的一种综合征，多由于分娩时大出血或休克引起，典型病例于分娩后乳腺萎缩，乳汁分泌停止，相继出现生殖器官萎缩、闭经，甲状腺、肾上腺萎缩，功能低下，进而全身萎缩和老化。

三、垂体肿瘤

垂体部位发生的肿瘤较多，如垂体腺瘤、不典型腺瘤、垂体腺癌、颅咽管瘤、脑膜瘤、胶质瘤、生殖细胞瘤、畸胎瘤、脊索瘤、转移性肿瘤等，最常见的是垂体腺瘤。

（一）垂体腺瘤

垂体腺瘤（pituitary adenoma）是来源于垂体前叶上皮细胞的良性肿瘤，是鞍内最常见的肿瘤，占颅内肿瘤的 10%～20%，多在 30～60 岁之间，女性较多见。垂体腺瘤中功能性腺瘤约占 65%。垂体腺瘤的主要临床表现为：①分泌某种过多的激素，表现相应的功能亢进；②肿瘤浸润、破坏、压迫垂体，使其激素分泌障碍，表现为功能低下；③肿瘤压迫视神经表现为视野损失、视力下降或失明等。

肉眼观，肿瘤大小不一，直径可由 0.1～10cm，垂体微腺瘤（直径<1mm 的），直径小于 1cm 者为小腺瘤，大于 1cm 为大腺瘤（图 15-3）；肿瘤一般境界清楚，呈膨胀性生长，约 30% 的腺瘤无包膜，呈侵袭性生长，肿瘤侵入周围脑组织时，则称之为侵袭性垂体腺瘤。肿瘤质软、色灰白、粉红或黄褐；可有出血、坏死、囊性变、纤维化和钙化。

光镜下：瘤细胞似正常的垂体前叶细胞，核圆或卵圆形，有小的核仁，多数腺瘤由单一细胞构成，形态一致，少数可由几种瘤细胞构成，瘤细胞排列成片块、条索、巢状、腺样或乳头状结构，瘤细胞可有一定的异型性，但核分裂罕见，瘤细胞巢之间为血管丰富的纤细间质。

分类　根据组织学、免疫组化、电镜、内分泌功能、影像学和手术所见综合考虑，分类为：①催乳素细胞腺瘤（PRL cell adenoma）：是垂体腺瘤中最常见的一种，功能性腺瘤近半数为此瘤。年轻妇女多见，血中 PRL 水平增高（>250ng/ml），表现为泌乳，无月经和不育等；瘤细胞多由嫌色性或弱嗜酸性细胞构成，瘤细胞排列成乳头、小梁或实性片状，胞质中可见小神经内分泌颗粒，免疫组化染色：PRL（+）。②生长激素细胞腺瘤（GH cell adenoma）：占垂体腺瘤的 10%～15%。由嗜酸性和嫌色性瘤细胞构成，胞质内可见神经内分泌颗粒，血中生长激素（GH）水平增高，免疫组化染色：GH（+）（图 15-4），可出现巨人症或肢端肥大症。③促肾上腺皮质激素细胞腺瘤（ACTH cell adenoma）：占垂体腺瘤的 10%～15%，瘤细胞嗜碱性，排列呈血窦样结构。患者可出现 Cushing 综合征和 Nelson 综合征，免疫组化染色：ACTH 呈阳性。④促性腺激素细胞腺瘤（gonadotroph cell adenoma）：占 5%～15%，为嫌色性或

嗜碱性瘤细胞构成,瘤细胞可同时产生促黄体素(LH)和促卵泡素(FSH)两种激素;临床表现为性功能减退。免疫组化染色:FSH 或 LH 阳性,或两者均为阳性。⑤促甲状腺素细胞腺瘤(TSH cell adenoma):约占 1%,大多数患者有甲状腺功能低下,仅少数患者伴"甲亢"及血中 TSH 升高。光镜下瘤细胞多为嫌色细胞。免疫组化染色:TSH(+)。⑥多种激素细胞腺瘤(plurihormonal cell adenoma):约占 10%,多数为 GH 细胞及 PRL 细胞混合腺瘤,瘤细胞免疫组化染色呈多种激素阳性。⑦无功能性细胞腺瘤(nonfunctional cell adenoma):为嫌色性瘤细胞构成。

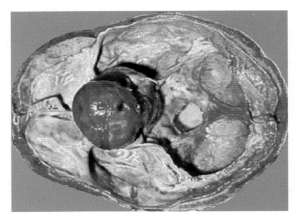

图 15-3　巨大垂体腺瘤

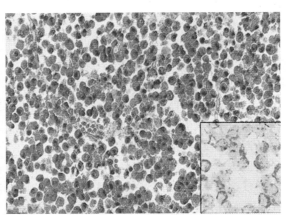

图 15-4　垂体嗜酸性细胞腺瘤
右下图示免疫组化染色,瘤细胞呈生长激素(GH)阳性

(二) 垂体腺癌

垂体腺癌(pituitary adenocarcinoma)少见,单纯从瘤细胞形态很难区别腺瘤和腺癌。有人认为明显侵犯脑组织或通过脑脊液脑内播散转移,或通过血道颅外转移者,不论其形态如何都是恶性表现;如果核异型性明显,核分裂象显著增多,坏死,Ki67 指数高,且向周围组织侵犯,甚至骨质缺损,可考虑诊断恶性。

第二节　甲状腺疾病

甲状腺肿(goiter)是指由于增生和胶质储存伴甲状腺激素异常的分泌而产生的甲状腺肿大。根据有无甲状腺功能亢进,可将其分为弥漫性非毒性甲状腺肿和弥漫性毒性甲状腺肿两类。

一、弥漫性非毒性甲状腺肿

弥漫性非毒性甲状腺肿(diffuse nontoxic goiter)亦称单纯性甲状腺肿(simple goiter),常由于缺碘致甲状腺素分泌不足,TSH 分泌增多,甲状腺滤泡上皮增生,滤泡内胶质堆积而使甲状腺肿大。本病常呈地域性分布,又称地方性甲状腺肿(endemic goiter),也可为散发性。据报道,目前全世界约有 10 亿人生活在碘缺乏地区,我国病区人口超过 3 亿,大多位于内陆山区及半山区,全国各地均有散发。本病主要表现为甲状腺肿大(图 15-5),一般无症状,部分患者后期可出现吞咽和呼吸困难,少数患者可伴甲状腺功能亢进或低下等症状。

病理变化　根据非毒性甲状腺肿的发生、发展过程和病变特点,可将其分为 3 个时期。

1. **增生期**　又称弥漫性增生性甲状腺肿(diffuse hyperplastic goiter)。肉眼观,甲状腺弥漫性对称性中度增大,一般不超过 150g(正常 20~40g),表面光滑;光镜下,滤泡上皮增生呈立方或低柱状,伴小滤泡形成,胶质较少,间质充血。甲状腺功能无明显改变。

2. **胶质贮积期**　又称弥漫性胶性甲状腺肿(diffuse colloid goiter)。因长期持续缺碘,胶质大量贮积。肉眼观,甲状腺弥漫性对称性显著增大,重200~300g,表面光滑,切面呈淡或棕褐色,半透明胶冻状;光镜下见滤泡大小不等,大部分滤泡上皮复旧变扁平,滤泡腔高度扩大,腔内大量胶质贮积(图15-6),但仍可见小滤泡的部分上皮增生,乳头形成。

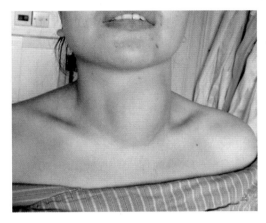

图15-5　颈部甲状腺肿大

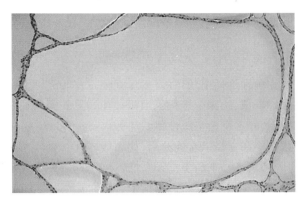

图15-6　弥漫性非毒性甲状腺肿(胶质贮积期)

3. **结节期**　又称结节性甲状腺肿(nodular goiter),本病后期滤泡上皮局灶性增生、复旧或萎缩不一致,分布不均,形成结节。肉眼观,甲状腺呈不对称结节状增大,结节大小不等,有的结节境界清楚,常无完整包膜(图15-7),切面内常见出血、坏死、囊性变、钙化和疤痕形成;光镜下,部分滤泡上皮呈柱状或乳头样增生,小滤泡形成;部分上皮复旧或萎缩,胶质贮积;间质纤维组织增生、间隔包绕形成大小不一的结节状病灶(图15-8)。

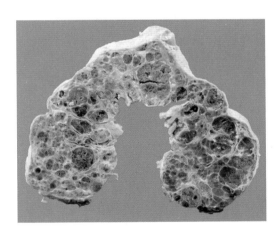

图15-7　结节性甲状腺肿

甲状腺内有多发性结节,有的分界不清,无包膜

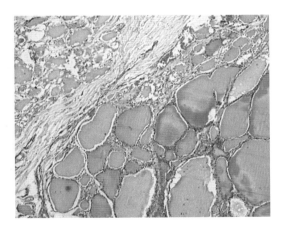

图15-8　弥漫性非毒性甲状腺肿(结节期)

可见纤维分割,形成结节

病因及发病机制

1. **缺碘**　地方性水、土、食物中缺碘及机体在青春期、妊娠和哺乳期对碘需求量增加而相对缺碘,甲状腺素合成减少,通过反馈刺激垂体 TSH 分泌增多,甲状腺滤泡上皮增生,摄碘功能增强,达到缓解。如果持续长期缺碘,一方面滤泡上皮增生,另一方面所合成的甲状腺球蛋白没有碘化而不能被上皮细胞吸收利用,滤泡腔内充满胶质,使甲状腺肿大。

2. **致甲状腺肿因子的作用**　①饮用水中大量钙和氟可引起甲状腺肿,因其影响肠道碘的吸收,使滤泡上皮细胞质内钙离子增多,从而抑制甲状腺素分泌;②某些食物(如卷心菜、木薯等)可致甲状腺肿,如木薯内含氰化物,抑制碘化物在甲状腺内运送;③硫氰酸盐及过氯酸盐妨碍碘向甲状腺聚集;④药物如硫脲类药、磺胺药、锂、钴及高氯酸盐等,可抑制碘离子的浓集或碘离子有机化。

3. 高碘　长期饮用含高碘的水,因碘摄食过高,过氧化物酶的功能基团过多地被占用,影响酪氨酸氧化,因而碘的有机化过程受阻,甲状腺呈代偿性肿大。

4. 遗传与免疫　家族性甲状腺肿的原因是激素合成中有关酶的遗传性缺乏,如过氧化物酶、去卤化酶的缺陷及碘酪氨酸偶联缺陷等。有人认为甲状腺肿的发生与自身免疫机制参与有关。

二、弥漫性毒性甲状腺肿

弥漫性毒性甲状腺肿(diffuse toxic goiter),是指血中甲状腺素过多,作用于全身各组织所引起的临床综合征,临床上统称为甲状腺功能亢进症(hyperthyroidism)(简称甲亢),由于约有 1/3 患者有眼球突出,故又称为突眼性甲状腺肿(exophthalmic goiter)(图 15-9)。临床上主要表现为甲状腺肿大,基础代谢率和神经兴奋性升高,如心悸、多汗、烦热、脉搏快、手震颤、多食、消瘦、乏力、突眼等;血 T_3、T_4 高,吸碘率高。本病多见于女性,以 20~40 岁最多见。

病理变化　肉眼观,病变甲状腺弥漫性对称性增大,为正常的 2~4 倍,表面光滑,血管充血,质较软,切面灰红呈分叶状,胶质少,无结节,质实如肌肉样。光镜下:①滤泡上皮增生呈高柱状,有的呈乳头样增生,并有小滤泡形成;②滤泡腔内胶质稀薄,滤泡周边胶质出现许多大小不一的上皮细胞的吸收空泡;③间质血管丰富、充血,淋巴组织增生(图 15-10)。免疫荧光:滤泡基底膜上有 IgG 沉着。手术前须经碘治疗,治疗后甲状腺病变有所减轻,甲状腺体积缩小、质变实,光镜下见上皮细胞变矮、增生减轻,胶质增多变浓,吸收空泡减少,间质血管减少,淋巴细胞也减少。

除甲状腺病变外,全身可有淋巴组织增生、胸腺和脾脏增大,心脏肥大,心肌、肝细胞可有变性、坏死及纤维化。眼球外突的原因是眼球外肌水肿,球后纤维脂肪组织增生、淋巴细胞浸润和黏液水肿。

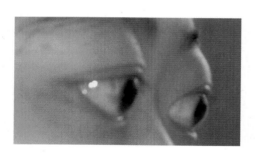

图 15-9　突眼性甲状腺肿

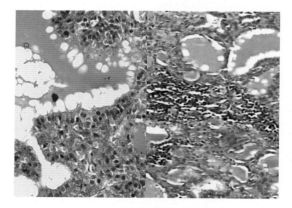

图 15-10　弥漫性毒性甲状腺肿
滤泡腔内有上皮细胞的吸收空泡,间质淋巴组织增生

病因及发病机制　目前一般认为本病与下列因素有关:①自身免疫性疾病,其根据:一是血中球蛋白增高,并有多种抗甲状腺的自身抗体,且常与一些自身免疫病并存;二是血中存在与 TSH 受体结合的抗体,具有类似 TSH 的作用,刺激滤泡上皮细胞增生,分泌甲状腺激素。②遗传因素,发现某些患者亲属中也患有此病或其他自身免疫病;③有的因精神创伤,可能干扰了免疫系统而促进自身免疫病的发生。

三、甲状腺功能低下

甲状腺功能低下(hypothyroidism)是甲状腺素合成和释放减少或缺乏而出现的综合征。可表现为克汀病或黏液水肿。

克汀病或呆小症（cretinism）　主要由于地方性缺碘,在胎儿和婴儿期从母体获得或合成甲状腺素不足或缺乏,导致生长发育障碍,表现为大脑发育不全、智力低下、表情痴呆、愚钝容貌,骨形成及成熟障碍,四肢短小,形成侏儒。

黏液水肿（myxedema）　少年及成人组织间质内出现大量类黏液（氨基多糖）积聚。光镜下可见间质胶原纤维分解、断裂变疏松,充以蓝色的胶状液体。临床上可出现怕冷、嗜睡、月经周期不规律,动作、说话及思维减慢,皮肤发凉、粗糙及非凹陷性水肿。氨基多糖沉积的组织和器官可出现相应的功能障碍或症状。

甲状腺功能低下的主要原因为:①各种甲状腺肿瘤、炎症、外伤、放射等实质性损伤;②甲状腺先天发育异常;③缺碘、药物及先天或后天性甲状腺素合成障碍;④自身免疫性疾病;⑤垂体或下丘脑病变。

四、甲状腺炎

按病程及临床病理特点不同,可将甲状腺炎分为急性、亚急性和慢性三种。急性甲状腺炎是多由细菌感染引起的化脓性炎症;亚急性甲状腺炎一般认为是与病毒感染有关的炎症;慢性淋巴细胞性甲状腺炎是一种自身免疫性疾病;纤维性甲状腺炎目前病因不明。

（一）亚急性甲状腺炎

亚急性甲状腺炎（subacute thyroiditis）又称肉芽肿性甲状腺炎（granulomatous thyroiditis）。它是一种与病毒感染有关的肉芽肿性炎症。女性多于男性,中青年多见。起病急,发热,颈部有压痛,病程短,常在数月内恢复正常。

病理变化　肉眼观,甲状腺呈不均匀结节状,轻至中度增大,质实,橡皮样。切面病变呈灰白或淡黄色,可见坏死或瘢痕,常与周围组织有粘连。光镜下,病变呈灶性分布,部分滤泡被破坏,胶质外溢,引起类似结核结节的肉芽肿形成,并有多量的中性粒细胞及不等量的嗜酸性粒细胞、淋巴细胞和浆细胞浸润,可形成微小脓肿,伴异物巨细胞反应,但无干酪样坏死。愈复期巨噬细胞消失,滤泡上皮细胞再生、间质纤维化、瘢痕形成。本病主要与其他肉芽肿性炎鉴别如结核和结节病,亚急性甲状腺炎的肉芽肿内可有胶样物质,无干酪样坏死和结核杆菌。

（二）慢性甲状腺炎

1. 慢性淋巴细胞性甲状腺炎（chronic lymphocytic thyroiditis）　又称桥本甲状腺炎（Hashimoto's thyroiditis）、自身免疫性甲状腺炎（autoimmune thyroiditis）,是一种自身免疫性病。多见于中年女性,临床上甲状腺无痛性弥漫性肿大,晚期常有甲状腺功能低下的表现,TSH 较高,T_3、T_4 低,患者血内出现多种自身抗体。

病理变化　肉眼观,甲状腺弥漫性对称性肿大,质较韧,重量一般为 60～200g,被膜轻度增厚,但与周围组织无粘连,切面呈分叶状,色灰白灰黄。光镜下,甲状腺广泛破坏、萎缩,大量淋巴细胞及不等量的嗜酸性粒细胞浸润、淋巴滤泡形成,纤维组织增生。

2. 纤维性甲状腺炎（fibrous thyroiditis）　又称 Riedel 甲状腺肿或慢性木样甲状腺炎（chronic woody thyroiditis）,原因不明,罕见。男女之比为 1:3,年龄为 30～60 岁,早期症状不明显,晚期甲状腺功能低下,增生的纤维瘢痕组织压迫可产生声音嘶哑、呼吸及吞咽困难等。

病理变化　肉眼观,甲状腺中度肿大,病变范围和程度不一,病变呈结节状,质硬似木样,与周围组织明显粘连,切面灰白。光镜下,滤泡萎缩,大量纤维组织增生、玻璃样变,有淋巴细胞浸润。

本病与淋巴细胞性甲状腺炎的主要区别是:①本病向周围组织蔓延、侵犯、粘连;后者仅限于甲状腺内;②本病虽有淋巴细胞浸润,但不形成淋巴滤泡;③本病有显著的纤维化及玻璃样变,质硬。

五、甲状腺肿瘤

甲状腺发生的肿瘤种类较多,组织学分类也不一致,现就常见的甲状腺肿瘤进行介绍。

(一) 甲状腺腺瘤

甲状腺腺瘤(thyroid adenoma)是甲状腺滤泡上皮发生的一种常见良性肿瘤。往往在无意中发现,中青年女性多见。肿瘤生长缓慢,随吞咽活动而上下移动。肉眼观,多为单发,圆或类圆形,有完整的包膜,常压迫周围组织,直径一般 3~5cm,切面多为实性,色暗红或棕黄(图 15-11),可并发出血、囊性变、钙化和纤维化。根据瘤组织形态学特点分类介绍如下:

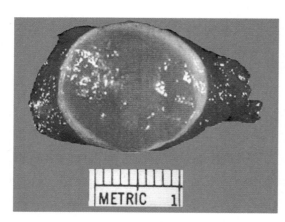

图 15-11　甲状腺腺瘤
腺瘤呈卵圆形,包膜完整,分界清楚

1. **单纯型腺瘤(simple adenoma)** 包膜完整,瘤组织由大小较一致、排列拥挤、内含胶质,由与成人正常甲状腺相似的滤泡构成。

2. **胶样型腺瘤(colloid adenoma)** 肿瘤组织由大滤泡或大小不一的滤泡组成,滤泡内充满胶质,并可互相融合成囊。

3. **胎儿型腺瘤(fetal adenoma)** 主要由小而一致、仅含少量胶质或没有胶质的小滤泡构成,上皮细胞为立方形,似胎儿甲状腺组织。

4. **胚胎型腺瘤(embryonal adenoma)** 瘤细胞小,大小较一致,分化好,呈片状或条索状排列,偶见不完整的小滤泡,无胶质,间质疏松呈水肿状。

5. **嗜酸细胞型腺瘤(acidophilic cell type adenoma)** 又称 Hürthle(许特莱)细胞腺瘤。较少见,瘤细胞大而多角形,核小,胞质丰富、嗜酸性,内含嗜酸性颗粒。电镜下见嗜酸性细胞内有丰富的线粒体,即 Hürthle 细胞。瘤细胞排列成索网状或巢状,很少形成滤泡。

6. **非典型腺瘤(atypical adenoma)** 瘤细胞丰富,部分为梭形,有轻度非典型增生,可见核分裂象。瘤细胞排列成索或巢片状,不形成滤泡,间质少,但无包膜和血管侵犯。本瘤应与髓样癌和转移癌鉴别,可作 TTF-1、降钙素(calcitonin,CT)、上皮膜抗原(epithelial membrane antigen,EMA)和角蛋白(keratin)等免疫组织化学检查,髓样癌细胞呈 TTF-1、CT 阳性,转移癌不表达甲状腺球蛋白(thyroglobulin,TG)。

结节性甲状腺肿和甲状腺腺瘤的诊断及鉴别要点:①前者常为多发结节、无完整包膜;后者一般单发,有完整包膜。②前者滤泡大小不一致,一般比正常的大;后者则滤泡及滤泡上皮细胞大小较一致。③前者周围甲状腺组织无压迫现象,邻近的甲状腺内与结节内有相似病变;后者周围甲状腺有压迫现象,周围和邻近处甲状腺组织均正常。

(二) 甲状腺癌

甲状腺癌(thyroid carcinoma)是一种常见的恶性肿瘤,是原发甲状腺最常见的恶性肿瘤,男女之比约 2:3,以 40~50 岁多见。各类型的甲状腺癌生物学特性有很大差异,有的生长较为缓慢;有的原发灶很小,却发生转移,常因颈部淋巴结肿大而就诊;有的短期内生长很快,浸润周围组织引起症状。甲状腺癌的主要组织学类型如下。

1. **乳头状癌(papillary carcinoma)** 是原发性甲状腺癌中最常见的类型,占甲状腺癌的 60%,青少年女性较多见,肿瘤生长缓慢,恶性程度较低,预后较好,10 年生存率达 80% 以上。

但局部淋巴结转移较早。肉眼观,肿瘤一般呈球形,直径约3cm,无包膜,切面灰白色,质地较硬。部分病例有囊形成,囊内可见乳头,又称为乳头状囊腺癌(papillary cystadenocarcinoma)(图15-12)。

光镜下:乳头分支多,乳头中心有纤维血管间质,间质内常见呈同心圆状的钙化小体,即砂粒体(psammoma bodies)(图15-13),有浸润,有助于诊断。乳头上皮常呈单层,癌细胞核染色质少,常呈透明毛玻璃样(ground glass),无核仁,有核沟,核内假包涵体,核相互重叠。癌直径小于1cm,称之微小癌(microcarcinoma)。多在尸检中或因进行甲状腺切除时发现或因颈淋巴结转移才被注意。微小癌预后较好,远处转移少见。

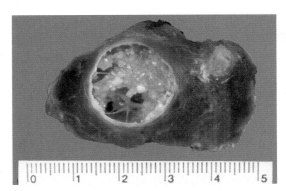

图15-12 甲状腺乳头状囊腺癌
肿瘤呈囊状,囊内癌组织形成许多乳头状结构

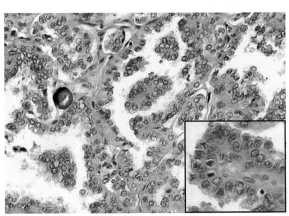

图15-13 甲状腺乳头状癌
细胞核呈毛玻璃状,有核沟,伴砂粒体形成

乳头状癌呈TTF-1、TG、CK19、RET、HMBE-1和Galectin-3阳性。乳头状癌 *BRAF*、*TERT* 等基因突变的检测有助于对其进行风险分层、预后预测及治疗靶点的评估。

2. 滤泡癌(follicular carcinoma) 是甲状腺向滤泡分化形成的恶性肿瘤,缺乏乳头状癌的诊断特征。常比乳头状癌预后差,占甲状腺癌的20%~25%。多发于40岁以上女性,易血道转移。肉眼观,结节状,有包膜,但光镜下血管和(或)包膜浸润;部分病例包膜不完整,浸润周围甲状腺组织,切面灰白、质软。光镜下,可见不同分化程度的滤泡,分化极好的滤泡癌很难与腺瘤区别,需对肿瘤及包膜多处取材、切片,尤其是否有包膜和血管侵犯加以鉴别(图15-14)。分化差的呈实性巢片状,瘤细胞显著异型性,滤泡少且含胶质量少。新版WHO提出具有乳头样核特征的非浸润性甲状腺滤泡性肿瘤为交界性肿瘤。滤泡癌呈TTF-1、TG阳性。

3. 髓样癌(medullary carcinoma) 占甲状腺癌的5%~10%,是由滤泡旁细胞发生的恶性肿瘤,属于APUD瘤。40~60岁为高发年龄,部分为家族性常染色体显性遗传,肿瘤分泌降钙素,产生严重腹泻和低钙血症,有的还同时分泌其他多种激素和物质。肉眼观,单发或多发,可有假包膜,直径1~11cm,切面灰白或黄褐色,质实而软。光镜下:瘤细胞圆形或多角形或梭形,核圆或卵圆形,核仁不明显,核分裂罕见。瘤组织呈实体片巢状或乳头状、滤泡状、旋涡状排列,间质内常有淀粉样物质沉着(图15-15)(可能与降钙素的分泌有关)。电镜:胞质内有大小较一致的神经内分泌颗粒。

髓样癌呈TTF-1、CT、突触素(synaptophysin,Syn)、嗜铬素A(chromogranin A,CgA)阳性,而TG阴性;滤泡癌、乳头状癌和未分化癌TG均可阳性,而CT均阴性。

4. 未分化癌(undifferentiated carcinoma) 占甲状腺癌的5%~10%,又称间变性癌(anaplastic carcinoma)或肉瘤样癌(sarcomatoid carcinoma)。多见于50岁以上,女性较多见。生长快,早期即可发生浸润和转移,恶性程度高,预后差。肉眼观,肿块较大,无包膜,广泛浸润、破坏,切面灰白,常

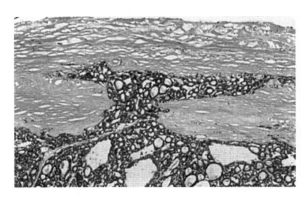

图 15-14   甲状腺滤泡癌

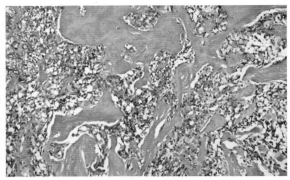

图 15-15   甲状腺髓样癌

有出血、坏死。光镜下,癌细胞大小、形态不一,核分裂象多。组织学上可分为小细胞型、梭形细胞型、巨细胞型和混合细胞型。癌细胞可表达 Keratin、EMA 及 p53,几乎不表达 TG、TTF-1。

第三节   肾上腺疾病

一、肾上腺皮质功能亢进

肾上腺皮质分泌盐皮质激素、糖皮质激素和肾上腺雄激素或雌激素。每类激素异常分泌过多时可导致相应的临床综合征,常见的有皮质醇增多症(hypercortisolism),又称 Cushing 综合征和醛固酮增多症(hyperaldosteronism)。

(一) Cushing 综合征

由于长期分泌过多的糖皮质激素,促进蛋白质异化、脂肪沉积,表现为满月脸、向心性肥胖、高血压、皮肤紫纹、多毛、糖耐量降低、月经失调、性欲减退、骨质疏松、肌肉乏力等。本症成人多于儿童,常见于 20 ~ 40 岁,女性多于男性。其病因及病变如下:

1. **垂体性**   由于垂体肿瘤或下丘脑功能紊乱,分泌过多的 ACTH 或下丘脑分泌皮质激素释放因子(corticotropin releasing factor,CRF)过多,血中 ACTH 增高。双肾上腺弥漫性中度肥大,重量可达 20g,切面皮质厚度可超过 2mm。主要为网状带和束状带细胞增生。

2. **肾上腺性**   由于肾上腺肿瘤或增生,分泌大量皮质醇,致血中 ACTH 降低。双肾上腺显著增生、肥大,可超过 50g。主要为网状带及束状带细胞弥漫增生,而结节状增生者多为束状带细胞。

3. **异位性**   为异位分泌的 ACTH 引起。最常见的原因为小细胞肺癌,其他有恶性胸腺瘤、胰岛细胞瘤等。

4. **医源性**   长期大量使用糖皮质激素引起,垂体-肾上腺皮质轴受抑制可致肾上腺萎缩。

(二) 醛固酮增多症

醛固酮增多症(hyperaldosteronism)分为原发性和继发性两种。①原发性醛固酮增多症(primary aldosteronism):大多数由肾上腺肿瘤引起,少数为肾上腺皮质增生所致,临床主要表现为高钠血症、低钾血症及高血压,血清中肾素降低,这是因为钠潴留使血容量增多,抑制肾素的释放。主要为球状带细胞增生。②继发性醛固酮增多症(secondary aldosteronism):系指各种疾病引起肾素-血管紧张素分泌过多,刺激球状带细胞增生而引起继发性醛固酮分泌增多的疾病。

二、肾上腺皮质功能低下

本症分为急、慢性两类:①急性肾上腺皮质功能低下(acute adrenocortical insufficiency):主要原因是皮质大片出血或坏死、血栓形成或栓塞、重症感染或应激反应及长期使用皮质激素治疗后突然停药等。表现为血压下降、休克、昏迷等症状,严重者可致死。②慢性肾上腺皮质功能低下(chronic adrenocortical insufficiency):又称 Addison 病。主要病因为双肾上腺结核和特发性肾上腺萎缩,极少数为肿瘤转移和其他原因,双肾上腺皮质严重破坏,表现为皮肤和黏膜及瘢痕处黑色素沉着增多、低血糖、低血压、食欲减退、肌力低下、易疲劳、体重减轻等。黑色素沉着增多是由于肾上腺皮质激素减少,促使垂体分泌 ACTH 及 β-LPH 增加,促进黑色素细胞合成过多的黑色素之故。

特发性肾上腺萎缩(idiopathic adrenal atrophy)　又称自身免疫性肾上腺炎(autoimmune adrenalitis),是一种自身免疫病。多见于青年女性,患者血中常有抗肾上腺皮质细胞线粒体和微粒体抗体。双肾上腺高度萎缩、皮质菲薄,内有大量淋巴细胞和浆细胞浸润。

三、肾上腺肿瘤

(一)肾上腺皮质腺瘤

肾上腺皮质腺瘤(adrenocortical adenoma)是肾上腺皮质细胞发生的一种良性肿瘤。女性多于男性,以儿童多见。肉眼观,肿瘤直径 1～5cm,重10～70g,常有完整包膜,切面实性,金黄色或棕黄色(图 15-16);光镜下,主要由富含类脂质的透明细胞构成,核较小,瘤细胞排列成团,由富含毛细血管的少量间质分隔。少数可引起醛固酮增多症或 Cushing 综合征。

皮质腺瘤与结节状皮质增生的区别:前者常为单侧单发有包膜,对周围组织有压迫现象;后者常为多发性双侧性,直径常在 1cm 以下,多见于高血压患者。

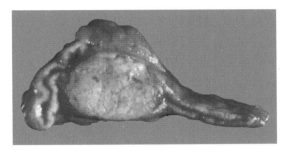

图 15-16　肾上腺皮质腺瘤
肿瘤切面实性,金黄色,有包膜,分界清楚

(二)肾上腺皮质腺癌

肾上腺皮质腺癌体积一般较大,重量常超过 100g,包膜不完整,切面灰白色或黄色,有出血、坏死、囊性变和钙化。光镜下癌细胞异型性明显,核分裂常见。易发生局部浸润、转移。皮质腺瘤与皮质腺癌的鉴别主要根据浸润和转移。

(三)肾上腺髓质肿瘤

肾上腺髓质可发生神经母细胞瘤、神经节细胞瘤和嗜铬细胞瘤。现仅以嗜铬细胞瘤为例介绍如下:

嗜铬细胞瘤(pheochromocytoma)　由髓质嗜铬细胞(chromaffin cell)发生的一种肿瘤,又称肾上腺内副神经节瘤(intra adrenal paraganglioma),90% 来自肾上腺髓质,余下 10% 左右发生在肾上腺髓质以外的器官或组织内。本瘤多见于 20～50 岁。临床上均可伴儿茶酚胺的异常分泌,引起间歇性或持续性高血压、头痛、出汗、心动过速、心悸、基础代谢率升高和高血糖等。肉眼观,常为单侧单发,一般大小在 2～6cm,平均重约 100g,可有完整包膜,切面灰白或粉红色,常有出血、坏死、钙化及囊性变;光镜下,瘤细胞为大多角形细胞,少数为梭形或柱状细胞,并有一定程度的多形性,可出现瘤巨细胞,胞质内可见大量嗜铬颗粒,瘤细胞呈索、团状排列,间质为血窦;电镜下,胞质内含有神经内分泌颗粒。良、恶性嗜铬细胞瘤在细胞形态学上很难鉴别,只有广泛浸润邻近脏器、组织或发生转移才能确诊为恶性。嗜铬细胞瘤表达 CgA、Syn。

第四节　胰　岛　疾　病

人胰岛内主要由四种内分泌细胞组成:①A 细胞;②B 细胞;③D 细胞;④PP 细胞。各种内分泌细胞可呈病理性增生或形成肿瘤,导致激素的异常分泌和功能亢进;也可以呈变性、萎缩,引起有关激素分泌不足和功能低下。

一、糖尿病

糖尿病(diabetes mellitus)是一种因胰岛素绝对或相对不足或靶细胞对胰岛素敏感性降低等而引起的糖、脂肪和蛋白质代谢紊乱的一种慢性疾病。其主要特点是高血糖、糖尿。表现为多饮、多食、多尿和体重减轻(即"三多一少"),可使一些组织或器官发生形态结构改变和功能障碍,并发酮症酸中毒、肢体坏疽、多发性神经炎、失明和肾衰竭等。本病发病率日益增高,已成为世界性的常见病。

(一) 分类、病因及发病机制

糖尿病一般分为原发性糖尿病(primary diabetes mellitus)和继发性糖尿病(secondary diabetes mellitus)两种。原发性糖尿病又分为胰岛素依赖型糖尿病（insulin-dependent diabetes mellitus,IDDM)和非胰岛素依赖型糖尿病(non-insulin-dependent diabetes mellitus,NIDDM)两种。

1. 原发性糖尿病

(1) 胰岛素依赖型糖尿病:又称1型或幼年型,约占糖尿病的10%。主要特点是青少年发病,起病急,病情重,发展快,胰岛B细胞严重受损,细胞数目明显减少,胰岛素分泌绝对不足,血中胰岛素降低,引起糖尿病,易出现酮症,治疗依赖胰岛素。目前认为本型是在遗传易感性的基础上由病毒感染等诱发的针对B细胞的一种自身免疫病。其根据是:①患者体内可测到胰岛细胞抗体和细胞表面抗体,而且本病常与其他自身免疫病并存;②与HLA(组织相容性抗原)的关系受到重视,患者血中HLA-DR3和HLA-DR4的检出率超过平均值,说明与遗传有关;③血清中抗病毒抗体滴度显著增高,提示与病毒感染有关。

(2) 非胰岛素依赖型糖尿病:又称2型或成年型,约占糖尿病的90%,主要特点是成年发病,起病缓慢,病情较轻,发展较慢,胰岛数目正常或轻度减少,血中胰岛素可正常、增多或降低,肥胖者多见,不易出现酮症,一般可以不依赖胰岛素治疗。本型病因、发病机制不清楚,认为是与肥胖有关的胰岛素相对不足及组织对胰岛素不敏感所致。

2. 继发性糖尿病
指已知原因造成胰岛内分泌功能不足所致的糖尿病,如炎症、肿瘤,手术或其他损伤和某些内分泌疾病(如肢端肥大症、Cushing综合征、甲亢)等。

(二) 病理变化

1. 胰岛病变
不同类型、不同时期病变不同。1型糖尿病早期为非特异性胰岛炎,继而胰岛B细胞颗粒脱失、空泡变性、坏死、消失,胰岛变小、数目减少,纤维组织增生、玻璃样变;2型糖尿病早期病变不明显,后期B细胞减少,常见胰岛淀粉样变性(图15-17)。

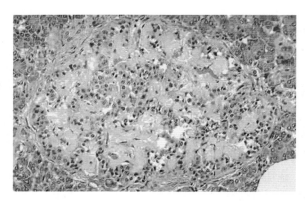

图15-17　糖尿病胰岛
胰岛内见粉染的淀粉样变性物质

2. 血管病变
各型动脉均可有不同程度的血管壁增厚、玻璃样变、变硬;血管壁通透性增强;有的可有血栓形成或管腔狭窄,引起组织或器官缺血、功能障碍和病变。

大、中动脉有动脉粥样硬化或中层钙化引起冠心病、心肌梗死、脑萎缩、四肢坏疽等。

3. 肾脏病变
糖尿病肾病(diabetic nephropathy)是糖尿病严重的并发症。光镜下:①肾脏体积增大:早期肾血流量增加,肾小球滤过率增高,导致早期肾脏体积增大,通过治疗可恢复正常。②结节性肾小球硬化:肾小球系膜内出现圆形或卵圆形均质嗜伊红的玻璃样物质沉积结节,结节增大可使毛细血管腔阻塞,银染色呈同心圆层状结构。毛细血管基底膜增厚。③弥漫性肾小球硬化:系膜基质弥漫性增多,基底膜弥漫性增厚。毛细血管腔变窄或闭塞,肾小球玻变。④肾小管-间质性损害:肾小管上皮细胞出现颗粒样和空泡样变性及萎缩。肾间质纤维化、水肿和淋巴细胞浸润。⑤血管损害:多引起肾细动脉硬化。⑥肾乳头坏死:常见于患者患急性肾盂肾炎时,肾乳头坏死是缺血并感染所致。

4. 视网膜病变 早期表现为微小动脉瘤和视网膜小静脉扩张、渗出、水肿、微血栓形成、出血等病变;还可因血管病变引起缺氧,刺激纤维组织增生、新生血管形成等增生性视网膜性病变。

5. 神经系统病变 周围神经可因血管病变引起缺血性损伤或症状,如肢体疼痛、麻木、感觉丧失、肌肉麻痹等,脑细胞可发生广泛变性。

6. 其他组织或器官病变 可出现皮肤黄色瘤、肝脂变和糖原沉积、骨质疏松、真菌感染等。

二、胰岛细胞瘤

胰腺神经内分泌肿瘤称为胰岛细胞瘤(islet cell tumor)。好发部位依次为胰尾、体、头部。常见于20~50岁。肿瘤多为单个,直径多数1~5cm,圆形或椭圆形,境界清楚,包膜完整或不完整,切面粉白或暗红色,质软、均质;光镜下瘤细胞与正常胰岛细胞相似,呈小圆形、短梭形或多角形,形态较一致,核圆或椭圆形、短梭形,染色质细颗粒状,可见小核仁,核有不同程度的异型性,但核分裂罕见。瘤组织排列形式多样,有的呈脑回状、梁状、索带状,有丰富的薄壁血窦分隔;有的呈腺泡样和腺管状或呈菊形团样;有的呈实性团块或弥漫成片、不规则排列(图15-18)。胰岛细胞瘤多数具有分泌功能,已知的功能性胰岛细胞瘤有6种,即胰岛素瘤、胃泌素瘤、高血糖素瘤、生长抑素瘤、VIP瘤和PP瘤。肿瘤表达Syn、CgA,胰岛素瘤特异表达抗胰岛素抗体,胃泌素瘤特异表达抗胃泌素抗体,高血糖素瘤特异表达抗高血糖素抗体。目前,胰腺的胰岛细胞瘤与胃肠神经内分泌肿瘤的诊断与分级是采用

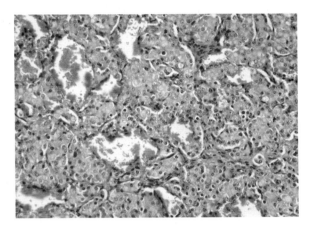

图15-18 **胰岛细胞瘤**

2010年第4版WHO消化系统肿瘤分类与中国胃肠胰神经内分泌肿瘤病理诊断共识(2013版)。将所有源自神经内分泌细胞的肿瘤称为"neuroendocrine neoplasm,NEN",中文译名为神经内分泌肿瘤,根据不同分化程度,NEN分为高分化神经内分泌肿瘤和低分化神经内分泌肿瘤。根据瘤细胞的增殖活性[核分裂象和(或)Ki-67阳性指数],NEN分为G1、G2、G3。

第五节 弥散性神经内分泌肿瘤

一、弥散性神经内分泌系统的概述

(一)概念

弥散性神经内分泌系统(dispersed or diffuse neuroendocrine system,DNES)是指广泛分布在机体各部位、器官或系统的一些弥散性内分泌细胞和细胞群,这些细胞能吸取胺的前身,使之脱羧基并转变为胺类物质,把具有这种特性(或能力)的所有细胞统称为APUD(amine precursor uptake & decarboxylation)细胞系统;由于这种细胞HE和甲苯胺蓝染色时胞质着色浅,呈透亮状,又称为透明细胞;银染色时显示嗜银性或亲银性,人们常称之为嗜银细胞(argent-affin cells);目前认为这一类细胞来自神经外胚层的神经嵴细胞或内胚层细胞,并有内分泌功能(电镜下这些细胞可含有神经内分泌颗粒),又称之为神经内分泌细胞。

（二）DNES 细胞的分布、形态特点和鉴别

已知的 DNES 细胞有数十种,分布在人体不同组织和器官的上皮内。以脑和胃肠道最多,肺、胰、胆道、咽喉、鼻、唾液腺、泌尿生殖道以及皮肤等部位均有很多的神经内分泌细胞存在。

DNES 细胞呈胞质着色浅的透明细胞,以单个或数个成群细胞形式夹杂在上皮细胞间。目前用于鉴别 DNES 细胞的方法主要有:①银染色;②电镜;③免疫组化;④原位杂交。

DNES 细胞经银染色可显嗜银性或亲银性。

电镜检查:胞质有成簇的神经内分泌颗粒。

免疫组织化学:是鉴别 DNES 细胞的首选方法。广谱的 DNES 细胞标记有:①神经元特异性烯醇酶;②嗜铬素;③突触素;④其他有蛙皮素(bombesin)、胃泌素释放肽(GRP)、Leu-7、TB2 蛋白、PGP9.5 蛋白和 HISL-90 等单抗。

原位杂交:有些 DNES 细胞和肿瘤的蛋白-激素含量较少,测量不出来,用原位杂交检测出有关蛋白-激素的 mRNA 则有助于鉴别诊断。

二、DNES 肿瘤

由 DNES 细胞发生的在组织形态上相似的特殊肿瘤,称为 DNES 肿瘤,亦称为 APUD 瘤。肿瘤在组织形态上呈巢、索、小梁、花带、腺泡、菊形团或弥漫成片。巢索间质内有丰富的薄壁血窦或血管。瘤细胞体积小,圆形或卵圆形或多边形,胞膜清楚,胞质空或淡粉颗粒状,核小圆形或卵圆形,居中,核染色质细颗粒状;核分裂很少或无。

（一）胃肠道 DNES 肿瘤

胃肠道最常见的 DNES 肿瘤有胃泌素瘤、生长抑素瘤和类癌,新版 WHO 分类中建议不再使用"类癌",但在阑尾神经内分泌肿瘤中仍包括管状类癌和杯状类癌。所有胃肠胰神经内分泌肿瘤都具有恶性潜能。

1. 胃泌素瘤（gastrinoma）　胃泌素瘤多见于胰,胰外的胃泌素瘤可发生在十二指肠、空肠、胃、肝门、脾门、卵巢、甲状旁腺和淋巴结等处。本瘤的特点是:①体积小(直径一般小于 2cm)而多发;②恶性率高;③产生 Zollinger-Ellison 综合征;④常有水样泻及脂性腹泻。肿瘤特异表达抗胃泌素抗体。

2. 生长抑素瘤（somatostatinoma）　多见于中老年人,好发于十二指肠壶腹部和空肠等。肿瘤表达抗生长抑素抗体。

（二）肺 DNES 肿瘤

肺内主要的 DNES 细胞单个或成群的散在分布支气管树表面上皮细胞之间的基底膜上,亦可位于支气管壁内腺体上皮细胞之间。2015 年 WHO 新分类将肺的神经内分泌肿瘤分为类癌、大细胞神经内分泌癌和小细胞癌。肿瘤表达 CgA、Syn、CD56 和 TTF-1。现简述如下:

1. 类癌（carcinoid）　肺的类癌可分为典型类癌(typical carcinoid)和不典型类癌(atypical carcinoid)两种。肺典型类癌的形态与其他部位类癌相同,核分裂<2/10HPF,无坏死,大小 0.5CM 或较大。不典型类癌恶性程度介于类癌与小细胞癌之间,形态与类癌相同,癌细胞比小细胞癌稍大,核分裂(2~10)/10HPF,可有点状坏死。

2. 小细胞癌（small cell carcinoma，SCC）　见第十章呼吸系统肺小细胞癌内容。

3. 大细胞神经内分泌癌（large cell neuroendocrine carcinoma，LCNEC）　此病的特点是:①癌细胞较大呈多角形;②癌细胞呈实性、小梁状、栅栏状排列,并有器官样巢状或菊形团样结构;③癌细胞核分裂≥11/10HPF;④常伴广泛坏死。

（三）皮肤及其他部位的 DNES 肿瘤

1. 皮肤 Merkel 细胞癌（Merkel cell carcinoma，MCC）　皮肤的 DNES 肿瘤称为 Merkel 癌,该肿瘤好发于面部,位于真皮,易发生转移。Merkel 细胞癌可分为三种类型:①小梁型:是分化最好的

一种。瘤细胞圆形或多角形,呈小梁状排列,侵犯血管少,发展一般较缓慢。②中间细胞型:为最常见的一种。瘤细胞和组织学形态像淋巴瘤或 Ewing 瘤,核分裂多见。恶性程度高,复发和转移多见。③小细胞型:像肺的小细胞癌,细胞排列成片、花带、菊形团或假腺样。恶性程度高,复发和转移多见,预后差。Merkel 细胞癌呈 CgA、Syn、低分子量角蛋白强阳性。

2. **卵巢类癌(carcinoid)**　光镜下,岛状类癌呈巢或小腺泡样结构,由纤维间隔分隔;小梁状癌细胞呈长的波浪状分支,互相吻合成索;卵巢甲状腺肿内含甲状腺肿和类癌两种成分。

3. **其他部位、组织的 DNES 肿瘤**　胸腺和纵隔、乳腺、咽喉部、食管、宫颈、睾丸、前列腺、胆道、肝、肾等均可发生 DNES 肿瘤,但很少或罕见。

（周建华　李连宏）

第十六章　神经系统疾病

神经系统的结构和功能与机体各器官关系十分密切。神经系统病变可导致相应支配部位的功能障碍和病变；而其他系统的疾患也可影响神经系统的功能。

神经系统在解剖和生理上的特殊性使其在病理学上具有与其他器官不同的特点：①病变定位与功能障碍之间关系密切，如一侧大脑基底节的病变可引起对侧肢体偏瘫；②同种病变发生在不同部位，可出现不同的临床表现和后果，如额叶前皮质区的小梗死灶可无任何症状，但若发生在延髓就可导致严重的后果，甚至致命；③不同性质的病变可导致相同的后果，如颅内出血，炎症及肿瘤均可引起颅内压升高；④除了一些共性的病变外，常见一些颅外器官所不具有的特殊病变表现，如神经元变性坏死、髓鞘脱失、胶质细胞增生和肥大等；⑤免疫学特点在于颅内无固有的淋巴组织和淋巴管，免疫活性细胞来自血液循环；⑥某些解剖生理特征具有双重影响，如颅骨虽起保护作用，却也是引发颅内高压的重要条件。由血-脑屏障和血管周围间隙构成的天然防线，在一定程度上限制了炎症反应向脑实质扩展，但也影响某些药物进入脑内发挥作用；⑦颅外器官的恶性肿瘤常可发生脑转移，但颅内原发性恶性肿瘤则极少转移至颅外。

第一节　神经系统疾病的基本病变

一、神经元及其神经纤维的基本病变

神经元（neuron）是中枢神经系统的基本结构和功能单位，是机体中结构和功能最复杂最特殊的细胞之一，对缺血缺氧、感染和中毒等极为敏感。

（一）神经元的基本病变

1. 神经元急性坏死　神经元急性坏死又称红色神经元（red neuron），为急性缺血缺氧、感染和中

毒等引起的神经元的凝固性坏死。形态学表现为神经元核固缩,胞体缩小变形,胞质尼氏小体(Nissl body)消失,HE 染色胞质呈深红染,因此称红色神经元(图 16-1),继而出现细胞核溶解消失,残留细胞的轮廓或痕迹称为鬼影细胞(ghost cell)。由缺血引起的红色神经元最常见于大脑皮质的锥体细胞和小脑 Purkinje 细胞。

2. **单纯性神经元萎缩(simple neuronal atrophy)** 单纯性神经元萎缩是神经元慢性渐进性变性直至死亡的过程,多见于缓慢进展、病程较长的变性疾病,如多系统萎缩,肌萎缩性侧索硬化。特征性表现为神经元胞体及胞核固

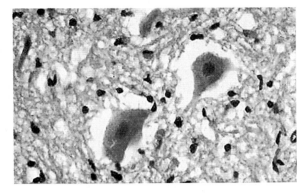

图 16-1 红色神经元
神经元胞体缩小,呈深伊红色,核固缩

缩、消失,无明显的尼氏小体溶解,一般不伴炎症反应。病变早期很难察觉此类神经元的丢失,晚期局部伴明显胶质细胞增生,可提示该处曾经有神经元的存在。

3. **中央性尼氏小体溶解(central chromatolysis)** 中央性尼氏小体溶解常由病毒感染、缺氧、维生素 B 缺乏及轴突损伤等引起。表现为神经元肿胀变圆,核偏位,核仁增大,胞质中央尼氏小体崩解,进而溶解消失,或仅在细胞周边区有少量残留,胞质呈苍白均质状(图 16-2)。早期病变可逆,但若病因长期存在,可致神经元死亡。

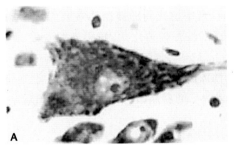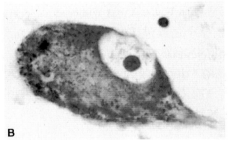

图 16-2 中央性尼氏小体溶解(尼氏染色)
A. 正常神经元呈多边形,核居中,胞质见尼氏小体呈灰蓝色斑块状;B. 中央性尼氏小体溶解,核边置,核仁明显,胞体中央尼氏小体消失,呈透亮区域。核膜下仍可见尼氏小体

4. **包涵体形成** 神经元胞质或胞核内包涵体可见于某些病毒感染和变性疾病,其形态、大小和

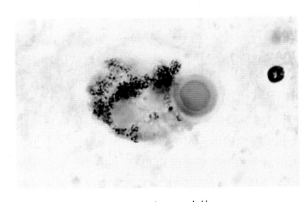

图 16-3 Lewy 小体
黑质神经元胞质内见圆形均质,弱嗜酸性包涵体,周围可见空晕

着色不同,分布部位也有一定规律,如 Parkinson 病患者黑质神经元胞质中的 Lewy 小体(图 16-3);患狂犬病时海马和脑皮质锥体细胞胞质中的 Negri 小体(图 16-4),该小体具有诊断价值;巨细胞病毒感染时包涵体可同时出现在核内和胞质内。此外,神经元胞质中出现脂褐素多见于老年人,和全身其他组织一样,脂褐素源于溶酶体的残体。

5. **神经原纤维变性(neurofibrillary degeneration)** 用镀银染色法在阿尔茨海默病等的皮层神经元细胞质中可显示神经原纤维变粗,并在胞核周围凝结卷曲呈缠结状,又称神经原纤维缠结(neurofibrillary tangles)(图 16-5)。

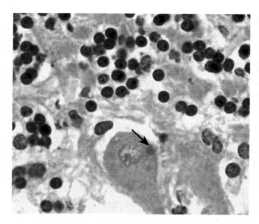

图 16-4　Negri 小体

狂犬病患者神经细胞胞质内嗜酸性 Negri 小体

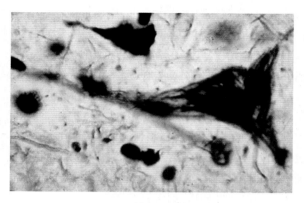

图 16-5　神经原纤维缠结

脑皮质锥体细胞神经原纤维缠结呈团块状，
Bielschowsky 银染色

这是神经元趋向死亡的一种标志，除变性的原纤维外，细胞其余部分最终消失，残留变性的原纤维常聚集成团，引起胶质细胞反应，形成老年斑（senile plaque）。

（二）神经纤维的基本病变

1. 轴突损伤和轴突反应　轴突损伤后，神经元在出现中央性尼氏小体溶解的同时，轴突出现肿胀和轴突运输障碍。HE 切片中，轴突肿胀呈红染球状，称轴突小球（axonal spheroids）。

轴突反应或称 Waller 变性（Wallerian degeneration）是中枢或周围神经轴索被离断后，轴突出现的一系列变化，整个过程包括三个阶段：①轴索断裂崩解，被吞噬消化；②髓鞘崩解脱失，游离出脂滴；③吞噬细胞增生，吞噬崩解产物。

2. 脱髓鞘（demyelination）　Schwann 细胞变性或髓鞘损伤导致髓鞘板层分离、肿胀、断裂，并崩解成脂滴，进而完全脱失称脱髓鞘，此时轴索相对保留。随着病情的发展，轴索可出现继发性损伤。中枢神经系统具有有限的髓鞘再生能力。

二、神经胶质细胞的基本病变

神经胶质细胞（neuroglia）包括星形胶质细胞（astrocyte）、少突胶质细胞（oligodendrocyte）和室管膜细胞（ependymal cell），总数是神经元的 5 倍。

（一）星形胶质细胞（astrocyte）的基本病变

星形胶质细胞具有广泛的功能，任何损伤均可引起星形细胞的反应，其基本病变有肿胀、反应性胶质化、包涵体形成等。

1. 肿胀　缺氧、中毒、低血糖以及海绵状脑病等引起神经系统受损后，最早出现的形态变化。星形胶质细胞核明显增大、染色质疏松淡染。如损伤因子持续存在，肿胀的星形胶质细胞核可逐渐皱缩、死亡。

2. 反应性胶质化（reactive astrogliosis）　反应性胶质化是神经系统受到损伤后的修复反应。表现为星形细胞的增生和肥大，形成大量胶质纤维，最后成为胶质瘢痕。与纤维瘢痕不同，胶质瘢痕没有胶原纤维，故机械强度较弱。缺氧、感染、中毒及低血糖均能引起星形细胞增生。

3. 淀粉样小体（corpora amylacea）　老年人的星形胶质细胞突起聚集，形成在 HE 染色中呈圆形、向心性层状排列的嗜碱性小体，称为淀粉样小体。多见于星形胶质细胞突起丰富区域如软脑膜下、室管膜下和血管周围。

4. Rosenthal 纤维（Rosenthal fiber）　Rosenthal 纤维是在星形细胞胞质和突起中形成的一种均质性、毛玻璃样嗜酸性小体，呈圆形、卵圆形、长形和棒状，磷钨酸苏木素（PTAH）染色呈红色至紫红色。常见于一些缓慢生长的肿瘤（如毛细胞型胶质细胞瘤）和慢性非肿瘤性疾病中胶质纤维增生区（如多发性硬化）。

（二）少突胶质细胞的基本病变

卫星现象（satellitosis）　在灰质中 1～2 个少突胶质细胞常分布于单个神经元周围。如果一个神经元由 5 个或 5 个以上少突胶质细胞围绕称为卫星现象（图 16-6），此现象与神经元损害的程度和时间无明确的关系，意义不明，可能和神经营养有关。

（三）小胶质细胞的基本病变

小胶质细胞（microglia）并不是真正的胶质细胞，它实属单核巨噬细胞系统，各种损伤均可导致其快速活化。常见的病变有：

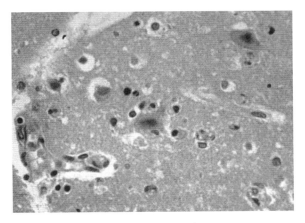

图 16-6　卫星现象
退变的神经元周围见多个少突胶质细胞围绕

1. **噬神经细胞现象**（neuronophagia）　是指坏死的神经元被增生的小胶质细胞或血源性巨噬细胞吞噬（图 16-7），是小胶质细胞对坏死的神经元的一种反应。

2. **小胶质细胞结节**（microglial nodule）　中枢神经系统感染，尤其是病毒性脑炎时，小胶质细胞常呈弥漫性或局灶性增生，后者聚集成团，形成小胶质细胞结节（图 16-8）。

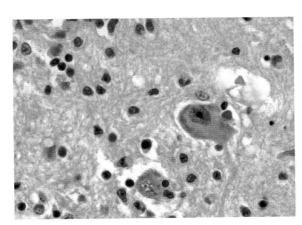

图 16-7　噬神经细胞现象
退变的神经元胞质内见小胶质细胞侵入

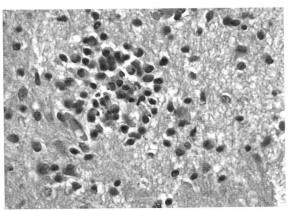

图 16-8　小胶质细胞结节
小胶质细胞局灶性增生，形成胶质结节

3. **格子细胞**（gitter cell）　小胶质细胞或巨噬细胞吞噬神经组织崩解产物后，胞体增大，胞质中出现大量脂质小滴，HE 染色呈空泡状，称为格子细胞或泡沫细胞，苏丹Ⅲ染色呈阳性反应。

（四）室管膜细胞的基本病变

各种致病因素均可引起局部室管膜细胞丢失，由室管膜下的星形胶质细胞增生，充填缺损，形成众多向脑室面突起的细小颗粒，称为颗粒性室管膜炎（ependymal granulation）。病毒感染可引起广泛室管膜损伤。

第二节　中枢神经系统疾病常见并发症

中枢神经系统疾病最常见且重要的并发症为颅内压升高、脑水肿和脑积水。三者常合并发生，互为因果，后果严重，可导致死亡。

一、颅内压升高及脑疝形成

（一）颅内压升高

侧卧位时脑脊液压持续超过2kPa（正常为0.6~1.8kPa）时，即为颅内压增高，主要原因在于颅内占位性病变和脑脊液循环障碍所致的脑积水。常见的占位性病变为脑出血和颅内血肿形成、脑梗死、肿瘤和炎症等，其后果与病变的大小及其增大的速度有关。有时将其分为弥漫性颅内压增高和局限性颅内压增高。颅内压增高失代偿后可进一步发展为血管运动麻痹，甚至死亡。

（二）脑疝形成

颅内压升高可引起脑移位和脑室变形，使部分脑组织嵌入颅脑内的分隔（如大脑镰、小脑天幕）和颅骨孔道（如枕骨大孔等）导致脑疝形成（herniation）。常见的脑疝有三种类型（图16-9）。

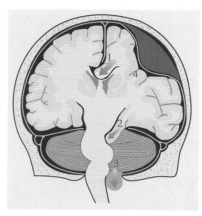

图16-9 脑疝模式图
1. 扣带回疝；2. 海马钩回疝；3. 小脑扁桃体疝；4. 占位病变

1. 扣带回疝 又称大脑镰下疝，是因一侧大脑半球特别是额、顶、颞叶的占位性病变引起中线向对侧移位，同侧脑扣带回从大脑镰的游离缘向对侧膨出，而形成扣带回疝，受压脑组织可发生出血、坏死。

2. 小脑天幕疝 又称海马沟回疝。小脑天幕以上的脑肿瘤、血肿或梗死等病变引起脑组织肿大，致颞叶的海马钩回经小脑天幕孔向下膨出，形成小脑天幕疝，导致视神经受压、脑组织坏死，甚至昏迷和死亡等后果。

3. 小脑扁桃体疝 主要因颅内高压或后颅窝占位性病变可将小脑和延髓推向枕骨大孔并向下移位所致。疝入枕骨大孔的小脑扁桃体和延髓呈圆锥形，其腹侧出现枕骨大孔压迹，故又称枕骨大孔疝。由于延髓受压，生命中枢及网状结构受损，严重时可致呼吸、循环衰竭而猝死。颅内压升高时，若腰穿放出脑脊液过多、过快，可诱发或加重小脑扁桃体疝的形成。

二、脑水肿

脑水肿（brain edema）是指脑组织内液体过多贮积而引起脑体积增大的一种病理状态，也是颅内压升高的重要原因之一。缺氧、创伤、梗死、炎症、肿瘤和中毒等病理过程均可伴发脑水肿。脑组织易发生水肿与其解剖生理特点有关：①血-脑屏障的存在限制了血浆蛋白通过脑毛细血管的渗透性运动；②脑组织无淋巴管以运走过多的液体。常见的脑水肿类型有：

（一）血管源性脑水肿（vasogenic edema）

此型最常见，多为脑肿瘤、出血、外伤或炎症等引起血管壁通透性增加的结果。

（二）细胞毒性脑水肿（cytotoxic edema）

多由缺血缺氧、中毒引起细胞损伤，Na^+-K^+-ATP酶失活，细胞内水、钠潴留所致。

在许多疾病过程中，两种类型的脑水肿常合并存在，在缺血性脑病时更为显著。肉眼观，脑体积和重量增加，脑回宽而扁平，沟浅而窄，白质水肿明显，脑室缩小，严重的脑水肿伴常有脑疝形成。光镜下，血管源性脑水肿时，脑组织疏松，细胞和血管周围间隙变大，有大量液体积聚。细胞毒性脑水肿时，神经元、神经胶质细胞及血管内皮细胞的体积增大，胞质淡染，而细胞外和血管周间隙扩大不明显。

三、脑积水

脑室系统内脑脊液含量异常增多伴脑室持续性扩张状态称为脑积水（hydrocephalus）。主要原因有：①脑脊液循环通路阻塞：如脑囊虫、肿瘤、先天性畸形、炎症、外伤、蛛网膜下腔出血等。脑室内通路阻塞引起的脑积水称阻塞性脑积水或非交通性脑积水。②脑脊液产生过多或吸收障碍：常见于脉络丛乳头状瘤（分泌过多脑脊液）、慢性蛛网膜炎（蛛网膜颗粒或绒毛吸收脑脊液障碍）等，此类脑积水称为非阻塞性脑积水或交通性脑积水。

脑积水的病理变化依其部位和程度不同而有所差异。轻度脑积水时，脑室呈轻度扩张，脑组织轻度萎缩。严重脑积水时，脑室高度扩张，脑组织受压萎缩、变薄，神经组织大部分萎缩而消失（图16-10）。

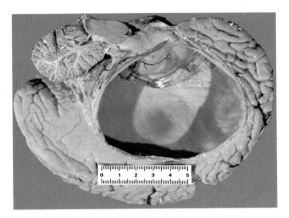

图16-10　脑积水
脑室高度扩张，脑组织受压，变薄，脑实质萎缩消失

第三节　中枢神经系统感染性疾病

中枢神经系统的感染可由细菌、病毒、立克次体、螺旋体、真菌和寄生虫等引起，表现为脑膜炎、脑脓肿和脑膜脑炎等。艾滋病病毒还可导致机会性感染（弓形体病、巨细胞病毒感染），或引起中枢神经系统淋巴瘤。病原体可通过下列途径侵入：①血源性感染：如脓毒血症的感染性栓子等。②局部扩散：如颅骨开放性骨折、乳突炎、中耳炎、鼻窦炎等。③直接感染：如创伤或医源性（腰椎穿刺）感染。④经神经感染：如狂犬病病毒可沿周围神经，单纯疱疹病毒可沿嗅神经、三叉神经侵入中枢神经系统。

一、细菌性疾病

常见的颅内细菌性感染为脑膜炎（meningitis）和脑脓肿（brain abscess）。

（一）脑膜炎（meningitis）

脑膜炎包括硬脑膜炎（pachymeningitis）和软脑膜炎（leptomeningitis），以后者常见，包括软脑膜、蛛网膜和脑脊液的感染。严重及病程较长者可累及脑实质而引起脑膜脑炎。

脑膜炎一般分为三种基本类型：化脓性脑膜炎（多由细菌引起）、淋巴细胞性脑膜炎（多为病毒所致）和慢性脑膜炎（可由结核杆菌、梅毒螺旋体、布鲁斯杆菌及真菌引起）。本节以流行性脑脊髓膜炎为例叙述急性化脓性脑膜炎。

流行性脑脊髓膜炎（epidemic cerebrospinal meningitis）是由脑膜炎双球菌感染引起的脑脊髓膜的急性化脓性炎症。多为散发性，在冬春季可引起流行，因此称为流行性脑膜炎（简称流脑）。患者多为儿童和青少年。临床上可出现发热、头痛、呕吐、皮肤瘀点（斑）和脑膜刺激症状，严重者可出现中毒性休克。

病因及发病机制　脑膜炎双球菌具有荚膜，能抵抗体内白细胞的吞噬作用。患者或带菌者鼻咽部分泌物中的细菌通过咳嗽、喷嚏等借飞沫传播，经呼吸道侵入人体，但大多数不发病，或仅有局部轻度卡他性炎，成为带菌者。当机体抗病能力低下或菌量多、毒力强时，细菌在局部大量繁殖，产生内毒素，引起短期菌血症或败血症。2%～3%机体抵抗力低下患者，病菌到达脑（脊）膜，定位于软脑膜，引起化脓性脑膜炎。化脓菌可在蛛网膜下腔的脑脊液中迅速繁殖、播散，因此脑膜炎症一般呈弥漫分布。

病理变化   根据病情进展,一般可分为三期:

1. **上呼吸道感染期**   细菌在鼻咽部黏膜繁殖,经 2 ~ 4 天潜伏期后,出现上呼吸道感染症状。主要病理变化为黏膜充血、水肿、少量中性粒细胞浸润和分泌物增多。1 ~ 2 天后,部分患者进入败血症期。

2. **败血症期**   大部分患者的皮肤、黏膜出现瘀点(斑),为细菌栓塞在小血管和内毒素对血管壁损害所致的出血灶,该处刮片也常可找见细菌。此期血培养可阳性。因内毒素的作用,患者可有高热、头痛、呕吐及外周血中性粒细胞增高等表现。

3. **脑膜炎症期**   此期的特征性病变是脑脊髓膜的化脓性炎症。肉眼观,脑脊膜血管高度扩张充血。病变严重的区域,蛛网膜下腔充满灰黄色脓性渗出物,覆盖于脑沟脑回,以致结构模糊不清(图16-11),边缘病变较轻的区域可见脓性渗出物沿血管分布。脓性渗出物可累及大脑凸面矢状窦附近或脑底部视神经交叉及邻近各池(如交叉池、脚间池)。由于炎性渗出物的阻塞,脑脊液循环发生障碍,可引起不同程度的脑室扩张。镜下,蛛网膜血管高度扩张充血,蛛网膜下腔增宽,其中见大量中性粒细胞、浆液及纤维素渗出和少量淋巴细胞、单核细胞浸润(图16-12)。用革兰染色,在细胞内外均可找见致病菌。脑实质一般不受累,邻近的脑皮质可有轻度水肿。严重病例可累及邻近脑膜的脑实质,使神经元变性,称脑膜脑炎。病变严重者可引发脉管炎和血栓形成,导致脑实质缺血和梗死。

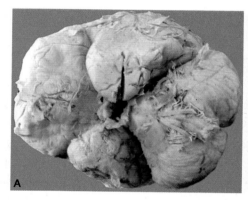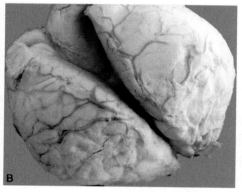

图 16-11   流行性脑脊髓膜炎(大体)
蛛网膜下腔见多量脓液积聚。脓性渗出物见于脚间池(A)和大脑凸面(B)

临床病理联系

1. **脑膜刺激症状**   表现为颈项强直和屈髋伸膝征(Kernig sign)阳性。颈项强直是由于炎症累及脊髓神经根周围的蛛网膜、软脑膜和软脊膜,使神经根在通过椎间孔处受压,当颈部或背部肌肉运动时,牵引受压的神经根而产生疼痛。这是颈部肌肉发生的一种保护性痉挛状态。在婴幼儿,其腰背部肌肉发生保护性痉挛,可形成角弓反张的体征。Kernig 征阳性是因腰骶节段脊神经后根受到炎症波及而受压,当屈髋伸膝试验时,坐骨神经受到牵引而发生疼痛。

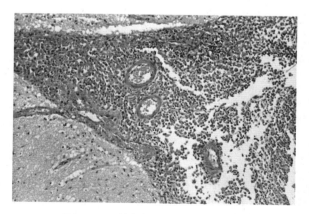

图 16-12   流行性脑脊髓膜炎(光镜)
脑实质表面软脑膜血管扩张、充血,蛛网膜下腔
内见大量中性粒细胞浸润

2. **颅内压升高症状**   表现为剧烈的头痛、喷射性呕吐、视乳头水肿、小儿前囟饱满等症状和体征。这是由脑膜血管充血,蛛网膜下腔脓性渗出物积聚,蛛网膜颗粒因脓性渗出物的阻塞而致脑脊液吸收障碍等原因所致,如伴有脑

水肿则颅内压升高更显著。

3. 脑脊液改变　表现为压力增高,混浊或呈脓性,细胞数及蛋白含量增多,糖量减少,涂片及培养均可找到脑膜炎双球菌。

结局和并发症　由于及时治疗及抗生素广泛应用,大多数患者可痊愈。目前病死率已降至5%以下。只有极少数患者可并发以下后遗症:①脑积水:由于脑膜粘连,脑脊液循环障碍所致。②颅神经受损麻痹:如耳聋、视力障碍,面神经麻痹等。③颅底部动脉炎致阻塞性病变,引起相应部位脑梗死。

少数病例(主要是儿童)起病急骤,病情危重,称为暴发型流脑。根据临床病理特点,又可分为以下两型。

1. 暴发型脑膜炎双球菌败血症　主要表现为败血症性休克,脑膜的炎症病变较轻。短期内即出现皮肤和黏膜的广泛性出血点和瘀斑及周围循环衰竭等严重临床表现。过去认为是因严重感染致双侧肾上腺广泛出血以及急性肾上腺功能衰竭所致,并将这种综合表现称为沃-佛综合征(Waterhouse-Friderchsen syndrome)。现认为是由于大量内毒素释放入血引起中毒性休克及弥散性血管内凝血,两者相互影响,引起病情进一步恶化的结果。

2. 暴发型脑膜脑炎　脑膜炎波及软脑膜下的脑组织,在内毒素的作用下,脑微循环障碍、血管壁通透性增高,引起脑组织淤血和大量浆液渗出,进而发生严重脑水肿,颅内压急骤升高。临床表现为突发高热、剧烈头痛、频繁呕吐,常伴惊厥、昏迷或脑疝形成,可危及生命。

(二) 脑脓肿 (brain abscess)

脑脓肿的致病菌多为葡萄球菌、链球菌等需氧菌。近年来厌氧菌属无芽胞革兰阴性菌、类杆菌等致病菌也常见。脑脓肿的发病部位和数目与感染途径有关。血源性感染者常为多发性,可分布于大脑各部。由局部感染灶直接蔓延所致者常为单个,其中耳源性(化脓性中耳炎、乳突炎)脑脓肿多见于颞叶或小脑;鼻窦(额窦)炎引起的脑脓肿多见于额叶。

脑脓肿的病理变化与颅外器官的脓肿相似。急性脓肿发展快,境界不清,可向周围扩展,甚至破入蛛网膜下腔或脑室,引起脑室积脓,可迅速致死。慢性脓肿边缘可形成炎性肉芽组织和纤维包膜,境界清楚(图16-13)。脑脓肿周围组织水肿明显,伴有星形胶质细胞增生。

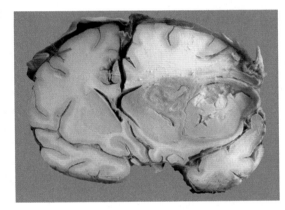

图16-13　脑脓肿
脓肿位于一侧大脑半球,脓腔内充满脓液,边界清楚

二、病毒性疾病

引起中枢神经系统病毒性疾病的病毒种类繁多,如疱疹病毒(DNA病毒,包括单纯疱疹病毒、带状疱疹病毒、EB病毒、巨细胞病毒等)、虫媒病毒(RNA病毒,包括乙型脑炎病毒、森林脑炎病毒等)、肠源性病毒(小型RNA病毒,如脊髓灰质炎病毒、Coxackie病毒、ECHO病毒等)、狂犬病病毒以及人类免疫缺陷病毒(HIV)等,本节主要介绍乙型脑炎病毒引起的乙型脑炎(epidemic encephalitis B)。

流行性乙型脑炎是一种由乙型脑炎病毒感染引起的急性传染病。本病首先发生于日本,且在夏秋之交流行,又称日本夏季脑炎。因与冬季发生的甲型昏睡型脑炎不同,故又称为乙型脑炎。本病起病急,病情重,死亡率高。临床表现为高热、嗜睡、抽搐、昏迷等。儿童发病率明显高于成人,尤以10岁以下儿童为多,占乙型脑炎的50%~70%。

病因及发病机制　本病的病原体是嗜神经性乙型脑炎病毒,为有膜RNA病毒。传染源为乙型脑炎患者和中间宿主家畜、家禽。其传播媒介为库蚊、伊蚊和按蚊,在我国主要为三节吻库蚊。带病毒的蚊子叮人吸血时,病毒可侵入人体,先在血管内皮细胞及全身单核巨噬细胞系统中繁殖,然后入血引起短暂病毒血症。病毒能否进入中枢神经系统,取决于机体免疫反应和血-脑屏障功能状态。凡机体免疫力强,血-脑屏障功能正常者,病毒不能进入脑组织致病,成为隐性感染,多见于成人。在免疫功能低下,血-脑屏障不健全者,病毒可侵入中枢神经系统而致病。由于受感染的神经细胞表面有膜抗原存在,机体可产生相应的抗体并与其结合,同时激活补体,通过体液免疫或细胞免疫反应引起神经细胞损伤,是本病发病的基础。

病理变化　本病的病变广泛累及脑脊髓实质,引起神经细胞变性、坏死,胶质细胞增生和血管周围炎细胞浸润,属变质性炎。病变以大脑皮质、基底核和视丘最为严重;小脑皮质、丘脑和脑桥次之;脊髓病变最轻,常仅限于颈段脊髓。

肉眼观,软脑膜充血、水肿,脑回变宽,脑沟窄而浅。切面脑组织充血水肿,严重者脑实质有散在点状出血,可见粟粒或针尖大的半透明软化灶,其境界清楚,弥散分布或聚集成群,一般以顶叶及丘脑等处最为明显。

镜下,通常综合出现以下几种基本病变:

1. **血管改变和炎症反应**　脑实质血管高度扩张充血,有时可见小灶性出血;脑组织水肿,血管周围间隙增宽。浸润的炎细胞以淋巴细胞、单核细胞和浆细胞为主,仅在早期有为数不多的中性粒细胞。炎细胞浸润多以变性坏死的神经元为中心,或围绕血管周围间隙形成淋巴细胞套(图16-14)。

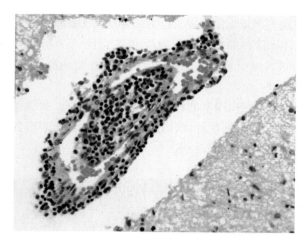

图16-14　流行性乙型脑炎时淋巴细胞套
以淋巴细胞为主的渗出环绕脑组织血管周围呈袖套状外观

2. **神经细胞变性坏死**　病毒在神经细胞内增殖,破坏其代谢、机能和结构,引起神经细胞肿胀,尼氏小体消失,胞质内出现空泡,核偏位等。重者神经细胞可发生核固缩、溶解。可见卫星现象(图16-6)和噬神经细胞现象(图16-15)。

3. **软化灶形成**　病变严重时,可发生灶性神经组织的液化性坏死,形成质地疏松,染色较淡的镂空筛网状病灶,称为筛状软化灶(图16-16),对本病的诊断具有一定的特征性意义。软化灶可被吸收,由增生的胶质细胞所取代而形成胶质瘢痕。

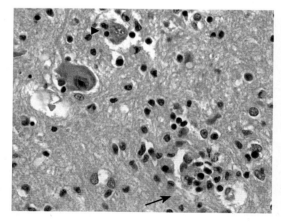

图16-15　乙型脑炎时的嗜神经细胞现象和小胶质细胞结节
左上角箭头(▼)示噬神经细胞现象,右下角箭头(→)示小胶质细胞结节

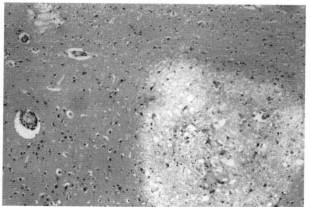

图16-16　筛状软化灶
脑组织内见淡染的类圆形境界清楚的镂空筛网状病灶,病灶内为液化性坏死的神经组织碎屑和吞噬细胞

4. 胶质细胞增生　主要是小胶质细胞呈弥漫性或局灶性增生,后者多位于坏死的神经细胞附近或小血管旁,形成小胶质细胞结节(图16-8、图16-15)。

临床病理联系　本病早期有高热、全身不适等病毒血症的表现。由于神经细胞广泛受累和脑实质的炎性损害,患者出现嗜睡、昏迷。脑神经核团受损严重时,可出现肌张力增强,腱反射亢进,抽搐、痉挛等上运动神经元损害的表现。脑桥和延髓的运动神经细胞受损严重时,出现吞咽困难,甚至发生呼吸、循环衰竭。由于脑实质血管高度扩张充血,血管壁通透性增加而发生脑水肿,颅内压升高,患者出现头痛、呕吐。严重的颅内压增高可引起脑疝,常见的有小脑扁桃体疝和海马沟回疝。小脑扁桃体疝可致延髓呼吸和心血管中枢受挤压,引起呼吸、循环衰竭而致死。由于脑膜有轻度的炎症反应,临床上也有脑膜刺激症状。

多数患者经治疗后痊愈。少数病例因脑组织病变较重而恢复较慢,甚至不能恢复而留有痴呆、语言障碍、肢体瘫痪等后遗症。病变严重者,有时可因呼吸循环衰竭或并发小叶性肺炎而死亡。

三、海绵状脑病

海绵状脑病(spongiform encephalopathies)是一组以前被划归为慢病毒感染的疾病,以中枢神经系统慢性海绵状退行性变为特征。包括克-雅病(Creutzfeldt-Jacob disease,CJD)、库鲁病(kuru disease)、致死性家族性失眠症(fatal familial insomnia,FFI)、Gerstmann-Straüssler综合征(GSS),以及动物的疯牛病、羊瘙痒症等。

病因及发病机制　该病的致病因子是一种糖脂蛋白,称朊蛋白(prion protein,PrP),因此该病又称为朊蛋白病。正常的PrP(PrP^c)是神经元的跨膜蛋白,为α-螺旋结构,可被完全降解。病理状态下,PrP构型由α-螺旋转变为β-折叠,形成异常的PrP(PrP^{sc}),不能被降解,并具有传染性。PrP^{sc}可在神经系统中沉积并导致神经系统病变,故目前将PrP病归类为一种蛋白质构型病。人类PrP的控制基因位于第20号染色体,称为*PRNP*基因,具有一个开放的读码框架和一个外显子,对来自任何种系的具转染力的PrP^{sc}高度敏感。由PrP基因突变引起的散发病例和摄入含有PrP^{sc}的感染病例(如疯牛病)可同时存在。

病理变化及临床表现　本病主要累及大脑皮质和深部灰质(尾状核和壳核),病变呈灶性分布。肉眼观为大脑萎缩。光镜下,神经元胞质内及神经毡(由神经元和胶质细胞的突起构成的网状结构)出现大量的空泡,呈海绵状外观(图16-17),伴有不同程度的神经元缺失和反应性胶质化,但无炎症反应。PrP^{sc}常沉积于神经突触,可用免疫组织化学技术检测。PrP^{sc}在细胞间质中的大量沉积形成库鲁斑(kuru plaque),刚果红和PAS染色呈阳性反应,多见于GSS小脑和变异性CJD的大脑皮质。

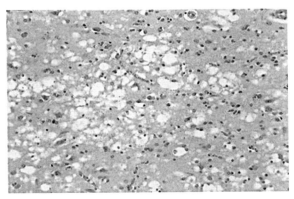

图16-17　克-雅病
大脑皮层呈现海绵状疏松外观

约85%的CJD为散发病例,多累及70岁以上的老人,但由*PRNP*突变所致的家族性CJD可累及年轻人。临床表现多样,多以人格改变起病,患者表现为快速进行性痴呆,常伴有步态异常和肌阵挛。患者多在起病后7个月内死亡。

第四节　神经系统变性疾病

变性疾病是一组原因不明的以神经元原发性变性为主要病变的中枢神经系统疾病。其共同病变特点在于选择性地累及某1~2个功能系统的神经元,引起受累部位神经元萎缩、死亡和星形胶质细胞增生,从而产生受累部位特定的临床表现。常见的变性疾病有:①累及大脑皮质的阿尔茨海默病和Pick 病,主要表现为痴呆;②累及基底节和脑干的 Huntington 病、Parkinson 病进行性核上性麻痹和多系统萎缩,主要表现为运动障碍;③累及小脑和脊髓的 Friedriech 共济失调和共济失调性毛细血管扩张症,主要表现为共济失调;④累及运动神经元的肌萎缩性脊髓侧索硬化及脊髓性肌萎缩,主要表现为肌无力。

一、阿尔茨海默病

阿尔茨海默病(Alzheimer disease,AD)是以进行性痴呆为主要临床表现的大脑变性疾病,是老年人群痴呆的最主要原因。AD 多在 50 岁以后起病,随着年龄增长,其发病率有增高趋势,84 岁以上人群可达 47%。临床表现为进行性精神状态衰变,包括记忆、智力、定向、判断力、情感障碍和行为失常等认知功能障碍的表现,后期患者可陷入木僵状态。患者通常在发病后 5~10 年内死于继发感染和全身衰竭。

病因及发病机制　AD 的确切病因和发病机制尚不明。其发病涉及 β-淀粉样蛋白(Aβ)和神经微管结合蛋白 tau 的沉积、炎症反应、遗传及认知损害等其他危险因素。本病多为散发,但至少 5%~10% 为家族性,与本病有关的基因定位于第 21、19、14 和 1 号染色体。研究证实 AD 患者乙酰胆碱合成、释放和摄取功能损害,其最主要的改变是基底核神经元的大量缺失导致其投射到新皮质、海马及杏仁核等区域的乙酰胆碱能纤维减少。

目前认为 AD 的基本病变是由 Aβ 和 tau 在脑组织特定部位蓄积形成斑块和缠结所致。Aβ 的产生是触发 AD 发病的关键事件,Aβ 是由一种跨膜糖蛋白 APP(amyloid precursor protein)异常降解产生,其基因位于 21 号染色体。Aβ 具有高度聚合倾向,随着 Aβ 的聚合增多形成大聚合体,最终在脑组织内沉积形成斑块,导致神经元死亡,并引发炎症反应,进一步导致细胞损伤。然而 Aβ 的少量聚集也可致病,它损害神经传递,对神经元和突触末端有毒性。Aβ 还导致 tau 过磷酸化,进而使 tau 从轴突重新分布于树突和神经细胞体,失去结合微管能力,并聚集形成缠结,致使神经元功能障碍和细胞死亡。19 号染色体上编码脂蛋白 E(ApoE)的基因位点对 AD 的发病有重要影响,ApoE 的变异体 ε4 可促进 Aβ 产生于沉积。金属离子铝、锌、铜等可能参与 Aβ 蛋白沉积和氧化还原反应的调节,进而影响 AD 的发生。

病理变化　大脑皮质不同程度萎缩,脑回变窄、脑沟增宽,病变尤以额叶、颞叶和顶叶最为显著。切面可见代偿性脑室扩张。

光镜下,本病的主要病理学改变为老年斑、神经原纤维缠结,颗粒空泡变性和 Hirano 小体形成等。

1. 老年斑(senile plaque)　也称神经斑(neuritic plaque)为细胞外结构,呈圆球形,直径为 20~200μm,可见于海马、杏仁核和新皮质。其本质为退变的神经突起围绕中心淀粉样物质,HE 染色呈嗜伊红染色的团块状,中心周围有空晕环绕,外围有不规则嗜银颗粒或丝状物质。银染显示,斑块中心为一均匀的嗜银团(图 16-18),免疫组化染色显示淀粉样中心含 Aβ。电镜下,老年斑是由多个异常扩张弯曲的变性轴突终末及淀粉样细丝构成。

2. 神经原纤维缠结(neurofibrillary tangles)为细胞内病变,神经原纤维增粗扭曲形成缠结,银染可清晰显示(图 16-5)。电镜证实为 7~10nm 双螺旋缠绕的微丝构成,主要成分是过磷酸化的 tau 蛋白。多见于皮质神经元,特别是内嗅区皮质、海马、杏仁核、基底前脑和中缝核的锥体细胞。

3. 颗粒空泡变性(granulovacuolar degen-

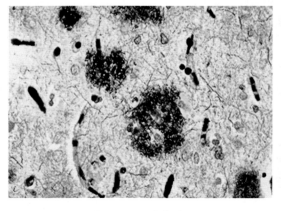

图 16-18　**老年斑**
光镜下见多个由嗜银性颗粒及细丝组成的老年斑

eration） 表现为神经细胞胞质中出现小空泡,内含嗜银颗粒,多见于海马锥体细胞。

4. Hirano 小体（Hirano bodies） 为神经细胞树突近端棒状嗜酸性包涵体,生化分析证实大多为肌动蛋白,多见于海马锥体细胞。

上述均为非特异性病变,可见于无特殊病变之老龄脑,仅当其数目增多达到诊断标准,具有特定的分布部位,并结合临床才能作出 AD 的诊断。

二、Parkinson 病

Parkinson 病（Parkinson disease,PD）又称原发性震颤性麻痹（paralysis agitans）,是一种纹状体黑质多巴胺能神经元损害导致的神经变性疾病,以运动功能减退为特征。临床表现为震颤、肌强直、姿势及步态不稳。多发生于 50 ~ 80 岁。

病因及发病机制 PD 与纹状体黑质神经元缺失、线粒体损伤及蛋白异常蓄积有关,但其病因和确切机制迄今尚不清楚。

许多环境因素可增加 PD 的易感性,其中最密切的是 MPTP（1-甲基-4 苯基 1,2,3,6-四氢基吡啶）,它可导致黑质神经元死亡,出现 Lewy 小体样包涵体。也有学者认为 PD 为加速性老化病,或为单基因显性遗传病等。至今已发现有六种基因与常染色体显性或隐性 PD 有关,其中最重要的是 *PARK-1* 基因,它与 α 突触核蛋白（α-synuclein）有关,基因突变后,α 突触核蛋白的功能丢失,形成具有特征性的 Lewy 小体。对 PD 的组织学观察发现,患者存在一种遗传的对外界环境因子的易感性,导致多巴胺神经元损伤,致使多巴胺不足,胆碱能神经功能相对亢进,引起神经功能紊乱。

病理变化 特征性的肉眼改变是黑质和蓝斑脱色（图 16-19）。光镜下,该处的神经黑色素细胞丧失,残留的神经细胞中有特征性的 Lewy 小体形成。该小体位于胞质内,呈圆形,中心嗜酸性着色,折光性强,边缘着色浅。

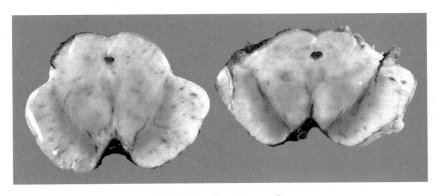

图 16-19 Parkinson 病
中脑黑质脱色

临床上患者表现为震颤、肌强直、运动减少、姿势及步态不稳、起步及止步困难和假面具样面容等。PD 病程在 10 年以上,患者多死于继发感染或摔伤。

第五节 缺氧与脑血管病

脑血管疾病的发病率和死亡率在国内外均名列前茅。在我国其发病率是心肌梗死的 5 倍。脑缺血可激活谷氨酸（兴奋性氨基酸递质）受体,导致大量 Ca^{2+} 进入神经元,致使神经元死亡。缺血缺氧 4 分钟即可造成神经元的死亡。

一、缺血性脑病

缺血性脑病(ischemic encephalopathy)是指由于低血压、心脏骤停、失血、低血糖及窒息等原因引起的全脑损伤。

病变的影响因素　不同部位的脑组织和不同的细胞对缺氧的敏感性不尽相同。大脑较脑干各级中枢更为敏感。大脑灰质较白质敏感。各类细胞对缺氧敏感性由高至低依次为:神经元、星形胶质细胞、少突胶质细胞、内皮细胞。神经元中以皮质第3、5、6层细胞,海马锥体细胞和小脑蒲肯野细胞最为敏感,在缺血(氧)时首先受累。

局部血管分布和血管状态与损伤部位有关。发生缺血(氧)时,动脉血管的远心端供血区域最易发生灌流不足。大脑分别由来自颈内动脉的大脑前动脉、大脑中动脉和来自椎动脉的大脑后动脉供血,这3支血管的供应区之间存在一个C形分布的血供边缘带,位于大脑凸面,与矢状缝相平行。发生缺血性脑病时,该区域则最易受累。此外,脑损伤程度也取决于缺血(氧)的程度和持续时间以及患者的存活时间。

病理变化　轻度缺氧往往无明显病变,重度缺氧患者仅存活数小时者尸检时也可无明显病变。只有中度缺氧,存活时间在12小时以上者才出现典型病变。表现为神经元出现中央性尼氏小体溶解和坏死(红色神经元);髓鞘和轴突崩解;星形胶质细胞肿胀。第1~2天出现脑水肿,中性粒细胞和巨噬细胞浸润,并开始出现泡沫细胞。第4天星形胶质细胞明显增生,出现修复反应。大约30天形成蜂窝状胶质瘢痕。常见的缺血性脑病有层状坏死、海马硬化和边缘带梗死三型:层状坏死累及皮质第3、5、6层神经元;海马硬化累及海马锥体细胞;边缘带梗死可形成C形分布的梗死灶(图16-20),极端情况下则可引起全大脑梗死。

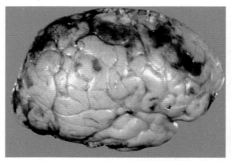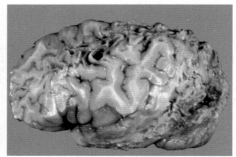

图 16-20　**大脑缺血性脑病**
左图示大脑前、中、后动脉血供边缘带出血性梗死灶呈C形;右图示陈旧性C形梗死灶切面呈蜂窝状

二、阻塞性脑血管病

脑梗死是由于血管阻塞引起局部血供中断所致,可以是血栓性阻塞,也可以是栓塞性阻塞。大动脉,如颈内动脉、椎动脉之间存在脑底动脉环,故其中一支阻塞时一般不引起梗死。中等动脉,如大脑前动脉、大脑中动脉等,其终末支之间仅有部分吻合,血管管腔阻塞可导致梗死,但梗死区小于该血管供应区。小动脉,如豆纹动脉、皮质穿支则少有吻合支,一旦发生阻塞,梗死的范围和血管供应区基本一致。

类型

1. 血栓性阻塞　血栓性阻塞常发生在动脉粥样硬化的基础上,粥样硬化好发于颈内动脉与大脑前动脉、中动脉分支处以及后交通动脉及基底动脉等。血栓性阻塞所致脑梗死发展较慢,表现为偏瘫、神志不清和失语等。

2. 栓塞性阻塞 栓子可来源于全身各处,但以心源性栓子居多。病变常累及大脑中动脉供应区。临床表现急骤,预后也较差。脑梗死可表现为贫血性或出血性。局部动脉血供中断引起的梗死一般为贫血性。矢状窦等大静脉血栓形成首先引起组织严重淤血,继而发展为瘀血性梗死,属出血性梗死。

腔隙状坏死是直径小于1.5cm的囊性病灶,常呈多发性,其原因可以是在高血压基础上引起的小出血,也可以是深部细动脉阻塞引起的梗死。除非发生在特殊的功能区,可无临床表现。

三、脑出血

脑出血(cerebral hemorrhage)包括脑内出血、蛛网膜下腔出血和混合性出血。颅脑外伤常致硬脑膜外出血和硬脑膜下出血。

(一)脑内出血(intracerebral hemorrhage)

脑内出血最常见的原因为高血压病,也可见于血液病、血管瘤破裂等。大块型脑出血常起病急骤,患者突感剧烈头痛,随即频繁呕吐、意识模糊,进而昏迷。神经系统症状和体征取决于出血的部位和出血范围,脑内出血的直接死亡原因多为并发脑室内出血或严重的脑疝。

(二)蛛网膜下腔出血(subarachnoid hemorrhage)

自发性蛛网膜下腔出血占脑血管意外的10%~15%,临床表现为突发性剧烈头痛、脑膜刺激症状和血性脑脊液。常见原因为先天性球性动脉瘤破裂,好发于基底动脉环的前半部(图16-21),常呈多发性,因此部分患者可多次出现蛛网膜下腔出血。

(三)混合性出血

常由动静脉畸形(arteriovenous malformations, AVMs)引起。AVMs是指走向扭曲,管壁结构异常,介于动脉和静脉之间的一类血管,其管腔大小不一,可以成簇成堆出现。约90% AVMs分布于大脑半球浅表层,因此破裂后常导致脑内和蛛网膜下腔的混合性出血。

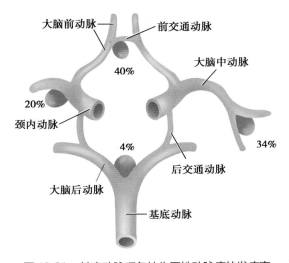

图 16-21 基底动脉环各处先天性动脉瘤的发病率

第六节 脱髓鞘疾病

脱髓鞘疾病(demyelinating disease)是一类以原先已形成的髓鞘脱失,而轴索相对保留为基本病变的疾病。由于有髓神经纤维为大脑白质的主要成分,所以多数髓鞘性疾病为白质病变。中枢神经系统髓鞘再生能力有限,髓鞘脱失后还可进一步继发轴索损伤,导致严重后果。患者的临床表现取决于脱髓鞘继发性轴索损伤和再生髓鞘的程度。原发性脱髓鞘疾病是一组原因不明的中枢神经系统特异性髓鞘病变性疾病,包括急性播散性脑脊髓膜炎(感染后性、免疫接种后、特发性)、急性坏死出血性白质脑炎、多发性硬化症和脑桥中央白质溶解等。继发性脱髓鞘由感染、缺氧等原因所致。白质营养不良(leukodystrophy)则是指某些遗传性髓鞘合成障碍性疾病。脱髓鞘疾病一般是指原发性脱髓鞘病。

一、多发性硬化症

多发性硬化症(multiple sclerosis, MS)是最常见的脱髓鞘疾病,多见于中年女性。临床上病情发作和缓解反复交替,病程数年至十余年。每次发作累及部位可不相同,出现不同的神经系统症状。

病因及发病机制   MS 被认为是环境因素和遗传因素共同作用,导致机体丧失对自身蛋白(髓鞘抗原)耐受性所致的自身免疫性疾病。①遗传因素:患者直系亲属中患病率是正常人群的 15 倍;单卵双生者均罹患本病占 25%,明显高于异卵双生者。最近研究显示,编码细胞因子 IL-2 和 IL-7 受体的基因多态性与 MS 关系密切。HLA-DR 多态性也与本病相关,其中 DR$_2$ 等位基因在增加 MS 发病风险中最显著。②环境因素:本病在寒温带多见,热带则较少;欧洲人发病率高于东方和非洲人。近年来随着中国人饮食起居习惯西方化,发病率有增高趋势。③感染因素:本病的诱发因素不明,可能与感染有关。

免疫介导的髓鞘损伤在 MS 发病中发挥了核心作用,CD4$^+$T 细胞对髓鞘损害的作用关键。

病理变化   病变主要累及白质,形成多灶性斑块。斑块形状不规则,灰红灰褐色,半透明,境界十分清楚(图 16-22)。以脑室角和室旁白质最多见。镜下,脱髓鞘是本病的主要变化,早期多从静脉周围开始(又名静脉周围脱髓鞘)伴血管周围单核细胞和淋巴细胞浸润。活动性斑块区表现为进行性脱髓鞘,可见大量巨噬细胞浸润,吞噬髓鞘碎片,形成泡沫细胞。

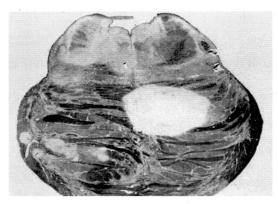

图 16-22   脱髓鞘病灶(髓鞘染色)
脑桥内见多个大小不等、境界清楚髓鞘脱失区,髓鞘染色

临床病理联系   本病病变分布广泛、轻重不等,故临床表现多样,有大脑、脑干、小脑、脊髓和视神经损害等症状,如肢体无力、感觉异常、痉挛性瘫痪、共济失调、眼肌麻痹、膀胱功能障碍等。病情发作和缓解可交替进行多年。

二、急性播散性脑脊髓炎

急性播散性脑脊髓炎(acute disseminated encephalomyelitis,ADEM)可见于病毒(如麻疹、风疹、水痘等)感染后或疫苗(如牛痘疫苗、狂犬病疫苗等)接种后,临床表现为发热、呕吐、嗜睡及昏迷。病程发展迅速,约 20% 的病例可死亡。

静脉周围脱髓鞘伴炎症反应是本病的特点,可见炎性水肿和以淋巴细胞、巨噬细胞为主的炎细胞浸润。病变进展迅速,轴突一般不受累。病变呈多发性,累及脑和脊髓各处,特别是白质深层和脑桥腹侧。

髓鞘的损伤由病原相关抗原的抗体与髓鞘抗原(如髓鞘碱性蛋白)呈交叉反应所致,故在患者的中枢神经组织中不能检出病毒。

三、急性坏死出血性白质脑炎

急性坏死出血性白质脑炎是一种罕见的发展迅速而凶险的疾病,主要见于年轻人和儿童。常是败血性休克、过敏反应(哮喘等)的一种严重并发症,可能是一种由于免疫复合物沉积和补体激活所致的超级型急性播散性脑脊髓炎。病变多见于大脑半球和脑干,呈灶型分布。病变的特点为脑肿胀伴白质点状出血,与脑脂肪栓塞颇相似。组织学变化特点为小血管局灶性坏死伴周围球形出血;血管周围脱髓鞘伴中性粒细胞、淋巴细胞、巨噬细胞浸润;脑水肿和软脑膜炎。本病坏死较广泛,急性炎细胞浸润以及血管坏死出现较明显,可与 ADEM 区别。

第七节 神经系统肿瘤

一、中枢神经系统肿瘤

中枢神经系统肿瘤包括起源于脑、脊髓或脑脊膜的原发性和转移性肿瘤,其中原发性肿瘤占半数以上,主要包括神经上皮肿瘤、颅神经和脊旁神经肿瘤(如神经鞘肿瘤)、脑膜肿瘤等。神经上皮肿瘤多见,包括星形细胞肿瘤、少突胶质细胞肿瘤、室管膜肿瘤、脉络丛肿瘤和胚胎性肿瘤等。原发性肿瘤中40%为胶质瘤,15%为脑膜瘤,约8%为神经鞘瘤。转移性肿瘤则以转移性肺癌多见。儿童中枢神经系统恶性肿瘤的发病率仅次于发病率第一的白血病,常见的有胶质瘤和髓母细胞瘤。中枢神经系统原发性肿瘤有一些共同的生物学特性和临床表现:①与癌比较,肿瘤没有类似癌前病变和原位癌的阶段;②无论级别高低,肿瘤都可在脑内广泛浸润,引起严重临床后果,故肿瘤的良恶性具有相对性;③任何组织学类型肿瘤,患者预后都受其解剖学部位的影响;④脑脊液转移是恶性胶质瘤常见的转移方式;⑤不同类型颅内肿瘤可引起共同临床表现。一是压迫或破坏周围脑组织而引起局部神经症状,二是引起颅内压升高,表现为头痛、呕吐和视乳头水肿等。

(一) 胶质瘤(glioma)

胶质瘤包括星形细胞肿瘤(astrocytic tumor)、少突胶质细胞肿瘤(oligodendroglial tumor)和室管膜肿瘤(ependymal tumor)。星形细胞肿瘤和少突胶质细胞肿瘤往往呈弥漫浸润性生长,室管膜肿瘤则倾向于形成实体瘤。

遗传学特征研究显示,胶质瘤是一组具有独特分子改变的肿瘤,应采用形态学改变结合分子特征进行分型。低级别星形细胞瘤和少突胶质细胞瘤(Ⅱ级和Ⅲ级)、继发性胶质母细胞瘤(Ⅳ级)常出现异柠檬酸脱氢酶(isocitrate dehydrogenase,IDH)突变。IDH突变可导致某些癌基因错误表达。目前,IDH作为分子标志物在确定脑胶质瘤的分型和个体化治疗及判断临床预后方面具有重要作用,带有IDH突变的胶质瘤预后较好。胶质母细胞瘤中还可见端粒酶启动子突变,少突胶质细胞瘤也可出现1p和19q染色体片段的共缺失。此外,胶质瘤中还存在导致EGFR和其他受体酪氨酸激酶过表达的基因突变、p53和RB基因失活等基因改变。PTEN基因在高级别胶质瘤中也常发生突变。

1. **星形细胞肿瘤** 星形细胞肿瘤约占成人胶质瘤的80%,最常见于30~60岁。通常发生于大脑半球。临床上主要表现为癫痫、头痛和受累区域的神经损害表现。星形细胞肿瘤按病理学特征分为毛细胞型星形细胞(Ⅰ级)、室管膜下巨细胞星形细胞瘤(Ⅰ级)、多形性黄色星形细胞瘤(Ⅱ级)、弥漫型星形细胞瘤(Ⅱ级)、间变型星形细胞瘤(Ⅲ级)、胶质母细胞瘤(Ⅳ级)和大脑胶质瘤病。弥漫型星形细胞瘤术后平均生存期为6~8年,它有进展为间变型胶质瘤,并最终转变为胶质母细胞瘤的倾向。胶质母细胞瘤的预后极差,即使接受治疗,其中位生存期仅15个月。

肉眼观,弥漫型星形细胞瘤和间变型星形细胞瘤境界不清、灰白色。质地因瘤内胶质纤维多少而异,可呈实性或胶冻状外观,亦出血、坏死和囊性变,形成大小不等的囊腔(图16-23)。胶质母细胞瘤的肉眼观因部位不同而表现各异,可呈灰白实性,常伴有出血、坏死及囊性变。

光镜下,肿瘤呈浸润性生长。弥漫型星形细胞瘤细胞轻到中度增生,轻度细胞核多形性。肿瘤细胞之间是纤细的神经纤维网,其含有细胞骨架成分胶质纤维酸性蛋白(glial fibrillary acidic protein,GFAP),免疫组织化学染色呈阳性反应。间变型星形细胞瘤细胞密度明显增加,核多形性更加明显,可见核分裂象。胶质母细胞瘤组织学改变类似间变型星形细胞瘤,出血坏死明显,肿瘤细胞可围绕坏死灶周围呈假栅栏状排列(pseudopalisading),是其区别于间变型星形细胞瘤的主要特征。毛细血管呈明显巢团状增生,血管内皮细胞明显增生、肿大(图16-24)。有时高度增生的血管丛呈球状,称肾小球样小体(glomeruloid body)。

毛细胞型星形细胞瘤常发生于儿童、青少年,生长缓慢,境界较清,预后较好。该肿瘤形态较为特

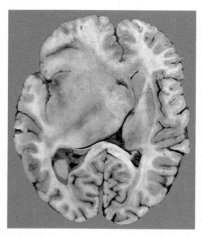

图 16-23　星形细胞肿瘤

左大脑半球肿胀,肿瘤呈浸润性生长,境界不清

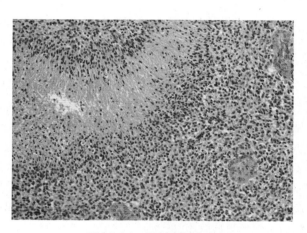

图 16-24　胶质母细胞瘤

肿瘤细胞围绕坏死灶周围呈假栅栏状排列,间质血管丛高度增生形成球状的肾小球样小体

殊,特征性结构为 Rosenthal 纤维,分布于细胞间,表现为球形、棒状或胡萝卜状嗜酸性毛玻璃样团块(图 16-25)。

2. **少突胶质细胞肿瘤**　包括少突胶质细胞瘤(oligodendroglioma)和间变型少突胶质细胞瘤(anaplastic oligodendroglioma)。占胶质瘤的 5% ~ 15%,常见于 30 ~ 50 岁。病变多累及大脑半球,主要累及额叶或颞叶。患者经手术结合化疗和放疗后的平均生存期,Ⅱ级少突胶质细胞瘤为 10 ~ 20 年,间变型少突胶质细胞瘤(Ⅲ级)为 5 ~ 10 年。

肉眼观,肿瘤呈浸润性生长,多呈球形,灰红色,质软,凝胶状。出血、囊性变和钙化较为常见。光镜下,肿瘤呈弥漫浸润性生长,瘤细胞密度中等。瘤细胞分化良好,呈圆形,大小一致,形态单一。核圆形居中,核周胞质透亮,形成核周空晕,产生了蜂窝状结构特点。瘤细胞弥散排列(图 16-26),也有环绕神经元呈卫星状排列的倾向。血管呈丛状结构,可形成典型的致密鸡爪样分支毛细血管网。可伴有不同程度的钙化和砂粒体形成。若瘤细胞分化差,异型性明显,核分裂象增多,则称为间变型少突胶质细胞瘤。

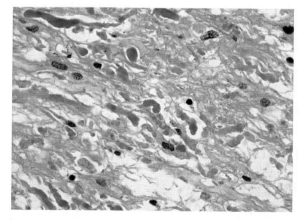

图 16-25　毛细胞型星形细胞瘤之 Rosenthal 纤维

Rosenthal 纤维呈球形、棒状或胡萝卜状嗜酸性毛玻璃样团块

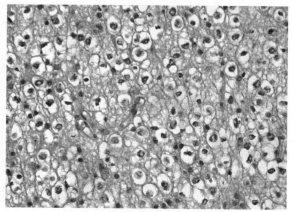

图 16-26　少突胶质细胞瘤

瘤细胞核圆形居中,核周胞质透亮,形成核周空晕,产生蜂窝状结构特点

3. **室管膜肿瘤**　包括室管膜瘤(ependymoma)和间变型室管膜瘤(anaplastic ependymoma)。前者相当于 WHO Ⅱ级,可发生于脑室系统任何部位,尤以第四脑室最为常见,也可见于脊髓中央管(好发

于腰骶部及马尾部）。室管膜瘤占神经上皮肿瘤的 2% ~9%，患者以儿童和青少年居多。室管膜瘤生长缓慢，可存活 8 ~ 10 年，但易致脑积水和颅内压升高。肿瘤完全切除后，幕上和脊髓的室管膜瘤患者预后好于位于后颅凹的患者。

肉眼观，瘤体一般境界清楚，球形或分叶状，切面灰白或灰红色，可见出血，囊性变和钙化。光镜下，本瘤由肿瘤性室管膜细胞构成，细胞密度中等。瘤细胞形态较一致，多呈梭形或胡萝卜形，胞质丰富，核圆形或椭圆形。最具特征的组织学变化为瘤细胞围绕空腔呈腺管状排列形成室管膜菊形团，或围绕血管排列形成假菊形团。假菊形团中的瘤细胞以细胞突起与血管壁相连，在血管周形成红染的无核区，免疫组化染色显示该区为富于 GFAP 蛋白的胶质纤维（图 16-27）。当瘤组织中瘤细胞密集，核分裂活跃，并有假栅栏状坏死时，可诊断为间变型室管膜瘤。

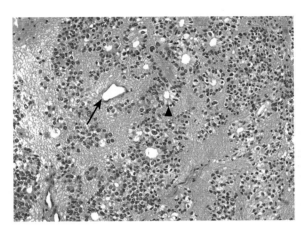
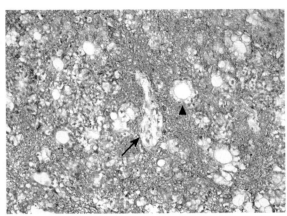

图 16-27　**室管膜瘤**
肿瘤细胞排列成室管膜菊形团（箭头）和假菊形团（箭）结构，右图显示无核区 GFAP 蛋白免疫组化染色阳性

2/3 以上的幕上室管膜瘤染色体 11q13.1 断裂导致含有 NF-κB 信号主要效应分子 RELA 和另一基因 *C11orf95* 的融合。C11orf95-RE 融合蛋白能自发性移位至细胞核，激活 NF-κB 靶基因，促进室管膜瘤的发生。C11orf95-RE 融合蛋白为室管膜瘤的治疗提供了一个潜在的新靶点。

（二）髓母细胞瘤

髓母细胞瘤（medulloblastoma）是中枢神经系统中最常见的胚胎性肿瘤（embryonal tumor），占儿童脑肿瘤的 20%，相当于 WHO Ⅳ级。多见于小儿，高峰年龄为 7 岁，50 岁以上罕见。本瘤易发生脑脊液播散，恶性程度高，预后差。但手术切除加上正规辅助治疗后，患者 5 年生存率可达 75%。该肿瘤起源于小脑的胚胎性外颗粒层细胞，或室管膜下基质细胞，故高达 75% 的儿童髓母细胞瘤位于小脑蚓部，并突入第四脑室。肉眼观，肿瘤组织呈鱼肉状，灰红色。光镜下，瘤细胞极其丰富，呈圆形、卵圆形，胞质少，胞核深染，可见数量不等的病理性核分裂象。典型的结构是瘤细胞环绕嗜银性神经纤维中心呈放射状排列形成 Homer-Wright 菊形团，提示局灶性神经元分化，具有一定的诊断意义（图 16-28）。间质中有纤细的纤维，血管不多。电镜证实可呈现神经元和胶质细胞双向分化。免疫组化 GFAP 阳性，并表达神经元分化标记物，如突触素（synap-

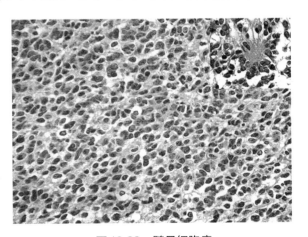

图 16-28　**髓母细胞瘤**
瘤细胞排列形成 Homer-Wright 菊形团（右上角图为高倍放大）

tophysin，Syn）、神经乙酰化酶（NSE）等。髓母细胞瘤最常见的遗传学异常是出现 17q 等臂染色体（30%～40%），并伴有染色体 17 三体。*MYC* 基因扩增、*p53* 突变、*WNT* 和 *SHH* 激活与髓母细胞瘤的预后和治疗均有关。

（三）神经元和混合性神经元-胶质肿瘤

1. 节细胞瘤和节细胞胶质瘤（ganglicocytoma and gangliogioma）　为分化好、生长缓慢的神经上皮肿瘤，相当于 WHO Ⅰ级（节细胞瘤）或 Ⅰ～Ⅱ级（节细胞胶质瘤），间变型节细胞胶质瘤相当于WHO Ⅲ级。颅内好发于幕上，尤其是颞叶（>70%）。肉眼观察体积小，界限清楚，质稍硬，切面灰红色。光镜下，由不规则簇状、大多极神经元和突起构成，瘤细胞分布不规则，单核、双核或多核，可见有核仁和胞质内尼氏小体，瘤组织内混杂有髓鞘和无髓鞘的神经纤维。免疫组化瘤组织内胶质细胞GFAP 阳性，神经节细胞 NeuN、NF 和 Syn 阳性。多数节细胞胶质瘤的肿瘤性神经细胞恒定表达CD34，其肿瘤胶质性成分表达 GFAP。电镜观察，特征性表现为肿瘤性神经元内见致密核心的颗粒。

2. 中枢神经细胞瘤（central neurocytoma）　是一种伴有神经元分化的肿瘤，相当于 WHO Ⅱ级。平均发病年龄 29 岁，最好发于侧脑室前部，可长入侧脑室或第三脑室。该肿瘤一般能被完全切除，预后较好，偶可复发和恶性变。光镜下，肿瘤组织是由成片的形态一致的瘤细胞组成，细胞小，核圆形，胞质透明，血管周可见原纤维性细胞带，可见 Homer-Wright 假菊形团，瘤细胞有神经元分化的特点。Syn 是最有用和最可靠的免疫组化标记，几乎所有病例细胞核表达 NeuN。

（四）脑膜瘤

脑膜瘤（meningioma）是最常见的脑膜原发性肿瘤，也是颅内和椎管内最常见的肿瘤之一，发生率仅次于星形细胞肿瘤，占颅内肿瘤的 13%～26%。本瘤好发中老年人，高峰年龄为 50～70 岁，女性多于男性。脑膜瘤在中枢神经肿瘤中预后最好，多数相当于 WHO Ⅰ级。

脑膜瘤起源于蛛网膜帽状细胞（脑膜皮细胞），其好发部位与蛛网膜颗粒在脑膜上的分布情况相平的。颅内脑膜瘤大部分发生于大脑凸面，常与大脑镰相关。脑膜瘤常为单发。肉眼观，肿瘤大小差异很大，与肿瘤发生部位有关。肉眼观，肿瘤常与硬膜广泛附着，呈膨胀性生长，球形或分叶状，压迫脑组织，界限清楚，包膜完整（图 16-29）。切面多为灰白色，质韧，很少见坏死，有时切面有砂粒感，是含有砂粒体的脑膜瘤的特点。光镜下，脑膜瘤的组织学类型很多，其特征性图像是肿瘤细胞呈大小不等同心圆状或漩涡状排列，其中央的血管壁常有透明变性，以至于钙化形成砂粒体，此为脑膜细胞型或合体细胞型（图 16-30）；瘤细胞也可为长梭形，呈致密交织束状结构，其间可见网状纤维或胶原纤维，为纤维（成纤维细胞）型；还可呈现以上两种图像的过渡或混合，为过渡型或混合型。少数脑膜瘤细胞异型性增大、生长活跃、可出现坏死，甚至出现颅外转移，主要累及肺及淋巴结，称为恶性脑膜

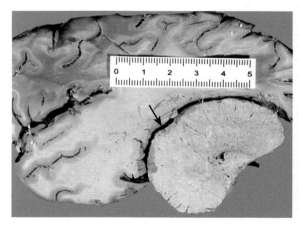

图 16-29　脑膜瘤（大体）
肿瘤位于脑组织边缘，质实，灰白色，边界清楚（箭头）

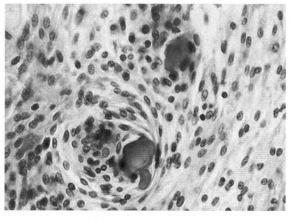

图 16-30　脑膜瘤（镜下）
肿瘤细胞呈卵圆形，呈旋涡状排列，并见钙化小体（砂粒体）

或间变型脑膜瘤,相当于 WHO Ⅲ 级,诊断时应十分慎重。所有脑膜瘤表达波形蛋白,多数病例表达 EMA。

大多数脑膜瘤易于切除,预后良好。20% 良性脑膜瘤肉眼全切后 20 年内复发。

二、外周神经肿瘤

周围神经肿瘤一般可分为两大类:一类来源于神经鞘膜,包括神经鞘瘤和神经纤维瘤;另一类伴有不同程度的神经细胞分化,主要发生在交感神经节和肾上腺髓质,其中原始而低分化的恶性肿瘤为神经母细胞瘤,高分化的良性肿瘤为节细胞神经瘤。以下简要介绍神经鞘瘤和神经纤维瘤。

(一) 神经鞘瘤

神经鞘瘤(neurilemoma)又称施万细胞瘤(schwannoma)或神经膜细胞瘤,是起源于胚胎期神经嵴来源的神经膜细胞或施万细胞的良性肿瘤,相当于 WHO Ⅰ 级。肿瘤可单发或多发于身体任何部位的神经干或神经根。脑神经鞘瘤主要发生在听神经的前庭(又称听神经瘤)、小脑脑桥角和三叉神经等。神经鞘瘤是椎管内最常见的肿瘤,其发生率占椎管内肿瘤的 25% ~30%。发生于周围神经的神经鞘瘤多见于四肢屈侧大神经干。

肉眼观,肿瘤多呈圆形或分叶状,界限清楚,包膜完整,与其所发生的神经粘连在一起。切面灰白色或灰黄色,有时可见出血、囊性变。光镜下,一般可见两种组织构象:①束状型(Antoni A 型),细胞呈梭形,境界不清,核呈梭形或卵圆形,相互紧密平行排列呈栅栏状或不完全的漩涡状,后者称 Verocay 小体(图 16-31);②网状型(Antoni B 型),细胞稀少,排列呈稀疏的网状结构,细胞间有较多的液体,常有小囊腔形成。以上两种结构往往同时存在于同一肿瘤中,其间有过渡形式,但多数以其中一型为主。免疫组化显示瘤细胞一致性表达 S-100 蛋白。

临床表现视肿瘤大小和部位而异。小肿瘤可无症状,较大者因受累神经受压而引起麻痹或疼痛,并沿神经放射。颅内听神经瘤可引起听觉障碍或耳鸣等症状。大多数肿瘤能手术根治,极少数与脑干或脊髓等紧密粘连未能完全切除者可复发,复发肿瘤仍属良性。

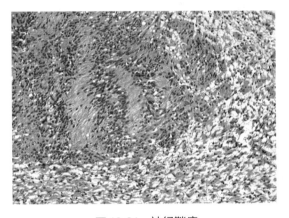

图 16-31　**神经鞘瘤**
肿瘤呈束状型和网状型两种组织构象,束状型构象中瘤细胞相互紧密平行排列呈栅栏状

(二) 神经纤维瘤

神经纤维瘤(neurofibroma)　相当于 WHO Ⅰ 级,多发生在皮肤或皮下,可单发或多发。多发性神经纤维瘤(neurofibromatosis)又称神经纤维瘤病 1 型,并发皮肤牛奶咖啡色斑(café-au-lait spot)和腋窝斑点。

肉眼观,皮肤或皮下单发性神经纤维瘤呈结节状或息肉状,境界清楚,但无包膜,常不能找到其发源的神经,也可弥漫侵及皮肤和皮下。切面灰白,质实,可见漩涡状纤维,也可呈胶冻状,很少发生出血、囊性变。光镜下,肿瘤组织由增生的 Schwann 细胞、神经束膜样细胞和成纤维细胞构成,交织排列,成小束并分散在神经纤维之间,伴大量网状纤维和胶原纤维及疏松的黏液样基质。若细胞密度增大,核异型并见核分裂象,提示恶变可能。

恶性外周神经鞘膜瘤(malignant peripheral nerve sheath tumor, MPNST)约占软组织肉瘤的 5%,多数起源于外周型神经纤维瘤(尤其是神经纤维瘤病 1 型),而神经鞘瘤恶变者少见。该肿瘤侵袭性较高,相当于 WHO Ⅱ ~Ⅳ级。形态颇似纤维肉瘤,有较多核分裂象并伴有血管增生和细胞坏死。瘤细胞可呈多形性,甚至出现上皮样结构、横纹肌分化。多数病例可见散在瘤细胞表达 S-100 蛋白。MPNST 多见于 20 ~60 岁成人,除伴有神经束膜细胞分化的病例,一般进展快,预后差。

三、转移性肿瘤

中枢神经系统转移性肿瘤约占全部临床脑肿瘤的20%以上,恶性肿瘤死亡病例中的24%可有脑转移,5%发生脊髓转移。恶性肿瘤中最容易发生脑转移的是呼吸道肿瘤(主要是肺癌,占脑转移瘤的50%),而且以颅内肿瘤为首发症状的全身癌症中,肺癌约占半数。其次是乳腺癌(占脑转移瘤的15%)、恶性黑色素瘤(占脑转移瘤的10.5%),以及胃癌、结肠癌、肾癌和绒毛膜上皮癌等。白血病时脑膜或脑实质也常可发生白血病细胞灶性浸润。

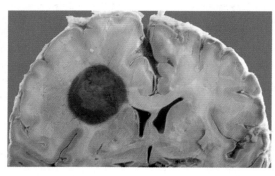

图16-32　脑转移性绒毛膜癌
转移性结节位于脑的深部

颅内转移瘤绝大部分是外周肿瘤经血行转移的结果。少数邻近部位的肿瘤可直接蔓延至颅内,如鼻咽癌、眶内肿瘤等,不属于转移瘤。

颅内转移最常见于大脑和硬脑膜,脊髓转移常发生于硬膜外间隙、软脊膜或脊髓。转移瘤可呈现三种形式:①转移结节:多见于灰质与白质交界处及脑的深部(图16-32),约80%的脑转移瘤位于此部位。②软脑膜癌病(leptomeningeal carcinomatosis):肿瘤细胞沿蛛网膜下腔弥漫性浸润,局部可呈现大小不等的结节或斑块,由于脑脊液循环受阻,可引起颅内高压和脑积水。③脑炎性转移:弥漫性血管周围瘤细胞浸润可形成局限性瘤结节或广泛浸润,并伴发软脑膜癌病。

转移瘤的组织形态与其原发性肿瘤相似,常伴有出血、坏死、囊性变及液化。多数转移瘤结节边界清楚,呈现"推进"的边缘,其周围脑组织可有水肿,伴淋巴细胞及巨噬细胞浸润。

(吴强　黄爱民)

第十七章 感染性疾病

  感染性疾病是指由病原微生物通过不同方式侵入,引起人体发生感染并出现临床症状的一组疾病。感染性疾病在世界范围内广泛流行,严重威胁人类的健康。在发达国家,感染性疾病在疾病发病率和死亡率中仅处于次要地位,然而流感和肺炎仍然在全美致死性疾病中占据重要位置。在许多发展中国家,感染性疾病仍是主要的健康问题,其中下呼吸道感染、艾滋病、感染性腹泻位居感染性疾病死亡的前三位。各器官系统的常见感染性疾病已在相关章节中述及,本章仅重点介绍感染性疾病中的特殊群体——传染病。传染病除具有感染性疾病的特点外,还能够在人群中引起局部或广泛的流行。近年来,随着社会经济条件的改善、基因诊断技术和抗生素的应用,我国传染病的发病率和死亡率均得到明显控制。近一年来(2017年)发布的传染病疫情数据显示,甲类传染病中鼠疫、霍乱等已基本无发病和死亡报告;乙类传染病中位居发病数前5位的分别是病毒性肝炎、肺结核、梅毒、淋病以及细菌性和阿米巴性痢疾,占乙类传染病的90%~95%,紧随其后的分别是艾滋病、伤寒和副伤寒、猩红热、布鲁菌病、血吸虫病、流行性出血热和百日咳等。本章仅重点介绍在我国传染病发病谱中占据重要地位的结核病、伤寒、细菌性痢疾、性传播疾病中的淋病、尖锐湿疣和梅毒,同时对常见真菌感染及寄生虫感染给予简要概述。

第一节 感染性疾病概述

一、病原微生物的传播途径及在体内的播散

  引起感染性疾病的病原微生物种类繁多,包括朊病毒蛋白(prion)、病毒(virus)、细菌(bacteria)、真菌(fungi)、螺旋体(spirochete)、支原体(mycoplasma)、立克次体(rickettsias)、寄生虫(parasites)等。其中病毒和细菌是最常见的致病微生物。此外,在人体某些部位,如消化道、上呼吸道、阴道、皮肤等,存在多种病原微生物(细菌、病毒、真菌等)的群体寄居,称为微生物组(microbiome)。这些微生物组

与宿主和谐共处,保持机体内微环境稳定,阻止病原体的侵入。一旦机体正常防御机制受损,上述微生物组则会导致感染性疾病的发生。例如在正常人小肠内有1000余种细菌寄居,生理情况下,它们在调节正常的肠道功能中发挥重要作用,如因抗生素的滥用等原因而导致肠道菌群失调,则可能导致难辨梭菌(clostridium difficile)的感染。

病原微生物的侵入和传播是一个复杂的过程,取决于病原微生物的致病性和机体的防御状态。病原微生物入侵的第一步是突破机体的天然防御屏障,即皮肤或黏膜上皮,进而沿组织间隙、淋巴管、血管和神经在宿主体内播散,引起局部或全身反应。最终病原微生物从宿主体内释出并通过直接接触、呼吸道(飞沫传播)、消化道(粪口途径)、性接触、母婴垂直传播和虫媒途径在宿主间播散。

（一）病原微生物侵入机体的途径

1. **经皮肤入侵**　正常的皮肤角化上皮作为宿主的第一道天然防御屏障,可抵御绝大多数病原微生物的入侵。皮肤可经多种途径导致屏障破坏:①经破损的皮肤侵入;②医院内留置静脉导管及静脉注射等所致的感染;③虱、蚤、蚊、螨等昆虫叮咬;④动物咬伤引起厌氧菌或狂犬病毒感染;⑤血吸虫的幼虫通过释放酶溶解皮肤表面的黏附蛋白所致感染。

2. **经消化道入侵**　绝大多数病原微生物通过污染的食物和饮水进入体内,因此常造成腹泻的大范围流行。肠致病性病原微生物可通过以下机制引起肠道疾病:①摄入由肠毒素(如金黄色葡萄球菌)污染的食物所致的急性食物中毒;②霍乱弧菌和肠产肠毒素型大肠杆菌通过直接黏附于肠黏膜上皮并在黏膜内扩增,释放外毒素而导致水样腹泻;③志贺菌、沙门菌、弯曲杆菌及溶组织阿米巴原虫等可直接侵入并损伤肠黏膜,而导致以肠道急性炎症、出血、溃疡为特征的痢疾;④通过宿主固有的抗原摄入途径入侵,如脊髓灰质炎病毒等可被肠黏膜相关淋巴组织特异性的被覆上皮M细胞所摄取并递送到淋巴组织。

3. **经呼吸道入侵**　病原微生物可通过如下机制破坏呼吸道黏膜防御屏障而入侵:①流感病毒通过其包膜上的血细胞凝集素黏附于呼吸道上皮表面的唾液酸,诱导上皮细胞通过胞饮作用吞噬病毒并在细胞内复制,上皮的破坏进而诱导肺炎球菌、金黄色葡萄球菌等的二重感染所致的肺炎;②流感嗜血杆菌、肺炎支原体、百日咳杆菌等通过释放毒素破坏纤毛的运动性;③结核分枝杆菌通过逃脱肺泡巨噬细胞的吞噬和杀灭而在肺泡内长期存活;④长期吸烟、气管插管、胃酸吸入等所致的急慢性黏膜损伤;⑤机体免疫缺陷或白细胞数量不足所致的机会性真菌感染。

4. **经泌尿生殖道入侵**　①尿路梗阻和输尿管反流是泌尿道感染的重要原因,因女性尿道短(约5cm)远远短于男性尿道(约20cm),因此女性泌尿道感染的几率比男性者高10倍以上。有黏附性菌毛的大肠杆菌是急性泌尿道感染的主要致病菌。②抗生素等破坏女性阴道的酸性微环境可致阴道念珠菌病。③子宫颈被覆鳞状上皮的破坏为人类乳头瘤病毒的感染提供机会,是子宫颈鳞癌的重要发病因素。

5. **母婴垂直传播**　①感染的母亲经胎盘传染给胎儿,病毒感染是否导致胎儿发育畸形取决于感染的时间,如妊娠早期风疹病毒感染可致婴儿先天性心脏病、智力发育迟缓、白内障或耳聋等,而妊娠晚期感染该病毒则婴儿无明显损伤;②孕妇在生产过程中将病原体传染给婴儿,如淋球菌、沙眼衣原体感染等;③巨细胞病毒、人类免疫缺陷病毒、乙型肝炎病毒等可通过哺乳传染给婴儿。

（二）病原微生物在宿主体内的播散

病原微生物侵入机体后,一部分在入侵部位驻扎,另一部分则通过分泌溶解酶向周围组织蔓延扩散,或经淋巴道、血道及神经向远隔部位播散(图17-1)。血道播散是病原微生物最常见和最有效的播散方式,病原体一旦侵入血流则以多种方式播散:HBV和脊髓灰质炎病毒、大多数细菌和真菌、某些寄生虫(如非洲锥虫和蠕虫)等通过血浆携带播散,白细胞则可携带疱疹病毒、人类免疫缺陷病毒、分枝杆菌、某些真菌和原虫,红细胞是疟原虫和巴贝西虫的有效载体。血源播散所致后果取决于病原体的毒力和数量以及机体的免疫状态。毒力较低的病原微生物少量入血一般不引起严重后果,强致病性的病原微生物经血道播散引起严重感染,并可能危及生命。机体常表现为发热、血压降低、凝血功能障碍及全身中毒症状,严重者可导致多器官衰竭而死亡。血源播散所致感染的主要病变常发生在远离入侵处的组织或脏器,例如水痘带状疱疹病毒和麻疹病毒通过呼吸道感染却表现为皮肤出疹;脊髓灰质炎病毒由消化道侵入,却引起运动神经元受损而导致肢体瘫痪;血吸虫从皮肤入侵最终定位于肝门脉系统和肠系膜,狂犬病毒从入侵部位经感觉神经元逆行入脑,引起病毒性脑炎而致死。

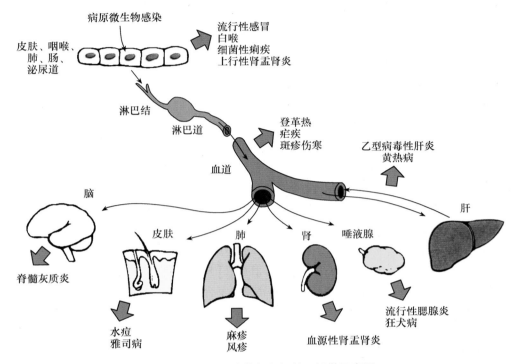

图17-1　病原微生物侵入机体及播散示意图

二、宿主和病原微生物之间的相互作用

感染性疾病的结局和转归取决于入侵病原微生物的毒力与机体免疫系统之间的矛盾斗争。一方面,机体通过免疫防御机制清除病原;另一方面,免疫反应可能加重甚至成为组织损伤的决定性因素。正常机体具有稳固的防御系统以抵御外源病原微生物的入侵,然而在自然、生物及社会因素等的综合作用下,病原微生物的种类和毒力也在发生着日新月异的变化,其不断突破机体防御系统的监视,给人类造成一波又一波威胁的脚步从未停止。

(一) 病原微生物的免疫逃逸

病原微生物首先需突破宿主的组织屏障,继而逃逸机体固有性和获得性免疫系统的监视,方可在宿主体内增殖和播散而致病。病原微生物可通过多种机制逃逸机体免疫系统的监视。

1. 抗原变异　是病原体逃逸抗体介导的宿主防御反应的重要机制。病原微生物可通过多种策略改变其"外包装",借此逃避宿主的识别。①通过基因突变产生遗传变异,如肺炎球菌有超过90个不同的血清型,每一型均对应不同的菌体表面荚膜多糖;HIV 的病毒 RNA 聚合酶以及包括流感病毒在内的多种呼吸道病毒,可产生多种病毒抗原的变异型;②伯氏菌属的螺旋体和锥虫通过基因水平的调控使其表面蛋白发生周期性转换;③流感病毒通过其复杂的 RNA 基因频繁重组,导致病毒表面抗原漂移和转位。

2. 逃逸巨噬细胞吞噬　中性粒细胞和巨噬细胞的吞噬和杀伤作用是细胞外细菌感染的重要防御机制。①肺炎链球菌、脑膜炎球菌、流感嗜血杆菌等通过细菌表面的碳水化合物小囊阻止中性粒细胞的吞噬;②引起新生儿脑膜炎的大肠杆菌通过合成含有唾液酸的小囊阻止补体 C3b 的结合,进而切断调理素化介导的吞噬作用和补体替代途径的激活;③金黄色葡萄球菌通过表达蛋白 A,结合到抗体的 Fc 段而阻止吞噬作用;④细菌还可通过合成不同的蛋白分子直接杀伤巨噬细胞、抑制其迁移、阻止细胞内氧化降解等途径而逃避吞噬作用;⑤此外,某些病原体对巨噬细胞的细胞内杀伤作用具有抵抗性,如结核分枝杆菌、隐球菌及某些原虫。

3. 逃逸 CD4 及 CD8 阳性 T 细胞的识别　是病毒逃逸免疫监视的重要机制。某些 DNA 病毒如 HSV、CMV、EBV 等,通过改变 MHC Ⅰ 类分子抗原的定位,削弱其向 CD8 阳性 T 细胞的抗原呈递作用;疱疹病毒通过影响 MHC Ⅱ 类分子削弱其向 CD4 阳性 T 细胞的抗原呈递作用。

4. 通过"隐匿"感染逃避免疫监视　如单纯疱疹病毒和水痘病毒感染神经元,EBV 感染 B 细胞,病毒呈潜伏感染状态,机体可能在相当长的时间内表现为无症状,但是一旦潜伏的病毒重新激活,则会进入临床感染期。

（二）免疫反应所致的组织损伤

在宿主对抗病原微生物的过程中造成的免疫性损伤是某些感染性疾病的主要致病因素。最具代表性的例子是结核分枝杆菌感染所致的肉芽肿性炎症,其一方面通过免疫反应限制和杀灭病原菌,另一方面则诱发机体发生变态反应引起干酪样坏死(详见本章结核病)。我们在前面章节中述及的 HBV 和 HCV 所致的病毒性肝炎,免疫反应造成的肝细胞损伤远大于病毒本身对肝细胞的毒性作用。此外,宿主针对感染病原体所产生的抗体同样对机体造成不同程度损伤,如我们前面学习的 A 组 β 溶血性链球菌感染相关的风湿病,即由于链球菌中的 M 蛋白抗原与人心脏瓣膜等存在交叉免疫反应,导致相应组织和器官受损而引起包括风湿性心脏病在内的多器官系统受累;链球菌感染后肾小球肾炎则为链球菌抗原成分与其相应抗体形成的循环免疫复合物沉积于肾小球造成的炎性损伤。

三、病原微生物的致病机制

病原体可通过以下机制感染和破坏组织:①通过接触或进入细胞直接引起感染细胞死亡,或改变细胞代谢和增殖能力,并可能导致细胞恶性转化;②通过释放毒素杀伤细胞,释放酶降解组织成分,或损伤血管引起缺血性坏死。③引起机体免疫反应,虽可抵御病原微生物的入侵,但也可诱发变态反应引起组织损伤。下面以病毒和细菌为例阐述其致病机制。

（一）病毒的致病机制

病毒可通过直接侵入宿主细胞并在其内复制而导致细胞死亡。病毒感染所致的表现取决于病毒类型及其对特定组织或细胞的特异性亲和力。

病毒进入宿主细胞后,可通过如下机制杀伤细胞:①直接杀伤作用:通过阻止生物大分子的合成,产生降解酶和毒性蛋白以及诱导凋亡等途径。如脊髓灰质炎病毒通过灭活帽结合蛋白"cap-binding protein"阻断宿主蛋白质的合成;HSV 可产生抑制细胞 DNA 及 mRNA 合成的蛋白以及降解细胞 DNA 的蛋白酶。②抗病毒免疫反应:宿主细胞表面的病毒蛋白可被机体的免疫系统所识别,淋巴细胞进而靶向攻击感染细胞。细胞毒性 T 淋巴细胞在抗病毒免疫反应中发挥重要作用,其同时也造成机体组织细胞损伤,如 HBV 感染所致的肝损伤即为典型例证。③感染细胞的转化:某些癌基因病毒,如 HPV、EBV 等,可通过细胞周期阻滞、抗凋亡、插入突变等多种途径刺激细胞增殖和转化,并可能诱发肿瘤。

（二）细菌的致病机制

细菌损伤宿主细胞取决于细菌的黏附能力、侵袭能力以及毒素的释放能力。致病性细菌内含有成簇分布的致病性基因,称为致病岛(pathogenicity islands)。少量致病性基因即可决定该细菌是否致病。细菌内的小分子独立元件如质粒和噬菌体可携带致病性因子在细菌间传播,上述元件在细菌之间的转换赋予细菌存活能力、高致病性以及抗生素抵抗性等。

1. 细菌黏附于宿主细胞　细菌黏附于宿主细胞表面是细菌入侵的第一步,由细菌黏附素(adhesin)介导,即结合于宿主细胞或细胞外基质的细菌表面分子,不同种属的细菌具有不同的细胞表面分子结构。化脓菌具有细胞表面蛋白 F 和磷壁酸,可结合于细胞表面及细胞外基质的纤维粘连蛋白。某些细菌具有细丝状菌毛,不同细菌菌毛顶部的氨基酸序列不同,决定了其黏附于宿主细胞的特异性,大肠杆菌导致泌尿道感染其原因为该细菌表面的 P 菌毛可特异性结合于泌尿道上皮细胞的 gal 蛋白。

2. **细菌毒素**　细菌毒素包括内毒素和外毒素。内毒素是革兰阴性菌细胞壁外层结构的脂多糖成分,大量细菌内毒素进入血液循环可引起内毒素休克综合征,导致机体发热、中毒性休克、DIC、急性呼吸窘迫综合征以及促进免疫细胞增殖和释放细胞因子。外毒素是革兰阳性细菌和部分革兰阴性细菌产生并释放到菌体外,并直接引起细胞损伤的蛋白质。依据其作用机制的不同可分为如下类型:①酶类:细菌通过释放蛋白酶、透明质酸酶、血浆凝固酶及纤维蛋白溶酶等作用于各自底物,如金黄色葡萄球菌产生的剥脱性毒素即为一类蛋白酶,通过裂解角化上皮细胞之间的连接蛋白而引起表皮剥脱。②A-B 毒素:其作用为改变细胞间信号或调控通路,毒素中的 A 组分具有酶活性,B 组分的作用是与细胞表面受体结合并将蛋白 A 递送到细胞质。炭疽杆菌、霍乱弧菌及白喉杆菌等均可产生 A-B 毒素,以炭疽杆菌为例,其细菌毒素有两个 A 成分,分别为水肿因子(EF)和致死因子(LF),它们通过 B 组分进入细胞内,并分别介导特异性的致病作用。③神经毒素,由肉毒杆菌和梭状芽胞杆菌产生,通过抑制神经递质的释放而导致机体神经麻痹。

四、感染性疾病的类型

临床上感染性疾病包括的范围广、涉及的病种多,不仅包括传统的传染病和寄生虫病,还包括有明确病原体的其他感染性疾病,以及医院内感染等。从病理学角度讲,感染性疾病的本质是病原微生物感染所致的炎症,大致可概括为如下病理类型:①化脓性炎,如葡萄球菌、链球菌、奈瑟球菌等所致的感染;②肉芽肿性炎,如结核杆菌,血吸虫等感染;③以细胞增殖为主的炎症,见于某些病毒感染,以形成细胞内包涵体为其病变特征;HPV 感染导致上皮细胞增生形成的尖锐湿疣等;④组织坏死,见于 HBV 感染所致的亚大片或大片肝坏死,某些寄生虫感染如溶组织性阿米巴所致的液化性坏死,白喉或产气荚膜杆菌等所致的迅速而严重的组织坏死;⑤慢性炎症及瘢痕形成,是绝大多数慢性感染性疾病的最终结局,如 HBV 感染所致的慢性肝炎最终形成肝硬化;感染性心外膜炎可由于最终的纤维组织修复而转变为慢性缩窄性心炎等。

第二节　结　核　病

一、概述

结核病(tuberculosis)是由结核杆菌(tubercle bacillus)引起的一种慢性肉芽肿性炎症。可见于全身各器官,但以肺结核最常见。典型病变为结核结节形成伴有不同程度的干酪样坏死。

结核病曾经威胁整个世界,由于有效抗结核药物的发明和应用,由结核病引起的死亡一直呈下降趋势。20 世纪 80 年代以来由于艾滋病的流行和耐药菌株的出现,结核病的发病率又趋上升。近五年来 WHO 的流行病学数据显示,全球每年结核病新发病例为 900 万 ~1000 万例,150 万 ~200 万人死于结核病,结核病仍然是头号传染病杀手。中国结核病患者数仅次于印度和印度尼西亚,位居第三位。因此 WHO 已将结核病作为重点控制的传染病之一,并提出 2030 年可持续发展目标,其中一个具体目标是终结全球结核病的流行。

(一) 病因和发病机制

结核病的病原菌是结核分枝杆菌(mycobacterium tuberculosis),为细长弯曲、革兰阳性需氧菌,细菌细胞壁中含分枝菌酸,抗酸染色呈红色。对人致病的结核杆菌主要是人型和牛型。结核病主要经呼吸道传染,也可经消化道感染(食入带菌的食物,如含菌牛奶),少数经皮肤伤口感染。呼吸道传播是最常见和最重要的途径。肺结核病患者(主要是空洞型肺结核)从呼吸道排出大量带菌微滴,吸入

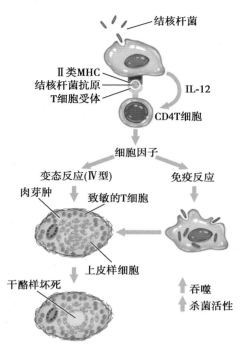

结核杆菌

Ⅱ类MHC
结核杆菌抗原
T细胞受体

IL-12

CD4T细胞

细胞因子

变态反应（Ⅳ型）　　　　免疫反应

肉芽肿　　致敏的T细胞

上皮样细胞

干酪样坏死

↑吞噬
↑杀菌活性

图 17-2　结核杆菌引起的免疫反应和超敏反应

这些带菌微滴即可造成感染。直径小于 5μm 的微滴能到达肺泡，因此其致病性最强。

结核杆菌是细胞内生长的细菌，不产生内、外毒素，其致病性与菌体细胞壁的结构成分密切相关。结核病的发病机制即由结核杆菌引起的细胞免疫和Ⅳ型超敏反应（变态反应），一方面吞噬和杀伤细菌，一方面导致组织破坏（图 17-2）。到达肺泡的结核杆菌首先趋化和吸引巨噬细胞，并为巨噬细胞所吞噬。在有效的细胞免疫建立以前，巨噬细胞将其杀灭的能力很有限，则结核杆菌在细胞内繁殖，一方面可引起局部炎症，另一方面可发生全身性血源性播散，成为以后肺外结核病发生的根源。机体对结核杆菌产生特异细胞免疫的时间一般需 30～50 天，这种特异的细胞免疫在临床上表现为皮肤结核菌素试验阳性。

结核病的免疫反应和超敏反应（Ⅳ型）常同时发生并相伴出现。超敏反应的出现提示机体已获得免疫力，对病原菌有抵抗力，且超敏反应同时伴随干酪样坏死，试图破坏和杀灭结核杆菌。已致敏的个体动员机体防御反应较未致敏的个体快，但组织坏死也更明显。因此机体对结核杆菌感染所呈现的临床表现取决于机体反应性的不同。

如以保护性反应为主，则病灶局限，结核杆菌被杀灭。如主要表现为组织破坏性反应，则机体表现为有结构和功能损害的结核病。其基本病变与机体免疫状态的关系见表 17-1。

表 17-1　结核病基本病变与机体免疫状态的关系

病变	机体状态		结核杆菌		病理特征
	免疫力	变态反应	菌量	毒力	
渗出为主	低	较强	多	强	浆液性或浆液纤维素性
增生为主	较强	较弱	少	较低	结核结节
坏死为主	低	强	多	强	干酪样坏死

（二）基本病理变化

1. **以渗出为主的病变**　出现于结核性炎症的早期或机体抵抗力低下，菌量多，毒力强或变态反应较强时，主要表现为浆液性或浆液纤维素性炎。病变早期局部有中性粒细胞浸润，但很快被巨噬细胞所取代。在渗出液和巨噬细胞中可查见结核杆菌。此型变化好发于肺、浆膜、滑膜和脑膜等处。渗出物可完全吸收不留痕迹，或转变为以增生为主或以坏死为主的病变。

2. **以增生为主的病变**　当细菌量少，毒力较低或人体免疫反应较强时，则发生以增生为主的变化，形成具有诊断价值的结核结节（tubercle），又称结核性肉芽肿（tuberculous granuloma）。结核结节是在细胞免疫的基础上形成的，由上皮样细胞（epithelioid cell）、朗汉斯巨细胞（Langhans giant cell）加上外周局部集聚的淋巴细胞和少量反应性增生的成纤维细胞构成。典型者结节中央有干酪样坏死（图 17-3）。吞噬有结核杆菌的巨噬细胞体积增大逐渐转变为上皮样细胞，呈梭形或多角形，胞质丰富，HE 染色呈淡伊红色，境界不清。核呈圆形或卵圆形，染色质甚少，甚至可呈空泡状，核内有 1～2 个核仁。上皮样细胞的活性增加，有利于吞噬和杀灭结核杆菌。多数上皮样细胞互相融合或一个细胞核分裂胞质不分裂乃形成朗汉斯巨细胞。朗汉斯巨细胞为多核巨细胞，直径可达 300μm，胞质丰富。其胞质突起常和上皮样细胞的胞质突起相连接，核与上皮样细胞核相似。核的数目由十几个到几十个不等，有超过百个者。核排列在胞质周围呈花环状、马蹄形或密集于胞体的一端。

3. 以坏死为主的病变　在结核杆菌数量多、毒力强,机体抵抗力低或变态反应强时,上述以渗出为主或以增生为主的病变均可继发干酪样坏死。结核坏死灶由于含脂质较多而呈淡黄色、均匀细腻,质地较实,状似奶酪,故称干酪样坏死(caseous necrosis)。镜下为红染无结构的颗粒状物。干酪样坏死对结核病病理诊断具有一定的意义。干酪样坏死物中大都会有一定量的结核杆菌,可成为结核病恶化进展的原因。

渗出、坏死和增生三种变化往往同时存在而以某一种改变为主,而且可以互相转化。在同一器官或不同器官中的结核病变往往是复杂多变的。

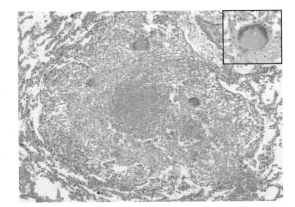

图17-3　结核结节
中央为干酪样坏死,周围为上皮样细胞、朗汉斯巨细胞及淋巴细胞等,右上插图为朗汉斯巨细胞的高倍

（三）基本病理变化的转化规律

结核病的发展和结局取决于机体抵抗力和结核杆菌致病力之间的矛盾关系。在机体抵抗力增强时,结核杆菌被抑制、杀灭,病变转向愈合;反之,则转向恶化。

1. 转向愈合

（1）吸收、消散:为渗出性病变的主要愈合方式,渗出物经淋巴道吸收而使病灶缩小或消散。X线检查可见边缘模糊、密度不均、呈云絮状的渗出性病变的阴影逐渐缩小或被分割成小片,以致完全消失,临床上称为吸收好转期。较小的干酪样坏死灶及增生性病灶,经积极治疗也有吸收消散或缩小的可能。

（2）纤维化、纤维包裹及钙化:增生性病变和小的干酪样坏死灶,可逐渐纤维化,最后形成瘢痕而愈合,较大的干酪样坏死灶难以全部纤维化,则由其周边纤维组织增生将坏死物包裹,继而坏死物逐渐干燥浓缩,并有钙盐沉着。钙化的结核灶内常有少量结核杆菌残留,此病变临床虽属痊愈,但当机体抵抗力降低时仍可复发进展。X线检查,可见纤维化病灶呈边缘清楚、密度增高的条索状阴影;钙化灶为密度甚高、边缘清晰的阴影。临床称为硬结钙化期。

2. 转向恶化

（1）浸润进展:疾病恶化时,病灶周围出现渗出性病变,范围不断扩大,并继发干酪样坏死。X线检查,原病灶周围出现絮状阴影,边缘模糊,临床上称为浸润进展期。

（2）溶解播散:病情恶化时,干酪样坏死物可发生液化,形成的半流体物质可经体内的自然管道(如支气管、输尿管等)排出,致局部形成空洞。空洞内液化的干酪样坏死物中含有大量结核杆菌,可通过自然管道播散到其他部位,形成新的结核病灶。X线检查,可见病灶阴影密度深浅不一,出现透亮区及大小不等的新播散病灶阴影。临床称为溶解播散期。此外,结核杆菌还可循血道、淋巴道播散至全身各处。

二、肺结核病

肺结核是结核病中最常见的类型,可因初次感染和再次感染结核杆菌时机体反应性的不同,而致肺部病变的发生发展各有不同的特点,分为原发性和继发性肺结核病两大类。

（一）原发性肺结核病

原发性肺结核病是第一次感染结核杆菌所引起的肺结核病。多发生于儿童,但也偶见于未感染过结核杆菌的青少年或成人。免疫功能严重受抑制的成年人由于丧失对结核杆菌的敏感性,因此可多次发生原发性结核病。

结核杆菌被吸入肺泡后,最初在通气较好的肺上叶下部或下叶上部近胸膜处形成1~1.5cm大小

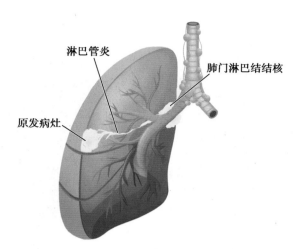

淋巴管炎

肺门淋巴结结核

原发病灶

图 17-4   肺结核原发综合征模式图

右侧肺上叶下部胸膜下见黄白色原发病灶,肺门部见肿大的淋巴结,二者之间以淋巴管炎相连

的原发病灶(Ghon 灶),病变为灰白色炎性实变灶,以结核性肉芽肿形成为特点,病灶中央可见干酪样坏死。原发灶的结核杆菌游离或被巨噬细胞吞噬,很快侵入淋巴管,循淋巴液引流到局部肺门淋巴结,引起结核性淋巴管炎和淋巴结炎,表现为淋巴结肿大和干酪样坏死。肺的原发病灶、淋巴管炎和肺门淋巴结结核称为原发综合征(primary complex)(图 17-4)。X 线呈哑铃状阴影。

原发综合征形成后,虽然在最初几周内有细菌通过血道或淋巴道播散到全身其他器官,但由于细胞免疫的建立,95% 左右的病例不再发展,病灶进行性纤维化和钙化。有时肺门淋巴结病变继续发展,形成支气管淋巴结结核。少数营养不良或同时患有其他传染病的患儿,病灶扩大、干酪样坏死和空洞形成,有的甚至肺内播散形成粟粒性肺结核病或全身播散形成全身粟粒性结核病。这种改变也可见于继发性肺结核病。

（二）继发性肺结核病

继发性肺结核病是指再次感染结核杆菌所引起的肺结核病,多见于成人。可在原发肺结核病后很短时间内发生,但大多在初次感染后十年或几十年后由于机体抵抗力下降使静止的原发病灶再度活化而形成。原发性和继发性肺结核病的区别点见表 17-2。

表 17-2   原发性和继发性肺结核病比较

	原发性肺结核病	继发性肺结核病
结核杆菌感染	初次	再次
发病人群	儿童	成人
对结核杆菌的免疫力或致敏性	无	有
病变特征	原发综合征	病变多样,新旧病变并存,较局限,常见空洞形成
病变起始部位	上叶下部,下叶上部近胸膜	肺尖部
主要播散途径	淋巴道或血道	支气管
病程	短,大多自愈	长,需治疗

继发性肺结核病病理变化和临床表现都比较复杂。根据其病变特点和临床经过可分以下几种类型:

1. **局灶型肺结核**   是继发性肺结核病的早期病变。X 线示肺尖部有单个或多个结节状病灶。解剖学上病灶常定位于肺尖下 2~4cm 处,直径 0.5~1cm。病灶境界清楚,有纤维包裹。镜下病变以增生为主,中央为干酪样坏死。患者常无自觉症状,多在体检时发现。属非活动性结核病。

2. **浸润型肺结核**   是临床上最常见的活动性、继发性肺结核。多由局灶型肺结核发展而来。X 线示锁骨下边缘模糊的云絮状阴影。病变以渗出为主,中央有干酪样坏死,病灶周围有炎症包绕。患者常有低热、疲乏、盗汗、咳嗽等症状。如及早发现,合理治疗,渗出性病变可吸收;增生、坏死性病变,可通过纤维化、钙化而愈合。如病变继续发展,干酪样坏死扩大(浸润进展),坏死物液化后经支气管排出,局部形成急性空洞,洞壁坏死层内含大量结核杆菌,经支气管播散,可引起干酪性肺炎(溶解播散)。急性空洞一般易愈合。经适当治疗后,洞壁肉芽组织增生,洞腔逐渐缩小,闭合,最后形成瘢痕组织而愈合;也可通过空洞塌陷,形成条索状瘢痕而愈合。如果急性空洞经久不愈,则可发展为慢性纤维空洞型肺结核。

3. 慢性纤维空洞型肺结核　该型病变有以下特点:①肺内有一个或多个厚壁空洞。多位于肺上叶,大小不一,不规则。壁厚可达 1cm 以上。镜下洞壁分三层:内层为干酪样坏死物,其中有大量结核杆菌;中层为结核性肉芽组织;外层为纤维结缔组织。②同侧或对侧肺组织,特别是肺小叶可见由支气管播散引起的很多新旧不一、大小不等、病变类型不同的病灶,愈往下愈新鲜。③后期肺组织严重破坏,广泛纤维化,胸膜增厚并与胸壁粘连,使肺体积缩小、变形,严重影响肺功能,甚至使肺功能丧失(图 17-5)。

病变空洞与支气管相通,成为结核病的传染源,故此型又称开放性肺结核。如空洞壁的干酪样坏死侵蚀较大血管,可引起大咯血,患者可因吸入大量血液而窒息死亡。空洞突破胸膜可引起气胸或脓气胸。经常排出含菌痰液可引起喉结核。咽下含菌痰液可引起肠结核。后期由于肺动脉高压而致肺源性心脏病。近年来,由于广泛采用多药联合抗结核治疗及增加抵抗力的措施,较小的空洞一般可机化,收缩而闭塞。体积较大的空洞,内壁坏死组织脱落,肉芽组织逐渐变成纤维瘢痕组织,由支气管上皮覆盖,此时空洞虽仍然存在,但已无菌,实际上已愈合故称开放性愈合。

4. 干酪性肺炎　干酪性肺炎可由浸润型肺结核恶化进展而来,也可由急、慢性空洞内的细菌经支气管播散所致。镜下主要为大片干酪样坏死灶。肺泡腔内有大量浆液纤维蛋白性渗出物。根据病灶范围的大小分小叶性和大叶性干酪性肺炎。此型结核病病情危重。

5. 结核球　又称结核瘤(tuberculoma)。结核球是直径 2~5cm,有纤维包裹的孤立的境界分明的干酪样坏死灶(图 17-6)。多为单个,也可多个,常位于肺上叶。X 线片上有时很难与周围型肺癌相鉴别。结核球可来自:①浸润型肺结核的干酪样坏死灶纤维包裹;②结核空洞引流支气管阻塞,空洞由干酪样坏死物填充;③多个结核病灶融合。结核球由于其纤维包膜的存在,抗结核药不易发挥作用,且有恶化进展的可能。X 线片上有时需与肺癌鉴别,因此临床上多采取手术切除。

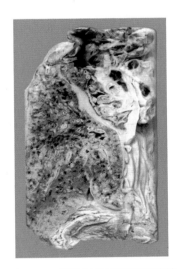

图 17-5　慢性纤维空洞型肺结核

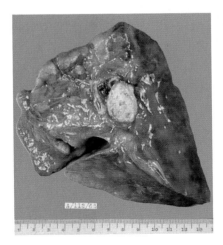

图 17-6　肺结核球

6. 结核性胸膜炎　结核性胸膜炎根据病变性质可分干性和湿性两种,以湿性结核性胸膜炎为常见。

湿性结核性胸膜炎又称渗出性结核性胸膜炎,多见于年轻人。病变主要为浆液纤维素性炎。一般经适当治疗可吸收,如渗出物中纤维素较多,不易吸收,则可因机化而使胸膜增厚粘连。

干性结核性胸膜炎又称增生性结核性胸膜炎。是由肺膜下结核病灶直接蔓延到胸膜所致。常发生于肺尖。病变多为局限性,以增生性改变为主。一般通过纤维化而愈合。

(三) 肺结核病血源播散所致病变
原发性和继发性肺结核除通过上述淋巴道和支气管播散外,也可通过血道播散引起粟粒性结核和肺外结核病。肺内原发病灶、再感染灶或肺门干酪样坏死灶,以及肺外结核病灶内的结核杆菌侵入血流或经淋巴管由胸导管入血,均可引起血源播散性结核病(图17-7)。

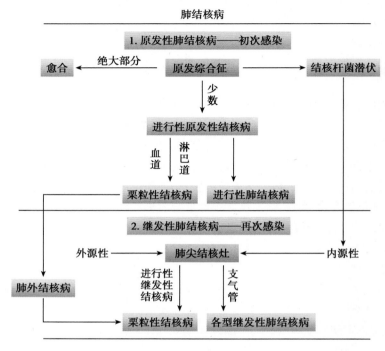

图 17-7　肺结核的发展过程示意图

1. **急性全身粟粒性结核病**　结核杆菌在短时间内一次或反复多次大量侵入肺静脉分支,经左心至大循环,播散到全身各器官如肺、肝、脾和脑膜等处,可引起急性全身粟粒性结核病(acute systemic miliary tuberculosis)。肉眼观,各器官内均匀密布大小一致,灰白色,圆形,境界清楚的小结节(图17-8)。镜下主要为增生性病变,偶尔出现渗出、坏死为主的病变。临床上病情凶险,有高热衰竭、烦躁不安等中毒症状。X线可发现两肺有散在分布、密度均匀,粟粒大小细点状阴影,病情危重,若能及时治疗,预后仍属良好。少数病例可因结核性脑膜炎而死亡。

2. **慢性全身粟粒性结核病**　如急性期不能及时控制而病程迁延3周以上,或结核杆菌在较长时期内每次以少量反复多次不规则进入血液,则形成慢性粟粒性结核病。此时,病变的性质和大小均不一致,同时可见增生、坏死及渗出性病变,病程长,成人多见。

3. **急性肺粟粒性结核病**　由于肺门、纵隔、支气管旁的淋巴结干酪样坏死破入邻近大静脉,或因含有结核杆菌的淋巴液由胸导管回流,经静脉入右心,沿肺动脉播散于两肺所致,也可为急性全身粟粒性结核病的一部分。肉眼观,肺表面和切面可见灰黄或灰白色粟粒大小结节。

4. **慢性肺粟粒性结核病**　多见于成人。患者原发灶已痊愈,由肺外某器官的结核病灶内的结核杆菌间歇入血而致病。病程较长,病变新旧、大小不一。小的如粟粒,大者直径可达数厘米以上。病变以增生性

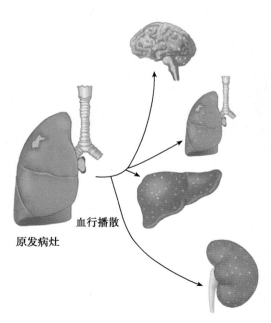

图 17-8　粟粒性结核病模式图

改变为主。

5. **肺外结核病**　肺外结核病除淋巴结结核由淋巴道播散所致,消化道结核可由咽下含菌的食物或痰液直接感染引起,皮肤结核可通过损伤的皮肤感染外,其他各器官的结核病多为原发性肺结核病血源播散所形成的潜伏病灶进一步发展所致。

三、肺外结核病

（一）肠结核病

肠结核病可分原发性和继发性两型。原发性者很少见,常发生于小儿。一般由饮用带有结核杆菌的牛奶或乳制品而感染。可形成与原发性肺结核时原发综合征相似的肠原发综合征（肠的原发性结核性溃疡、结核性淋巴管炎和肠系膜淋巴结结核）。绝大多数肠结核继发于活动性空洞型肺结核病,因反复咽下含结核杆菌的痰液所引起。

肠结核病大多（约85%）发生于回盲部,因该段淋巴组织最为丰富,病菌易于通过肠壁淋巴组织侵入肠壁,并且食物在此停留时间较长,接触细菌的机会较多之缘故。依其病变特点不同分两型:

1. **溃疡型**　较多见。结核杆菌侵入肠壁淋巴组织,形成结核结节,以后结节逐渐融合并发生干酪样坏死,破溃后形成溃疡。肠壁淋巴管环肠管走行,病变沿淋巴管扩散,因此典型的肠结核溃疡多呈环形,其长轴与肠腔长轴垂直。溃疡边缘参差不齐,一般较浅,底部有干酪样坏死物,其下为结核性肉芽组织。溃疡愈合后由于瘢痕形成和纤维收缩而致肠腔狭窄。肠浆膜面每见纤维素渗出和多数结核结节形成,连接成串,这是结核性淋巴管炎所致。后期纤维化可致粘连。

2. **增生型**　较少见。以肠壁大量结核性肉芽组织形成和纤维组织增生为其病变特征。肠壁高度肥厚、肠腔狭窄。黏膜面可有浅溃疡或息肉形成。临床上表现为慢性不完全低位肠梗阻。右下腹可触及肿块,故需与肠癌相鉴别。

（二）结核性腹膜炎

青少年多见。感染途径以腹腔内结核灶直接蔓延为主。溃疡型肠结核病是最常见的原发病灶,其次为肠系膜淋巴结结核或结核性输卵管炎。由腹膜外结核灶经血道播散至腹膜者少见。根据病理特征可分干性和湿性两型,以混合型多见。湿性结核性腹膜炎以大量结核性渗出为特征。干性结核性腹膜炎因大量纤维素性渗出物机化而引起腹腔脏器的粘连。

（三）结核性脑膜炎

以儿童多见,成人较少。主要是由于结核杆菌经血道播散所致。在儿童往往是肺原发综合征血行播散的结果,故常为全身粟粒性结核病的一部分。在成人,除肺结核病外,骨关节结核和泌尿生殖系统结核病常是血源播散的根源。部分病例也可由于脑实质内的结核球液化溃破,大量结核杆菌进入蛛网膜下腔所致。

病变以脑底最明显。在脑桥、脚间池、视神经交叉及大脑外侧裂等处的蛛网膜下腔内,有多量灰黄色混浊的胶冻样渗出物积聚。脑室脉络丛及室管膜有时也可有结核结节形成。病变严重者可累及脑皮质而引起脑膜脑炎。病程较长者则可发生闭塞性血管内膜炎,从而引起多发性脑软化。未经适当治疗而致病程迁延的病例,由于蛛网膜下腔渗出物的机化而发生蛛网膜粘连,可使第四脑室正中孔和外侧孔堵塞,引起脑积水。

（四）泌尿生殖系统结核病

1. **肾结核病**　最常见于20～40岁男性。多为单侧性。结核杆菌来自肺结核病的血道播散。病变大多起始于肾皮、髓质交界处或肾锥体乳头。最初为局灶性结核病变,继而发生干酪样坏死,然后破坏肾乳头而破入肾盂成为结核性空洞（图17-9）。以后由于病变的继续扩大,形成多个空洞,最后可使肾仅剩一空壳,肾功能丧失。干酪样坏死物随尿下行,常使输尿管和膀胱感染。输尿管黏膜可发生溃疡和结核性肉芽肿形成,使管壁增厚、管腔狭窄,甚至阻塞,而引起肾盂积水或积脓。膀胱结核,以膀胱三角区最先受累形成溃疡,以后可累及整个膀胱。肌壁受累后膀胱壁纤维化和肌层破坏,致膀

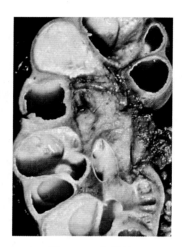

图 17-9　肾结核
肾实质内多数干酪样坏死灶
及空洞形成

胱容积缩小。膀胱溃疡和纤维组织增生如影响到对侧的输尿管口,可使管口狭窄或失去正常的括约肌功能,造成对侧健肾引流不畅,最后可引起肾盂积水而损害肾功能。

2. **生殖系统结核病**　男性生殖系统结核病与泌尿系统结核病有密切关系,结核杆菌可使前列腺和精囊感染,并可蔓延至输精管、附睾等处。血源感染偶见。病变器官有结核结节和干酪样坏死形成。附睾结核是男性不育的重要原因之一。

女性生殖系统结核多由血道或淋巴道播散而来,也可由邻近器官的结核病蔓延而来。以输卵管结核最多见,为女性不孕的原因之一,其次是子宫内膜和卵巢结核。

(五)　骨与关节结核病

骨关节结核多见于儿童和青少年,多由血源播散所致。

1. **骨结核**　骨结核多侵犯脊椎骨、指骨及长骨骨骺(股骨下端和胫骨上端)等处。病变常由松质骨内的小结核病灶开始,以后可发展为干酪样坏死型或增生型。

干酪样坏死型可见明显干酪样坏死和死骨形成。病变常累及周围软组织,引起干酪样坏死和结核性肉芽组织形成。坏死物液化后在骨旁形成结核性"脓肿",由于局部并无红、热、痛,故又称"冷脓肿"。病变穿破皮肤可形成经久不愈的窦道。

增生型比较少见,主要形成结核性肉芽组织,病灶内骨小梁渐被侵蚀、吸收和消失,但无明显的干酪样坏死和死骨形成。

脊椎结核是骨结核中最常见者,多见于第 10 胸椎至第 2 腰椎。病变起自椎体,常发生干酪样坏死,以后破坏椎间盘和邻近椎体。由于病变椎体不能负重而发生塌陷,引起脊椎后突畸形。如病变穿破骨皮质可在脊柱两侧形成"冷脓肿",或沿筋膜间隙坏死物下流,在远隔部位形成"冷脓肿"。

2. **关节结核**　以髋、膝、踝、肘等关节结核多见,多继发于骨结核。病变通常开始于骨骺或干骺端,发生干酪样坏死。当病变发展侵入关节软骨和滑膜时则成为关节结核;关节结核痊愈时,关节腔常被大量纤维组织充填,造成关节强直,失去运动功能。

(六)　淋巴结结核病

淋巴结结核病多见于儿童和青年,以颈部、支气管和肠系膜淋巴结多见,尤以颈部淋巴结结核(俗称瘰疬)最为常见。结核杆菌可来自肺门淋巴结结核的播散,亦可来自口腔、咽喉部结核感染灶。淋巴结常成群受累,有结核结节形成和干酪样坏死。淋巴结逐渐肿大,最初各淋巴结尚能分离,当炎症累及淋巴结周围组织时,则淋巴结彼此粘连,形成较大的包块。

第三节　伤　　寒

伤寒(typhoid fever)是由伤寒杆菌引起的急性传染病,全身单核巨噬细胞系统细胞的增生为其病变特征,以回肠末端淋巴组织的病变最为突出。临床主要表现为持续高热、相对缓脉、脾大、皮肤玫瑰疹及中性粒细胞和嗜酸性粒细胞减少等。

病因与发病机制　伤寒杆菌属沙门菌属中的 D 族,革兰阴性菌。其菌体"O"抗原、鞭毛"H"抗原及表面"Vi"抗原都能使人体产生相应抗体,尤以"O"及"H"抗原性较强,故可用血清凝集试验(肥达反应,Widal reaction)来测定血清中抗体增高,可作为临床诊断伤寒的依据之一。菌体裂解时所释放的内毒素是致病的主要因素。

伤寒患者或带菌者是本病的传染源。细菌随粪、尿排出,污染食品、饮用水和牛奶等或以苍蝇为媒介经口入消化道而感染。一般以儿童及青壮年患者多见。全年均可发病,以夏秋两季最多。病后可获得比较稳固的免疫力,很少再感染。

伤寒杆菌在胃内大部分被破坏。是否发病主要取决于到达胃的菌量。当感染菌量较大时,细菌得以进入小肠穿过小肠黏膜上皮细胞而侵入肠壁淋巴组织,尤其是回肠末端的集合淋巴小结或孤立淋巴小结,并沿淋巴管到达肠系膜淋巴结。淋巴组织中的伤寒杆菌被巨噬细胞吞噬,并在其中生长繁殖,又可经胸导管进入血液,引起菌血症。血液中的细菌很快就被全身单核巨噬细胞系统的细胞所吞噬,并在其中大量繁殖,致肝、脾、淋巴结肿大。这段时间患者没有临床症状,故称潜伏期,约10天。此后,随着细菌的繁殖和内毒素释放再次入血,患者出现败血症和毒血症症状。由于胆囊中大量的伤寒杆菌随胆汁再次入肠,重复侵入已致敏的淋巴组织,使其发生强烈的过敏反应致肠黏膜坏死、脱落及溃疡形成。

病理变化及临床病理联系 伤寒杆菌引起的炎症是以巨噬细胞增生为特征的急性增生性炎。增生活跃时巨噬细胞的胞质内吞噬有伤寒杆菌、红细胞和细胞碎片,而吞噬红细胞的作用尤为明显。这种巨噬细胞称伤寒细胞。伤寒细胞常聚集成团,形成小结节称伤寒肉芽肿(typhoid granuloma)或伤寒小结(typhoid nodule)(图17-10),是伤寒的特征性病变,具有病理诊断价值。

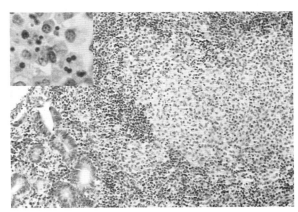

图 17-10　伤寒肉芽肿
左上角高倍视野示伤寒细胞

1. 肠道病变 伤寒肠道病变以回肠下段集合和孤立淋巴小结的病变最为常见和明显。按病变发展过程分四期,每期大约持续1周。

(1)髓样肿胀期:起病第1周,回肠下段淋巴组织略肿胀,隆起于黏膜表面,色灰红,质软。隆起组织表面形似脑的沟回,以集合淋巴小结病变最为显著(图17-11)。

(2)坏死期:发生于起病第2周,多种原因致病灶局部肠黏膜坏死。

(3)溃疡期:坏死肠黏膜脱落后形成溃疡。溃疡边缘隆起,底部不平。在集合淋巴小结发生的溃疡,其长轴与肠的长轴平行。孤立淋巴小结处的溃疡小而圆。溃疡一般深及黏膜下层,坏死严重者可深达肌层及浆膜层,甚至穿孔,如侵及小动脉,可引起严重出血。该期一般发生于起病第3周。

(4)愈合期:相当于发病第4周。溃疡处肉芽组织增生将其填平,溃疡边缘上皮再生覆盖而告愈合。由于临床上早期有效抗生素的应用,目前临床上很难见到上述四期的典型病变。

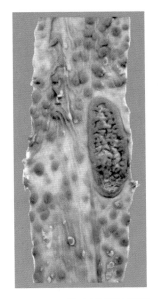

图 17-11　伤寒髓样肿胀期

2. 其他病变 肠系膜淋巴结、肝、脾及骨髓由于巨噬细胞的活跃增生而致相应组织器官肿大。镜检可见伤寒肉芽肿和灶性坏死。

心肌纤维可有颗粒变性,甚至坏死;肾小管上皮细胞增生,也可发生颗粒变性;皮肤出现淡红色小丘疹(玫瑰疹);膈肌、腹直肌和股内收肌常发生凝固性坏死(亦称蜡样变性),临床出现肌痛和皮肤知觉过敏。大多数伤寒患者胆囊无明显病变,但伤寒杆菌可在胆汁中大量繁殖;即使患者临床痊愈后,细菌仍可在胆汁中生存,并通过胆汁由肠道排出,在一定时期内仍是带菌者,有的患者甚至可成为慢性带菌者或终身带菌者。

伤寒患者可有肠出血、肠穿孔、支气管肺炎等并发症。如无并发症,一般经4~5周痊愈。慢性感染病例亦可累及关节、骨、脑膜及其他部位。

第四节   细菌性痢疾

细菌性痢疾(bacillary dysentery)简称菌痢,是由痢疾杆菌所引起的一种假膜性肠炎。病变多局限于结肠,以大量纤维素渗出形成假膜为特征,假膜脱落伴有不规则浅表溃疡形成。临床主要表现为腹痛、腹泻、里急后重、黏液脓血便。

病因与发病机制   痢疾杆菌是志贺菌属的革兰阴性短杆菌。按抗原结构和生化反应可分四群,即福氏、宋内、鲍氏和痢疾志贺菌。四群均能产生内毒素,痢疾志贺菌尚可产生强烈外毒素。

患者和带菌者是本病的传染源。痢疾杆菌从粪便中排出后可直接或间接(苍蝇为媒介)经口传染给健康人。食物和饮水的污染有时可引起菌痢的暴发流行。菌痢全年均可发病,但以夏秋季多见。好发于儿童,其次是青壮年。经口入胃的痢疾杆菌大部分被胃酸杀死,仅少部分进入肠道。细菌在结肠内繁殖,从上皮细胞直接侵入肠黏膜,并在黏膜固有层内增殖,随之释放具有破坏细胞作用的内毒素,使肠黏膜产生溃疡。菌体内毒素吸收入血,引起全身毒血症。痢疾志贺杆菌释放的外毒素,是导致水样腹泻的主要因素。

病理变化与临床病理联系   菌痢的病理变化主要发生于大肠,尤以乙状结肠和直肠为重。病变严重者可波及整个结肠甚至回肠下段。根据肠道病变特征、全身变化及临床经过的不同,菌痢分为以下三种。

1. **急性细菌性痢疾**   其典型病变过程为初期的急性卡他性炎,随后的特征性假膜性炎和溃疡形成,最后愈合。

早期黏液分泌亢进,黏膜充血、水肿、中性粒细胞和巨噬细胞浸润,可见点状出血。病变进一步发展黏膜浅表坏死,在渗出物中有大量纤维素,后者与坏死组织、炎症细胞和红细胞及细菌一起形成特征性的假膜。假膜首先出现于黏膜皱襞的顶部,呈糠皮状,随着病变的扩大可融合成片。假膜一般呈灰白色,如出血明显则呈暗红色,如受胆色素浸染则呈灰绿色。大约1周假膜开始脱落,形成大小不等,形状不一的"地图状"溃疡(图17-12),溃疡多较表浅。经适当治疗或病变趋向愈合时,肠黏膜渗出物和坏死组织逐渐被吸收、排出,经周围健康组织再生,缺损得以修复。

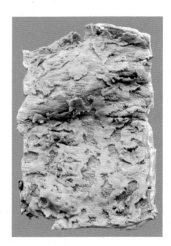

图 17-12   细菌性痢疾
结肠黏膜有多数表浅"地图状"溃疡

临床上由于病变肠管蠕动亢进并有痉挛,引起阵发性腹痛、腹泻等症状。由于炎症刺激直肠壁内的神经末梢及肛门括约肌,导致里急后重和排便次数增多。与肠道的病变相对应,最初为稀便混有黏液,待肠内容物排尽后转为黏液脓血便,偶尔排出片状假膜。急性菌痢的病程一般1~2周,经适当治疗大多痊愈。并发症如肠出血、肠穿孔少见,少数病例可转为慢性。

2. **慢性细菌性痢疾**   菌痢病程超过2个月以上者称为慢性菌痢。多由急性菌痢转变而来,以福氏志贺菌感染者居多,有的病程可长达数月或数年。肠道病变常此起彼伏,原有溃疡尚未愈合,新的溃疡又形成,因此新旧病灶同时存在。慢性溃疡边缘常不规则,黏膜常过度增生而形成息肉。肠壁各层有慢性炎症细胞浸润和纤维组织增生,乃至瘢痕形成,使肠壁不规则增厚、变硬,严重者可致肠腔狭窄。

临床表现可有腹痛、腹胀、腹泻等肠道症状。由于炎症的加剧,出现急性菌痢的症状称慢性菌痢急性发作。少数慢性菌痢患者可无明显的症状和体征,但大便培养持续阳性,成为慢性带菌者及传染源。

3. **中毒性细菌性痢疾**   该型的特征是起病急骤、严重的全身中毒症状,但肠道病变和症状轻微。肠道病变一般为卡他性炎,有时肠壁集合和孤立淋巴小结滤泡增生肿大,而呈滤泡性肠炎改变。多见于 2~7 岁儿童,发病后数小时即可出现中毒性休克或呼吸衰竭而死亡。病原菌常为毒力较低的福氏或宋内志贺菌。

第五节　钩端螺旋体病

钩端螺旋体病(leptospirosis)是由钩端螺旋体所致的一组自然疫源性急性传染病的总称。我国除少数省份外均有发病,尤以长江以南诸省较为常见。临床上表现为高热、头痛、全身酸痛和显著的腓肠肌痛、表浅淋巴结肿大、眼结膜充血、皮疹等全身感染症状。本病死亡率较高(约 5%),以黄疸出血型最为严重,可高达 30%,患者多死于肾衰竭,或因肺出血而造成窒息。

病因与发病机制　钩端螺旋体病由钩端螺旋体引起。猪和鼠类为主要传染源。以人与污染水源(如雨水、稻田)接触为其主要传播方式。钩端螺旋体有多种类型,都含有两类抗原,即型特异性抗原和属(群)特异性抗原。据此,国际上目前已分离出 25 个血清群和 200 个以上血清型。我国至少有 18个血清群和 70 个血清型。各型对人的致病力不同,主要累及的器官也有差异。

患者感染钩端螺旋体后潜伏期为 1~2 周,随后因菌体繁殖和裂解释放毒素引起全身症状而发病。病程可分为三期:①败血症期(发病 1~3 天),有明显的早期急性感染症状,而无明显的组织损伤;②败血症伴器官损伤期(发病 4~10 天),出现内脏器官的病变及轻重不等的出血、黄疸、脑膜炎和肾衰竭等,重症感染多于此期死亡;③恢复期(发病 2~3 周),患者逐渐恢复健康,一般不留后遗症,有时因特异的免疫反应可发生眼或神经系统后遗症。

病理变化及临床病理联系　钩端螺旋体病的病理变化属急性全身中毒性损害,主要累及全身毛细血管,引起不同程度的循环障碍和出血,以及广泛的实质器官变性、坏死而导致严重功能障碍。炎症反应一般轻微。主要器官改变如下:

(1)肺:主要表现为肺出血,为近年来无黄疸钩端螺旋体病的常见死亡原因。病理学上,由最初的点状出血不断增多、扩大和融合,形成全肺弥漫性出血。临床上可出现严重的呼吸困难、缺氧和咯血等症状。

(2)肝:主要病变为肝细胞水肿和脂肪变、小灶性坏死,汇管区炎症细胞浸润和胆小管胆汁淤积。由于肝细胞损害引起胆汁排泄功能和凝血因子合成障碍,故临床上可见重度黄疸和广泛皮肤、黏膜出血。严重者则可发生急性肝功能不全或肝肾综合征。

(3)肾:病变主要为间质性肾炎和肾小管上皮细胞不同程度的变性坏死。肾小球一般无明显改变。严重者可引起急性肾衰竭。

(4)心脏:心肌细胞变性、灶性坏死,间质非特异性炎,心外膜和心内膜可见出血点。临床上可出现心动过速、心律失常和心肌炎的征象。

(5)横纹肌:以腓肠肌病变最为明显,主要表现为肌纤维节段性变性、肿胀、横纹模糊或消失,并可出现肌浆空泡或肌浆、肌原纤维溶解消失,仅存肌纤维轮廓。间质有水肿、出血和少量炎细胞浸润。临床表现为腓肠肌压痛。

(6)神经系统:部分病例有脑膜及脑实质充血、水肿、出血、炎细胞浸润和神经细胞变性。临床上出现脑膜脑炎的症状和体征。少数病例,特别是儿童在恢复期出现脑动脉炎,主要病变是脑底多发性动脉炎及其所引起的脑实质损害。临床上可出现偏瘫和失语等症状。

第六节　流行性出血热

流行性出血热(epidemic hemorrhagic fever,EHF)是汉坦(Hantaan)病毒引起的一种由鼠类传播给人的自然疫源性急性传染病,又称肾综合征出血热(hemorrhagic fever with renal syndrome,HFRS)。病变以出血性血管炎为特征,本病广泛流行于欧亚国家,我国是本病的高发区,除青海和新疆外,均有病例报道。

病因与发病机制 EHF 由汉坦病毒感染引起,汉坦病毒为单股负链 RNA 病毒,鼠类是最主要的宿主和传染源。据国内外不完全统计,有 170 多种脊椎动物能自然感染汉坦病毒属病毒。本病可经呼吸道、消化道、破损皮肤直接接触、胎盘垂直传播和虫媒传播。各季节均可发生,尤以冬季多发。

EHF 的发病机制尚未完全阐明。多数研究提示,汉坦病毒感染引起细胞结构和功能的损害,同时病毒感染诱发的免疫应答和各种细胞因子的释放,既有清除病毒保护机体的作用,又有引起组织损伤的不利作用。由于汉坦病毒对机体组织呈泛嗜性感染,因而常引起多器官损害。

病理变化及临床病理联系 EHF 的基本病变为全身小血管的出血性炎症,主要表现为小动脉、小静脉和毛细血管内皮肿胀、脱落和管壁的纤维素样坏死。尸检时可查见全身皮肤和各脏器广泛出血。肾上腺髓质、脑垂体前叶和右心房、右心耳内膜下大片出血通常恒定出现,具有病理诊断意义。组织学上发现肾、肾上腺、下丘脑和垂体的出血、血栓形成和坏死常是本病的特征性改变。

典型 EHF 的病程呈五期经过,依次为:发热期、低血压休克期、少尿期、多尿期和恢复期。约 2/3 以上病例病情较轻,主要表现为发热和上呼吸道感染症状,肾脏损害轻微。1/3 以下的重症病例发病急骤,患者有高热、头晕、烦躁、全身极度乏力等明显的中毒症状,眼结膜、咽部等充血,皮肤黏膜出血点,常伴有三痛(头痛、腰痛、眼眶痛)和三红(颜面、颈和上胸部潮红),呈醉酒貌。继而重要脏器进行性出血、休克、肾衰竭。

第七节　性传播性疾病

性传播性疾病(sexually transmitted diseases,STD)是指通过性接触而传播的一类疾病。传统的性病(venereal diseases)仅包括梅毒、淋病、软下疳、性病性淋巴肉芽肿和腹股沟淋巴肉芽肿。近二十年来 STD 谱增宽,其病种已多达 20 余种。本节仅叙述淋病、尖锐湿疣和梅毒,艾滋病见第五章。

一、淋病

淋病(gonorrhea)是由淋球菌引起的急性化脓性炎,是最常见的 STD。多发生于 15～30 岁年龄段,以 20～24 岁最常见,成人几乎全部通过性交传染,儿童可通过接触患者用过的衣物等传染。人类是淋球菌的唯一宿主,至今尚无免疫预防方法,加之耐药菌株的出现,给本病的控制带来了严重困难。

淋球菌主要侵犯泌尿生殖系统,对柱状上皮和移行上皮有特别的亲和力。男性的病变从前尿道开始,可逆行蔓延到后尿道,波及前列腺、精囊和附睾。女性的病变累及外阴和阴道腺体、子宫颈内膜、输卵管及尿道。少部分病例可经血行播散引起身体其他部位的病变。

二、尖锐湿疣

尖锐湿疣(condyloma acuminatum)是由人乳头瘤病毒(human papillomavirus,HPV)(主要是 HPV 6 型和 11 型)引起的 STD。最常发生于 20～40 岁年龄组。主要通过性接触传播,但也可以通过非性接触的间接感染而致病。

本病潜伏期通常为 3 个月。好发于潮湿温暖的黏膜和皮肤交界的部位。男性常见于阴茎冠状沟、龟头、系带、尿道口或肛门附近。女性多见于阴蒂、阴唇、会阴部及肛周。亦可发生于身体的其他部位如腋窝等。初起为小而尖的突起,逐渐扩大。淡红或暗红,质软,表面凹凸不平,呈疣状颗粒。有时较大呈菜花状生长,顶端可有感染溃烂,触之易出血。镜下,表皮角质层轻度增厚,几乎全为角化不全细胞,棘层肥厚,有乳头状瘤样增生,表皮钉突增粗延长,偶见核分裂。表皮浅层凹空细胞

(koilocyte)出现有助于诊断。凹空细胞较正常细胞大,核增大居中,圆形、椭圆形或不规则形,染色深,可见双核或多核,核周胞质空化或有空晕。真皮层可见毛细血管及淋巴管扩张,大量慢性炎症细胞浸润(图17-13)。应用免疫组织化学方法可检测 HPV 抗原,用原位杂交、PCR 和原位 PCR 技术可检测 HPV DNA(图17-14),有助于诊断。

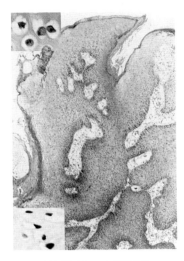

图17-13 尖锐湿疣
左上为凹空细胞,左下为 HPV 外壳蛋白免疫组织化学染色阳性

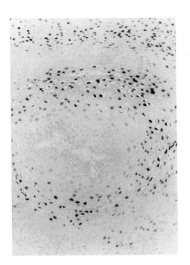

图17-14 尖锐湿疣 HPV DNA 原位杂交检测结果

三、梅毒

梅毒(syphilis)是由梅毒螺旋体引起的慢性传染病。本病特点是病程的长期性和潜匿性,病原体可侵犯任何器官,临床表现多样,也可隐匿多年而无临床症状。梅毒流行于世界各地,新中国成立后经积极防治基本消灭了梅毒,但近年来又有新的病例发现,尤其在沿海城市有流行趋势。

病因及传播途径 梅毒螺旋体是梅毒的病原体,体外活力低,不易生存。对理化因素的抵抗力极弱,对四环素、青霉素、汞、砷、铋剂敏感。95%以上通过性交传播,少数可因输血、接吻、医务人员不慎受染等直接接触传播(后天性梅毒)。梅毒螺旋体还可经胎盘感染胎儿(先天性梅毒)。梅毒患者为唯一的传染源。

机体在感染梅毒后第6周血清出现梅毒螺旋体特异性抗体及反应素,有血清诊断价值,但可出现假阳性应予注意。随着抗体产生,机体对螺旋体的免疫力增强,病变部位的螺旋体数量减少,以至早期梅毒病变有不治自愈的倾向。然而不治疗或治疗不彻底者,体内的螺旋体常难以完全消灭,即为复发梅毒和晚期梅毒发生的原因。少数人感染了梅毒螺旋体后,在体内可终身隐伏(血清反应阳性而无病变和临床症状),或在二、三期梅毒时局部病变消失而血清反应持续阳性,均称为隐性梅毒。

基本病理变化

1. **闭塞性动脉内膜炎和小血管周围炎** 闭塞性动脉内膜炎指小动脉内皮细胞及纤维细胞增生,使管壁增厚、血管腔狭窄闭塞。小动脉周围炎指围管性单核细胞、淋巴细胞和浆细胞浸润。浆细胞恒定出现是本病的病变特点之一。此类病变可见于各期梅毒。

2. **树胶样肿** 树胶样肿(gumma)又称梅毒瘤(syphiloma),是梅毒的特征性病变。病灶灰白色,大小不一,小者仅镜下可见,大者可达数厘米。因其质韧而有弹性,如树胶,故而得名树胶样肿。镜下结构颇似结核结节,中央为凝固性坏死,形态类似干酪样坏死,唯坏死不如干酪样坏死彻底,弹力纤维尚保存。弹力纤维染色可见组织内原有血管壁的轮廓。坏死灶周围肉芽组织中富含淋巴细胞和浆细胞，而上皮样细胞和朗汉斯巨细胞较少，且必有闭塞性小动脉内膜炎和动脉周围炎。树胶样肿后期可被吸收、纤维化，最后使器官变形，但绝少钙化。树胶样肿可发生于任何器官，最常见于皮肤、黏膜、肝、骨和睾丸。仅见于第三期梅毒。

临床病理类型

1. **后天性梅毒**　分一、二、三期。一、二期梅毒称早期梅毒，有传染性。三期梅毒又称晚期梅毒，传染性小，因常累及内脏，故又称内脏梅毒。

（1）第一期梅毒：梅毒螺旋体侵入人体后3周左右，侵入部位发生炎症反应，形成下疳(chancre)。下疳常为单个，直径约1cm，表面可发生糜烂或溃疡，溃疡底部及边缘质硬，乃称硬性下疳。病变多见于阴茎冠状沟、龟头、子宫颈、阴唇，亦可发生于口唇、舌、肛周等处。病变部位镜下见闭塞性小动脉内膜炎和动脉周围炎。下疳出现后1~2周，局部淋巴结肿大，呈非化脓性增生性反应。下疳经1个月左右多自然消退，仅留浅表的瘢痕，局部肿大的淋巴结也消退。临床上处于静止状态，但体内螺旋体仍继续繁殖。

（2）第二期梅毒：下疳发生后7~8周，体内螺旋体又大量繁殖，由于免疫复合物的沉积引起全身皮肤、黏膜广泛的梅毒疹和全身性非特异性淋巴结肿大。镜下呈典型的血管周围炎改变，病灶内可找到螺旋体。故此期梅毒传染性大。梅毒疹可自行消退。

（3）第三期梅毒：常发生于感染后4~5年，病变累及内脏，特别是心血管和中枢神经系统，形成特征性的树胶样肿。由于树胶样肿纤维化、瘢痕收缩引起严重的组织破坏、变形和功能障碍。

病变侵犯主动脉，可引起梅毒性主动脉炎、主动脉瓣关闭不全、主动脉瘤等。梅毒性主动脉瘤破裂常是患者猝死的主要原因。神经系统病变主要累及中枢神经及脑脊髓膜，可导致麻痹性痴呆和脊髓痨。肝脏病变主要形成树胶样肿，肝呈结节性肿大，继而发生纤维化、瘢痕收缩，以致肝呈分叶状。此外，病变常造成骨和关节损害，鼻骨被破坏形成马鞍鼻。长骨、肩胛骨与颅骨亦常受累。

2. **先天性梅毒**　根据被感染胎儿发病的早晚有早发性和晚发性之分。早发性先天性梅毒系指胎儿或婴幼儿期发病的先天性梅毒。晚发性先天性梅毒的患儿发育不良，智力低下。可引发间质性角膜炎、神经性耳聋及楔形门齿，并有骨膜炎及马鞍鼻等体征。

第八节　深部真菌病

由真菌感染引起的疾病称真菌病。真菌种类繁多，目前发现已超过10万种，与细菌相比，对人致病者相对较少。据WHO统计，现在已知能引起人类疾病的真菌约有270余种。近年来由于广谱抗生素、肾上腺皮质激素和免疫抑制剂等的大量应用，真菌感染率有明显增长。尤其是AIDS的流行，使真菌病成为AIDS患者的重要和常见机会性感染。

真菌病根据病变部位的不同分浅部真菌病和深部真菌病两大类。浅部真菌病主要侵犯含有角质的组织，如皮肤、毛发和指甲等处，引起各种癣病。深部真菌病侵犯皮肤深层和内脏，危害较大。

发病机制及病理变化　真菌一般不产生内毒素和外毒素，其致病作用与真菌在体内繁殖引起的机械性损伤以及所产生的酶类、酸性代谢产物有关。真菌及其代谢产物具有弱抗原性，可引起变态反应而导致组织损伤。真菌的致病力一般较弱，只有当机体抵抗力降低时才能侵入组织，大量繁殖引起疾病，因此深部真菌病多有诱发因素存在。

真菌在人体引起的病变没有特异性，诊断依据是病灶中找到病原菌。真菌病常见的病理变化有：①轻度非特异性炎，病灶中仅有少数淋巴细胞、单核细胞浸润，甚至没有明显的组织反应，如脑的隐球菌感染；②化脓性炎，由大量中性粒细胞浸润形成小脓肿，如假丝酵母菌病、曲菌病、毛霉菌病等；③坏死性炎，可出现大小不等的坏死灶，常有明显的出血，而炎细胞相对较少，如毛霉菌、曲菌感染等；④肉芽肿性炎。上述病变可单独存在,也可同时存在。

常见深部真菌病　深部真菌病常见于免疫抑制的个体如 AIDS、白血病、恶性淋巴瘤患者,发生于健康个体者罕见。常见的深部真菌病主要有假丝酵母菌病、毛霉菌病、曲菌病和隐球菌病。

1. **假丝酵母菌病(candidiasis)**　常由白假丝酵母菌(俗称白色念珠菌)引起,常发生于婴儿及消耗性疾病患者口腔,糖尿病妇女的阴道、会阴等处;也可发生于健康妇女,尤其是孕妇和口服避孕药者。病变常在皮肤和黏膜表面形成不规则的片状白色膜状物。膜状物由假菌丝和纤维素性炎性渗出物组成,易脱落形成糜烂或表浅溃疡。

2. **曲菌病(aspergillosis)**　由曲菌引起。可在身体许多部位引起病变,但以肺病变最常见,表现为支气管炎或支气管肺炎。多发生在肺结核、支气管扩张、肺脓肿、肺癌等,特别是伴有陈旧性空洞病变的基础上,病菌在空洞内繁殖形成棕色的菌丝团块,称为曲菌球。极少数严重免疫抑制患者,可引起播散性曲菌病,常累及心瓣膜、肾、脑等。

3. **毛霉菌病(mucormycosis)**　由毛霉菌引起,只有在宿主免疫耐受、抵抗力降低时才致病,因此本病几乎全为继发性。毛霉菌病常见的三个原发部位是鼻窦、肺和胃肠道。头面部毛霉菌病起始病灶常位于鼻腔,可依次蔓延扩展到鼻窦、眼眶和中枢神经系统,引起鼻脑型毛霉菌病。

4. **隐球菌病(cryptococcosis)**　是新型隐球菌引起的一种亚急性或慢性真菌病,多为继发性。病变以中枢神经系统最常见。隐球菌多首先通过吸入定位于肺,以后播散至其他部位,对中枢神经系统有特殊的亲和力,常引起脑膜炎。隐球菌性脑膜炎起病缓慢,临床上有时易与结核性脑膜炎相混淆;脑实质病变范围较大时,常与占位性病变混淆。肺隐球菌病的结节状病灶需与结核球或肺癌鉴别,应引起注意。

第九节　寄 生 虫 病

寄生虫病(parasitosis)是寄生虫作为病原引起的疾病,其可在人群、动物群或人和动物之间传播。寄生虫病的传播不仅受到生物因素,而且受到自然和社会因素的影响,因此其流行也具有地理分布的区域性、明显的季节性和人畜共患病的自然疫源性等特点。寄生虫病分布广,遍及全球,尤其常见于热带和亚热带地区的发展中国家。在我国,寄生虫病的防治取得了显著的成绩。一些寄生虫病已基本消灭,许多寄生虫的感染率和发病率已明显下降。但近年来,随着人们饮食、生活习惯等的改变,导致有些寄生虫病的发病率有回升趋势,值得重视。

寄生虫病多数呈慢性经过。部分宿主感染寄生虫后可以不表现症状,称为隐性感染或带虫者;有时寄生虫会在常见部位之外的组织、器官中异位寄生。寄生虫对宿主的影响和损害主要有:①机械性损伤:寄生虫在宿主体内寄生、移行、生长繁殖和排离过程中都可以造成局部破坏、压迫或阻塞等机械性损害。②毒性作用:寄生虫的代谢产物、分泌物或死亡虫体分解产物对宿主产生毒性作用。③免疫性损伤:寄生虫的分泌物、排泄物和虫体的分解产物具有抗原性,诱发宿主产生免疫应答,可表现为保护性免疫力,亦可引起免疫病理变化。④夺取营养:寄生虫从宿主获取营养,可致宿主营养损耗,抵抗力降低。

常见的人体寄生虫病可分为:①原虫病:如阿米巴病、黑热病和疟疾。②吸虫病:如血吸虫病、肺吸虫病和肝吸虫病。③绦虫病:如棘球蚴病和囊虫病。④线虫病:如丝虫病、蛔虫病和钩虫病等。本节仅介绍阿米巴病、血吸虫病及棘球蚴病。

一、阿米巴病

阿米巴病(amoebiasis)是由溶组织内阿米巴(*Entamoeba histolytica*)原虫感染人体引起的,该原虫主要寄生于结肠,亦可经血流运行或偶尔直接侵袭到达肝、肺、脑和皮肤等处,引起相应部位的阿米巴溃疡或阿米巴脓肿。

阿米巴病遍及世界各地,以热带及亚热带地区为多见,感染率在0.37%~30%不等。在我国多见于南方,年平均感染率为0.95%,农村高于城市,男性多于女性,儿童多于成人。

（一）肠阿米巴病

肠阿米巴病(intestinal amoebiasis)是由溶组织内阿米巴寄生于结肠,引起肠壁损害的炎症性疾病,因临床上常出现腹痛、腹泻和里急后重等痢疾症状,故常称为阿米巴痢疾(amoebic dysentery)。

病因与发病机制　溶组织内阿米巴生活史一般分包囊期和滋养体期。成熟的四核包囊是阿米巴的传染阶段,而滋养体是致病阶段。包囊见于慢性阿米巴病患者或包囊携带者的大便中,人的感染途径多为食入被包囊污染的食物和水而引起。包囊进入消化道后,由于囊壁具有抗胃酸作用,能安全通过胃到达回盲部,在碱性肠液的消化作用下脱囊,发育成为阿米巴小滋养体(直径10~20μm,肠腔型),在肠腔内增殖,一般不侵入肠壁而形成包囊体排出体外,此为无症状的带虫者。当肠道功能紊乱或肠壁有损伤时,小滋养体可通过变形运动和分泌溶组织酶侵入肠黏膜,转变为大滋养体(直径20~40μm,组织型),大滋养体可吞噬红细胞和组织细胞碎片,侵入并破坏肠壁组织,引起溃疡。

溶组织内阿米巴的致病机制目前尚不完全清楚,其毒力和侵袭力主要表现在对宿主组织的溶解破坏作用,可能的作用机制有:

（1）机械性损伤和吞噬作用:滋养体在组织中进行伪足运动,破坏组织并吞噬和降解已受破坏的细胞。

（2）接触溶解侵袭作用:破坏细胞外基质和溶解宿主组织细胞是其重要侵袭模式。滋养体首先通过凝集素黏附于宿主结肠上皮细胞,继而分泌阿米巴穿孔素,使靶细胞形成孔状破坏,细胞因离子流失而死亡。半胱氨酸蛋白酶是虫体最丰富的蛋白酶,可使靶细胞溶解,肠黏膜破坏,引起溃疡。

（3）免疫抑制和逃避:阿米巴原虫的凝集素有抗补体作用,半胱氨酸蛋白酶能降解补体 C3 为 C3a,抵抗补体介导的炎症反应,从而逃避宿主的免疫攻击。

病理变化及临床病理联系　病变部位主要在盲肠和升结肠,其次为乙状结肠和直肠,严重病例整个结肠和小肠下段均可受累。基本病变为组织溶解液化为主的变质性炎,以形成口小底大的烧瓶状溃疡为特点,可分为急性期和慢性期。

1. 急性期病变　肉眼观,早期在肠黏膜表面可见多数隆起的灰黄色针头大小的点状坏死或浅溃疡,周围有充血出血带包绕。病变进展时,坏死灶增大,呈圆形纽扣状。滋养体从溶解坏死的组织碎片和红细胞获取营养,在肠黏膜层内不断繁殖,破坏组织,并突破黏膜肌层进入黏膜下层。由于黏膜下层组织疏松,阿米巴易于向四周蔓延,坏死组织液化脱落后,形成口小底大的烧瓶状溃疡(flask shaped ulcer),边缘呈潜行性(图17-15),对本病具有诊断意义。溃疡间黏膜正常或仅表现轻度卡他性炎症。如病灶继续扩大,邻近溃疡可在黏膜下层形成隧道样互相沟通,其表面黏膜可大块坏死脱落,形成边缘潜行的巨大溃疡。少数溃疡严重者可累及肠壁肌层,甚至浆膜层造成肠穿孔,引起腹膜炎。

镜下,病变特征为液化性坏死,呈无结构、淡红色病灶,病灶周围炎症反应轻微,仅见充血、出血及少量淋巴细胞、浆细胞和巨噬细胞浸润,如继发细菌感染则可有中性粒细胞浸润。在溃疡边缘与正常组织交界处及肠壁的小静脉腔内可找到阿米巴滋养体(图17-16)。在组织切片上,滋养体一般呈圆形,体积通常较巨噬细胞大,直径20~40μm,核小而成蓝紫色,直径4~7μm,胞质略嗜碱性,胞质内可见吞噬的红细胞、淋巴细胞或组织碎片等。在滋养体周围常有一空隙,可能因组织被溶解所致。

临床上急性期的症状从轻度、间歇性腹泻到爆发性的痢疾不等。典型急性病例表现为腹痛、腹泻、大便量增多,大便因含黏液、血液及坏死溶解的肠壁组织而呈暗红色果酱样,伴腥臭。粪检时可找到溶组织内阿米巴滋养体。

2. 慢性期病变　由于新旧病变共存,坏死、溃疡和肉芽组织增生及瘢痕形成反复交错发生,导致黏膜增生形成息肉,最终可使肠黏膜完全失去正常形态。肠壁可因纤维组织增生而增厚变硬,甚至引

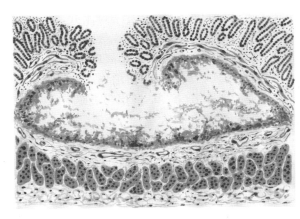

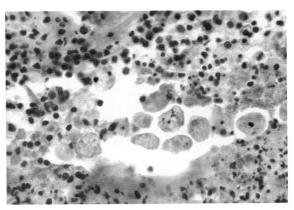

图 17-15　结肠急性阿米巴痢疾的"烧瓶状溃疡"模式图

溃疡深达黏膜下层,口小底大呈烧瓶状,溃疡口周围的黏膜悬覆于溃疡面上

图 17-16　溶组织内阿米巴滋养体

起肠腔狭窄。有时可因肉芽组织增生过多,而形成局限性包块,称为阿米巴肿(amoeboma),多见于盲肠,临床上易误诊为结肠癌。

肠阿米巴病的并发症有肠穿孔、肠出血、肠腔狭窄、阑尾炎及阿米巴肛瘘等,亦可引起肝、肺、脑等肠外器官的病变(图 17-17)。

(二)肠外阿米巴病

肠外阿米巴病(extraintestinal amoebiasis)可见于许多器官,多发生于肝、肺及脑,其中以阿米巴肝脓肿最为常见。

1. **阿米巴肝脓肿**　是肠阿米巴病最常见的并发症,大多发生于阿米巴痢疾发病后 1～3 个月内。其发病一般是肠黏膜下或肌层的阿米巴滋养体侵入肠壁小静脉,经门静脉到达肝,偶尔也可直接进入腹腔而侵犯肝脏。阿米巴肝脓肿可为单个或多个,以单个者为多见,且多位于肝右叶(80%)。肉眼观,脓肿大小不等,大者可达小儿头大,几乎占据整个肝右叶。脓肿内容物呈棕褐色果酱样,由液化性坏死物质和陈旧性血液混合而成,炎症反应不明显,但习惯上仍称为脓肿。脓肿壁上附有尚未彻底液化坏死的汇管区结缔组织、血管和胆管等,呈破絮状外观(图 17-18)。

镜下,脓腔内为液化坏死淡红色无结构

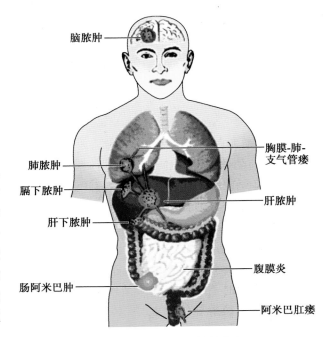

图 17-17　阿米巴病的并发症

物质。脓肿壁有不等量尚未彻底液化坏死的组织,有少许炎细胞浸润,在坏死组织与正常组织交界处可查见阿米巴滋养体。如伴有细菌感染,病灶内则可见大量中性粒细胞和脓细胞。慢性脓肿周围可有肉芽组织及纤维组织包绕。

临床上,阿米巴肝脓肿症状体征的轻重与脓肿的位置、大小以及是否伴有感染有关。常表现为长期不规则发热,伴右上腹痛及肝大和压痛,全身消耗等症状。若治疗不及时,脓肿可继续扩大并向周围组织穿破,引起相应部位的病变。

2. **阿米巴肺脓肿**　少见,大多数是由阿米巴肝脓肿穿过横膈直接蔓延而来,少数为阿米巴滋养

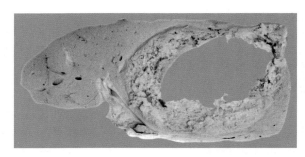

图 17-18　阿米巴肝脓肿
肝右叶为一巨大的脓肿所占据,脓肿壁呈破絮状外观

体经血流到肺。脓肿多位于右肺下叶,常单发,由于横膈被穿破,故肺脓肿常与肝脓肿互相连通。脓肿腔内含咖啡色坏死液化物质,如破入支气管,坏死物质被排出后形成空洞。临床上患者有类似肺结核症状,咳出褐色脓样痰,其中可检见阿米巴滋养体。

3. **阿米巴脑脓肿**　极少见,由肝或肺脓肿内的阿米巴滋养体经血道进入脑而引起。

阿米巴病的诊断方法很多,如粪便培养、体外培养、活体组织检查和血清免疫学检查等。其中在病变组织中找到滋养体是最可靠的诊断。近年来分子生物学诊断方法的应用使该病诊断的敏感性有所提高。

二、血吸虫病

血吸虫病(schistosomiasis)是由血吸虫(*Schistosoma*)寄生于人体引起的一种寄生虫病,人通过皮肤接触含尾蚴的疫水而感染,主要病变是由虫卵引起肝与肠的肉芽肿形成。寄生于人体的血吸虫主要有 6 种:即日本血吸虫、埃及血吸虫、曼氏血吸虫、间插血吸虫、湄公血吸虫和马来血吸虫。其中以前 3 种流行范围最广,主要分布于亚洲、非洲和拉丁美洲。我国只有日本血吸虫病流行。感染人群主要分布在长江中下游及其以南的 13 个省市的广大地区。

病因及感染途径　日本血吸虫的生活史可分为虫卵、毛蚴、胞蚴、尾蚴、童虫及成虫等阶段。成虫以人体或其他哺乳动物如犬、猫、猪、牛等为终宿主,自毛蚴至尾蚴的发育繁殖阶段以钉螺为中间宿主。血吸虫传播必须具备 3 个条件,即带虫卵的粪便入水,钉螺的孳生,以及人体接触疫水。

成虫寄生于门静脉-肠系膜静脉系统,雌雄异体。雌虫在肠系膜下静脉内产卵,部分虫卵随血流进入肝脏,部分虫卵经肠壁进入肠腔,随同患者或病畜的粪便排出体外,未能排出的虫卵沉积在局部组织中,逐渐死亡钙化。排出的虫卵入水后,孵出毛蚴。毛蚴在水中侵入中间宿主钉螺体内,经过母胞蚴及子胞蚴阶段发育成尾蚴,然后离开钉螺再次入水。尾蚴常分布在水的表层,当人畜与疫水接触时,尾蚴借其头腺分泌的溶组织酶作用和其肌肉收缩的机械运动,钻入皮肤或黏膜并脱去尾部发育为童虫。童虫进入小静脉或淋巴管,随血流经右心到肺。以后由肺的毛细血管入大循环向全身散布。只有进入肠系膜静脉的童虫,才能继续发育为成虫。雌雄成虫交配后产卵,约经 11 天发育为成熟虫卵,内含毛蚴。肠壁内的虫卵成熟后可破坏肠黏膜而进入肠腔,并随粪便排出体外,再重演生活周期。虫卵在组织内的寿命约为 21 天,成虫在人体内的平均寿命为 4.5 年(图 17-19)。

基本病理变化　在血吸虫感染过程中,尾蚴、童虫、成虫以及虫卵等均可对宿主造成损害,但以虫卵引起的病变最严重,对机体的危害也最大。造成损害的原因和机制主要是不同虫期血吸虫释放

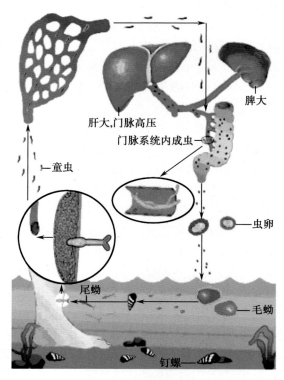

脾大
肝大,门脉高压
门脉系统内成虫
童虫
虫卵
尾蚴
毛蚴
钉螺

图 17-19　**血吸虫生活史**

的抗原诱发宿主的免疫反应所致。

1. **尾蚴引起的损害** 尾蚴侵入皮肤后可引起尾蚴性皮炎（cercarial dermatitis）。一般在尾蚴钻入皮肤后数小时至 2～3 日内发生，表现为入侵局部瘙痒的小丘疹，数日后可自然消退。镜下见真皮充血、水肿及出血，起初有中性粒细胞及嗜酸性粒细胞浸润，以后主要为单核细胞浸润。

2. **童虫引起的损害** 童虫在体内移行可引起血管炎和血管周围炎，以肺组织受损最为明显。表现为肺组织充血、水肿、点状出血及白细胞浸润，但病变一般轻微而短暂。

3. **成虫引起的损害** 成虫对机体的损害作用较轻，原因可能是成虫的表面含有宿主的抗原，被宿主认为是"自我"组织而逃避了免疫攻击。成虫借口、腹吸盘吸附于血管壁，造成寄居部位的血管壁损害，引起静脉内膜炎及静脉周围炎。肝、脾内的单核巨噬细胞增生，并常吞噬有黑褐色血吸虫色素，为成虫吞噬红细胞后，在蛋白酶作用下分解血红蛋白而形成的一种血红素样色素。

4. **虫卵引起的损害** 虫卵沉着所引起的损害是最主要的病变。虫卵主要沉着于乙状结肠、直肠和肝，也可见于回肠末段、阑尾、升结肠、肺和脑等处。沉着的虫卵按其发育过程可分为未成熟卵和成熟卵两种，前者因毛蚴不成熟，无毒液分泌，所引起的病变轻微。成熟虫卵含成熟毛蚴，卵内毛蚴通过分泌可溶性虫卵抗原（soluble egg antigens，SEA），致敏 T 淋巴细胞，释放各种淋巴因子，引起淋巴细胞、巨噬细胞、嗜酸性粒细胞、浆细胞等积聚于虫卵周围，形成特征性虫卵结节（血吸虫性肉芽肿）。同时，SEA 也刺激 B 细胞产生相应抗体，形成抗原-抗体复合物，在虫卵周围形成嗜酸性、红染的放射状火焰样物质。

（1）急性虫卵结节：是由成熟虫卵引起的一种急性坏死、渗出性病灶。肉眼观为灰黄色，粟粒至绿豆大的小结节。镜下见结节中央常有 1～2 个成熟虫卵，虫卵表面附有放射状火焰样嗜酸性物质，即抗原-抗体复合物，其周围可见无结构的颗粒状坏死物质及大量嗜酸性粒细胞浸润，状似脓肿，故也称为嗜酸性脓肿。其间可见菱形或多面形屈光性蛋白质晶体，即 Charcot-Leyden 结晶，系嗜酸性粒细胞的嗜酸性颗粒互相融合而成。随后虫卵周围产生肉芽组织层，其中有淋巴细胞、巨噬细胞、嗜酸性粒细胞等炎细胞浸润，以嗜酸性粒细胞为主。随着病程的发展，肉芽组织层逐渐向虫卵结节中央生长，并出现围绕结节呈放射状排列的上皮样细胞层，嗜酸性粒细胞显著减少，构成晚期急性虫卵结节。

（2）慢性虫卵结节：急性虫卵结节经 10 余天后，卵内毛蚴死亡，由它分泌的抗原物质消失，病灶内坏死物质逐渐被巨噬细胞清除，虫卵崩解、破裂。随后病灶内巨噬细胞变为上皮样细胞和少量异物巨细胞，病灶周围淋巴细胞浸润和肉芽组织增生，形态上似结核样肉芽肿，故称为假结核结节（pseudotubercle），即慢性虫卵结节（图 17-20）。最后，结节纤维化玻璃样变，中央的卵壳碎片及钙化的死卵可长期存留。

主要器官的病变及其后果 由于成虫主要寄生在门静脉系统，因此虫卵一般沉着于肝、肠组织内。如果成虫或虫卵出现在门脉系统以外的组织和器官时，如肺、脑等，称异位寄生。

1. **结肠** 急性期，虫卵沉着在结肠黏膜及黏膜下层，形成急性虫卵结节。肉眼可见肠黏膜充血水肿及灰黄色细颗粒状扁平隆起的病灶，直径 0.5～1cm。继之，病灶中央可发生坏死脱落，形成大小不一、边缘不规则的浅表溃疡，虫卵可随之脱落入肠腔，在粪便中可查见虫卵。临床上可出现腹痛、腹泻等痢疾样症状。随着病变的发展，虫卵结节逐渐纤维化，虫卵也逐渐死亡及钙化。由于虫卵的反复沉着，肠黏膜发生溃疡和肠壁纤维化，最终导致肠壁增厚变硬、肠腔狭窄，甚至肠梗阻。由于肠壁结缔组织增生及瘢痕形成，虫卵难于排入肠腔，故晚期患者粪便中不

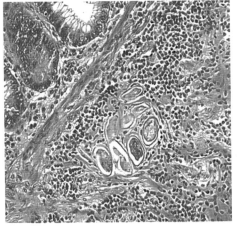

图 17-20　血吸虫病的慢性虫卵结节（假结核结节）

结节中央有可见数个破裂和钙化的虫卵

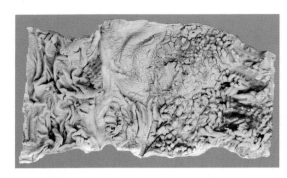

图 17-21　慢性血吸虫病的结肠
肠壁增厚、变硬,肠腔狭窄,黏膜粗糙不平,有息肉和溃疡形成

易查见虫卵。此外,部分病例肠黏膜萎缩,皱襞消失,部分呈息肉状增生(图 17-21),少数病例可并发管状或绒毛状腺瘤甚至腺癌。

2. 肝脏　虫卵随门静脉血流到达肝脏,病变主要在汇管区,以左叶更为明显。急性期肝脏轻度肿大,表面及切面可见多个大小不等的灰白或灰黄色、粟粒或绿豆大小的结节。镜下汇管区附近见许多急性虫卵结节,肝细胞受压萎缩,也可有变性及小灶性坏死。肝窦充血,库普弗细胞增生和吞噬血吸虫色素。

慢性期,肝内可见慢性虫卵结节和纤维化。感染较轻的病例,仅在汇管区有少量慢性虫卵结节。长期重度感染的病例,汇管区周围有大量纤维组织增生,肝因严重纤维化而变硬、变小;肝表面不平,有浅的沟纹分割成若干大小不等稍隆起分区,严重时形成粗大结节。切面上,增生的结缔组织沿门静脉分支呈树枝状分布,故称为干线型或管道型肝硬化(pipe stem cirrhosis)。镜下可见汇管区内有大量慢性虫卵结节,伴有多量的纤维组织增生,肝小叶破坏不严重,故不形成明显假小叶。由于虫卵较大不能进入肝窦,造成门静脉分支虫卵栓塞、静脉内膜炎、血栓形成和机化,以及门静脉周围纤维组织增生,使肝内门静脉分支阻塞和受压,从而引起较为显著的门静脉高压,临床上常出现腹水、巨脾、食管静脉曲张等后果。

3. 脾脏　早期脾略肿大,主要由于成虫的代谢产物引起的单核巨噬细胞增生所致。晚期脾进行性肿大,可形成巨脾,重量可达 4000g,主要由门静脉高压引起的脾淤血所致。临床上可出现贫血、白细胞减少和血小板减少等脾功能亢进症状。

4. 异位血吸虫病　肺血吸虫病是常见的异位血吸虫病,多在肺内可形成急性虫卵结节,其周围肺泡出现炎性渗出物,X 线照片类似肺粟粒性结核。脑血吸虫病主要见于大脑顶叶,也可累及额叶及枕叶,表现为不同时期的虫卵结节形成和胶质细胞增生,临床上出现脑炎、癫痫发作和疑似脑内肿瘤的占位性症状。近年来还发现由血吸虫感染引起的血吸虫病肾小球肾炎,肾小球内有 IgG 及补体 C3 的沉着,属于Ⅲ型变态反应引起的免疫复合物肾炎。

此外,儿童长期反复重度感染血吸虫病,严重影响肝功能,以致某些激素不能被灭活,从而继发脑垂体功能抑制,垂体前叶及性腺等萎缩,影响其生长发育,表现为身体矮小,面容苍老,第二性征发育迟缓,称血吸虫病侏儒症(schistosoma dwarfism)。

三、棘球蚴病

棘球蚴病(echinococcosis)也称包虫病(hydatid disease),是人类感染棘球绦虫的幼虫(棘球蚴,或称包虫)所致的疾病。寄生于人体的棘球蚴主要有细粒棘球绦虫及多房(或泡状)棘球绦虫两种,我国以前者较为常见。人因摄入棘球绦虫卵而感染,棘球蚴主要侵犯肝脏,其次是肺脏,是一种人畜共患病。本节重点介绍细粒棘球蚴病。

病因及发病机制　细粒棘球绦虫的成虫主要寄生在终宿主犬、狼等肉食动物的小肠内,虫体细小,长 2～7mm,雌雄同体,由一个头节和三个体节(即幼节、成节和孕节)组成。孕节内含有感染性的虫卵,随粪便排出,污染牧草、蔬菜、土壤及水源等。当虫卵和孕节被中间宿主如羊、牛、猪、家兔、骆驼等家畜及人食入后,即在胃或十二指肠内孵化,六钩蚴脱壳而出,先附着于小肠黏膜,再钻入肠壁血管,随血流经门静脉到达肝,故以肝包虫病最多见。少部分可通过肝经右心到肺,极少数可通过肺循环而到达全身其他器官。六钩蚴也可从肠壁侵入淋巴管,经胸导管直接进入血流而至全身各处。幼虫经过数月的发育成为棘球蚴。棘球蚴为囊状,囊内有许多原头蚴,如果棘球蚴被犬、狼等终宿主吞食后,其所含的每个原头蚴都可发育成一条成虫。

　　六钩蚴侵入组织后,大多数被巨噬细胞吞噬破坏,仅少数存活发育成棘球蚴。棘球蚴对机体的危害主要有三方面:①包虫囊的占位性生长,压迫和破坏邻近组织,其损害严重程度取决于棘球蚴的体积、数量、寄生时间和部位等;②囊肿破裂后,囊液内所含的异种蛋白使机体发生过敏反应,甚至过敏性休克致死;③包虫囊生长发育过程中摄取宿主营养、影响机体健康。

　　基本病理变化　棘球蚴由囊壁和囊内含物组成,囊壁外有宿主的纤维组织包膜,其厚薄与囊肿形成的时间有关,一般 3～5mm。囊壁分内、外两层,外层为角皮层,呈白色半透明状,如粉皮,厚约 1mm,具有吸收营养物质及保护生发层作用,镜下为红染平行的板层状结构;内层为生发层,亦称胚层,厚约 20μm,由单层或多层的生发细胞构成,具有显著的增殖能力。由此层向囊内长出内含物。囊内含物包括囊液(即棘球蚴液)、原头蚴、生发囊、子囊及孙囊等。生发层细胞向内芽生,可在囊内壁形成无数小突起,逐渐发育成生发囊。生发囊是仅有一层生发层的小囊,内含多个原头蚴(图 17-22)。生发囊脱落变成子囊,囊内可生长出原头蚴、生发囊及与子囊结构相似的孙囊。棘球蚴可生存达 40 年之久甚至更长,也可因损伤、感染而退化死亡,此时母囊及子囊发生钙化,囊内液体被吸收浓缩变为胶泥样物,其中仍可见原头蚴。囊液中所含的蛋白质具有抗原性,囊壁破裂后可引起周围组织发生局部过敏反应,严重者可发生过敏性休克。

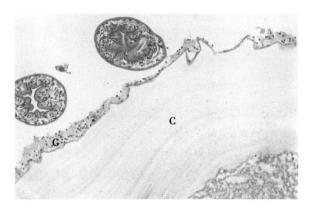

图 17-22　　细粒棘球蚴
囊壁外层为淡红色平行排列的板层状角皮层(C),内为
生发层(G),腔内有原头蚴

　　主要器官病变及其后果　棘球蚴在人体可寄生于任何部位,但以肝最为常见(占 70%),其次为肺(占 20%～30%),近年来,肌肉的感染有增多趋势。

　　1. 肝棘球蚴囊肿　最常见,多见于右叶膈面,一般为单发,向腹腔突出。肝棘球蚴囊肿生长缓慢,逐渐增大可致周围肝细胞压迫性萎缩、变性或坏死,其外纤维组织增生,形成一层纤维性外囊。肝内小胆管及血管也常因受压而移位。主要并发症为继发感染和囊肿破裂。继发感染多因被包入外囊中的小胆管破入囊肿腔内所致;囊肿破裂为常见且严重的并发症,多由继发感染、外伤或穿刺引起。囊液破入腹腔可引起过敏性反应,甚至过敏性休克而致患者死亡,还可产生腹腔内继发性棘球蚴囊肿。如子囊破入胆管或肝静脉内,可造成胆道阻塞及肺动脉栓塞。

　　2. 肺棘球蚴囊肿　多见于右肺中下叶,且多位于肺的周边区,通常为单个。由于肺组织疏松和血液循环丰富及胸腔负压吸引等影响,故肺棘球蚴囊肿生长较快,可压迫周围肺组织,引起肺萎陷和纤维化。囊肿破入支气管可致肺炎,囊内容物可被咳出而自愈;突然大量囊内容物破入支气管时可引起窒息。若囊肿破入胸腔,可引起胸膜炎。

(李伟　来茂德)

第十八章 疾病的病理学诊断和研究方法

病理学诊断(pathologic diagnosis)是通过对活体组织、细胞病理学标本和尸体解剖进行病理学检查,根据临床表现、手术所见、肉眼变化和镜下特征甚至分子免疫与遗传标记等综合分析,有时尚需结合特殊检查、随访结果,最后对疾病作出诊断。病理学诊断为临床确定疾病诊断、制订治疗方案、评估疾病预后和总结诊治经验等提供重要依据,并且在疾病预防和法医学中也起重要作用。病理学诊断和研究方法日趋多样化,肉眼的大体观察和光学显微镜水平的形态学研究方法,是病理学诊断和研究最经典、最基本的方法。随着生物医学新技术的快速发展与广泛应用,一些新的先进技术手段已经应用在疾病的研究和病理学诊断中。

第一节 大体、组织和细胞病理学技术

(一) 大体观察

主要运用肉眼或辅以放大镜、量尺和磅秤等工具,对大体标本的病变性状(形状、大小、重量、色泽、质地、界限、表面及切面形态、与周围组织和器官的关系等)进行细致的剖检、观察、测量、记录和取材,必要时可摄影留作资料。大体观察不仅是病理医师的基本功和正确病理诊断的第一步,也是医学生学习病理学的主要方法之一。

(二) 组织病理学观察

将肉眼确定为病变的组织取材后,以福尔马林(formalin,甲醛)溶液固定和石蜡包埋制成组织切片,经不同的方法染色后用光学显微镜观察。通过分析、综合病变特点,可作出疾病的病理学诊断。组织切片最常用的染色方法是苏木素-伊红(hematoxylin and eosin,HE)染色。迄今,这种传统的方法仍然是诊断和研究疾病最基本和最常用的方法。若仍不能作出诊断或需要进一步研究时,则可辅以组织化学染色、免疫组织化学和其他观察技术。

(三) 细胞病理学观察

采集病变处的细胞,涂片染色后进行观察和诊断。细胞可来源于:①运用各种采集器在口腔、食管、鼻咽部、女性生殖道等病变部位直接采集的脱落细胞;②自然分泌物(如痰液)、体液(如胸膜腔积

液)及排泄物(如尿液)中的细胞;③通过内镜采集的细胞或用细针穿刺(fine needle aspiration,FNA)病变部位(如乳腺、甲状腺、淋巴结等)所吸取的细胞。细胞学检查除了用于临床诊断外,还用于肿瘤的筛查。该方法操作简便,患者痛苦少,易于接受,但最后确定是否为恶性病变尚需进一步经活检证实。此外,细胞学检查还可用于对激素水平的测定(如阴道脱落细胞涂片检查)等。

(四)液体活检技术

液体活检(liquid biopsy)是指通过采集患者外周血等样本进行可反映肿瘤分子谱特征的检测技术。临床液体活检的主要研究对象为循环肿瘤细胞(circulating tumor cells,CTCs)与循环肿瘤 DNA(circulating tumor DNA,ctDNA)。CTCs 是指由实体瘤或转移灶释放进入外周血循环的肿瘤细胞,大部分肿瘤细胞进入循环系统后被免疫系统识别并清除,但少量肿瘤细胞会获得新的特征而在血循环中存活,这些细胞即是 CTCs。ctDNA 是指原发肿瘤、转移灶中凋亡与坏死的肿瘤细胞或 CTCs 中的游离 DNA。ctDNA 是特征性的肿瘤生物标记物。液体活检技术在肿瘤的早期诊断、疗效监测、预后评估及个体化治疗中具有重要的临床意义。

第二节 组织化学与免疫组织(细胞)化学技术

(一)组织化学(histochemistry)

一般称为特殊染色,通过应用某些能与组织或细胞的化学成分进行特异性结合的显色试剂,显示病变组织、细胞的特殊化学成分(如蛋白质、酶类、糖类、脂类等),同时又能保存组织原有的形态改变,达到形态与代谢的结合。如用苏丹Ⅲ染色显示细胞内的脂肪滴,普鲁士蓝染色显示含铁血黄素颗粒等。特殊染色在肿瘤的诊断和鉴别诊断中也可起辅助作用,如采用过碘酸 Schiff 反应(PAS)染色可区别骨 Ewing 肉瘤和恶性淋巴瘤,前者含有糖原而呈阳性,后者不含糖原呈阴性。

(二)免疫组织化学(immunohistochemistry,IHC)与免疫细胞化学(immunocytochemistry,ICC)

免疫组织化学(IHC)和免疫细胞化学(ICC)利用抗原-抗体特异性结合反应以检测和定位组织或细胞中的某种化学物质,由免疫学和组织化学相结合而形成。IHC 不仅敏感性和特异性较高,同时可将形态学改变与功能及代谢变化相结合,直接在组织切片、细胞涂片或培养细胞爬片上原位显示某些蛋白质或多肽类物质,并可精确到亚细胞结构水平,结合电子计算机图像分析技术或激光扫描共聚焦显微技术等,可对被检测物质进行定量分析。

1. **IHC 染色方法和检测系统** IHC 染色方法有很多,按标记物的性质可分为荧光法(荧光素标记)、酶法(辣根过氧化物酶、碱性磷酸酶等)、免疫金银法等;按染色步骤可分为直接法(又称一步法)和间接法(又称二步、三步或多步法);按结合方式可分为抗原-抗体结合,如 PAP 法和标记的葡聚糖聚合物(labeled dextran polymer,LDP)法,以及亲和连接,如 ABC 法、标记的链亲和素-生物素(labelled streptavidin-biotin,LSAB)法等,其中 LSAB 法和 LDP 法是最常使用的方法。两步 LDP 法即 Envision 法,具有省时、操作简便、受内源性生物素干扰少等优点。免疫组化染色常用的检测显示系统见表 18-1。最常用的检测显示系统是辣根过氧化物酶(HRP)-二甲基联苯胺(DAB)系统,阳性信号呈棕色细颗粒状。

表 18-1 免疫组化染色中常用的标记酶及其底物

检测系统	产物颜色	封片
HRP-DAB	棕色	中性树胶
HRP-AEC	红色	甘油
AKP-BCIP/NBT	深蓝色	中性树胶

HRP:辣根过氧化物酶 DAB:二甲基联苯胺 AEC:3-氨基-9-乙基咔唑 AKP(ALP):碱性磷酸酶 BCIP/NBT:5-溴-4 氯-3 吲哚磷酸盐/氯化硝基四氮唑蓝

2. **IHC 染色的结果判读** IHC 中常见的抗原表达模式有以下几种(图 18-1):①细胞膜线性阳性

反应,大多数淋巴细胞分化抗原、钙粘连蛋白等;②细胞质阳性反应,根据抗原的亚细胞结构定位不同,又有数种表现形式,如细胞角蛋白(cytokeratin,CK)、肝细胞特异性蛋白(Hep Par-1)以及一些中间丝蛋白(vimentin)主要分布在近细胞膜处的胞质内,CD15 和 CD30 等抗体的染色呈胞质内局限性点状阳性反应,BCL-2 蛋白等定位于线粒体的抗原常表现为细胞质内弥漫性阳性反应;③细胞核阳性反应,如 Ki-67、甲状腺转录因子(TTF-1)、雌激素受体(ER)蛋白、孕激素受体(PR)蛋白等。有些抗体可同时出现细胞质和细胞膜的阳性表达,如 EMA 可呈细胞膜阳性和胞质内弥漫性阳性反应,CD15 和 CD30 抗体可同时呈细胞膜阳性和胞质内点状阳性反应等。

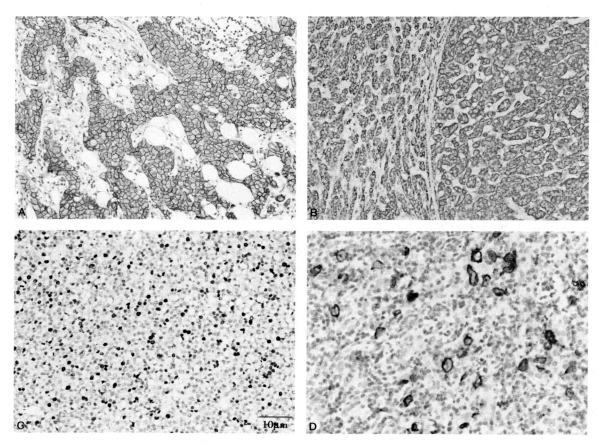

图 18-1　免疫组织化学染色阳性信号定位

A. 细胞膜阳性(E-cadherin);B. 细胞质内弥漫阳性(Hep Par-1);C. 细胞核阳性(Ki-67);D. 细胞膜和细胞质内点状阳性(CD30)

3. IHC 染色技术的应用　IHC 染色已经成为医学基础研究和临床病理诊断中不可或缺的技术手段之一。IHC 广泛应用于各种蛋白质或肽类物质表达水平的检测、细胞属性的判定、淋巴细胞免疫表型分析、激素受体和耐药基因蛋白表达的检测、细胞增殖和凋亡、细胞周期及信号传导的研究等。此外,IHC 还可用于疑难肿瘤的诊断与鉴别诊断、有些组织特异性抗原的检测辅助肿瘤组织来源的判断、内分泌系统肿瘤的功能分类、肿瘤预后的评估以及指导临床对靶向治疗药物适用病例的筛选等。近年来,IHC 技术在组织芯片上的应用使染色效率明显提高,与激光扫描共聚焦显微术的结合使阳性信号的定位识别更加精确,并可实现定性与定量的结合。

第三节　电子显微镜技术

1931 年德国的 Knoll 和 Ruska 研制成功了世界上第一台电子显微镜,通过由电子束和电子透镜组合成的电子光学系统的多极放大后,可以将微小物体放大成像,极大地提高了分辨率。有效放大倍数可达100万倍。透射电子显微镜(transmission electron microscope,TEM)是最早、最广泛应用于医学领域的一种电镜,之后又相继诞生了扫描电镜(scanning electron microscope,SEM)、超高压电镜等。电子显微镜和光学显微镜的基本原理相同,不同的是光镜的照明源是可见光,而电镜是以电子束为光源。电镜技术使病理学对疾病的认识从组织、细胞水平深入到超微结构水平,观察到了细胞膜、细胞器和细胞核的细微结构及其病理变化,由此产生了超微结构病理学(ultrastructural pathology)。

电镜样本的处理和超薄切片的制作技术比光镜制片更为精细和复杂,但基本过程相似,包括组织取材、固定、脱水、浸透、包埋、切片和染色等。以透射电镜样本的制备为例,电镜样本制备的主要特点有:①要求组织新鲜,取材准确,需进行多点取材;②双重组织固定,常用的化学固定剂有锇酸、戊二醛等;③通常用环氧树脂包埋;④半薄切片需先经染色进行组织定位后再行超薄切片;⑤切制超薄切片;⑥重金属盐如醋酸铀或枸橼酸铅等染色。

电子显微镜技术观察样本的细微结构与形态,是病理学诊断和研究的基本技术之一,应用领域广泛。胚胎及组织发生学的观察和研究,如通过电镜可观察新生血管芽的发生和形态特点(图18-2、图18-3);临床上多种疾病亚细胞结构病变的观察和诊断,如神经肌肉疾病和肾小球疾病的诊断;一些疑难肿瘤(如未分化或多向分化肿瘤)组织来源和细胞属性的判断;细胞凋亡的形态学观察;扫描电镜还可对样本进行三维形貌的细微显示和定量等。但电镜技术也有其局限性,如样本制作较复杂、样本取材少、观察范围有限等,因此需要结合组织学观察结果综合分析判断。

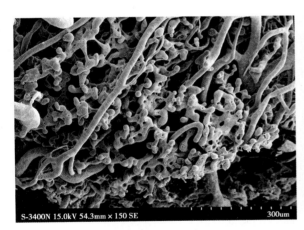

图18-2　肿瘤组织微血管形态的电镜观察
脑胶质瘤的微血管形态,瘤内微血管密集、细而短,盲端呈现微囊状(肿瘤血管铸型,扫描电镜观察)

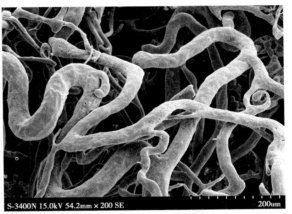

图18-3　肿瘤组织微血管形态的扫描电镜观察
脑胶质瘤组织,微血管呈走行弯曲、管径较均一的圆柱状(肿瘤血管铸型,扫描电镜观察)

第四节　显微切割技术

显微切割术(microdissection)的特点是能够从构成复杂的组织中切割下几百个、几十个某一特定的同类细胞群甚至单个细胞(图18-4),再进行后续相关的研究。尤其适用于肿瘤的分子生物学研究,如肿瘤的克隆性分析、肿瘤发生和演进过程中细胞基因改变的比较研究等。

用于显微切割的组织切片可以是冷冻切片、石蜡包埋的组织切片或细胞涂片。组织切片必须染色,以便进行目标细胞群的定位。染色可以用甲基绿、核固红或苏木素等普通方法,也可采用IHC染色,如要切割霍奇金淋巴瘤组织切片上的R-S细胞时,可用CD15或CD30抗体染色进行靶细胞示踪。显微切割的方法有手工操作法和激光捕获显微切割(laser capture microdissection,LCM)法。

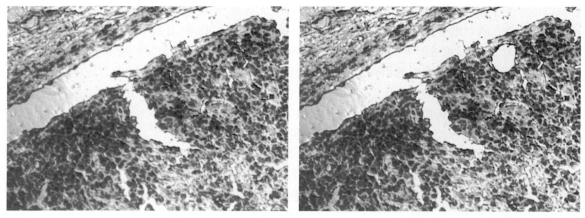

图 18-4　冷冻切片的激光显微切割

左图:被切割细胞的定位;右图:切割后组织切片上留下的空隙

第五节　激光扫描共聚焦显微技术

激光扫描共聚焦显微镜(laser scanning confocal microscopy,LSCM)是将光学显微镜、激光扫描技术和计算机图像处理技术相结合而形成的高技术设备。它具有普通光学显微镜无法达到的高分辨率,同时具有深度识别能力(最大深度一般为 200~400μm)及纵向分辨率,因而能看到较厚生物样本中的细节。

（一）LSCM 的主要功能

LSCM 的主要功能有:①细胞、组织光学切片:对组织、细胞及亚细胞结构进行断层扫描,该功能也被形象地称为"细胞 CT"或"显微 CT"(图 18-5);②三维立体空间结构重建;③对活细胞的长时间动态观察;④细胞内酸碱度及细胞离子的定量测定;⑤细胞间通讯、细胞骨架构成、生物膜结构等的研

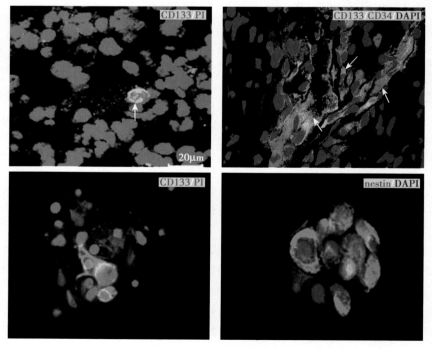

图 18-5　胶质瘤干细胞的分布和培养

肿瘤干细胞在胶质瘤组织中散在分布(左上图),微血管附近相对较多(右上图);
体外培养的胶质瘤干细胞呈球体样生长,干细胞标记物 CD133 和 nestin 呈阳性表
达(下图)(免疫荧光标记,激光共聚焦扫描显微镜观察)

究;⑥细胞膜流动性测定和光活化技术等。

（二）LSCM 对样本的要求及其局限性

用于 LSCM 的样本最好是培养细胞样本,也可以是冷冻组织切片,但石蜡包埋组织切片不适用于该技术。LSCM 主要使用直接或间接免疫荧光染色和荧光原位杂交技术。荧光标记的探针或抗体的质量将直接影响实验结果。

第六节 核酸原位杂交技术

原位杂交(in situ hybridization,ISH)是将组织化学与分子生物学技术相结合以检测和定位核酸的技术。ISH 是用标记了的已知序列的核苷酸片段作为探针(probe),通过杂交直接在组织切片、细胞涂片或培养细胞爬片上检测和定位某一特定靶 DNA 或 RNA。ISH 的生物化学基础是 DNA 变性、复性和碱基互补配对结合。根据所选用的探针和待检测靶序列的不同,可分为 DNA-DNA 杂交、DNA-RNA 杂交和 RNA-RNA 杂交。

（一）探针的选择和标记

用于 ISH 的探针长度一般以 50~300bp 为宜,用于染色体 ISH 的探针可为 1.2~1.5kb。探针标记物有放射性和非放射性之分,前者如放射性同位素^{3}H、^{35}S、^{32}P 等,这类探针的敏感性高,但有半衰期和放射性污染,成本高且耗时,故其使用受到限制;非放射性探针标记物有荧光素、地高辛和生物素等,其敏感性不如放射性标记探针,但因其性能稳定、操作简便、成本低和耗时短等优点,应用广泛。

（二）ISH 的主要程序

ISH 的实验材料可以是石蜡包埋组织切片、冷冻组织切片、细胞涂片和培养细胞爬片等。主要程序包括杂交前准备、预处理、杂交、杂交后处理、清洗和杂交体的检测等。操作中应注意的问题有:①对 DNA-RNA 杂交和 RNA-RNA 杂交,需进行灭活 RNA 酶处理,当使用双链 cDNA 探针和(或)待测靶序列是 DNA 时,需进行变性处理使 DNA 解链;②杂交温度应低于杂交体的解链温度(Tm)25℃左右;③ISH 远较 IHC 染色复杂,影响因素颇多,故对照实验必不可少,有组织对照、探针对照、杂交反应体系对照等。

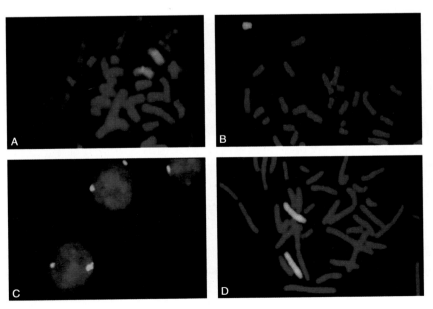

图 18-6 染色体的荧光原位杂交

A. 一对 X 染色体(绿色);B. Y 染色体(红色);C. 间期细胞 X 染色体(绿色);Y
染色体(红色);D. 一对 12 号染色体(绿色)

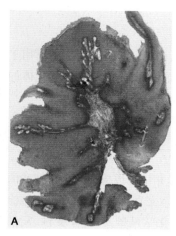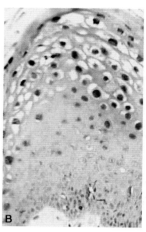

图18-7　原位杂交检测人乳头瘤病毒

A. 外阴尖锐湿疣的组织形态;B. 用生物素标记的针对HPV-6 的 DNA 探针进行原位杂交,在石蜡包埋组织切片上检测 HPV-DNA,示鳞状上皮棘细胞层中的一些凹空细胞呈细胞核阳性(棕色),DAB 显色

（三）　荧光原位杂交（fluorescence in situ hybridization，FISH）

可以用直接法或间接法进行 FISH。直接法 FISH 是以荧光素直接标记已知 DNA 探针,所检测的靶序列为 DNA。间接法 FISH 是以非荧光标记物标记已知 DNA 探针,再桥连一个荧光标记的抗体。FISH 的实验材料可以是间期细胞、分裂中期的染色体,也可以是冷冻或石蜡切片组织(图 18-6)。目前已有大量商品化的荧光标记探针,使 FISH 技术得到越来越广泛的应用。

（四）　ISH 技术的应用

ISH 可应用于:①细胞特异性 mRNA 转录的定位,可用于基因图谱、基因表达的研究;②受感染组织中病毒 DNA/RNA 的检测和定位,如 EB 病毒 mRNA、人乳头瘤病毒（HPV）DNA（图 18-7）和巨细胞病毒 DNA 的检测;③癌基因、抑癌基因等在转录水平的表达及其变化的检测;④基因在染色体上的定位;⑤染色体数量异常和染色体易位等的检测;⑥分裂间期细胞遗传学的研究,如遗传病的产前诊断和某些遗传病基因携带者的确定等。

第七节　原位聚合酶链反应技术

原位聚合酶链反应技术（in situ polymerase chain reaction，in situ PCR）是将 PCR 的高效扩增与原位杂交的细胞及组织学定位相结合,在冷冻切片或石蜡包埋组织切片、细胞涂片或培养细胞爬片上检测和定位核酸的技术。

（一）　原位 PCR 技术方法

原位 PCR 技术有直接法原位 PCR、间接法原位 PCR、原位反转录 PCR 等方法,其中应用相对较为广泛的是间接法原位 PCR。其主要程序包括组织固定、预处理、原位扩增及扩增产物的原位杂交和检测等。由于使用 ISH 技术对扩增产物进行检测,使该方法的特异性较高。

（二）　原位 PCR 技术的应用

原位 PCR 技术可对低拷贝的内源性基因进行检测和定位,在完整的细胞样本上能检测出单一拷贝的 DNA 序列,可用于基因突变、基因重排等的观察和研究;还可用于外源性基因的检测和定位,如对感染性疾病病原（EB 病毒、肝炎病毒、巨细胞病毒等）基因的检测等;在临床上还可用于对接受了基因治疗的患者体内导入基因的检测等。

第八节　流式细胞术

流式细胞术（flow cytometry，FCM）是一种可对细胞或亚细胞结构进行快速测量的新型细胞分析技术和精确的分选（sorting）技术。它高度综合了激光技术、细胞化学与免疫细胞化学技术、计算机技术、流体力学、图像分析技术等多领域成果。FCM 的测量速度快,每秒钟可计测数万个细胞,可进行细胞理化特性的多参数测量。

（一）　流式细胞仪的工作原理

流式细胞仪的工作原理是使悬浮在液体中分散的经荧光标记的细胞或微粒在稳定的液流推动装

置作用下,依次通过样品池,同时由荧光探测器捕获荧光信号并转换为电脉冲信号,经计算机处理形成相应的点图、直方图和假三维结构图像进行分析。

（二）FCM 的应用

FCM 具有准确、快速和高分辨力等特性,在医学基础研究和临床检测中有广泛的应用,具体表现在:①分析细胞周期,研究细胞增殖动力学。②分析细胞的增殖与凋亡:定量分析细胞周期并加以分选,测定凋亡细胞比例和数量,分析核酸、蛋白质与细胞周期和凋亡的关系。③分析细胞分化、辅助鉴别良恶性肿瘤:利用分化标志物可分析待测细胞的分化状态,通过 DNA 含量测定和倍体分析可辅助判断肿瘤的良恶性。④快速进行细胞分选和细胞收集:根据细胞的理化特性、表面标记特性,可分选出目标细胞,研究其生物学特性(图 18-8)。⑤细胞多药耐药基因的检测,分析药物在细胞中的含量、分布及作用机制等。

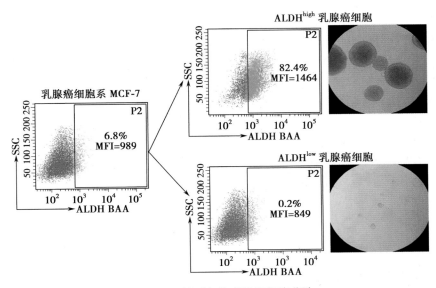

图 18-8　流式细胞术进行细胞分选

采用乳腺癌干细胞已知标记物将乳腺癌细胞系 MCF-7 中 ALDH 高表达细胞和低表达细胞进行标记、分选,前者体外细胞成球速率快(免疫标记和流式细胞术)

第九节　图像采集和分析技术

（一）病理图像采集

随着网络信息技术的快速发展,远程数字病理诊断已逐渐成为现代医学不可缺少的一个平台。数字切片（digital slides）又称虚拟切片（virtual slides）,是指系统通过计算机控制自动显微镜,对观察到的病理切片（或图像）进行全自动聚焦扫描,逐幅自动采集数字化的显微图像,高精度多视野无缝隙自动拼接成一幅完整切片的数字图像。

数字切片包含了切片的全视野信息,具有高清晰度、高分辨率、色彩逼真、操作便捷、易于保存、便于检索和教学管理等优点。具体可应用在:①病理科信息管理:数字切片的诞生显著提高了病理科信息管理水平,极大地方便了病理档案资料的保存、查询、调阅和医疗会诊。②病理学教学:数字切片为病理学教学、医师培训及学术交流提供了有效的教学工具,信息量大、操作简便、病变直观,给形态学教学带来革命性的变化。③远程会诊:医院或患者通过网络,将数字切片与相关病史上载到诊断平台,专家通过登录平台,远程对患者的病情进行分析和讨论,进一步明确诊断,指导确定治疗方案。④病理学科研:数字切片可实现切片后处理,对实验数据信息进行标注,进行病变范围、病变程度等相关参数的定量测定,可用于基因表达的分析等。

（二）病理图像分析

病理图像分析包括定性和定量两个方面,以往受技术所限,常规病理形态学观察基本是定性的,缺乏更为客观精确的定量标准和方法。图像分析技术(image analysis,IA)弥补了这个不足。在肿瘤病理学方面,图像分析技术主要用于细胞核形态参数(如核直径、周长、面积及体积等)的测定、肿瘤组织病理学分级和预后判断等,也可用于 DNA 倍体测定和 IHC 显色反应的半定量等。

目前,随着计算机技术的发展和形态结构测试手段的进步,一种基于二维切片观察而准确获得组织、细胞和亚细胞三维形态定量特征的方法——体视学(stereology)已广泛应用于图像分析技术中。其优势在于以三维定量数据来表达特征结构信息,在生物学、基础医学和临床医学中得到广泛应用。

第十节　比较基因组杂交技术

比较基因组杂交(comparative genomic hybridization,CGH)技术通过单一的一次杂交可对某一肿瘤全基因组染色体拷贝数量的变化进行检测。其基本原理是利用不同的荧光染料分别标记肿瘤细胞或组织 DNA 和正常细胞或组织 DNA,并与正常人的分裂中期染色体进行共杂交,通过检测染色体上显示的肿瘤组织与正常对照组织不同的荧光强度,反映肿瘤基因组 DNA 表达状况的变化,再借助图像分析技术对染色体拷贝数量的变化进行定量研究(图 18-9)。

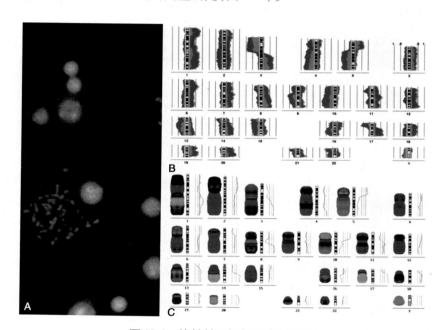

图 18-9　比较基因组杂交（CGH）

A 示 CGH 在共聚焦显微镜下合成的图像。B 和 C 为肺小细胞癌的 CGH 结果的计算机分析图,B 示与各染色体相伴的曲线走向,表示染色体的不均衡性;B 原发瘤和转移瘤有大量相同的变化提示其单一克隆关系。红色为 DNA 丢失;绿色为 DNA 获得

CGH 已广泛应用于肿瘤发病的分子机制等方面的研究,其技术优点是:①实验所需样本 DNA 量较少,做单一的一次杂交即可检查肿瘤全基因组的染色体拷贝数量的变化;②该方法适用于外周血、培养细胞、新鲜组织样本、石蜡包埋组织样本的研究。但 CGH 也有其局限性:一是用 CGH 所能检测到的最小的 DNA 扩增或缺失是 3~5Mb,对于低水平的 DNA 扩增和小片段缺失可能漏检;二是当染色体的拷贝数量无变化时,CGH 检测不出平行染色体的易位。

第十一节 生物芯片技术

生物芯片技术(biochip technique)是近年来发展起来的生物医学高新技术,包括基因芯片、蛋白质芯片和组织芯片等。

(一)基因芯片(gene chip)

基因芯片又称 DNA 芯片(DNA chip),是指将大量靶基因或寡核苷酸片段有序、高密度地排列在硅片、玻璃片、尼龙膜等载体上,形成 DNA 微点阵,即基因芯片。

1. **基因芯片的分类和工作原理** 按功能用途可将基因芯片分为表达谱基因芯片、诊断芯片和检测芯片等三类。表达谱基因芯片主要用于基因功能的研究,后两者可用于遗传病、代谢性疾病和某些肿瘤的诊断、病原微生物的检测等。基因芯片检测的基本原理(图 18-10)是:用不同的荧光染料通过反转录反应将不同组织的 mRNA 分别标记制成探针,将探针混合后与芯片上的 DNA 片段进行杂交、洗涤,然后用特有的荧光波长扫描芯片,得到基因在不同组织中的表达谱图片,通过计算机分析基因在不同组织的表达差异。

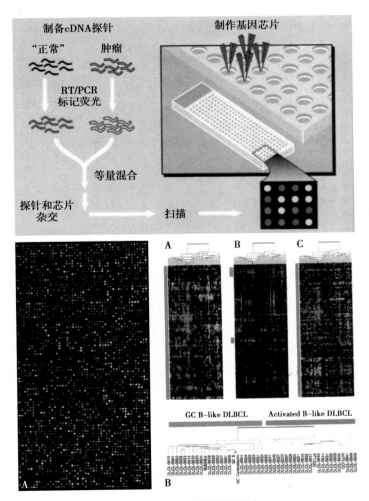

图 18-10　**表达谱基因芯片**

上图为表达谱基因芯片的检测原理模式图;下图 A 为 cDNA 芯片的扫描图;B 为对一组弥漫性大 B 细胞淋巴瘤(DLBCL)的基因表达谱的聚类分析(clattering analysis),将 DLBCL 分为两个亚类,即生发中心 B 样 DLBCL(GC B-like DLBCL,黄色)和活化 B 样 DLBCL(activated B-like DLBCL,蓝色)

2. 基因芯片的应用   基因芯片技术可用于生命科学研究的各个领域,如基因表达谱分析、肿瘤基因分型、基因突变检测、新基因寻找、遗传作图等基础研究;在临床上可用于抗生素和抗肿瘤药物的筛选和疾病的诊断等。利用基因芯片技术,可以大规模、高通量地对成千上万个基因同时进行研究,解决了传统的核酸印迹杂交技术自动化程度低、操作复杂、检测效率低等问题。应用基因芯片技术要求实验材料是从新鲜组织或培养细胞中提取的 mRNA。

（二） 蛋白质芯片（protein chip）

蛋白质芯片又称蛋白质微阵列（protein microarray）,是在一个载体上高密度地点布不同种类的蛋白质,用荧光标记的已知抗体或配体和待测样本中的抗体或配体一起同芯片上的蛋白质竞争结合,利用荧光扫描仪测定芯片上各点阵的荧光强度,经计算机分析出待测样本的结果。蛋白质芯片具有高效率、低成本、全自动化检测等特点,尤其适合于蛋白表达的大规模、多种类筛查,还可用于多种感染因素的筛查和肿瘤的诊断。

（三） 组织芯片（tissue chip）

组织芯片又称组织微阵列（tissue microarray）,是将数十个至数百个小的组织片整齐地排列在某一载体上（通常是载玻片）而成的微缩组织切片。组织芯片的制作流程主要包括组织筛选和定位、阵列蜡块的制作和切片等步骤（图 18-11）。

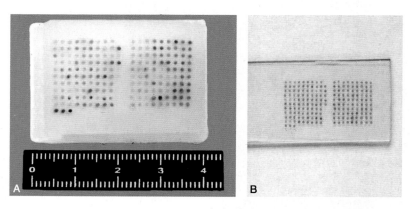

图 18-11   组织芯片
A. 阵列蜡块；B. 经 HE 染色的组织芯片,其中共有 188 张组织片

组织芯片的特点是体积小、信息含量大,并可根据不同的需求进行组合,可高效、快速地进行各种组织的原位观察和研究（如形态学、免疫组织化学、原位杂交等）,并有较好的内对照及实验条件可比性。在科研工作中可单独应用或与基因芯片联合应用,用于基因及其蛋白表达产物的分析和基因功能的研究;用于基因探针的筛选、抗体等生物制剂的鉴定;还可作为组织学和病理学实习教材和外科病理学微缩图谱等。

第十二节　第二代测序技术

近年发展起来的第二代 DNA 测序技术（next-generation sequencing,NGS）具有大规模、高通量、短时间、低成本等特点,一次能对高达几百万条的 DNA 分子进行测序,使得对全基因组或全转录组测序变得方便易行。

NGS 技术可应用于疾病的诊断,发病机制的研究,为临床提供突变特征、药物靶点的选择等综合信息,辅助肿瘤个体化治疗的实施。目前,乳腺癌基因筛查技术已投入临床使用,通过检测乳腺癌易感基因 BRCA1 和 BRCA2,预测乳腺癌的发生几率,用于筛查乳腺癌的高危人群。

第十三节　　生物信息学技术

生物信息学(bioinformatics)是一门新兴的交叉学科,涉及生物学、数学、物理学、计算机科学和信息科学等多个领域。生物信息学以计算机、网络为工具,以数据库为载体,建立各种计算模型,对大量的生物学数据进行收集、存储、集成、查询、处理及分析,揭示蕴含在数据中的丰富内涵,从而掌握细胞、器官和个体的发生、发育、病变等复杂生命现象的规律。

生物信息学的主要任务包括三个方面:①生物信息的收集、存储、管理与提供:建立生物信息数据库是生物信息学的重要内容,提供数据查询、搜索、筛选和序列比对,并为信息分析和数据挖掘打下基础。②生物学数据的处理和分析:通过数据分析,认识数据的本质以及数据之间的关系,并在此基础上了解基因与疾病的关系,为疾病的诊治、发病机制的研究、新药作用靶点的确定、药物分子的设计等奠定基础。③生物学数据的有效利用:开发研制分析数据的新工具,为生物信息学的实际应用服务。如与大规模基因表达谱分析相关的算法和软件研究,基因表达调控网络的研究等。生物分子信息处理流程见图18-12。

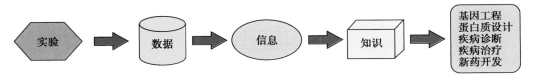

图 18-12　生物分子信息处理流程

第十四节　　人工智能技术

人工智能(Artificial Intelligence,简称 AI)是研究解释和模拟人类智能、智能行为及其规律的一门学科,设计可展现某些近似于人类智能行为的计算系统,是计算机科学的一个重要分支和计算机应用的广阔新领域。

随着数字病理切片在病理诊断中的应用,大量定量分析算法应运而生,包括传统机器学习算法和深度学习算法。近年来,高质量数字病理切片的大量积累为病理切片的分析提供了大数据背景,深度学习等人工智能算法对大数据样本的分析能力强,在病理切片分析中表现出巨大潜力,大大推进了病理图像自动诊断的发展。病理医师根据计算机辅助算法的分析结果可以对疾病作出进一步诊断。如宫颈细胞学的计算机辅助诊断,皮肤癌、前列腺癌的诊断,其效果也近乎于病理医师水平。

AI 不仅用于病理形态数据的分析,还可整合免疫组织化学、分子检测数据和临床信息,得出综合的最后病理诊断报告,为患者提供预后信息和精准的药物治疗指导。

(黄爱民　周建华)

推荐阅读

［1］李玉林. 病理学. 8 版. 北京：人民卫生出版社,2013.

［2］陈杰,周桥. 病理学. 3 版. 北京：人民卫生出版社,2015.

［3］翟启辉,周庚寅. 病理学(《Robbins 基础病理学》第 8 版英文改编版). 北京：北京大学医学出版社,2015.

［4］步宏. 病理学与病理生理学. 4 版. 北京：人民卫生出版社,2017.

［5］刘彤华. 诊断病理学. 3 版. 北京：人民卫生出版社,2013.

［6］陈杰,步宏. 临床病理学. 北京：人民卫生出版社,2015.

［7］李玉林. 图表病理学. 北京：人民卫生出版社,2011.

［8］李玉林. 病理学理论纲要与实验指导. 北京：人民卫生出版社,2005.

［9］KUMAR V,ABBAS A K,ASTER J C. Robbins Basic Pathology. 10th ed. Philadelphia：Elsevier,2017.

［10］KUMAR V,ABBAS A K,ASTER J C. Robbins and Cotran Pathologic Basis of Disease. 9th ed. Philadelphia：Elsevier Saunders,2015.

［11］AMIN M B. AJCC Cancer Staging Manual. 8th ed. Switzerland：Springer,2017.

［12］VARIOUS EDITORS. World Health Organization Classification of Tumours. Lyon：IARC Press,since 2007.

［13］COLEMANW B,TSONGALIS G J. Molecular pathology：the molecular basis of human disease. 2nd ed. London：Academic Press,2017.

［14］MITCHELL R N,KUMAR V,ABBAS A K,et al. Pocket Companion to Robbins & Cotran Pathologic Basis of Disease E-Book (Robbins Pathology). 9th ed. Philadelphia：Elsevier Saunders,2017.

中英文名词对照索引